- I Introduction
- II 血液浄化法
- III 血液浄化関連機器
- IV 透析液・補充液
- V 抗凝固薬
- VI 患者管理
- VII 安全対策

臨床工学技士のための 血液浄化療法フルスペック

監修　秋葉　隆　東京女子医科大学 腎臓病総合医療センター血液浄化療法科 教授

編集　金子岩和　東京女子医科大学 臨床工学部 技士長

MEDICAL VIEW

本書では，厳密な指示・副作用・投薬スケジュール等について記載されていますが，これらは変更される可能性があります．本書で言及されている薬品については，製品に添付されている製造者による情報を十分にご参照ください．

Full Specifications of Blood Purification for Clinical Engineers
(ISBN 978-4-7583-1487-9 C3047)

Chief Editor : Takashi Akiba
Editor : Iwakazu Kaneko

2014. 9.30 1st ed

©MEDICAL VIEW, 2014
Printed and Bound in Japan

Medical View Co., Ltd.
2-30 Ichigayahonmuracho, Shinjyukuku, Tokyo, 162-0845, Japan
E-mail ed@medicalview.co.jp

監修の序

　我が国の腎代替療法は，その普及度にしても，その品質にしても，最高水準を誇っている．患者数で見ると，2013年末透析患者数は31万人（人口1万人あたり2,740人）と世界一の患者頻度と，世界第3位（1位：合衆国，2位：中国）の患者数を占めている．その品質に眼を向けると，透析医療の質を測る指標には一長一短があるが，仮に死亡リスクをみると，我が国の死亡リスクを1.00とした場合，合衆国は1.80，欧州は1.27と我が国は合衆国・欧州より明らかに死亡リスクが低い．この成績から，我が国の一般人口の寿命が長いことを差し引いても，優良な透析医療が供給されていることを確認できる．

　それを支えているのは国民皆保険制度，行き渡った医療供給体制，透析医療を支える優良な医療機器・医薬品メーカに加えて，諸外国に例をみない，国家検定による臨床工学技士制度に支えられた，優秀な透析技士の存在があげられる．諸外国の透析室を訪れてみればすぐに明らかとなるが，日本以外で透析室を支えているのは，一握りの看護師と，認定制度のないまま，訓練を十分には受けていないコメディカルである．この意味で，臨床工学技士こそが，日本の透析医療の質を担保しているといってよい．

　本書は，我が国の透析医療を，高品質で安全なものにさせてくれている臨床工学技士，さらには透析技術認定士，専門臨床工学技士を目指すみなさんの日常的なハンドブックとして，教科書として役立つことを目指して企画された．日本の透析医療の質を担保するのに大切な力となっている，すでに「出来上がった技士」にとっても，日常臨床を振り返り，その改善の道を探る一助になることを願っている．

　本書が益々精緻化する透析医学に携わる，経験を積んだ技士がさらにブラッシュアップするために，そしてこの領域に入ろうとする若い技士の日常で使われ，明日の透析医学の前進に役立つことを確信している．

2014年8月吉日

東京女子医科大学 腎臓病総合医療センター 血液浄化療法科

秋葉　隆

編集の序

　医学と工学を融合した学問領域は医用生体工学，または，生体医工学とよばれるが，これらと類似した領域として医用電子工学，医療工学などがある。これらの学問は様々な医療領域で展開され，生命現象を明らかにするとともに，診断や治療に有効な手段を提供するなど大きな役割を担っている。ご存知のように人工臓器はその基礎となる学問領域が医学と工学の境界領域にあるため，医学と工学の発展が不可欠であり，これまでに多くの企業，大学，研究所あるいは医療施設で研究開発が進められてきた。

　なかでも腎臓機能を代替する人工臓器としては人工腎臓が広く知られている。我が国では慢性維持透析療法として広く普及した血液透析は，これまでの経験と学術的な成果から様々な治療法が考案され重篤化する慢性腎不全患者の予後向上に寄与している。この領域では国内でも1970年代に繊維・化学メーカを中心に，セルロース繊維技術を基礎とした中空糸型透析膜の製造を開始。以来，透析治療の普及と発展を支えてきた。その後，ダイアライザ，透析関連治療機器の性能向上に伴い，透析治療の信頼性は飛躍的に高まっていった。

　慢性維持透析療法は通常，1回4時間の透析を週3回行う。長期にわたるこの治療法は患者の日常生活を生涯にわたり支える反面，生活範囲を制約するという側面もある。そのため，合併症の予防や日々の透析治療の安全・安心の追求はもちろんのこと，個々の患者の考え方や生活様式にまで配慮した治療法が模索されている。今後もQOL（quality of life）の向上に貢献できる透析治療法の展開はますます求められるであろう。

　本書は，主に臨床工学領域における立場から各専門領域の先生に血液浄化の基礎，各種血液浄化法，血液浄化理論，治療機器の構造と機能，患者管理と安全対策について執筆して頂いた。

　現在の血液浄化療法を再確認し，日常の治療へ反映するとともに，将来の血液浄化技術の発展に寄与できることを願っている。

2014年8月

東京女子医科大学 臨床工学部
金子岩和

執筆者一覧

監修

秋葉　隆　　東京女子医科大学 腎臓病総合医療センター血液浄化療法科 教授

編集

金子岩和　　東京女子医科大学 臨床工学部 技士長

執筆者(掲載順)

金子岩和	東京女子医科大学 臨床工学部 技士長	柴田昌典	光寿会 光寿会リハビリテーション病院 技士長
星野武俊	明理会 明理会中央総合病院 臨床工学科 課長	塚本　功	埼玉医科大学国際医療センター MEサービス部 係長
菊池　史	明理会 明理会中央総合病院 血液浄化療法センター長 兼 副院長	田岡正宏	偕行会 名港共立クリニック
大石義英	純真学園大学 保健医療学部 医療工学科 教授	相馬　泉	東京女子医科大学 臨床工学部 主任
村上　淳	東京女子医科大学 臨床工学部 副技士長	峰松佑輔	国立病院機構 大阪医療センター 臨床工学室 主任
小野淳一	川崎医科大学附属病院 MEセンター	田代嗣晴	労働者健康福祉機構 横浜労災病院 臨床工学部 主任
岩本ひとみ	天神会 古賀病院21臨床工学課 課長	長尾尋智	知邑舎 メディカルサテライト岩倉 看護部長・透析室長
中園和子	天神会 古賀病院21臨床工学課 主任	原田俊和	熊本大学医学部附属病院 ME機器センター 主任
松金隆夫	医療法人財団 松圓会 理事	森上辰哉	五仁会 元町HDクリニック 臨床工学部 技士長
山家敏彦	東京山手メディカルセンター 臨床工学部 技士長	清水　康	五仁会 元町HDクリニック 臨床検査部 技師長
塚田三佐緒	東京女子医科大学 腎臓病総合医療センター血液浄化療法科	小田正美	琉球大学医学部附属病院 ME機器センター
福田純子	河北総合病院 内科 科長・ 院内透析室 室長	山下芳久	埼玉医科大学 保健医療学部 医用生体工学科 准教授
篠田俊雄	河北総合病院 透析センター長	秋葉　隆	東京女子医科大学 腎臓病総合医療センター血液浄化療法科 教授
小久保謙一	北里大学 医療衛生学部 医療工学科 講師	土屋真奈美	宝池会 吉川内科小児科 透析室 看護師長
芝田正道	東京女子医科大学 東医療センター ME室 副技士長	花房規男	東京大学医学部附属病院 腎疾患総合医療学講座 特任准教授
小野信行	雪の聖母会 聖マリア病院 臨床工学室 主任	本間　崇	善仁会本部 医療安全・ 医療情報管理部 部長
石森　勇	東京女子医科大学 臨床工学部 主任	武田稔男	誠仁会 みはま病院
小川浩之	国家公務員共済組合連合会 横浜栄共済病院 臨床工学科 副技士長		

目次

略語一覧……………………………………………………………… xiv

I Introduction

1 血液浄化療法の概要……………………………………金子岩和 2

　血液浄化療法の概要…………………………………………………… 2
　透析療法の変遷………………………………………………………… 2
　アフェレシス療法……………………………………………………… 2
　血液浄化の普及とQOL(quality of life)……………………………… 3

II 血液浄化法

1 血液透析(HD)……………………………………………金子岩和 6

　HDの位置付け………………………………………………………… 6
　HDの原理(拡散と濾過)……………………………………………… 6
　HDの特徴……………………………………………………………… 7
　HDの標準的な治療条件と適応……………………………………… 8
　透析用監視装置の構成と特徴………………………………………… 8
　透析液流量・除水制御機構………………………………………… 10

2 血液透析(HD)の実際【実践編】……………………金子岩和 11

　透析装置および周辺機器の確認…………………………………… 11
　準備の前の心得……………………………………………………… 12
　ダイアライザ、回路の準備………………………………………… 12
　血液透析の準備……………………………………………………… 12
　安全装置の装着……………………………………………………… 14
　プライミング………………………………………………………… 15
　透析開始……………………………………………………………… 15
　返血操作……………………………………………………………… 17
　透析中の点滴・注射などの安全確保……………………………… 17

3 血液濾過(HF)……………………………………星野武俊，菊池 史 18

　HFとは………………………………………………………………… 18
　HFの歴史……………………………………………………………… 18
　HFの原理……………………………………………………………… 18
　HFの特徴……………………………………………………………… 20

HF治療の実際……………………………………………………20
　　　HFの適応……………………………………………………………24

4　血液透析濾過（HDF）……………………………大石義英　25

　　　HDFの位置付け……………………………………………………25
　　　原理（拡散と濾過）…………………………………………………25
　　　特徴……………………………………………………………………25
　　　前希釈と後希釈法の溶質除去特性の特徴について……………25
　　　HDFの標準的な治療条件と適応…………………………………27
　　　（オフライン）HDF装置の構成と特徴……………………………27
　　　血液透析濾過用補充液……………………………………………29

5　オンラインHDF……………………………………村上　淳　30

　　　はじめに………………………………………………………………30
　　　原理・方法……………………………………………………………30
　　　特徴……………………………………………………………………31
　　　適応……………………………………………………………………32
　　　ヘモダイアフィルタの仕様…………………………………………33
　　　オンラインHDF装置の仕様………………………………………35
　　　オンラインHDF施行時に求められる透析液の水質……………36
　　　おわりに………………………………………………………………37

6　オンラインHDFの実際【実践編】………………村上　淳　38

　　　はじめに………………………………………………………………38
　　　業務の流れ…………………………………………………………38
　　　治療条件の設定……………………………………………………39
　　　オンラインHDF施行上の注意点…………………………………42
　　　オンラインHDFの新たな可能性…………………………………45
　　　おわりに………………………………………………………………47

7　持続的血液浄化（CBP）……………………………小野淳一　48

　　　CBPとは………………………………………………………………48
　　　CBPで用いられる原理……………………………………………48

8　直接血液吸着（DHP）……………………………岩本ひとみ　50

　　　DHPとは………………………………………………………………50
　　　活性炭吸着…………………………………………………………50
　　　β_2-MG吸着…………………………………………………52
　　　ET吸着…………………………………………………………………54

9　直接血液吸着（DHP）の実際【実践編】………岩本ひとみ　57

　　　活性炭吸着…………………………………………………………57

β₂-ミクログロブリン(MG)吸着……………………………………59
　　　エンドトキシン(ET)吸着………………………………………61

10 血漿吸着(PA) ……………………………………中園和子 65

　　　PAとは……………………………………………………………65
　　　血漿吸着器の種類…………………………………………………66
　　　治療条件……………………………………………………………70

11 血漿交換(PE)，二重濾過血漿交換(DFPP) ……松金隆夫 71

　　　PEの原理，特徴，基本的な治療条件……………………………71
　　　DFPPの原理，特徴，基本的な治療条件…………………………76
　　　PE，DFPPでのトラブル対応……………………………………78
　　　まとめ………………………………………………………………82

12 白血球系細胞除去療法(LRT) ………………………山家敏彦 83

　　　LRTの分類と保険適応……………………………………………83
　　　LRTの体外循環回路構成…………………………………………84
　　　各吸着カラムの特徴………………………………………………85
　　　使用の実際…………………………………………………………88

13 腹膜透析(PD) ……………………………………塚田三佐緒 91

　　　PDとは……………………………………………………………91
　　　PDの原理(浸透と拡散)……………………………………………91
　　　PDの特徴……………………………………………………………92
　　　腹膜透析の基本的な治療条件……………………………………94

14 腹膜透析(PD)の実際【実践編】 ………………塚田三佐緒 97

　　　実際の生活…………………………………………………………97
　　　バッグ交換…………………………………………………………97
　　　機械による接続……………………………………………………99
　　　APD(組み立て)……………………………………………………102
　　　カテーテルケア……………………………………………………104

15 ドライウェイトの評価と決め方 ………福田純子，篠田俊雄 105

　　　はじめに……………………………………………………………105
　　　体液量について……………………………………………………105
　　　ドライウェイト(DW)………………………………………………106
　　　透析患者における体内水分の動き………………………………107
　　　体液量増減時の臨床症状と身体所見……………………………108
　　　体液量評価のための検査法………………………………………108
　　　透析間体重増加と除水速度………………………………………109

Ⅲ 血液浄化関連機器

1 血液浄化器……………………………………小久保謙一 112
- 血液透析器（ダイアライザ）………………………………112
- 血液透析濾過器（ヘモダイアフィルタ）…………………116
- 血液濾過器（ヘモフィルタ）………………………………118
- 血漿分離器…………………………………………………120
- 血漿成分分画器……………………………………………121
- 吸着剤………………………………………………………122

2 血液浄化器の性能評価の実際【実践編】……………芝田正道 125
- 臨床中にとるデータとその評価法…………………………125
- CL……………………………………………………………125
- SC……………………………………………………………130

3 水処理装置……………………………………星野武俊，菊池 史 132
- 水処理装置とは……………………………………………132
- 透析用水の水質基準………………………………………132
- 水処理装置の基本構成と原理……………………………134
- 水処理装置の水質維持のための工夫……………………142
- 配管…………………………………………………………143
- 水処理装置の洗浄消毒……………………………………144
- 透析機器の洗浄消毒………………………………………145
- 透析装置用ETRF……………………………………………147
- 細菌検査法…………………………………………………148

4 清浄化に関する管理の実際【実践編】……………小野信行 152
- 工程管理とバリデーション…………………………………152
- 透析液水質管理の実際……………………………………154

5 粉末透析液製剤溶解装置……………………………石森 勇 164
- 機能…………………………………………………………164
- 溶解…………………………………………………………164
- 保守管理……………………………………………………169

6 透析液供給装置………………………………………小川浩之 171
- 透析液の供給方法…………………………………………171
- 透析液の混合方法…………………………………………172
- 機能・装備…………………………………………………177
- 構成…………………………………………………………179

7　個人用透析装置 …………………………………… 柴田昌典　181

　セントラル〜個人用透析装置方式の違い…………………………181
　個人用透析装置の基本構成……………………………………………182
　透析液希釈方式…………………………………………………………183
　透析液供給方式…………………………………………………………185
　NxStageについて………………………………………………………185

8　患者監視装置 ………………………………………… 塚本　功　186

　患者監視装置とは………………………………………………………186
　血液系の安全機能と構成………………………………………………186
　透析液系の安全機能と構成……………………………………………187
　透析液・除水制御装置（閉鎖式容量制御方式）………………………188
　自動化（補助）機能………………………………………………………190
　その他の機能……………………………………………………………191

9　透析液を用いた自動プライミング装置 …………… 田岡正宏　192

　使用目的…………………………………………………………………192
　原理………………………………………………………………………193
　装置概要…………………………………………………………………193
　機能分類…………………………………………………………………193
　各装置の特徴……………………………………………………………194
　適切なプライミング法…………………………………………………195
　プライミングの流れ……………………………………………………195

10　多用途血液処理用装置 ……………………………… 相馬　泉　199

　血液浄化装置の名称および概要………………………………………199
　各種装置の概要と特徴…………………………………………………199
　最後に……………………………………………………………………203

11　モニタ類 ……………………………………………… 峰松佑輔　204

　周辺機器位置付け………………………………………………………204
　透析装置に設置が義務付けられている安全監視装置………………204
　気泡検出器………………………………………………………………204
　漏血検出器………………………………………………………………205
　透析液濃度計……………………………………………………………206
　透析液温度計……………………………………………………………206
　圧力計（静脈圧，透析液圧）……………………………………………207
　各種循環血液量モニタ…………………………………………………207
　身体水分分析装置（MFBIA法）…………………………………………209
　実血液流量測定装置……………………………………………………210

12 透析支援システム……………………田代嗣晴 213

- 透析支援システム………………………………213
- 透析支援システムの原理………………………213
- 透析支援システムの必要性……………………214
- 透析支援システムの構成………………………214
- 透析治療の流れ…………………………………215
- 透析支援システムの主な機能…………………215
- 電子カルテなどへの接続………………………216
- 透析支援システムで特徴的な透析装置および関連装置のコントロール…216
- 通信共通プロトコル……………………………216
- 透析医療の臨床情報交換フォーマット(HeMX)………218
- 電子カルテ………………………………………218
- 医療情報の標準化………………………………219
- 標準的な用語セット・コードセット・国際的な標準規格……219
- 透析支援システム導入時の検討………………220
- 導入後の問題点…………………………………220
- 非常時の対応と対策……………………………220
- 非常電源に関すること…………………………221
- 透析支援システムの危機管理…………………221
- 透析支援システムの今後………………………222

IV 透析液・補充液

1 透析液……………………………………長尾尋智 224

- 透析液の役割……………………………………224
- 剤形………………………………………………224
- 種類………………………………………………224
- 透析液の組成……………………………………226
- 濃度管理…………………………………………228

2 補充液……………………………………原田俊和 231

- 補充液はどのように使うか……………………231
- 補充液の組成の違いは…………………………232
- 補充液製剤の種類と使用方法は………………232
- 持続療法として使用する際の問題点…………233
- まとめ……………………………………………234

3 透析液関連検査機器(透析液濃度分析装置・生菌測定装置)
………………………………森上辰哉,清水 康 235

- 透析液濃度分析装置(電解質測定装置・血液ガス分析装置)…235

生菌測定装置……………………………………………238

4　透析液・補充液の選択の実際【実践編】……………小田正美　243

　　　透析液選択……………………………………………243
　　　透析液作製の実際……………………………………244
　　　透析液組成変更………………………………………246
　　　補充液…………………………………………………248
　　　補充液の準備…………………………………………248
　　　補充液の調整…………………………………………250

V　抗凝固薬

1　ヘパリン……………………………………………山下芳久　252

　　　特徴……………………………………………………252
　　　プロタミン……………………………………………253
　　　凝固時間測定法………………………………………253
　　　ヘパリン起因性血小板減少症………………………253
　　　使用方法………………………………………………254
　　　ヘパリンの長所と短所………………………………254

2　低分子ヘパリン……………………………………山下芳久　255

　　　特徴……………………………………………………255
　　　各種低分子ヘパリン…………………………………255
　　　凝固時間測定法………………………………………255
　　　使用方法………………………………………………256
　　　低分子ヘパリンの長所と短所………………………256

3　ナファモスタットメシル酸塩……………………山下芳久　257

　　　特徴……………………………………………………257
　　　凝固時間測定法………………………………………257
　　　使用方法………………………………………………257
　　　NMの長所と短所……………………………………258

4　アルガトロバン……………………………………山下芳久　259

　　　特徴……………………………………………………259
　　　凝固時間測定法………………………………………259
　　　使用方法………………………………………………260
　　　アルガトロバンの長所と短所………………………260

VI 患者管理

1 透析で頻用する薬剤（作用と副作用） ……秋葉 隆 262
- 透析患者への薬物治療の注意 …… 262
- NSAIDsとアセトアミノフェン …… 263
- 鉄剤とESA …… 263
- 高カリウム血症治療薬 …… 264

2 患者の病態と看護 ……土屋真奈美 267
- （透析治療における）医療スタッフの役割 …… 267
- 透析患者の特徴 …… 267
- 病態と看護 …… 268

3 透析中のショックとその対処 ……花房規男 277
- なぜ血圧低下が重要か …… 277
- 血圧低下の原因 …… 279
- 血圧低下の対策 …… 281

VII 安全対策

1 透析室の事故対策 ……本間 崇 288
- ハインリッヒの法則（1：29：300の法則） …… 288
- スイスチーズモデル（事故発生の解説モデル） …… 288
- インシデントの把握 …… 289
- インシデントのレベル分類 …… 289
- 安全対策の基本 …… 290
- 医療事故に対する分析の考え方 …… 291
- 医療事故分析法 …… 291
- 再発防止対策 …… 292
- 未然防止対策 …… 293
- 安全文化の醸成 …… 294

2 災害時とその対応 ……武田稔男 295
- 透析治療の特殊性 …… 295
- 災害の定義と対策・対応の基本事項 …… 295
- 自助 …… 295
- 共助・公助 …… 300

■索引 …… 304

略語一覧

A

ACE	angiotensin-converting enzyme	アンジオテンシン変換酵素
ACT	activated coagulation time	活性化凝固時間
AFBF	acetate free biofiltration	アセテートフリーバイオフィルトレーション
AKI	acute kidney injury	急性腎障害
ANP	atrial natriuretic peptide	心房性ナトリウム利尿ペプチド
APD	automated peritoneal dialysis	自動腹膜透析
APTT	activated partial thromboplastin time	活性化部分トロンボプラスチン時間
ARB	angiotensin Ⅱ receptor blocker	アンジオテンシンⅡ受容体拮抗薬

B

BIA	bioelectrical impedance analysis	生体電気インピーダンス
BMI	body mass index	体格指数
BNP	brain natriuretic peptide	脳性ナトリウム利尿ペプチド
BSA	body surface area	体表面積

C

CAPD	continuous ambulatory peritoneal dialysis	連続携行式腹膜透析
CCDS	central concentrate delivery system	
CCPD	continuous cycling peritoneal dialysis	連続周期的腹膜透析
CDDS	central dialysis fluid delivery system	多人数用透析液供給装置
CF-LA	centrifugal leukocytapheresis	遠心分離法
CFDA	carboxyfluorescein diacetate	
CHD	continuous hemodialysis	持続的血液透析
CHDF	continuous hemodiafiltration	持続的血液透析濾過
CHF	continuous hemofiltration	持続的血液濾過
CKD	chronic kidney disease	慢性腎臓病
CL	clearance	クリアランス
CLI	critical limb ischemia	重症下肢虚血
CTA	cellulose triacetate	セルローストリアセテート

D

DAPI	4', 6-diamidino-2-phenylindole	
DFPP	double filtration plasmapheresis	二重濾過血漿交換
DHP	direct hemoperfusion	直接血液吸着
DPD	diethyl-p-phenylenediamine	ジエチル-p-フェニレンジアミン

DRI	direct renin inhibitor	直接的レニン阻害薬
DW	dry weight	ドライウェイト

E

ECF	extracellular fluid	細胞外液
EDI	electrodeionization	電気脱塩式純水装置
ESA	erythropoiesis stimulating agent	赤血球造血刺激因子製剤
ET	endotoxin	エンドトキシン
ETRF	endotoxin retentive filter	エンドトキシン除去フィルタ
EVAL	ethylene vinyl alcohol copolymer	エチレンビニルアルコール共重合体
EVT	endovascular therapy	末梢血管カテーテル治療

F

FFM	fat free mass	除脂肪量
FFP	fresh frozen plasma	新鮮凍結血漿
FMEA	failure mode effect analysis	
FTA	fault tree analysis	

G

GCAP	granulocytapheresis	顆粒球除去療法
GFR	glomerular filtration rate	糸球体濾過量

H

HD	hemodialysis	血液透析
HDF	hemodiafiltration	血液透析濾過
HDL	high density lipoprotein	高比重リポ蛋白
HEMA	hydroxyethylmethacrylate	ヒドロキシエチルメタクリレート
HeMX	hemodialysis medical record exchange format	ヘムエックス
HF	hemofiltration	血液濾過
HIT	heparin-induced thrombocytopenia	ヘパリン起因性血小板減少症
Ht	hematocrit	ヘマトクリット

I

ICF	intracellular fluid	細胞内液
IVC	inferior vena cava	下大静脈

J

JSDT	Japanese Society for Dialysis Therapy	日本透析医学会

L

LCAP	leukocytapheresis	白血球除去療法
LDL	low density lipoprotein	低比重リポ蛋白
LMWH	low molecular weight heparin	低分子ヘパリン
LPS	lipopolysaccharide	リポ多糖体
LRT	leukocyte removal therapy	白血球系細胞除去療法
LRV	log reduction value	対数減少値

M

MF	membrane filter	メンブレンフィルタ
MFBIA	multiple frequency bioelectrical impedance analysis method	多周波数生体電気インピーダンス
MG	microglobulin	ミクログロブリン

N

NF	nano filtration	ナノ濾過
NM	nafamostat mesilate	ナファモスタットメシル酸塩
NPD	nightly peritoneal dialysis	夜間腹膜透析
NSAIDs	non-steroidal anti-inflammatory drugs	非ステロイド性抗炎症薬

P

PA	plasma adsorption	血漿吸着
PAD	peripheral arterial disease	末梢動脈疾患
PAN	polyacrylonitrile	ポリアクリロニトリル
PD	peritoneal dialysis	腹膜透析
PE	plasma exchange	血漿交換
PEPA	polyester polymer alloy	ポリエステル系ポリマーアロイ
PES	polyethersulfone	ポリエーテルスルホン
PET	peritoneal equilibration test	腹膜平衡試験
PG	prostaglandin	プロスタグランジン
PI	propidium iodide	
PRR	plasma refilling rate	血漿再充填速度
PS	polysulfone	ポリスルホン
PTH	parathyroid hormone	副甲状腺ホルモン
PVC	polyvinylchloride	ポリ塩化ビニル
PVDF	polyvinylidene fluoride	ポリフッ化ビニリデン
PVP	polyvinylpyrrolidone	ポリビニルピロリドン

R

RCA	root cause analysis	
RO	reverse osmosis	逆浸透

S

SC	sieving coefficient	ふるい係数
SIRS	systemic inflammatory response syndrome	全身性炎症反応症候群
SLE	systemic lupus erythematosus	全身性エリテマトーデス

T

TBM	tool box meeting	
TBW	total body water	体水分量
TIBC	total iron binding capacity	総鉄結合能
TMP	transmembrane pressure	膜間圧力差
TPD	tidal peritoneal dialysis	タイダル腹膜透析
TSAT	transferrin saturation	トランスフェリン飽和度

U

UF	ultrafiltration	限外濾過
UFR	ultrafiltration rate	除水速度
UFRP	ultrafiltration coefficient	限外濾過率

V

VA	vascular access	バスキュラーアクセス
VLDL	very low density lipoprotein	超低比重リポ蛋白

I Introduction

1 血液浄化療法の概要

Point
- 血液浄化療法は製膜技術の向上によって進歩してきた。
- 透析膜は中空糸膜型が主流で、その素材には高分子膜が利用されている。
- 血液透析をはじめとする濾過を応用した血液透析濾過法では蛋白成分を除去できる高性能膜が多用されている。

血液浄化療法の概要

　血液浄化法は治療法の進歩と製膜技術の向上、そして工学的な検討が加えられ維持透析療法を中心に急性血液浄化法、アフェレシス療法などへ拡大し多くの疾患の治療へ適応されている。透析療法は急性腎不全の治療を目的として1950年代初頭に臨床的に施行されたのがわが国で初めてであり、慢性維持透析の症例は1963年に入ってから報告がある。その後、透析療法は周辺の治療技術の普及により、腎不全に対する維持透析療法として確立し、透析人口は増加し続け2012年末現在の透析人口は31万人を超えている。慢性維持透析患者はその恩恵により社会復帰し、日常生活に多少の制約があるなかで社会生活を営んでいる。このように透析療法は周辺の治療技術の確立により広く一般化され、世界的にも優れた成績をあげている。

透析療法の変遷

　初期の血液透析療法では尿素、クレアチニン、尿酸などの小分子量物質が除去目標物質として注目されていた。当時用いられていた透析膜（セルロース系）は透析中の一過性の好中球減少や、補体の活性化などがその特徴としてあった。維持透析療法においては腹膜透析患者と血液透析患者との間に臨床症状の相違があることから、分子量500から5,000までの中分子量物質に末梢神経障害など改善しにくい症状を発現させる物質の存在が考えられるようになった。その後、中分子量物質の除去効率を上げるためには、ダイアライザの膜面積と透析時間との積を大きくすることが重要とされていた。しかし、従来の治療法や透析膜では限界があり高性能膜の使用と、血液濾過（HF）施行が有効であると考えられ、それまでの治療で改善が得られなかった貧血、骨痛、掻痒症などの症状の改善に有効性が示された。
　長期透析患者の代表的な合併症である手根管症候群は、患部に沈着するβ_2-ミクログロブリン（β_2-MG）が原因であることが同定されて以来、β_2-MGの除去率を上げるダイアライザの改良や開発、また、それを用いた治療方法の研究が盛んになった。現在では内部濾過促進型ダイアライザに代表される高性能膜を用いたダイアライザの開発と、血液透析濾過の補充液として透析液を用いるオンラインHDF治療法が考案され注目を集めている（図1）。

アフェレシス療法

　アフェレシスは血液透析の体外循環技術を用いた膜による血漿分離技術が広く普及している。その原理は、血球成分を通過させずに血漿成分を分離できる孔径をもった濾過膜による「ふるい分け」である。さらに分離した血漿成分から病因関連物質（抗体、免疫関連物質、代謝物質、中毒物質）の除去や直接血液から細胞成分（リンパ球、顆粒球）を除去するなど、生体内のさまざまな血液関連因子を分離・除去して治療する広範な治療技術として展開している。

血液浄化の普及とQOL(quality of life)

　黎明期，救命が目的だった血液透析療法も，今日では患者個々の体，心理，社会に関した問題や課題を認識することも必要とされ，患者自身のQOLの向上が求められるようになっている。
　QOLの向上を実現するためには最新の質の高い医療技術が普遍的なものになるように医療スタッフが哲学や方法論上のシステム，実践の積み重ね，評価や教育方法の検討といった具体的な内容の構築に努力していかなければならない。このことは医療の根本的な考え方であり適切で質の高い医療を提供するためには，日常の臨床経験の地道な積み重ねとプロセスのなかから真実を探り，それを普遍化するためのシステムを構築していくことが重要である。

図1　各種血液浄化法

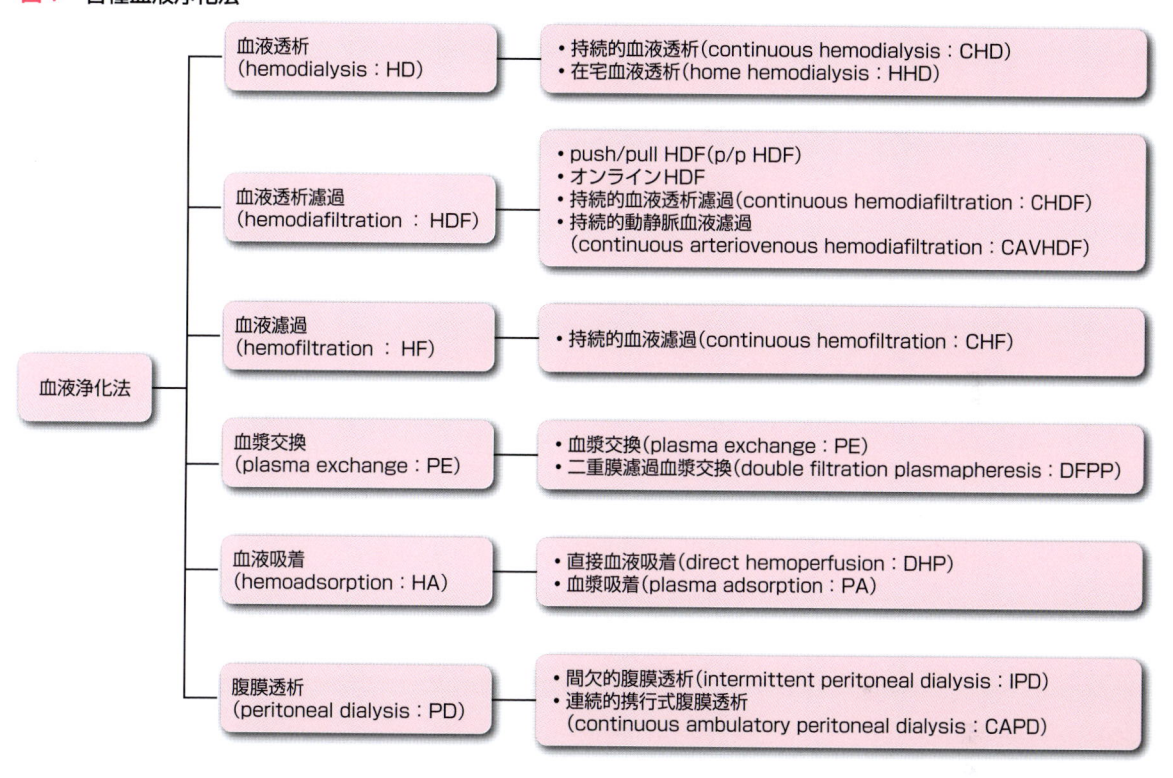

血液浄化法
- 血液透析 (hemodialysis：HD)
  - 持続的血液透析 (continuous hemodialysis：CHD)
  - 在宅血液透析 (home hemodialysis：HHD)
- 血液透析濾過 (hemodiafiltration：HDF)
  - push/pull HDF (p/p HDF)
  - オンラインHDF
  - 持続的血液透析濾過 (continuous hemodiafiltration：CHDF)
  - 持続的動静脈血液濾過 (continuous arteriovenous hemodiafiltration：CAVHDF)
- 血液濾過 (hemofiltration：HF)
  - 持続的血液濾過 (continuous hemofiltration：CHF)
- 血漿交換 (plasma exchange：PE)
  - 血漿交換 (plasma exchange：PE)
  - 二重膜濾過血漿交換 (double filtration plasmapheresis：DFPP)
- 血液吸着 (hemoadsorption：HA)
  - 直接血液吸着 (direct hemoperfusion：DHP)
  - 血漿吸着 (plasma adsorption：PA)
- 腹膜透析 (peritoneal dialysis：PD)
  - 間欠的腹膜透析 (intermittent peritoneal dialysis：IPD)
  - 連続的携行式腹膜透析 (continuous ambulatory peritoneal dialysis：CAPD)

II 血液浄化法

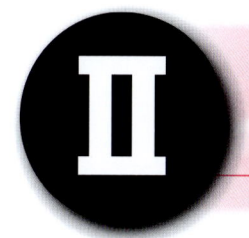

1 血液透析(HD)

Point
- HD*¹の原理は拡散と濾過の原理を利用している。
- 透析法は腹膜透析と血液透析がある。
- 監視装置には個人用透析装置と透析用監視装置がある。

HDの位置付け

血液浄化法には，表1に示すようにさまざまな治療法が含まれる。
透析法には腹膜透析(PD)と人工膜を利用したHDがある。ここではHDについて解説する。

表1 血液浄化法

血液浄化法	腹膜透析(peritoneal dialysis：PD)
	血液透析(hemodialysis：HD)
	血液濾過(hemofiltration：HF)
	血液透析濾過(hemodiafiltration：HDF) (オンラインHDF*², push/pull HDF, acetate free biofirtration)

HDの原理(拡散と濾過)

HDは拡散と濾過の原理を応用しており，老廃物の除去は拡散により血液を浄化し，体内の余剰水分は濾過により除去する方法である(図1, 2, 表2)。
濾過は透析膜によって隔てられた血液側と透析液側の圧力差を利用している。これを限外濾過という。濾過に伴い血液側から溶媒である血液中の水分が移動する。また，水分とともに透析膜を通過できる溶質も移動する。つまり，溶質は拡散と濾過により膜を透過する。

図1 溶質除去の原理(拡散)

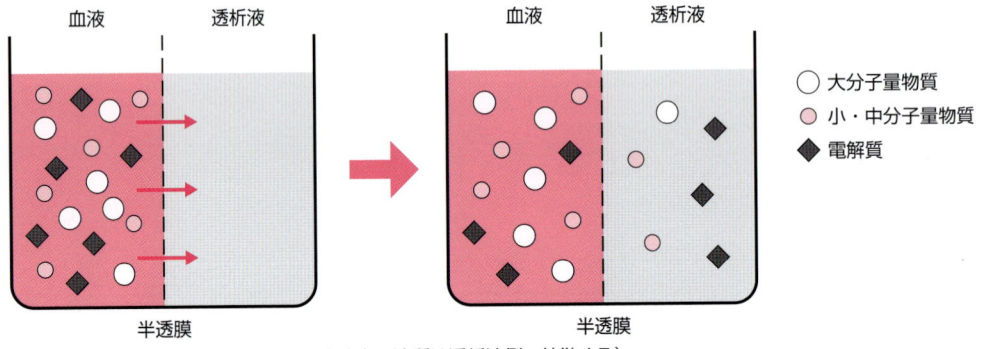

(半透膜*³を通過する血液中の溶質は透析液側へ拡散する)

○ 大分子量物質
● 小・中分子量物質
◆ 電解質

用語
- *1 HD：hemodialysis(血液透析)
- *2 オンラインHDF：オンラインHDFでは透析液を補充液として用いて直接，血液側に注入する。
- *3 半透膜：ある物質は通過させ，ある一定の大きさ以上の物質は通過させないという性質をもった膜。

図2　濾過の原理（限外濾過）

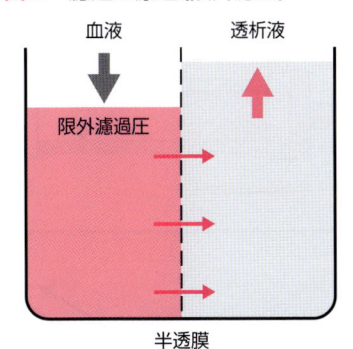

（半透膜間の圧力差によって濾過が起こる）

表2　HDの働き

HDの作用
蛋白代謝最終産物の除去
血清電解質の補正
酸塩基平衡の是正
余剰水分の除去

　HDに用いられている膜には，セロファン膜を改良したセルロース系膜と合成高分子膜との2種類がある。通常，透析膜には直径がおよそ30〜50Å（オングストローム）の小孔があいており，通過できる溶質と通過できない溶質とのふるい分けをする。
　血液中の溶質は拡散によって透析液側へ移動する一方，血液側の電解質成分は透析液側の電解質成分によって是正される（図3）。

図3　HDの仕組み

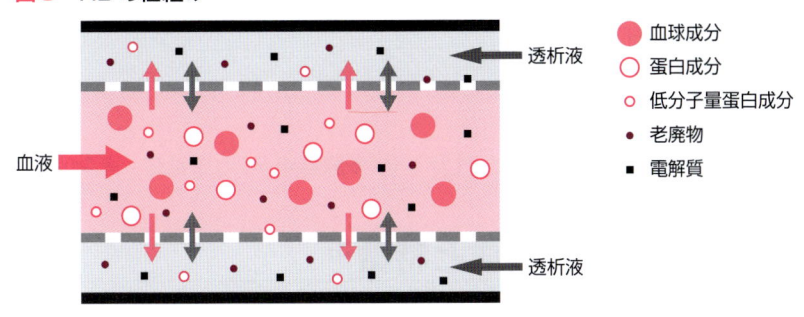

- 血球成分
- 蛋白成分
- 低分子量蛋白成分
- 老廃物
- 電解質

HDの特徴

　HDにおける溶質の移動は両液の濃度差によって拡散し，溶質の移動が起こる。溶質除去性能は拡散係数に依存し，溶質の移動は分子サイズが大きくなるに従い低下していく[2]。なお，高性能膜ダイアライザ内では，濾過と同時に中空糸内の圧力分布により，血液出口側では透析液側から逆濾過が起こっている（図4，5）。
　血流が多く中空糸の内径が細いほどダイアライザの入口圧と出口圧の差は大きくなり，内部濾過量[*4]は増加する。

用語　*4　**内部濾過**：ダイアライザ内で透析液側から血液側へ起こる濾過。

図4 HD, HDF, HFにおけるCL曲線

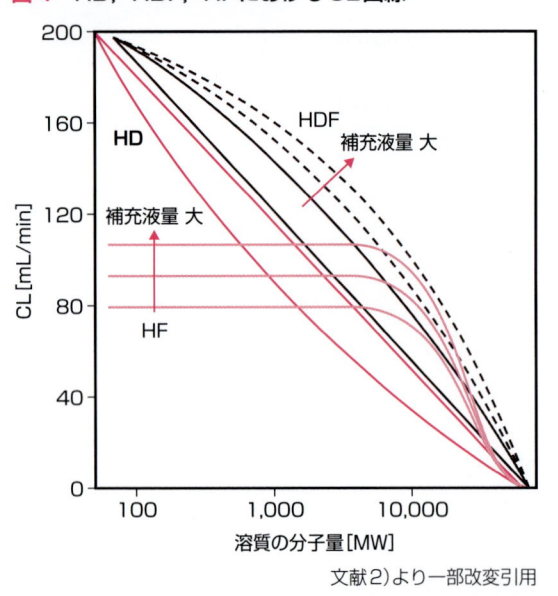

図5 内部濾過のイメージ

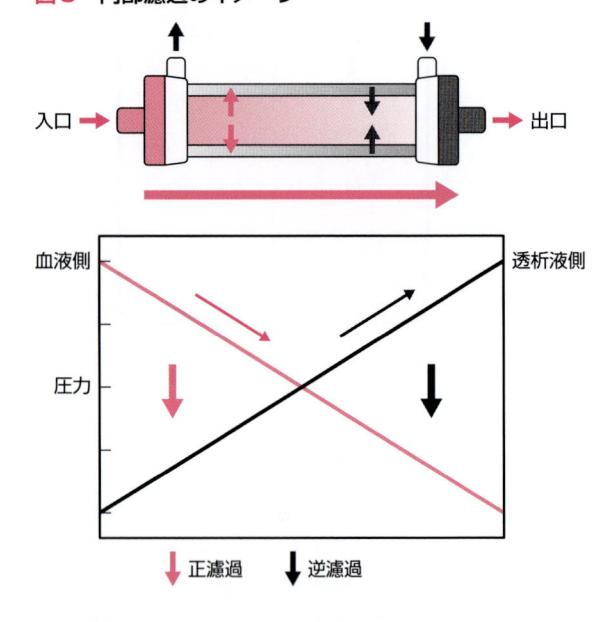

文献2)より一部改変引用

HDの標準的な治療条件と適応

- 治療回数：通常週3回
- 透析時間：4〜5時間/1回
- 血液流量：成人4〜5mL/min/kg
- 適応　　：慢性腎不全の尿毒症，急性腎不全（多臓器不全）の尿毒症，薬物中毒など

透析用監視装置の構成と特徴[3]

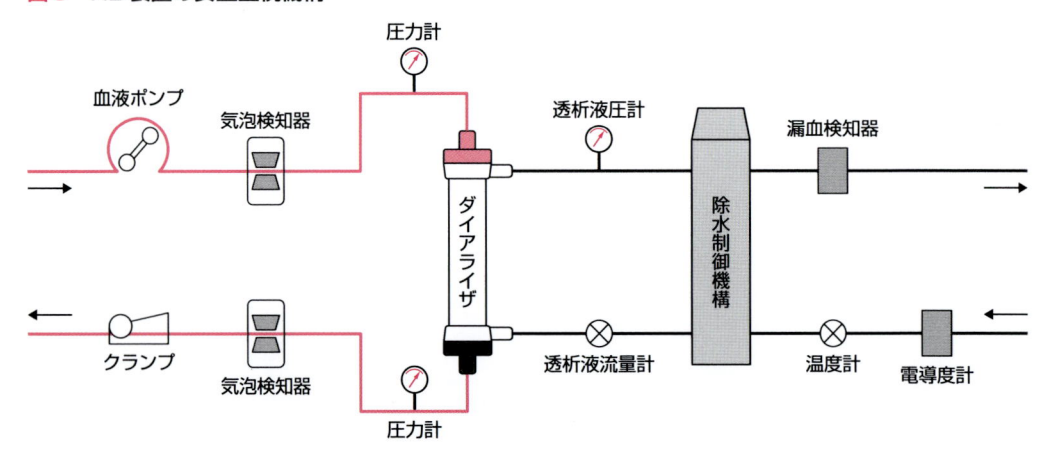

　透析用監視装置には血流量除水制御，透析液流量，温度および静脈圧などの制御機構と，透析液濃度計，透析液温度計，血液回路圧計，漏血検知器，気泡検知器，透析液圧計などの監視機構などで構成されている（図6，表3）。

図6 HD装置の安全監視機構

表3 透析用監視装置のオプション機能

オプション機能
・ナトリウム注入ユニット
・プライミングクランプユニット
・血液量モニタ(ブラッドボリューム計)
・外部メモリ入出力ユニット
・透析通信システム通信ユニット
・血圧計ユニット
・脱血圧検出器
・ナースコールスイッチ
・微粒子濾過フィルタユニット

　透析用監視装置には，多人数用透析液供給装置から透析液の供給を必要とする透析用監視装置と透析液の調整機構を備えた個人用透析装置がある．それぞれに多用途透析用監視装置[*5]がある(図7，8)．

　多用途透析用監視装置には，逆濾過透析液を用いた補液制御システムで自動プライミング，自動返血を可能にした装置が製作されている．

図7　HD装置の安全監視機構(多人数用)

透析用監視装置　透析液供給装置　透析液粉末製剤溶解装置　水処理装置

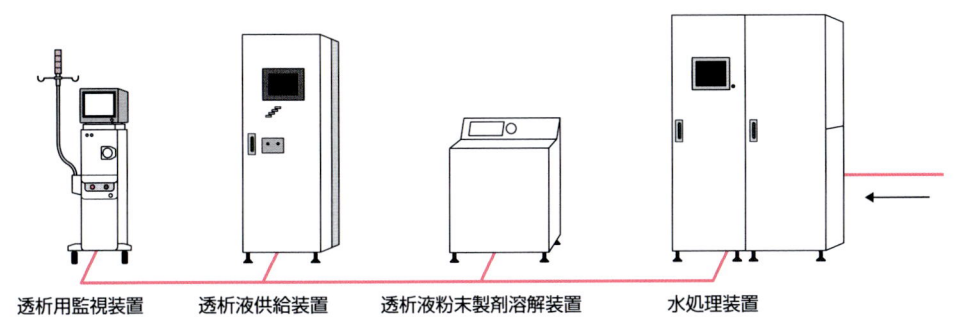

図8　HD装置の安全監視機構(個人用)

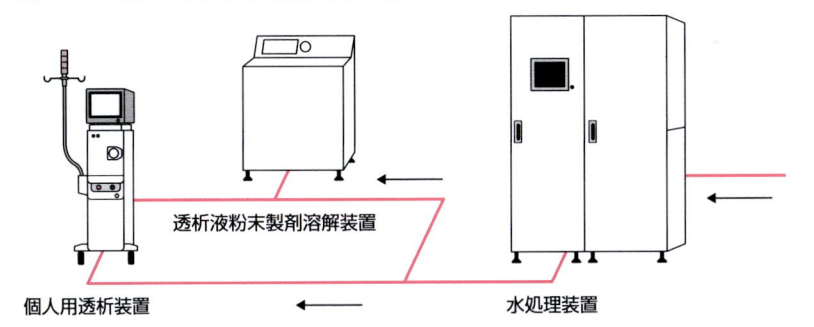

個人用透析装置　透析液粉末製剤溶解装置　水処理装置

用語　[*5] **多用途透析用監視装置**：標準的な機能とHD，HDF，HF，オンラインHDF，AFBFの治療モードが選択可能．

透析液流量・除水制御機構

除水制御機構はダイアライザと閉鎖回路を形成し，供給，排液される透析液の流量（500 mL/min）を制御して水分の出納バランスを確保している．除水分の濾過は閉鎖回路系から専用の除水ポンプによって行っている．例えば，除水量を0.6 L/hrに設定すると，除水ポンプでは10 mL/minの速度で透析液を排出する（図9）．

その結果，ダイアライザからは510 mL/minの速度で透析液が排液され，200 mL/minで流入した血液流量は，出口側では190 mL/minとなる．

最近のダイアライザは高除水能タイプが多く，透析装置には透析液流量を制御する機構があらかじめ組み込まれている．

図9 除水制御機構

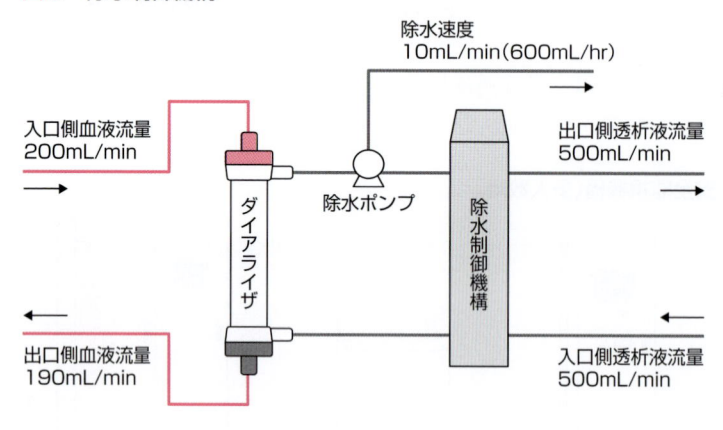

◎引用・参考文献
1) 日本透析医学会統計調査委員会：図説わが国の慢性透析療法の現況（2013年12月31日現在）．日本透析医学会, 2013.
2) 峰島三千男：血液浄化装置, 臨床工学標準テキスト, 金原出版, p.346-389, 2002.
3) 透析装置等安全基準に関する報告書「透析装置等安全基準ガイドライン」．日本臨床工学技士会会誌, No.24（特別号）, 2005.

2 血液透析(HD)の実際 実践編

Point
- 透析装置には個人用と多人数用がある。
- 透析液の濃度測定は，透析開始前に毎日チェックする。
- 血液回路のロック部は，確実に接続してロックする。
- 治療中の患者の状態と愁訴に注意する。

透析装置および周辺機器の確認

作製透析液濃度の確認は重要

透析開始前に水処理装置のRO[*1]水電導度の確認，A粉末・B粉末溶解装置の作製濃厚透析液の電導度チェック，透析液供給装置の作製透析液電導度および濃度の確認を実施する。透析開始前には電導度と濃度を実測し，透析中はそれぞれの機器の電導度表示を定時に監視，記録する(図1)。

図1 透析装置および周辺機器の動作確認(多人数用・個人用)

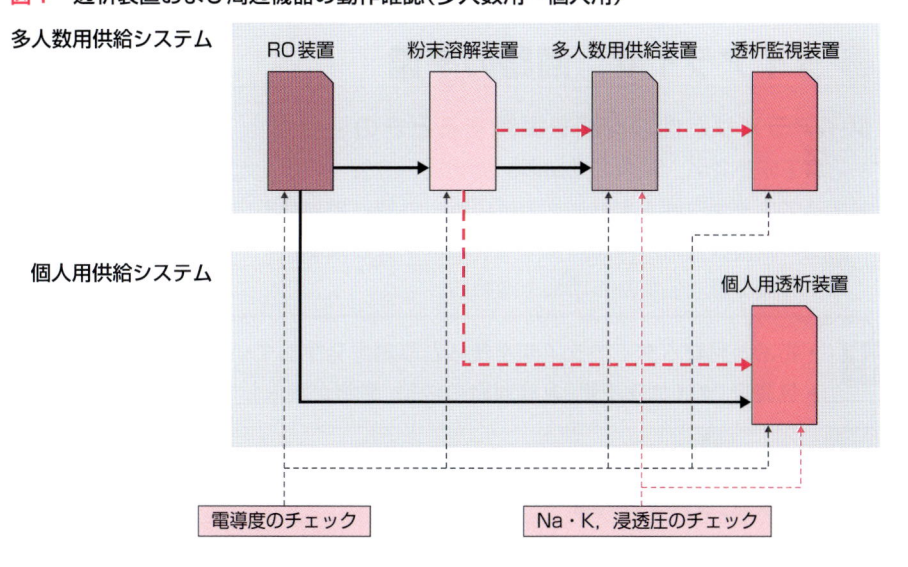

多人数用供給システム：RO装置 → 粉末溶解装置 → 多人数用供給装置 → 透析監視装置

個人用供給システム：個人用透析装置

電導度のチェック　　Na・K，浸透圧のチェック

Caution!
- RO水，作製濃厚透析液の電導度のチェック，透析液は装置の電導計の表示，Na，K濃度の実測など電導度と電解質濃度との両者を確認。
- 透析開始前の透析液の濃度確認は必須！

血液浄化法

用語
*1　RO：reverse osmosis(逆浸透)

準備の前の心得

清潔操作の徹底

透析の準備，回路の操作，プライミング，滅菌物品の取り扱い，バスキュラーアクセスへの穿刺，創処置，注射薬の準備，器材・薬剤の取り扱いなど物品や薬剤を操作するときは，無菌操作を徹底する。特に共用する用具を除いて，穿刺用のセット，透析室内で用いられる用具，薬剤は患者ごとに専用とする(表1)。

表1　透析操作における基本的な感染防止対策

①準備をはじめ穿刺，止血，創部の処置など侵襲的手技の前後に手洗いを必ず行う。
②手技ごとに新しいディスポーザブル手袋に交換する。
③マスクを着用する。
④常に清潔な白衣やユニホームを着用する。
⑤手指に外傷や創がある場合は創部を覆うなど特別な注意を払う。

Caution!
- 手指を介した接触感染を予防する。各操作，手技ごとに手洗いを行い，清潔に保つ。
- 特に血液に触れる可能性の高い操作では手袋の着用が重要な感染対策となる。

ダイアライザ，回路の準備

ダイアライザと血液回路を準備するときの注意点

- 治療予定患者名，滅菌有効期間，異物混入，袋の破損などの不良がないことを確認
- ダイアライザ内部，キャップのはずれ，外観に異物や不良のないことを確認
- 回路の滅菌有効期限確認，キャップのはずれの確認

以上の点を確認してから準備を進める。

Caution!
- 指示と異なるダイアライザを使った事例も発生している。十分な確認が必要。
- 包装袋，ダイアライザ，血液回路の破損，異物が混入していた場合は絶対に使用しない。

血液透析の準備

回路組み立て

器材を準備したら血液回路とダイアライザを組み立て，透析装置に接続する。血液回路の各部位を透析装置の所定の位置に接続・固定する(図2)。

組み立ての際，ダイアライザと血液回路の接続部位に鉗子や手指が触れないように注意する。

血液回路の構成と各部の名称は図3のとおり。血液はポンプチューブを経てダイアライザを通過し，静脈回路を通過して患者へもどる。

プライミング前と作業中に，透析装置の透析装置監視部の動作を確認する。透析液系と血液系の監視部位と装置からの液漏れなどを確認する(図4，5)。

図2　血液回路の取り付け方

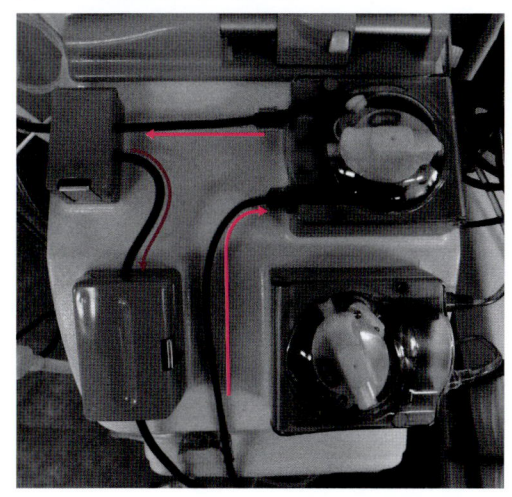

透析装置に明示されているラインに従って血液回路を各部にセットする。

図3　血液回路の構成

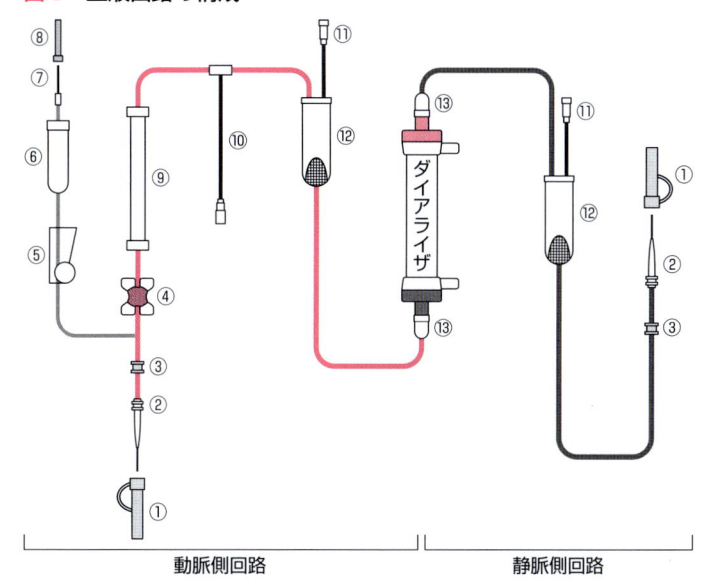

①シャントキャップ
②ロック式シャントジョイント
③ゴムボタン
④ピロー
⑤クランプ
⑥輸液点滴筒
⑦ロケトン針
⑧プロテクタ
⑨ポンプチューブ
⑩抗凝固薬注入ライン
⑪圧モニタライン
⑫ドリップチャンバ
⑬ロック式コネクタ

動脈側回路　　静脈側回路

図4　血液系・透析液回路系のチェック項目

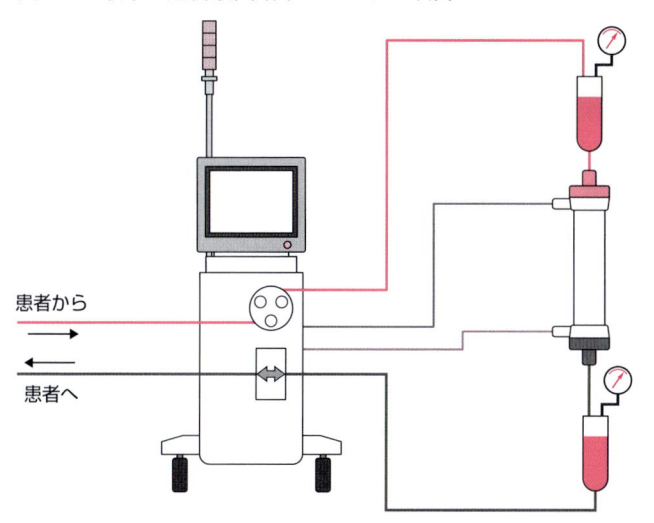

患者から
患者へ

開始前チェックリスト

①**透析液系**
・濃度表示
・流量表示
・圧力表示
・温度表示
・液漏れ

②**血液系**
・圧力計表示
・ポンプ回転状態
・気泡検知動作

血液浄化法

図5 血液回路のロック式のコネクタ類

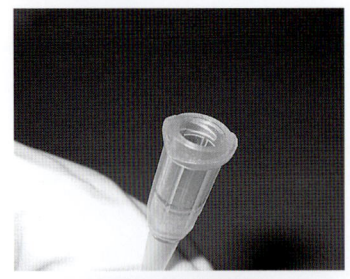

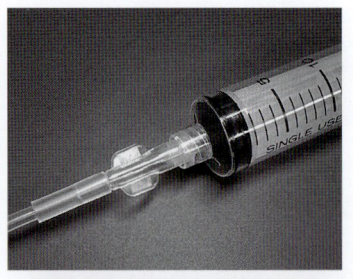

穿刺針外筒（接続部）　　抗凝固薬注入ライン（シリンジ）

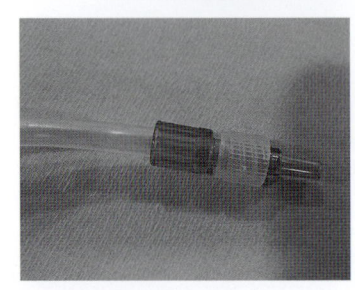

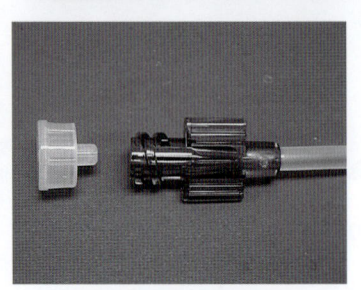

シャントコネクタ　　　　コネクタ（ダイアライザ）

> **Caution!**
> - 血液回路の折れやねじれにより，過度な加圧，接続不良による液漏れや圧力測定不可となることがあるのでしっかりと接続固定する。
> - 回路のラインクランプまたは鉗子の固定が不十分な場合，血液漏れや圧力測定ができないことがあるので注意する（図6）。

図6 ラインクランプの遮断不良

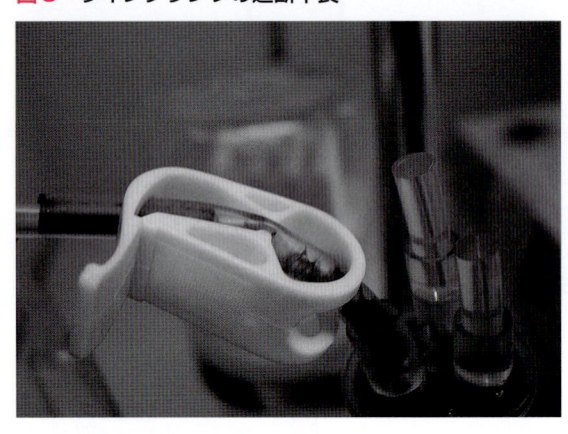

ラインクランプ固定部位が適切でないためにチャンバ上部より血液が漏れている。

安全装置の装着

　　エアートラップチャンバ下の回路部分を気泡検知器に装着し，さらに気泡クランプにセットする。装置によっては動脈側，静脈側の両方のセットが必要となる。
　　圧モニタラインは，しっかりと接続してトランスデューサ保護フィルタを介して透析装置に接続する。なお，トランスデューサ保護フィルタはディスポーザブル製品（血液回路に組み込まれた製品）を使用する（図7）。

図7 トランスデューサ保護フィルタ

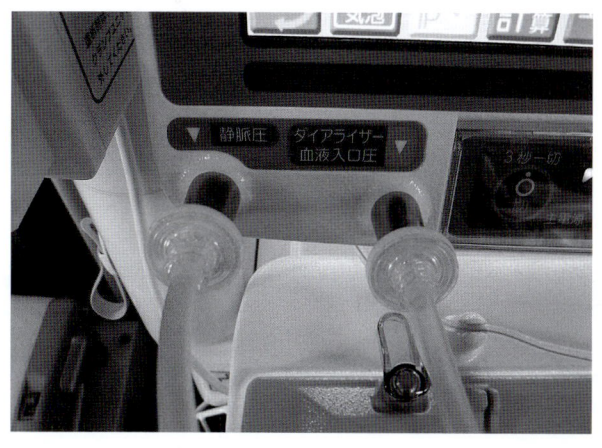

血液回路に組み込まれたトランスデューサ保護フィルタ(ディスポーザブル)

透析装置へ回路をセッティングする際は，穿刺時，回収時に混乱しないようそれぞれの回路を交差させない。また，プライミング終了時は各接合部の増し締めをして血液漏れ，回路の離断などを防止する。

Caution!
- 血液回路からの血液漏れ，エアーの混入がないようしっかりと接続，固定する。
- ラインクランプの締め忘れによる生食ラインからの誤注入が発生している。
- 組み立て，プライミング終了時は，ラインクランプ開閉確認，回路の接続不良がないように念入りに点検を行う。

● プライミング

透析液ラインをダイアライザに接続した後，透析液(500 mL/min)を5分間以上流す。次に動脈側生食ラインを生理食塩液(生食)に接続し，動脈側血液回路内を満たす。

血液ポンプを作動させ，生食(ヘパリン加生食)を100～150 mL/min程度の流量で流してダイアライザ，血液回路内部の気泡を除去する。1,000 mL以上の生食を流しダイアライザ内の気泡除去と静脈側血液回路を充填，洗浄を終了する。

ラインクランプ，鉗子などで所定の回路をクランプし，血液回路にねじれや折れがないことを確認して透析準備を完了する。

Caution!
- 透析液の逆濾過，逆拡散が起こることがあるので，清浄な透析液の使用は必須。
- 血液回路内に気泡を残留させないようにプライミングは確実に。
- プライミング終了後の血液回路，各種クランプの開閉，液漏れの再確認。

● 透析開始

透析開始時のチェックポイント

透析開始時は，透析指示を確認してから使用ダイアライザの確認，透析時間，除水量，血液流量，抗凝固薬と投与量などを設定する。

患者の血圧測定と一般状態を観察し，透析前の処置が必要な場合は開始前に医師に報告して必要な処置を行う(図8)。

透析中は血圧，脈拍などバイタルサインを定期的に測定し，バイタルサイン，治療条件確認，

使用薬剤，補液などを透析記録へ記載する（透析支援システム使用の場合は，処置ごとに入力を行う）。

半減期の短い抗凝固薬を使用した場合には，血液回路内に凝固を発生する可能性があり体外循環回路各部を定期的に観察する（図9）。

透析の経過とともに不均衡症状（頭痛・吐気・嘔吐・胸痛・悪心・血圧低下・筋痙攣など）が発生することがあり，治療中は注意深く患者を観察する。

図8　透析装置のモニタ画面による運転行程の表示

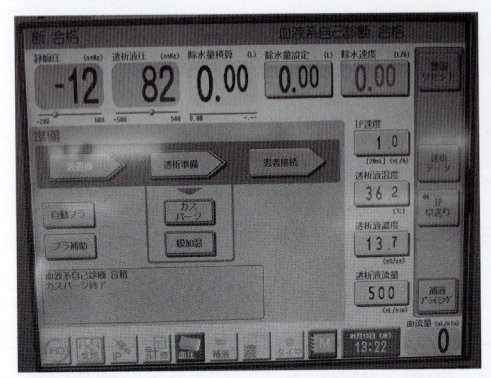

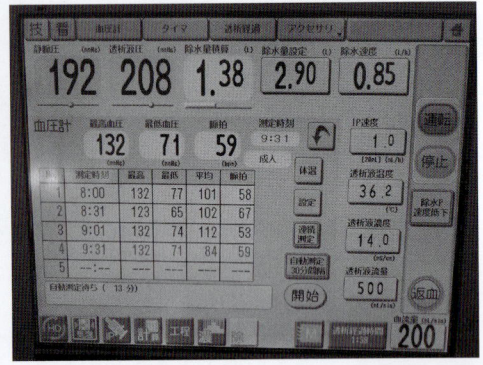

左側の画面はプライミング終了後，装置の自己診断が終了した状態，右側の画面は透析中で，測定血圧の推移，積算除水量などが表示され透析経過を観察することができる。

図9　トラブルの発生しやすい血液回路の部位

①穿刺針の刺入と固定
②回路の折れ
③回路の折れ
④圧モニタラインの脱落
⑤返血側留置針の脱落
⑥血液凝固による閉塞

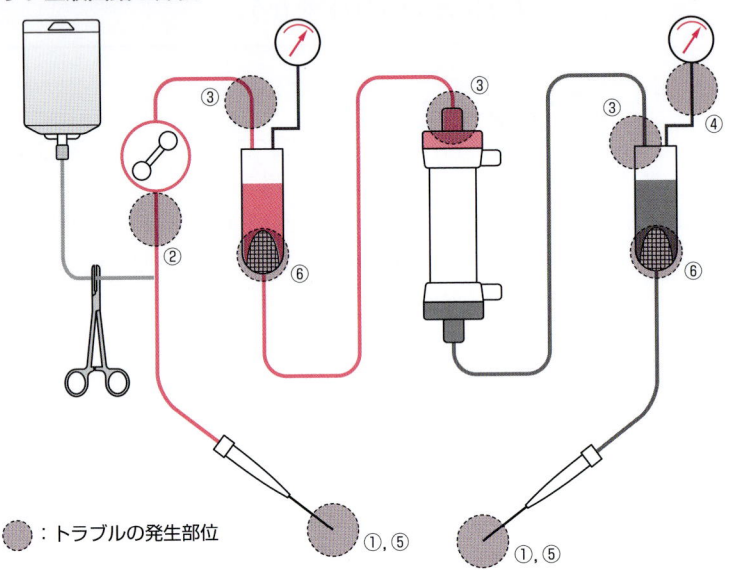

●：トラブルの発生部位

Caution!
- 透析中は，急激に血圧が低下することがあり，治療中は注意深く観察する。特に総除水量の多い患者は要注意。
- 穿刺針の脱落，穿刺部位の内出血に備え，透析中は穿刺部の固定箇所を観察しやすい状態に保つ（抜針事故が報告されており，致命的なアクシデントとなる）（図10）。

図10 穿刺針の固定法

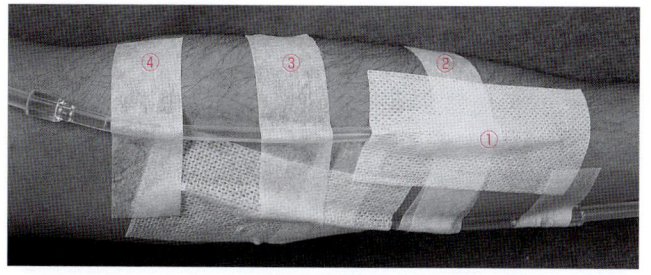

基本的な固定方法

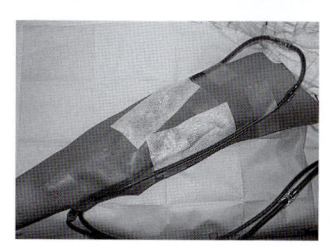

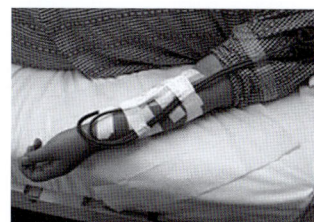

テープの固定は穿刺部位（大きめのテープ），回路と留置針接続部，血液回路を2カ所の合計4カ所をしっかりと固定する。装置側から穿刺部位へ力が伝わらないように「U字型」に回路を固定する。

返血操作

返血中の空気誤入を防止するため，返血は生食で血液回路，ダイアライザを置換して行う。
まず動脈側を補液ラインから生食で置換し，回路内の血液がすべて生食に置換された後に抜針する。

透析中の点滴・注射などの安全確保

透析中における輸血以外の点滴・注射などは，静脈側エアートラップチャンバまたはその上流から実施する（静脈側液面調整ライン，アクセスポート）。

Caution!
- 返血時は，回路内の凝血塊の原因によるトラブルが発生するため，不必要に回路をたたかない。
- 循環動態に影響がないよう，ゆっくりと一定の流量で返血。
- 回路への注射を行う場合，静脈側には圧力がかかっているので出血に注意（血流を下げて圧力を低下させて注射を実施する）。

3 血液濾過(HF)

Point
- HF[*1]はHD[*2]に比べ，小分子量物質の除去効率が低いが治療中の循環動態への影響は少ない。
- HFの希釈方式には前希釈と後希釈方式がある。
- 血液濾過用補充液を用いてHF療法を実施するには，HF専用装置が必要となる。

HFとは

　HFとは，老廃物の除去や電解質の調整のために大量に限外濾過を行い，代わりに限外濾過量と等量の電解質や緩衝剤を含む補充液を血液に注入し血液を浄化する治療法である。

　しかし，2011年末の統計調査よりHF治療を施行している患者数は167名といま一つ普及に至っていない現状がある。これは，小分子量物質の除去効率の問題，HF対応装置の問題，補充液の問題，適応疾患の縛りなどが考えられるが，オンラインHDF[*3]装置があればオンラインHF[*4]も実施可能な装置もあることから，HFのメリットを考慮し今後少しでも普及することに期待する。ここでは，HFの原理や特徴などについて解説する。

HFの歴史

　HFは，当初除水を目的として考案され溶質除去の目的では用いられなかった。その後，アメリカのHendersonは1967年にPS膜を用いてHFの実験を開始している[1]。補充液には生食を用い，希釈方式[*5]は前希釈法であった。1978年には，Hendersonらが補充液をオンラインで作製する前希釈オンラインHFシステムを開発している[2]。当時，HFはHDに比べ中分子量物質[*6]の除去効率に優れ注目されたが，その後HDF療法が開発されると主流はHFからHDFへ移行した。

HFの原理

　HDは拡散の原理を応用しているのに対して，HFは濾過の原理を応用して血液を浄化する治療法である。濾過は，図1の溶媒Aに圧力を加えると溶媒である水分が低圧の溶媒Bへ移動する。このときに半透膜を通過できる溶質は水分とともに半透膜を通過する。半透膜を通過できない物質は移動することができない。HFでは，血液側に限外濾過を加えヘモフィルタを介

用語

- [*1] **HF**：hemofiltration（血液濾過）
- [*2] **HD**：hemodialysis（血液透析）
- [*3] **HDF**：hemodiafiltration（血液透析濾過）
- [*4] **オンラインとオフラインHF**：HF療法は，補充液の種類により2種に分類される。市販の血液濾過用補充液を用いたものをオフラインHFとよぶ。オフラインHFは，血液濾過用補充液を加重計に掛け接続管で連結するなど手技が煩雑となる欠点がある。もう一方は，透析液から補充液を連続的に作製するオンラインHFである。オンラインHFでは，作製した補充液を体内へ直接注入するため透析液清浄化が必要不可欠となる。
- [*5] **希釈方式**：HFでは，補充液を注入する部位により前希釈法と後希釈法に分類できる。前希釈法は，補充液を動脈側ドリップチャンバに注入する方法である。後希釈法は，補充液を静脈側ドリップチャンバに注入する方法である。希釈法によりフィルタ内の血液流動状態は異なり，溶質除去能に影響を与えることになる。
- [*6] **中分子量物質**：小分子量物質とはおおむね分子量500以下，中分子量物質は500〜5,000，大分子量物質とは分子量5,000以上の物質と分類される。低分子量蛋白は高分子量物質ともよばれる。

して溶質を含んだ水分を除去し、等量の補充液を連続的に体内に補充することにより体内の老廃物を除去し、電解質を調整する治療法である。

血液から除去される物質の大きさはヘモフィルタの膜孔径に依存し、除去効率は補充液量に依存する。通常1回の治療で後希釈法では18〜20Lの大量限外濾過を行う。限外濾過量から除水量を引いた残りの量が補充液量となり、補充液は補充液ポンプにより血液回路に注入する。

図2に後希釈HFの各ポイントの流量バランスを示す。体液量を是正する除水速度12.5mL/min、補充液速度80mL/minとすると、除水ポンプでは補充液速度＋除水速度＝80＋12.5＝92.5mL/minで除水する。透析液回路内は密閉系のためヘモフィルタには除水した容量分の陰圧が発生し、血液側から92.5mL/minの水分が膜を介して透析液側へ移行し密閉回路内が一定容量に制御される。血液側では、血液流量300mL/minとすると、ヘモフィルタ内では92.5mL/minの水分が血液から濾過され血液流量は300－92.5＝207.5mL/minに低下する。その後、静脈側ドリップチャンバでは補充液が80mL/minで注入され血液流量は207.5＋80＝287.5mL/minの流量で体内にもどることになる。

図1　濾過の原理

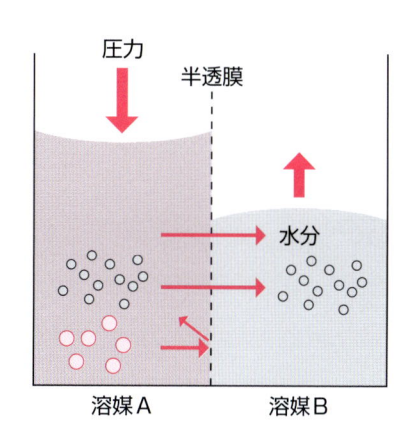

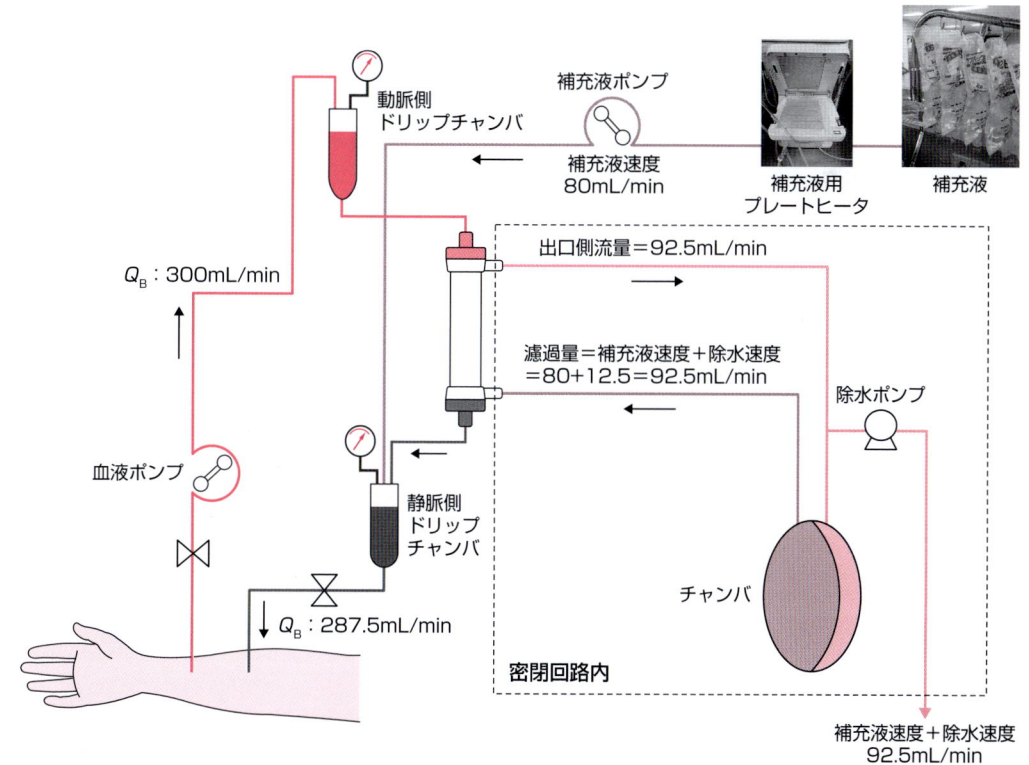

図2　後希釈HFの流量バランス

HFの特徴

HFの特徴としては，HDと異なり小分子量物質の除去効率は低く，その緩徐な溶質除去特性と血清浸透圧とほぼ等しい補充液が連続的に注入されるため血漿浸透圧変化が少なく血液，組織間液，細胞内液の浸透圧差が少ない。そのため循環血液量の低下が少なく治療中の循環動態に与える影響は少ないと考えられている。また，図3に示すように[3]低分子量蛋白領域の除去効率がHDやHDFに比べ優れていることなどが挙げられる。

しかし，近年ダイアライザ性能の向上によりHDでも低分子量蛋白の十分な除去が可能となり，この分子量領域の物質を除去するためにHFを選択するメリットは薄れてきている。

図3 各治療法における溶質クリアランス曲線

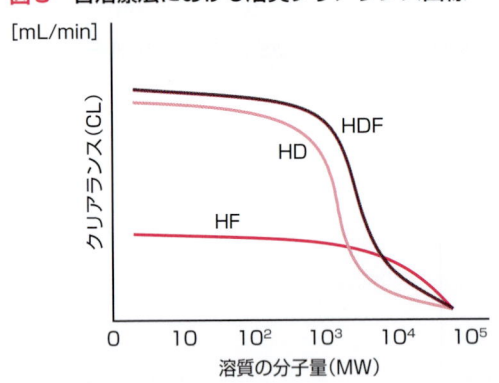

HF治療の実際

HFを施行するには，血液濾過用補充液，ヘモフィルタ，HF装置が必要となる。

補充液について

血液濾過用補充液は，3社から4種類が販売されている。各種補充液の組成を表1に示す。4種で異なる点は，4種のうち3種は生理的な重炭酸を用いている点である。補充液容量は各種ともに1Lと2Lの製剤が用意されている。血液濾過用補充液は，以前はボトルタイプだったが現在は各社ともにソフトバッグを採用している。このソフトバッグはダブルバッグ式で上下室にB・A液が充填されている。使用時には上下室の隔壁を加圧し破って混合してから使用する。

オフラインではなくオンラインで治療する場合は，使用している透析液の組成が補充液組成となる。

表1 血液濾過用補充液

製造元	製剤名	電解質濃度[mEq/L]						ブドウ糖	酢酸	乳酸
		Na^+	K^+	Ca^{2+}	Cl^-	Mg^{2+}	HCO_3^-			
扶桑薬品	サブラッド®BSG	140	2.0	3.5	111.5	1.0	35	100	0.5	—
ニプロ	サブパック®-Bi	140	2.0	3.5	113.0	1.0	35	100	0.5	—
陽進堂	HFソリタ®BWキット	140	2.0	3.5	111.0	1.0	35	100	3.5	—
陽進堂	HFソリタ®L	138	2.0	3.8	117.3	1.5	—	—	—	38

ヘモフィルタについて

HFに用いられるヘモフィルタの条件は，①透水性が高いこと，②低分子量蛋白に対するふるい係数（SC*7）が高いこと，③アルブミン漏出の少ないこと，などがある。現在市販されているヘモフィルタの仕様を表2に示す。ニプロ社のUF-Fシリーズは，膜材質にセルローストリアセテートを用い，Ⅲ型ダイアライザ*8 FB-Fと同程度の溶質除去性能を有している。ニプロにはUFシリーズも存在するが現在は受注生産となっている。東レのヘモフィルタHF-1.8は，膜面積1.8 m²で膜材質にはPSを用いている。溶質除去性能は，Ⅲ型ダイアライザと同程度である。しかし，ヘモフィルタの開発はHF症例数の少なさもあり現在行われておらず，ヘモフィルタの種類も年々減少しているのが現状である。

表2　ヘモフィルタの仕様

製造元	モデル	膜材質	内径 [μm]	膜厚 [μm]	膜面積 [m²]	血液容量 [mL]	UFRP [mL/hr/mmHg]
ニプロ	UF-50F	CTA	200	15	0.5	35	12.4
ニプロ	UF-110F	CTA	200	15	1.1	65	27.2
ニプロ	UF-190F	CTA	200	15	1.9	115	46.9
ニプロ	UF-210F	CTA	200	15	2.1	125	51.9
東レ	HF-1.8	PS	200	40	1.8	116	82.0

CTA ：cellulose triacetate（セルローストリアセテート）
PS ：polysulfone（ポリスルホン）
UFRP：ultrafiltration coefficient（限外濾過率）

HF装置について

HFを施行するには，HFモードを搭載した多用途透析装置が必要となる。多用途透析装置は，安全にHF治療が施行できるように各種安全機能を搭載している。例えば，治療中に補充液注入量と補充液分の除水量のバランスに異常が発生した場合，過度の除水や除水不足が発生することになる。そのため，HF装置は安全機構として補充液制御システムを装備している。

補充液制御システムは，3つの安全制御システムから構成される。①荷重制御システム：多用途透析装置に吊り下げられた補充液バッグの重量を測定して補充液ポンプ速度を調整するシステム，②補充液バランス制御システム：補充液ポンプで注入された補充液量と同量を濾過（除水）ポンプで濾過するシステム，③補充液の温度制御システム：補充液は，血液回路に注入される前に補充液用プレートヒーターで任意に設定された温度に加温制御されるシステムなどである。

このほかにも補充液回路接続テストでは，回路の逆接続，接続部緩み，回路の折れ曲がりや鉗子のはずし忘れなどをチェックする機能を搭載している装置もある。多用途透析装置の詳細について「多用途血液処理用装置」の項（p.199）を参照のこと。

用語

*7　**SC**：sieving coefficient（ふるい係数）
*8　**Ⅲ型ダイアライザ**：2006年の薬価改定時にダイアライザは$β_2$-ミクログロブリンのCL値を基準にⅠ～Ⅴ型の5種類に分類された。Ⅲ型ダイアライザは$β_2$-ミクログロブリンのCLが30～50 mL/minの性能となる。

HF治療の実際
●治療条件
- 後希釈HFの一般的な治療条件は，Q_B：250〜300 mL。補充液速度はQ_Bの30％程度に設定し，総補充液量は20〜25 Lとする。
- 前希釈HFの治療条件は，Q_B：250〜300 mL。補充液速度は200〜350 mL/min，総補充液量は60〜80 L程度必要となる[4]。

●濾過速度
　血液の場合，図4に示すように膜間圧力差（TMP[*9]）を加えた場合，TMPに比例して濾過速度は上昇する（A領域）。さらにTMPを加えていくとTMPに比例して濾過速度が上昇しなくなる（B領域）。これは，膜表面に膜を通過できない蛋白質が濃縮して濃度分極層が形成されたためである。さらに，TMPを加えていくと濾過速度は一定で推移する（C領域）。これは，膜表面に蛋白質がゲル化してゲル分極層が形成されたためである[5]。

　濃度分極層やゲル分極層はQ_Bを増加させることで層の厚さをコントロールすることも可能だがシャントの問題などもあり限界がある。また，使用するフィルタにもよるが過度のTMPの上昇はアルブミンの漏出が増大する危険がありTMPは高くても300 mmHg以内に管理する必要がある。

図4　TMPと濾過速度の関係

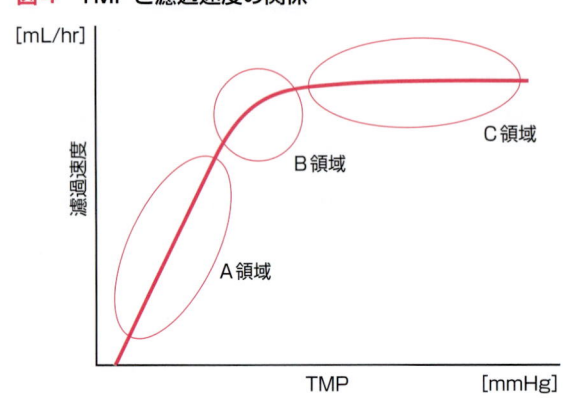

●物質除去性能
- 後希釈HFのクリアランス算出式は，

$$CL = C_{Do} \times Q_F / C_{Bi} = Q_F \times SC$$

C_{Do}：フィルタ出口側透析液濃度　　　C_{Bi}：フィルタ入口側血中濃度　　　Q_F：濾過速度

となる[6]。

　例としてQ_F：80 mL/minの条件での尿素窒素（UN[*10]）のクリアランスは，80×1＝80 mL/minとなる。このことから後希釈HFでは，SCが1のUNのクリアランスはQ_Fに等しいことになる。すなわち，Q_Fを増加させればクリアランスも増大することになる。

用語
- [*9] **TMP**：transmembrane pressure
- [*10] **UN**：urea nitrogen

- 前希釈HFのクリアランス算出式は，

$$CL = Q_F \times Q_B/(Q_B + Q_S) \times SC \qquad Q_S：補充液流量$$

となる。この式より前希釈HFのクリアランスはQ_FとQ_Bに依存することになる。

例としてQ_F：250 mL/min，Q_B：250 mL/min，除水なしの条件では，UNのクリアランスは，$250 \times 250/(250+250) \times 1 = 125$ mL/minとなり，一般的な条件下では前希釈HFのUNクリアランスは後希釈HFに比し高値を示すことになる。

ここがポイント

SCとは

- SC（sieving coefficient：ふるい係数）とは，膜の血液側と濾過側の溶質濃度比のことである。

  計算式：$SC = C_{Do}/C_{Bi}$　　$SC = 2C_{Do}/(C_{Bi} + C_{Bo})$
  SC＝1ならば，溶質は水とともにすべて濾過されたことになる。
  SC＝0ならば，溶質は水とともに濾過されなかったことになる。

●補充液量

補充液量を設定する目安として1プールモデル[*11]を用いた算出方法がある[7]。

例えば，45 kgの患者に対し，除水はないと仮定し4.8 L/hrの補充液速度で4時間HFをしたとする。治療前UN濃度60 mg/dLのとき治療後の血中濃度はどの程度に低下するかを計算すると，

Q_Fは$4.8 \times 1000/60 = 80$ mL/min　なのでUNのCLは80 mL/min
体液量は体重の65％と仮定すると，$45 \times 0.65 \times 1000 = 29{,}250$ mL
1プールモデルの計算式に代入すると，
　　治療後値＝治療前値$\exp(-CL \times T/V)$
　　　　　　＝$60\exp(-80 \times 240/29250) = 31.1$ mg/dLと算出される。
　　　　　　　　　　　　　　　　　T：治療時間　　V：体液量

このことから，この症例に補充液量19.2 LのHFを施行するとUN除去率は48.1％になると予測される。この結果からもHFがHDに比べ小分子量物質の除去性能が劣っていることがうかがえる。

用語

*11　**1プールモデル**：人間の体液を1つのタンクとして考え，このタンク内で物質の移動や産生などによる体内物質の濃度変化を解析するものである。1プールモデルで解析できるのは尿素のみで他の物質は2プール・3プールモデルで解析する必要がある。透析分野で用いられるKT/VやPCRも1プールモデルで解析された指標である。

HFの適応

　HFの適応疾患は，保険請求上では「人工腎臓の必要な患者のうち，血液透析によって対処できない透析アミロイド症，若しくは透析困難症の患者又は緑内障，心包炎，若しくは心不全を合併する患者について，血液透析を行った上で，その後血液濾過を実施した場合に限り算定できる」と通達されている。HFの最大のメリットは，透析低血圧など循環動態に与える影響が少ないことである。当施設でも透析困難症や心不全症例に対し治療開始から，または治療後半にオンラインHFや透析液供給流量を減少させた「限りなくHFに近いオンラインHDF」に変更することで透析低血圧の軽減を経験していることから，今後は治療手段の1つとして普及する可能性もあると考える。

◎参考文献

1) Henderson LW et al：Blood purification by ultrafiltration and fluid replacement（diafiltration）. Trans Am Soc Artif Intern Organs, 13：216-225, 1967.
2) Henderson LW et al：On-line preparation of sterile, pyrogen free electrolyte solution. Trans Am Soc Artif Intern Organs, 24, 1978.
3) 菊地　眞：ME早わかりQ＆A　MEをめぐる安全, 南江堂, 1996.
4) 三輪真幹, 新里高弘：実用血液浄化療法, p.55-56, 秀潤社, 1999.
5) 酒井清孝 監：透析スタッフのための血液浄化の基礎, アイピーシー社, 1989.
6) 峰島三千男：血液濾過は小分子量蛋白の除去に有利か？. Clinical Engineering, 1(1)：17-22, 1990.
7) 峰島三千男：透析効率表現法の諸問題. 臨床透析, 1(5)：53-60, 1985.

4 血液透析濾過(HDF)

Point
- HDF[*1]の原理は拡散と濾過を利用し，HD[*2]とHF[*3]のそれぞれの長所を利用している。
- HDFにはオンラインHDFとオフラインHDFがある。
- オフラインHDF装置はわが国には3機種ある。

HDFの位置付け

HDF[*1]には，オンラインHDFとオフラインHDF，push/pull HDF，アセテートフリーバイオフィルトレーション(AFBF[*4])がある。なお，I-HDF[*5]はオンラインHDFの範疇に入る[1]。ここでは，主にオフラインHDFについて述べる。

図1 血液透析濾過法

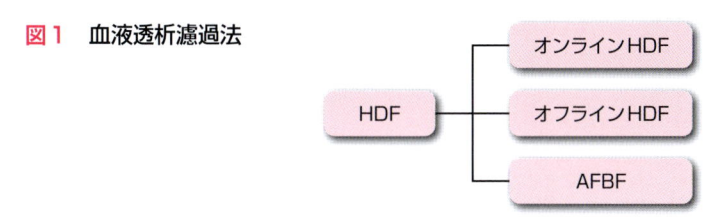

```
        ┌─ オンラインHDF
HDF ────┼─ オフラインHDF
        └─ AFBF
```

原理(拡散と濾過)

HDでは血液と透析液との濃度差を推進力として溶質は除去される。これを拡散という。また，1967年にHenderson[2]は濾過で物質除去を行うHFを考案した。HFは大分子量の除去に優れているが，小分子量の除去は不十分である。そして，HD，HFに続く第3の血液浄化法として1978年にHDFがLeber[3]らによって提唱された。HDFはHDと同様に拡散と濾過の原理を利用している。HDとHFの長所を併せ持った方法である。詳しい原理は血液透析の項(p.6)に記載されているので省略する。

特徴

血液透析濾過器(ヘモダイアフィルタ)は，わが国では3社より販売されている(表1)。これらヘモダイアフィルタはオンラインHDFにも使用される。どのフィルタも透水性(UFRP[*6])が高く，低分子量蛋白に対するふるい係数(SC[*7])が大きい。HDFにおける分子量とクリアランスの関係から補充液量を増やすことにより，除去効率の増加が期待できる。

前希釈と後希釈法の溶質除去特性の特徴について

HDFでは，ヘモダイアフィルタの前で補充液を使用する前希釈法とヘモダイアライザの後

用語
- *1 **HDF**：hemodiafiltration(血液透析濾過)
- *2 **HD**：hemodialysis(血液透析)
- *3 **HF**：hemofiltration(血液濾過)
- *4 **AFBF**：acetate free biofiltration
- *5 **I-HDF**：intermittent infusion hemodiafiltration(間歇補充型血液透析濾過)
- *6 **UFRP**：ultrafiltration coefficient
- *7 **SC**：sieving coefficient

で補充液を使用する後希釈法がある。前希釈法の場合は大量の補充液が加えられ血液が希釈されるため，透析液との濃度勾配が小さくなり，拡散による溶質除去効率が低下する。前希釈法は大量の補充液を使うためオフラインHDFではなく，オンラインHDFで用いられることが多い。

また，後希釈法の場合は補充液を5〜20L使用する。血液に直接，拡散と限外濾過を行うため，同じ補充液流量の場合，後希釈法は溶質除去効率が高い。欠点としてはヘモダイアライザ血液側出口付近の血液の濃縮がある。少ない補充液量で済むのでオフラインHDFで用いられることが多い。

表1 血液透析濾過器の仕様

メーカ	品名	膜面積 [m²]	膜素材	内径 [μm]	膜厚 [μm]	血液容量 [mL]	滅菌法	D/W	クリアランス				UFRP (in vitro) [mL/hr/mmHg] (mL/0.13 kPa/hr)	ふるい係数		
									尿素	クレアチニン	リン	ビタミンB₁₂		イヌリン	β₂-MG	アルブミン
旭化成メディカル	ABH-13F	1.3	PS	220	45	87	γ線	WET	184	172	165	118	52	1.07	0.86	0.02以下
	ABH-15F	1.5	PS	220	45	98	γ線	WET	188	178	172	128	60			
	ABH-18F	1.8	PS	220	45	118	γ線	WET	193	185	180	139	72			
	ABH-21F	2.1	PS	220	45	135	γ線	WET	196	190	186	149	84			
	ABH-13P	1.3	PS	200	45	84	γ線	WET	185	184	169	125	62	1.13	0.81	0.01以下
	ABH-15P	1.5	PS	200	45	92	γ線	WET	190	189	176	135	67			
	ABH-18P	1.8	PS	200	45	110	γ線	WET	194	193	183	146	74			
	ABH-21P	2.1	PS	200	45	124	γ線	WET	196	196	188	155	82			

UFRP測定条件：牛血（Q_B＝200mL/min，Q_D＝0mL/min，TMP＝50mmHg，Ht＝32±2％，TP＝6.0±0.5g/dL）
クリアランス測定条件：水系（Q_B＝200mL/min，Q_D＝500mL/min，Q_F＝0mL/min）
SC測定条件：牛血漿（TP＝6.0±0.5g/dL，Q_B＝200mL/min，Q_D＝0mL/min，Q_F＝30mL/min/m²）

メーカ	品名	膜面積 [m²]	膜素材	内径 [μm]	膜厚 [μm]	血液容量 [mL]	滅菌法	D/W	クリアランス				UFRP (in vitro) [mL/hr/mmHg] (mL/0.13 kPa/hr)	ふるい係数		
									尿素	クレアチニン	リン	ビタミンB₁₂		イヌリン	β₂-MG	アルブミン
東レ・メディカル	TDF-10M	1.0	PS	210	40	67	γ線	WET	185	170	166	120	38.5	1.0	0.9	0.011以下
	TDF-13M	1.3	PS	210	40	84	γ線	WET	191	179	176	133	43.3			
	TDF-15M	1.5	PS	210	40	95	γ線	WET	194	185	182	143	46.6			
	TDF-17M	1.7	PS	210	40	108	γ線	WET	195	187	184	148	49.8			
	TDF-20M	2.0	PS	210	40	130	γ線	WET	196	189	187	155	54.7			
	TDF-10H	1.0	PS	210	40	67	γ線	WET	187	172	168	122	38.5	1.0	0.9	0.015以下
	TDF-13H	1.3	PS	210	40	84	γ線	WET	191	180	177	135	43.3			
	TDF-15H	1.5	PS	210	40	95	γ線	WET	194	185	182	145	46.6			
	TDF-17H	1.7	PS	210	40	108	γ線	WET	195	187	185	149	49.8			
	TDF-20H	2.0	PS	210	40	130	γ線	WET	196	190	189	157	54.7			

UFRP測定条件：Q_B＝200±4mL/min，TMP＝13.3kPa，試験液は牛血液（Ht＝32±2％，TP＝6.0±0.5g/dL）
クリアランス測定条件：Q_B＝200±4mL/min，Q_D＝500±10mL/min，Q_F＝10±2mL/min，37±1℃，試験液は水溶液
SC測定条件：Q_B＝200±4mL/min，Q_F＝30±3mL/min/m²，試験液は牛血漿（TP＝6.0±0.5g/dL）

メーカ	品名	膜面積 [m²]	膜素材	内径 [μm]	膜厚 [μm]	血液容量 [mL]	滅菌法	D/W	クリアランス				UFRP (in vitro) [mL/hr/mmHg] (mL/0.13 kPa/hr)	ふるい係数		
									尿素	クレアチニン	リン	ビタミンB₁₂		イヌリン	β₂-MG	アルブミン
ニプロ	MFX-11 eco	1.1	PES	200	40	68	γ線	DRY	230	214	200	142	46	1.15	1.04	0.01
	MFX-13 eco	1.3	PES	200	40	78	γ線	DRY	239	228	214	160	53			
	MFX-15 eco	1.5	PES	200	40	93	γ線	DRY	243	235	223	176	62			
	MFX-17 eco	1.7	PES	200	40	108	γ線	DRY	247	242	233	191	68			
	MFX-19 eco	1.9	PES	200	40	118	γ線	DRY	249	244	236	199	71			
	MFX-21 eco	2.1	PES	200	40	128	γ線	DRY	249	247	241	213	78			
	MFX-25 eco	2.5	PES	200	40	148	γ線	DRY	250	249	245	223	85			
	MFX-11S eco	1.1	PES	200	40	68	γ線	DRY	234	219	205	148	50	1.24	1.13	0.01
	MFX-13S eco	1.3	PES	200	40	78	γ線	DRY	241	231	219	168	60			
	MFX-15S eco	1.5	PES	200	40	93	γ線	DRY	245	237	227	179	67			
	MFX-17S eco	1.7	PES	200	40	108	γ線	DRY	247	243	236	196	73			
	MFX-19S eco	1.9	PES	200	40	118	γ線	DRY	249	246	240	206	75			
	MFX-21S eco	2.1	PES	200	40	128	γ線	DRY	249	248	245	220	82			
	MFX-25S eco	2.5	PES	200	40	148	γ線	DRY	250	249	246	230	89			
	MFX-15U eco	1.5	PES	200	40	93	γ線	DRY	246	239	228	184	71	1.09	0.91	0.01
	MFX-19U eco	1.9	PES	200	40	118	γ線	DRY	249	246	241	209	78			
	MFX-21U eco	2.1	PES	200	40	128	γ線	DRY	250	248	244	222	83			
	MFX-25U eco	2.5	PES	200	40	148	γ線	DRY	250	250	247	235	91			

＊MFX-U ecoシリーズはアルブミンが多く漏出するおそれがあるので前希釈血液透析濾過条件での使用を推奨する。
UFRP測定条件：Q_B＝250mL/min，Q_D＝0mL/min，TMP＝40〜90mmHg，試験液は牛血液（Ht＝32±2％，TP＝6.0±0.5g/dL）
クリアランス測定条件：Q_B＝250mL/min，Q_D＝500mL/min，Q_F＝30mL/min/m²，後希釈条件：試験液は水溶液

文献4)より引用

HDFの標準的な治療条件と適応

　AFBFは後希釈法のオフラインHDFの項目に入り，組成中に緩衝剤を含まない専用の透析液と等張（または高張）の炭酸水素ナトリウム補充液を使用するHDFの変法である。アセテート不耐症などに適応があるが，アセテートフリー透析液の登場で施行頻度が少なくなっている。

　HDFは補充液の注入部位により前希釈HDFと後希釈HDFに分類される。前希釈HDFはヘモダイアフィルタに入る前に補充液で希釈し，同量の濾過を行う。これに対し，後希釈HDFはヘモダイアフィルタで濾過を行った後に補充液で希釈する方法である。前希釈HDFに比べ溶質除去効率が優れている。

　ここでは主に標準的な後希釈オフラインHDFの治療条件を示す。

- 治療回数：通常週3回
- 透析時間：3〜5時間/1回
- 血液流量：血液透析に準ずる。成人4〜5mL/min/kg（180〜250mL/min）
- 補充液量：5〜15L
- 適　　応：血液透析によって対処できない透析アミロイド症，透析困難症，皮膚掻痒症・乾燥症，皮膚色素沈着の改善など

（オフライン）HDF装置の構成と特徴

　HDF装置はオフラインHDF装置とオンラインHDF装置に分類される。オンラインHDF装置は「オンラインHDF」の項（p.30）に掲載しているので，ここではオフラインHDF専用装置について述べる。HDF装置はHD装置の構成に補充液制御機能が追加された構成になっている（図2）。

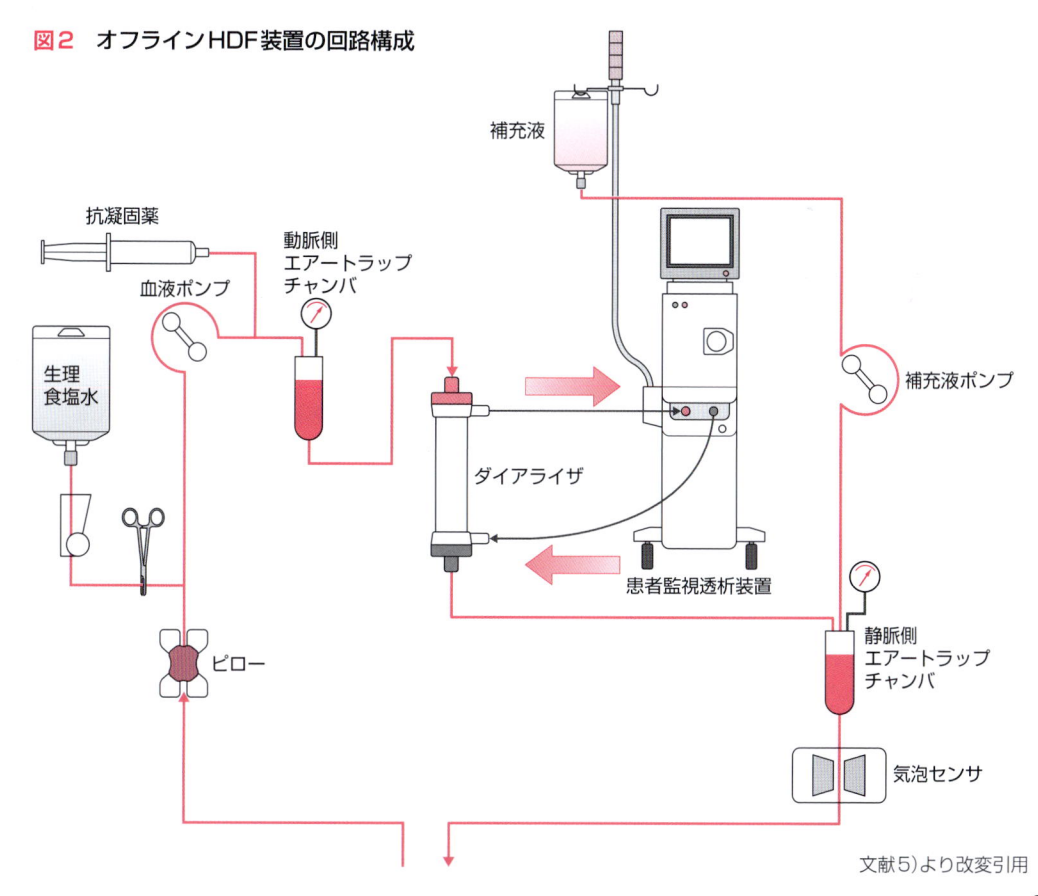

図2　オフラインHDF装置の回路構成

文献5）より改変引用

わが国では下記の3社から発売されている[6]。

● **DBG-03：日機装(図3)**

　本装置はオフラインHDFとオンラインHDFのどちらにも対応した個人用HDF装置である。複式ポンプ方式を用いた密閉容量差制御方式で除水制御を採用し，補充液制御は秤にて補充液重量を計測し補充液速度の調整を行っている。

● **TR-7700S：東レ・メディカル(図4)**

　本装置はオフラインHDF専用装置である。計量チャンバ方式を用いた密閉容量差制御方式による除水濾過制御を採用している。通常の除水濾過兼用ポンプから新たに除水ポンプ，濾過ポンプを別々に設置し，濾液チャンバ濾液量のみを計測している。

● **NDF-21：ニプロ(図5)**

　本装置もオフラインHDF専用装置である。ビスカスコントロールシステム(VCS[*8])を用いた密閉容量差制御方式にて除水制御を採用し，補充液制御には秤にて補充液重量を計測し補充液速度の調整を行っている。

図3　DBG-03
〔日機装〕

図4　TR-7700S
〔東レ・メディカル〕

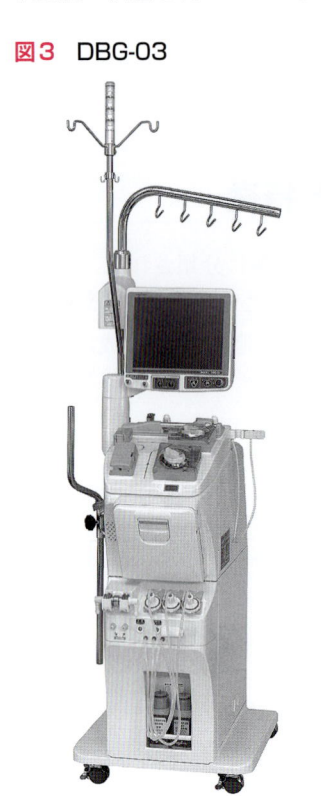

図5　NDF-21
〔ニプロ〕
(図3〜5：許可を得て掲載)

用語　*8　VCS：viscous control system

血液透析濾過用補充液

血液透析濾過用補充液はHFおよびHDFの治療での補充液として用いられる。容量は2Lのバッグ製剤となっている。種類は，わが国では2社2種類ある(表2)。

表2 濾過用補充液

販売元	製品名	電解質濃度[mEq/L]								ブドウ糖[mg/dL]	容量[mL]
		Na^+	K^+	Ca^{2+}	Mg^{2+}	Cl^-	CH_3COO^-	L-Lactate$^-$	HCO_3^-		
扶桑薬品工業	サブラッド®血液ろ過用補充液BSG	140.0	2.0	3.5	1.0	111.5[*1]	0.5	—	35.0	100.0	1,010 2,020
ニプロ	サブパック®血液ろ過用補充液－Bi	140.0	2.0	3.5	1.0	113[*2]	0.5	—	35.0	100.0	1,010 2,020

*1：pH調整として塩酸のCl⁻約0.5mEq/Lを含む
*2：pH調整として塩酸のCl⁻約2mEq/Lを含む

文献7)より改変引用

◎参考文献
1) 峰島三千男, ほか：逆濾過透析液を用いた間歇補充型HDFと前希釈法On-line HDFの臨床評価. 日本透析医学会雑誌, 48(6), 351-360, 2015.
2) Henderson LW et al：Blood purification by ultrafiltration and fluid replacement (diafiltration). Trans Am Soc Artif Intern Organs, 13：216, 1967.
3) Leber HW et al：Simultaneous hemofiltration/ hemodialysis：an effective alternative to hemofiltration and conventional hemodialysis in the treatment of uremic patients. Clin. Nephrol, 46：115, 1978.
4) 柴田昌典：血液濾過器, 血液透析濾過器. 臨牀透析, 29(7)：768-771, 2013.
5) 山下芳久：血液透析の応用. 専門臨床工学技士テキスト：血液浄化編, 第4版, p.33-53, 日本臨床工学技士会, 2013.
6) 水津英仁, 小野淳一：血液濾過装置・血液濾過透析装置. 臨牀透析, 29(7)：830-834, 2013.
7) 松金隆夫：血液濾過透析液, 血液透析濾過器. 臨牀透析, 29(7)：940-941, 2013.

5 オンラインHDF

Point
- HDF[*1]はHD[*2]とHF[*3]の長所を生かした治療法である。
- オンラインHDFは急速に拡大する可能性がある。
- オンラインHDFには3通りの希釈方式がある。
- 低分子量蛋白領域の積極的な除去を目的とするHDF。
- 循環動態安定化を目的とするHDF。

はじめに

　HDFは小分子溶質の除去が十分でないHFと大分子溶質の除去に欠点のあるHDを組み合わせ、互いの短所を補い、長所を生かすような溶質除去特性を有する治療法である。CAPD[*4]は維持透析患者のQOLなども考慮すると、第一選択とすべき治療法かもしれないが、有限の生体膜がカギを握っている以上、期間限定のベストチョイスであり、透析患者の一生を保証できるものではないという問題がある。このように考えると総合的にみてHDFは維持透析関連療法[*5]のなかでは最良の治療法といえるのかもしれない。しかし、診療報酬請求上の厳しい適応や煩雑な手技、高価な専用装置の必要性などの関係もあり、わが国においては全維持透析患者の5％程度にしか用いられていない現状があった。

　2012年の診療報酬の改訂において「慢性維持透析濾過（複雑なもの）＝オンラインHDF」が新設され、診療報酬請求上の適応が撤廃されたことと相まって、急速に拡大する可能性が示唆されている。

　ここでは、オンラインHDFの原理・方法、特徴と適応、使用する機材や求められる透析液の水質などについて述べる。

原理・方法

　小分子溶質の除去に優れるHDと大分子溶質の除去に優れるHFの長所を併せ持つHDFは、維持透析患者に適用する透析関連療法のなかでは、溶質除去という観点において、間違いなく最強の治療法であることは議論の余地がない。しかし、その長所を最大限に生かすためには、図1に示すように濾過量（≒総補充液量）をできるだけ多く設定する必要がある。

　等張性の電解質液を補充液として用いるバッグ式（オフライン）HDFでは、保険償還上の問題、準備の煩雑さ、精密な重量バランスを保つことができる高価な専用装置が必要などの問題があり、この方式で大量の補充液を使用することは極めて困難である。しかし、透析液を補充液として用いるオンラインHDFでは、これらの問題はほとんど解消できる。

図1　HD，HDF，HFにおけるクリアランス曲線

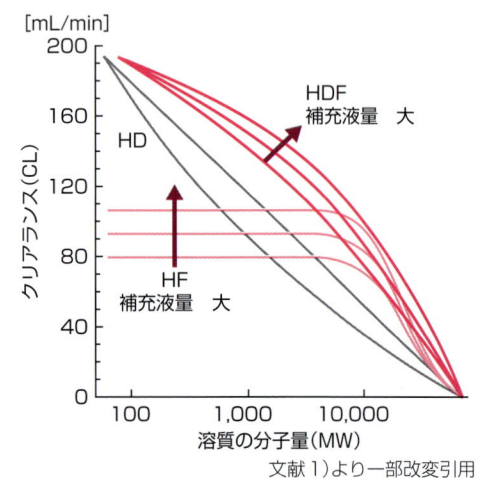

文献1）より一部改変引用

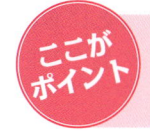

> **ここがポイント**
> ・オフラインHDFでは大量の補充液を使用することには無理があり，この点でオンラインHDFの特徴が生かされる。

オンラインHDFの基本的なシェーマを図2に示す。オンラインHDFとは透析液側が密閉回路であることを巧みに利用する治療法である。すなわち，閉鎖回路から透析液の一部を分岐して血液回路内に注入することで，HDF用フィルタ（ヘモダイアフィルタ）から同量の濾過液を得る方式となる。具体例として図2に示すように透析液流量を500 mL/minとし，濾過を60 mL/minで行った場合，ヘモダイアフィルタへの流入透析液流量（Q_{Di}）が440 mL/minとなり，透析液側は閉鎖回路であるため，自動的にヘモダイアフィルタから60 mL/minの濾過が発生し，透析装置にもどる透析液流量（Q_{Do}）は500 mL/minに制御される。

図2　オンラインHDFのシェーマ

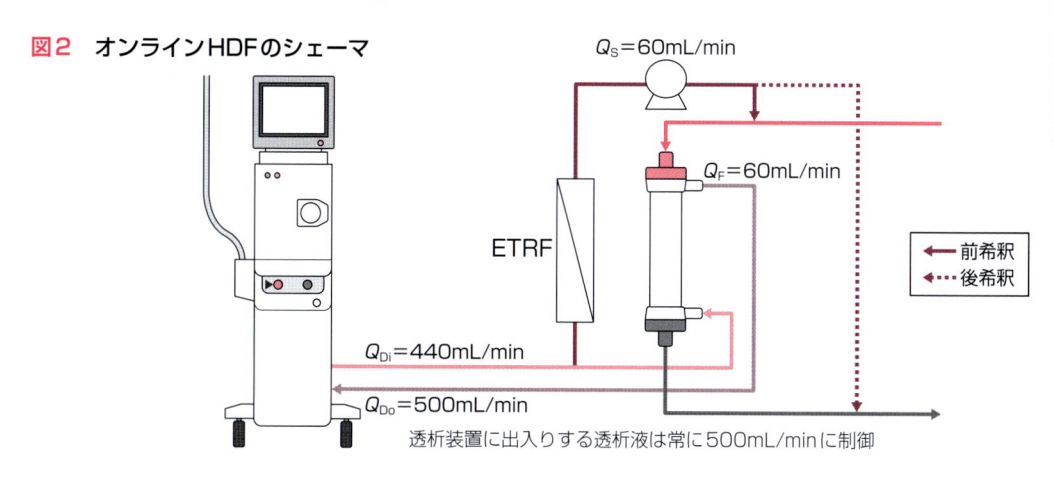

Q_S = 60 mL/min
Q_F = 60 mL/min
Q_{Di} = 440 mL/min
Q_{Do} = 500 mL/min
ETRF
←前希釈
←後希釈
透析装置に出入りする透析液は常に500 mL/minに制御

オンラインHDFには，前希釈（pre-dilution），中間希釈（mid-dilution），後希釈（post-dilution）の3つの希釈方式がある。前希釈はヘモダイアフィルタの上流側に透析液（補充液）を注入する方式である。中間希釈は2本のヘモダイアフィルタの中間で補充液を注入，もしくは，逆濾過の形でヘモダイアフィルタを介して透析液を注入する方式である。後希釈はヘモダイアフィルタの下流側に透析液を注入する方式である。

特徴

中間希釈は特殊な方式で一般的にはあまり用いられていないので，ここでは前希釈と後希釈について解説する。

欧米では後希釈が主流であり，わが国においては前希釈が主に施行されている。2つの方式にはそれぞれ一長一短があり，どちらが優れているかの議論はここでは避けることにするが，このようになった経緯には，多分に使用するデバイス，つまりヘモダイアフィルタの性能の違いに起因するところが大きいと考えられる。すなわち，欧米で使用されるヘモダイアフィルタがアルブミンをほとんど透過しない膜であるのに対し，わが国ではα_1-ミクログロブリン（MG[*6]）

用語
- *1　**HDF**：hemodiafiltration（血液透析濾過）
- *2　**HD**：hemodialysis（血液透析）
- *3　**HF**：hemofiltration（血液濾過）
- *4　**CAPD**：continuous ambulatory peritoneal dialysis（連続携行式腹膜透析）
- *5　**維持透析関連療法**：ここでは，HD，HF，HDF，CAPDなど維持透析に用いられる一般的な治療法を指す。
- *6　**MG**：microglobulin

に代表されるようなアルブミン近傍の大分子溶質の除去までを視野に入れていることにある。

前希釈では血液が希釈された後にヘモダイアフィルタ内を通過するため，溶質の濃度差を推進力とする拡散による除去性能は低下する。

また，一般的にはヘモダイアフィルタに供給される透析液流量も低下するため，特に拡散による除去が支配的な小分子溶質では問題となる可能性がある。このため，大量の液置換を行う（＝Q_{Di}低下）場合は総透析液流量を増加させて対応することもある。

後希釈では血液を濾過した後に補充液が注入されるため，血液の希釈による拡散性能の低下は起きない。また，前希釈と比較し得られる濾液の溶質濃度も高くなるため，総補充液量が同等の場合は後希釈のほうが溶質除去効果は高くなる。しかし，血液から直接濾過する後希釈ではヘモダイアフィルタ内の過剰な血液の濃縮を避け，安全に治療を行うためには最大濾過流量を血流量の30％程度までに留める必要があり，4時間の治療で可能な置換量は15〜20L程度となる。一方，ヘモダイアフィルタよりも上流で血液を希釈する前希釈では，血液濃縮の影響を受けないため，50L以上の大量濾過が可能であり，濾過依存性の強い大分子溶質の除去性能は，濾過量増加に応じて向上する。

適応

2012年の診療報酬改訂以前は，HDFの保険適応条件として「血液透析では対処できない透析アミロイド症と透析困難症」という縛りがあったが，「慢性維持透析濾過（複雑なもの）」の新設により，オンラインHDFはすべての維持透析患者が適応となった。しかし，オンラインHDF用装置として認可を受けた装置でのみ治療が可能であるというハードルが厳然としてあり，現時点で希望する透析患者すべてがその恩恵を享受できる体制は整っていない。そこで，筆者の個人的見解ではあるが，オンラインHDFを優先的に施行すべき病態などについて述べる。

低分子量蛋白領域の積極的な除去が効果的と考えられる病態

透析アミロイド症，骨・関節症状や皮膚瘙痒，イライラ感，不眠などの不定愁訴のほか，栄養障害，腎性貧血，皮膚への色素沈着などの予防や病態改善に効果があるとの報告が多い。これらの病態改善を目的としてオンラインHDFを施行する場合は，低分子量蛋白領域の積極的な除去が功を奏していると考えられるため，アルブミンもある程度除去するような治療条件設定が望まれる（「オンラインHDFの実際」の項の「治療条件の設定」(p.39)参照）。

治療中の循環動態安定化を目的とする場合

透析中の血圧低下が著しい透析困難症や心予備能が低下した症例にHDFを用いることの有用性については以前から報告がある[2,3]。しかし，なぜHDFがこれらの症例に効果を発揮するのか，そのメカニズムはほとんど明らかにされていない。従って，ここからはあくまで筆者の個人的見解になるが，この場合HDFによる積極的な溶質の除去というよりは，おそらくは体液と補充液を交換するという行為そのものに効果の作用起点があるのではないかと推測できる。そう考えると前述したような「低分子量蛋白領域の積極的な除去」などは必要ない，もしくは極力抑えるという処方が正しいといえるのかもしれない。アルブミンのロスは血漿膠質浸透圧低下の影響も考慮すると，このような場合はむしろマイナスに働く可能性もあるため，使用するヘモダイアフィルタは目的に適ったものを選択する必要がある（「オンラインHDFの実際」の項の「治療条件の設定」(p.39)参照）。

また，このような症例に対しては，透析液に含まれる酢酸の心機能抑制作用，血管拡張作用などの影響に配慮し，無酢酸透析液を選択すべきと考える。

> **ここがポイント**
> ・オンラインHDFを施行する目的は大きく2つに大別される。治療目的を正しく理解し、デバイスなどの治療条件を設定すべきである。

ヘモダイアフィルタの仕様

各社のヘモダイアフィルタのラインナップを表1に示す。

表1 ヘモダイアフィルタの仕様

メーカ名	品名	有効膜面積 [m²]	膜素材	中空糸内径 [μm]	クリアランス[mL/min]				UFRP [mL/hr/mmHg]	クリアランス測定条件（試験液は水溶液）	UFRP測定条件（試験液は牛血液）
					尿素	Cr	リン	ビタミンB_{12}			
旭化成メディカル	ABH-13F	1.3	PS	220	184	172	165	118	52	Q_B=200mL/min Q_D=500mL/min Q_F=0mL/min	Ht=32±2% TP=6.0±0.5g/dL Q_B=200mL/min Q_D=0mL/min TMP=50mmHg
	ABH-15F	1.5	PS	220	188	178	172	128	60		
	ABH-18F	1.8	PS	220	193	185	180	139	72		
	ABH-21F	2.1	PS	220	196	190	186	149	84		
	ABH-13P	1.3	PS	200	185	184	169	125	62		
	ABH-15P	1.5	PS	200	190	189	176	135	67		
	ABH-18P	1.8	PS	200	194	193	183	146	74		
	ABH-21P	2.1	PS	200	196	196	188	155	82		
東レ・メディカル	TDF-10M	1.0	PS	210	185	170	166	120	38.5	Q_B=200±4mL/min Q_D=500±10mL/min Q_F=10±2mL/min 37±1℃	Ht=32±2% TP=6.0±0.5g/dL Q_B=200±4mL/min TMP=13.3kPa
	TDF-13M	1.3	PS	210	191	179	176	133	43.3		
	TDF-15M	1.5	PS	210	194	185	182	143	46.6		
	TDF-17M	1.7	PS	210	195	187	184	148	49.8		
	TDF-20M	2.0	PS	210	196	189	187	155	54.7		
	TDF-10H	1.0	PS	210	187	172	168	122	38.5		
	TDF-13H	1.3	PS	210	191	180	177	135	43.3		
	TDF-15H	1.5	PS	210	194	185	182	145	46.6		
	TDF-17H	1.7	PS	210	195	187	185	149	49.8		
	TDF-20H	2.0	PS	210	196	190	189	157	54.7		
ニプロ	MFX-09Meco	0.9	PES	200	218	197	182	122	34	Q_B=250mL/min Q_D=500mL/min Q_F=30mL/[min/m²]	Ht=32±2% TP=6.0±0.5g/dL Q_B=250mL/min Q_D=0mL/min TMP=40~90mmHg
	MFX-11Meco	1.1	PES	200	227	210	194	137	40		
	MFX-15Meco	1.5	PES	200	239	231	216	172	53		
	MFX-19Meco	1.9	PES	200	245	242	232	193	65		
	MFX-21Meco	2.1	PES	200	247	245	237	202	70		
	MFX-11eco	1.1	PES	200	230	214	200	142	46		
	MFX-13eco	1.3	PES	200	239	228	214	160	53		
	MFX-15eco	1.5	PES	200	243	235	223	176	62		
	MFX-17eco	1.7	PES	200	247	242	233	191	68		
	MFX-19eco	1.9	PES	200	249	244	236	199	71		
	MFX-21eco	2.1	PES	200	249	247	241	213	78		
	MFX-25eco	2.5	PES	200	250	249	245	223	85		
	MFX-11Seco	1.1	PES	200	234	219	205	148	50		
	MFX-13Seco	1.3	PES	200	241	231	219	168	60		
	MFX-15Seco	1.5	PES	200	245	237	227	179	67		
	MFX-17Seco	1.7	PES	200	247	243	236	196	73		
	MFX-19Seco	1.9	PES	200	249	246	240	206	75		
	MFX-21Seco	2.1	PES	200	249	248	245	220	82		
	MFX-25Seco	2.5	PES	200	250	249	246	230	89		
	MFX-15Ueco	1.5	PES	200	246	239	228	184	71		
	MFX-19Ueco	1.9	PES	200	249	246	241	209	78		
	MFX-21Ueco	2.1	PES	200	250	248	244	222	83		
	MFX-25Ueco	2.5	PES	200	250	250	247	235	91		
日機装	GDF-15	1.5	親水化PEPA	210	190	181	174	136	54	Q_B=200mL/min Q_D=500mL/min Q_F=0mL/min	Q_B=200 mL/min Q_D=0mL/min TMP=50mmHg
	GDF-18	1.8	親水化PEPA	210	193	186	179	143	59		
	GDF-21	2.1	親水化PEPA	210	194	188	183	150	64		

UFRP：ultrafiltration coefficient（限外濾過率）
TP：total protein（総蛋白）
TMP：transmembrane pressure（膜間圧力差）

旭化成メディカル　ABHシリーズ

　ABH-F，ABH-Pともに膜素材はポリスルホン（PS[*7]）であり，膜面積は$1.3〜2.1 m^2$のラインナップとなっている。ABH-Fは中空糸内径を$220 \mu m$とすることで，濾過によるフィルタ内の血液側の圧力上昇を抑制する効果が望めるため，後希釈用の設計といえる。一方，ABH-Pは中空糸細孔をABH-Fよりも拡大させた設計であり，アルブミン漏出も相当量あると考えられるため，一般的には前希釈で用いることが多いと考えられる。しかし，低分子量蛋白領域の積極的な除去を目的とする場合は，あえて後希釈で用いることもある。

東レ・メディカル　TDFシリーズ

　TDF-M，TDF-Hともに膜素材はPSであり，膜面積は$1.0〜2.0 m^2$のラインナップとなっている。他社のヘモダイアフィルタと比較するとアルブミン漏出量は低く設計されており，α_1-MGクラスの溶質を積極的に除去するというような目的の治療には不向きといえる。特にTDF-Mはアルブミンをほとんど透過させないため，「循環動態安定化を目的とするHDF」に適した設計といえるかもしれない。

ニプロ　MFXシリーズ

　膜素材はポリエーテルスルホン（PES[*8]）である。他社と比較し，膜面積・中空糸細孔径の大小のラインナップが非常に多く，選択肢の幅が広いという特徴がある。図3に示すようにMFX-Uはアルブミン漏出量を非常に高く設計してあり，膜面積も他社にはない$2.5 m^2$がラインナップされている。これにより，「低分子量蛋白領域のより積極的な除去」が可能になると考える。ただし，後希釈での使用は適切なアルブミン漏出量の範疇を超えてしまう可能性も出てくるため，慎重に検討する必要がある。製造メーカも前希釈での使用を推奨している。

　一方，図3に示すようにMFX-Mはアルブミンをまったくといってよいほど，漏らさない。自験例では前述したTDF-Mよりもアルブミン漏出量は少ないという結果であり，初期値で補正したクリアスペースでもその差は明らかであった（図4）。このことから「循環動態安定化を目的とするHDF」に用いるヘモダイアフィルタとして，より適した設計といえるのかもしれない。

図3　ニプロ社製HDFフィルタの低分子量蛋白の除去性能

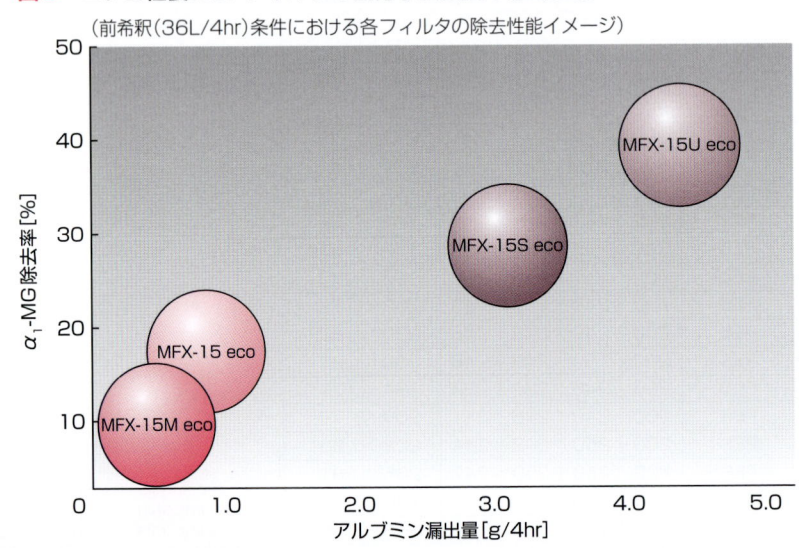

（前希釈（36L/4hr）条件における各フィルタの除去性能イメージ）

縦軸：α_1-MG除去率[%]　横軸：アルブミン漏出量[g/4hr]

MFX-15M eco，MFX-15 eco，MFX-15S eco，MFX-15U eco

文献7）より引用

用語
- [*7]　PS：polysulfone
- [*8]　PES：polyethersulfone

図4 TDF-10MとMFX-11Mのアルブミン漏出量の比較

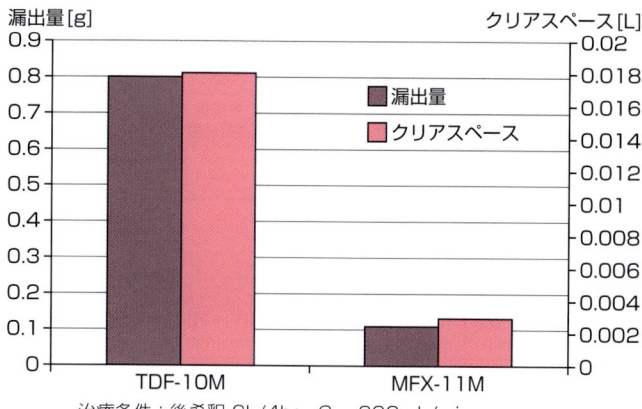

治療条件：後希釈 6L/4hr, Q_B＝200mL/min

日機装　GDFシリーズ

　膜素材は親水化されたポリエステル系ポリマーアロイ（PEPA[*9]）である。まだ市販されたばかりでデータの蓄積がないため，除去性能などに関する記述は避けることとするが，製造メーカはアルブミン漏出量を考慮し前希釈での使用を推奨している。ダイアライザと異なり，ヘモダイアフィルタはPS，PESなどのポリスルホン系のデバイスのみであったため，万一，アレルギーなどでポリスルホン系膜が使用できない患者が出た場合はHDFという治療そのものを諦めなければならなかったが，PEPA膜の選択肢ができたことは一筋の光明といえるかもしれない。

オンラインHDF装置の仕様

　2013年10月現在，オンラインHDF用装置として認可を受けた装置の一覧を**表2**に示す。当然のことながらオンラインHDF用装置として認可を受けた装置を必ず使用し，保守管理マニュアル，添付文書などに記載された事項を遵守し運用することが必須となる。
　透析液を用いた自動プライミング，返血，補液などへの対応で分類すると以下の4つに大別できる。

> ①逆濾過透析液使用機種
> 　GC-110N
> ②オンライン透析液使用機種
> 　NCV-2，SPM-2，NCV-10，SPM-10，DCS-100NX，DBB-100NX
> 　オプション（D-FAS）を装着することで対応可能な機種
> 　DCG-03，DBG-03
> ③逆濾過透析液，オンライン透析液の両方に対応
> 　TR-3000MA
> ④いずれも対応不可の機種
> 　TR-3000M，TR-3000S

用語　*9　PEPA：polyester polymer alloy

表2 各社のオンラインHDF装置の仕様

メーカ名	東レ・メディカル			ニプロ		日機装				JMS
機種	TR-3000M	TR-3000MA	TR-3000S	NCV-2 SPM-2	NCV-10 SPM-10	DCG-03	DCS-100NX	DBG-03	DBB-100NX	GC-110N
名称	多用途透析装置	多用途透析装置	個人用多用途透析装置	多用途透析装置	個人用多用途透析装置	多用途透析装置	多用途透析装置	個人用多用途透析装置	個人用多用途透析装置	多用途透析装置
オンライン機能 プライミング	×	○	×	○	○	○(オプション)	○	○(オプション)	○	×
オンライン機能 返血	×	○	×	○	○	○(オプション)	○	○(オプション)	○	×
オンライン機能 補液	×	○	○	○	○	○(オプション)	○	○(オプション)	○	×
オンライン機能 透析液流量	400〜700 mL/min	400〜700 mL/min	400〜600 mL/min	300〜800 mL/min	300〜800 mL/min	300〜700 mL/min	300〜700 mL/min	300〜700 mL/min	300〜700 mL/min	300〜600 mL/min
オンライン機能 補充液流量	0〜300 mL/min	0〜300 mL/min	0〜300 mL/min	30〜500 mL/min	30〜500 mL/min	0〜24 L/hr	0〜24 L/hr	0〜24 L/hr	0〜24 L/hr	15〜500 mL/min (内蔵型)
逆濾過機能 プライミング	×	○	×	×	×	×	×	×	×	○
逆濾過機能 返血	×	○	×	×	×	×	×	×	×	○
逆濾過機能 補液	×	○	×	×	×	×	×	×	×	○
逆濾過機能 プライミング流量		30〜270 mL/min								50〜400 mL/min
逆濾過機能 返血流量		30〜270 mL/min								50〜300 mL/min
逆濾過機能 補液流量		30〜270 mL/min								50〜200 mL/min
濾過の制御法	定速濾過	定速濾過	定速濾過	定速濾過	定速濾過	定速濾過	定速濾過	定速濾過	定速濾過	定速・定圧濾過
圧力モニタリング法	3点法※	3点法※	3点法※	3点法※	3点法※	3点法※(オプション)	3点法※(オプション)	3点法※(オプション)	3点法※(オプション)	2点法※
ETRF 品名	TET-1.0×2本	TET-1.0×2本	TET-1.0×2本	CF-609×2本	CF-609×2本	EF-02×2本	EF-02×2本	EF-02×2本	EF-02×2本	JP-80×2本
ETRF 交換頻度	3カ月毎交換	3カ月毎交換	3カ月毎交換	6カ月毎交換	6カ月毎交換	150透析または750時間	150透析または750時間	150透析または750時間	150透析または750時間	6カ月毎交換
消毒方法	薬液消毒	薬液消毒	薬液消毒	薬液、熱水消毒対応	薬液、熱水消毒対応	薬液、熱水、給水管消毒対応	薬液、熱水、給水管消毒対応	薬液、熱水、給水管消毒対応	薬液、熱水、給水管消毒対応	薬液消毒

圧力モニタリング法
※2点法:血液出口(静脈)圧,透析液圧
※3点法:血液入口圧,出口圧,透析液圧

オンラインHDF施行時に求められる透析液の水質

　透析液水質基準として,日本透析医学会の学術委員会が策定した「血液浄化器性能評価基準2008年」[4]に記載されたオンライン補充液水質基準を遵守する必要がある(表3)。オンライン補充液の細菌数10^{-6} CFU/mLは滅菌相当を意味し,実測で確認することは,ほぼ不可能といえるため,この値は透析液製造工程のバリデーションにより達成される理論的な数値となる。Ledeboらは最終ETRF[*10]前の透析液を超純粋透析液(0.1 CFU/mL)と規定し,最終ETRFの細菌の対数減少値(LRV[*11])が7程度であるから10^{-8} CFU/mLの清浄度が得られ,突発的に100倍(10^2)の汚染が起こっても10^{-6} CFU/mLの清浄度レベルが得られるとの理論的根拠を示した[5]。つまり,最終ETRF前の透析液水質としては,超純粋透析液が必要ということになる。

用語
*10 ETRF:endotoxin retentive filter(エンドトキシン除去フィルタ)
*11 LRV:log reduction valve

オンラインHDF用装置製造各社が規定する装置流入前透析液の水質基準は標準透析液（100CFU/mL）である。これはETRFを2段直列に配置することにより，単一故障状態においてもオンライン補充液の水質を担保できるよう設計されていることによる。
　近年微細なレベルのエンドトキシン（ET*12）汚染や細菌DNAなど超微粒子の汚染でも生体に炎症反応を惹起することが明らかにされるにつれ[6]，ハイパフォーマンス膜透析器使用時のHDにおいても超純粋透析液の水質が求められるようになってきている。当然，透析液を直接体内へ投与するオンラインHDFでは，さらなる透析液の清浄化が求められることはいうまでもなく，透析医療に携わるスタッフの良心に問う意味でも，装置流入前透析液を超純粋透析液以上の水質に維持すべきと考える。

表3　生物学的汚染基準の到達点

透析用水（dialysis water）	細菌数　　：100CFU/mL未満 ET活性値：0.050EU/mL未満
標準透析液（standard dialysis fluid）	細菌数　　：100CFU/mL未満 ET活性値：0.050EU/mL未満
超純粋透析液（ultra-pure dialysis fluid）	細菌数　　：0.1CFU/mL未満 ET活性値：0.001EU/mL未満（測定感度未満）
透析液由来オンライン調整透析液（オンライン補充液：online prepared substitution fluid）	細菌数　　：10^{-6}CFU/mL未満 ET活性値：0.001EU/mL未満（測定感度未満）

文献4)より一部改変引用

おわりに

　オンラインHDFは4〜5時間といった限られた制限のなかで維持透析関連療法を行う場合において，間違いなく最強の治療法であり，透析液の清浄化と相まって，今まで不可避と考えられていた長期透析患者の種々の合併症・不定愁訴などを遅延，回避できる可能性を秘めた治療法といえる。しかし，その反面，通常のHDと比較し，透析液の水質を含めた維持管理は当然煩雑であり，これにかかわるスタッフの身体的，精神的負担は大きい。また，適切でない管理のもと施行されるオンラインHDFは最強の治療から非常に危険な最悪の治療に変貌する可能性もある。このようなことから，オンラインHDFは「目の前にいる透析患者の将来のために」という"純粋な医療者の心"をもった施設でのみ実施すべき治療法である。

◎引用・参考文献

1) 峰島三千男：血液浄化装置．臨床工学技士標準テキスト，p.346-389，金原出版，2002．
2) Tsuchida K, Minakuchi J：Clinical benefits of predilution on-line hemodiafiltration. Blood Purif 35（suppl 1）：18-22, 2013.
3) Locateli F, Altieri P, Andrulli S, et al：Hemofiltration and hemodiafiltration reduce intradialytic hypotension in ESRD. J Am Soc Nephrol 21：1798-1807, 2010.
4) 秋葉　隆，川西秀樹，峰島三千男，ほか：透析液水質基準と血液浄化器性能評価基準2008 日本透析医学会学術委員会報告．透析会誌41：159-167, 2008.
5) Ledebo I：On-line hemodiafiltration：Technique and therapy. Adv Ren Replace Ther 6：195-208, 1999.
6) Schindler R, Beck W, Deppisch R, Aussieker M, Wilde A, Göhl H, Frei U：Short bacterial DNA fragments：detection in dialysate and induction of cytokines. J Am Soc Nephrol 15：3207-3214, 2004.
7) ニプロ：MFX総合カタログ

用語　*12　ET：endotoxin

6 オンラインHDFの実際 実践編

> **Point**
> - オンラインHDF[*1]という最強の治療は最悪の治療にもなりうる。
> - 「何を目的にオンラインHDFを施行するのか？」を明確にすることが重要である。
> - 膜間圧力差（TMP[*2]）モニタリングが非常に重要である。
> - オンラインHDFには新しい治療モダリティとしての可能性がある。

はじめに

「オンラインHDF」の項（p.30）で述べたとおり，施設透析のように治療時間をある程度限定した場合，オンラインHDFは，おそらく最強の治療法といえる。しかし，透析液を直接体内に注入することや，大量濾過を伴う点が通常のHD[*3]と大きく異なり，厳重な注意が必要である。これを怠り，ずさんな管理で運用されたとすれば，最強の治療は最悪の治療にもなりうる。ここでは，このようなことにならないための注意点を特に強調し，オンラインHDFの実際について述べる。

業務の流れ

通常のHD施行時の業務内容とほとんど変わらないため，ここでは相違点についてのみ示すこととする。

図1　オンラインHDF用補充液回路

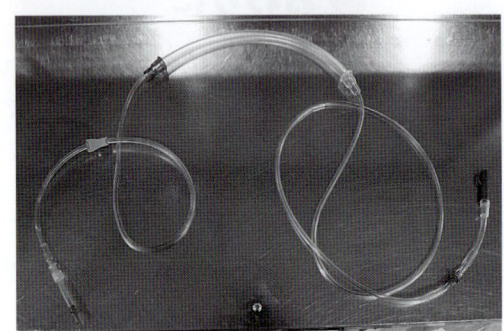

補充液回路には加温バッグはついていない
↓
透析液として加温しているため必要ない

①透析液を補充液として用いるため，補充液回路（図1）のプライミングは透析液が正常に希釈調整されたことを確認した後に行う必要がある。従って，特に個人用装置では注意が必要である。
②補充液回路は加温の必要がないため，オフラインHDFと異なり，通常は加温部のないものを用いる（図1）。
③補充液回路はプライミング後に前希釈では動脈側ドリップチャンバもしくは，血液ポンプセグメント部よりも下流側でヘモダイアフィルタ入口までの間に設置した側管に接続する。後希釈では静脈側ドリップチャンバもしくは，ヘモダイアフィルタ出口から静脈側ドリップチャンバ間に設置した側管に接続する。

> **Caution!**
> - 通常のHDと比べるとオンラインHDFの回路構成は，やや複雑となる。このため，接続部を間違えたり，クランプの開閉を誤ったりするアクシデントが起きやすいので注意が必要である。

④ET活性値によるオンライン補充液の水質確認は毎月，全台施行しなければならない。ガイドライン[1]上はET活性値の測定のみが義務付けられているが，補充液ポート部の汚染などの問題もあり，あくまで筆者の個人的見解だが，細菌数測定も同時に実施することが望ましいと考える。

治療条件の設定

「オンラインHDF」の項の「適応」(p.32)で述べたとおり，オンラインHDFを施行する目的は大きく2通りに分かれる。従って，治療条件設定も明確に分けて考える必要があり，オンラインHDFという一つの括りで論じてはならない。

アルブミン漏出量の設定

1治療あたりのアルブミン漏出量の適正値について，数値的な根拠を示すガイドラインはなく，エビデンスレベルの高い報告も少ない。従って，ここでは明確な数値を示すことは避けるが「何を目的にオンラインHDFを施行するのか？」ということを明確に意識したうえでヘモダイアフィルタや前希釈，後希釈などの治療法の選択をはじめとした治療条件設定を行うことが望ましい。また，現時点でのヘモダイアフィルタの性能を考えるとアルブミンと$α_1$-ミクログロブリン(MG[*4])を代表とする大分子溶質のシャープな分離は極めて困難と考えられるため，$α_1$-MGの除去効率向上≒アルブミン漏出量の増大となることは理解しておかなければならない。参考までにアルブミン漏出量について，ヘモダイアフィルタと治療法の組み合わせで筆者の見解を示す。ただし，総補液量や後述するTMPの推移などによって，下記の数値は大きく変化する可能性があることは注意しなければならない。

- 1治療当たり10g前後もしくは，それ以上のアルブミン漏出を許容(目的と)する場合
  MFX-U(ニプロ)もしくはGDF(日機装)使用で後希釈を選択
- 1治療当たり4〜8g程度のアルブミン漏出を許容(目的と)する場合
  MFX-S(ニプロ)もしくはABH-P(旭化成メディカル)使用で後希釈を選択
  MFX-UもしくはGDF使用で前希釈を選択
- 1治療当たり1〜4g程度のアルブミン漏出を許容(目的と)する場合
  MFX-SもしくはABH-P使用で前希釈を選択
  ABH-F(旭化成メディカル)，TDF-H(東レ・メディカル)，MFX(ニプロ)のいずれかを使用で後希釈を選択
- 1治療当たり1g前後のアルブミン漏出を許容(目的と)する場合
  ABH-F，TDF-H，MFXのいずれかを使用で前希釈を選択
- アルブミン漏出を回避してオンラインHDFを施行したい場合
  MFX-M(ニプロ)，TDF-M(東レ・メディカル)使用で後希釈もしくは前希釈を選択

ここがポイント
- 現時点でのヘモダイアフィルタの性能では，$α_1$-MGの除去効率向上を意図した治療条件設定を行えば，アルブミン漏出量の増大は避けられないので，注意が必要である。
- TMPの推移によってアルブミン漏出量は大きく変化する。このことが正しく理解できなければ，オンラインHDFを適正に管理・運用することはできない。

用語

- [*1] **HDF**：hemodiafiltration(血液透析濾過)
- [*2] **TMP**：transmembrane pressure
- [*3] **HD**：hemodialysis(血液透析)
- [*4] **MG**：microglobulin

膜面積の設定

図2にABH-18P, 21P使用下における膜面積とTMP, アルブミン漏出量の関係を示す[2]。同じ治療条件であれば膜面積が大きくなることにより, TMPが低下し, これに伴ってアルブミン漏出量が減少することが理解できる。

図2　膜面積とTMP, アルブミン漏出量の関係

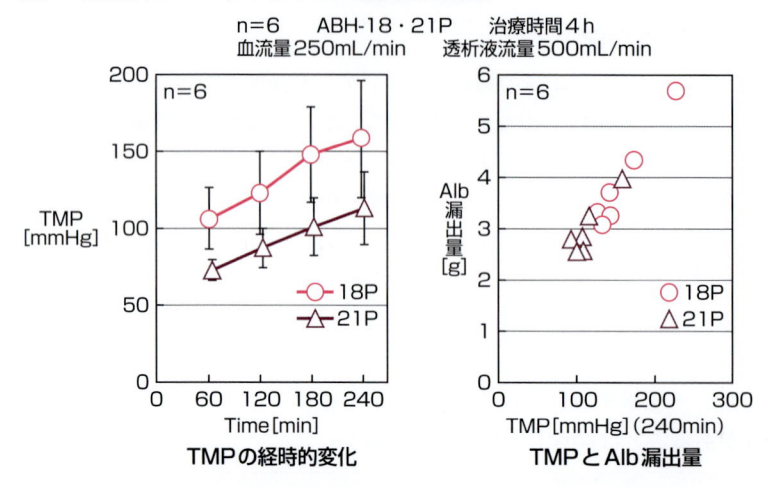

TMPの経時的変化　　　TMPとAlb漏出量

文献2)より引用

図3にMFX-21S, MFX-25S使用下における各溶質の除去率とアルブミン漏出量の関係を示す[3]。前記と同様に膜面積が大きくなることによりアルブミン漏出量は有意に減少している。また, $α_1$-MGの除去率には差がないので, オンラインHDFにおける膜面積の増大は, 困難とされているアルブミンと$α_1$-MGの分離効率を高めることにつながる可能性も示唆される。このような観点から考えると膜面積2.5 m^2 までのラインナップを有するMFXシリーズが「最もオンラインHDFに特化した性能を発揮できるのでは？」と推測することもできるが, 膜面積2.5 m^2 ではむしろ不十分で, 実際には3.0 m^2 を超えるようなヘモダイアフィルタが特に前希釈では必要であることを示唆している結果なのかもしれず, 今後の詳細な検証が待たれる。

図3　膜面積の異なるヘモダイアフィルタにおける各溶質の除去率とアルブミン漏出量の関係

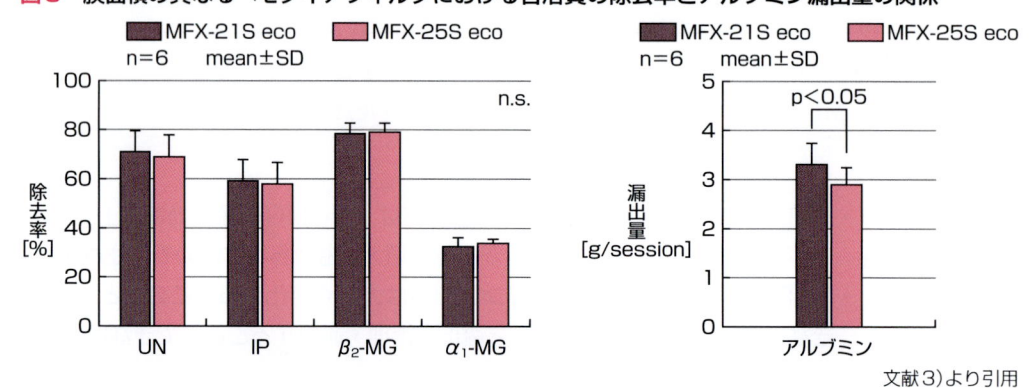

文献3)より引用

血流量の設定

図4に血流量とTMP, 濾過速度の関係を示す[4]。特に後希釈でTMPに与える血流量の影響が大きいことが理解できる。前述したとおり, TMPの上昇はアルブミン漏出量の増大をもたらし, アルブミンと$α_1$-MGの分離効率を低下させる危険性がある。従って, 後希釈においては, バスキュラーアクセスの許容する範囲でできるだけ血流量は多めに設定することが望ましい。また, 前希釈においてもヘモダイアフィルタに流入する実血流を増加させる意味で血流量は多

めに設定することが望ましい。しかし、「循環動態の安定化」を目的としてオンラインHDFを施行している患者の場合は、この適応外と考えなければならない症例もある。特にバスキュラーアクセスとして心機能低下症例に作製することが多い表在化動脈の場合は、治療開始と同時に一時的なA-Vシャント*4を形成するので、高血流の設定とすることで「循環動態の安定化」という本来の目的が達成されない可能性も出てくる。

図4 血流量とTMP，濾過速度の関係

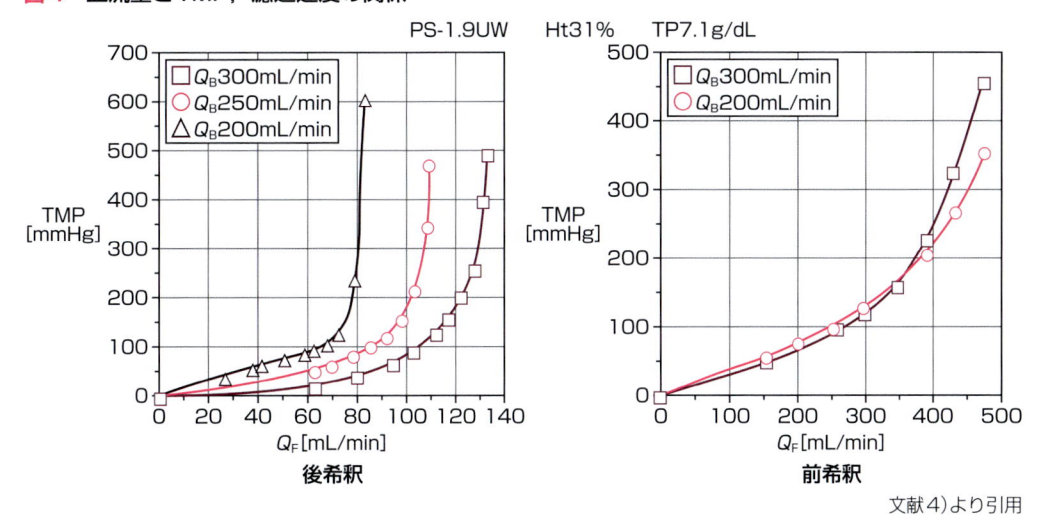

後希釈 ／ 前希釈

文献4)より引用

補充液量の設定

図5に補充液量と各種溶質の除去率の関係を示す[5]。

前希釈においては，拡散が除去の主体と考えられる無機リンまでの溶質で，除去率は補充液量の増加に伴って，不変もしくは若干，低下する傾向を示す。β_2-MGもV型に相当するような高機能膜では拡散による除去が濾過による除去と拮抗するため，見かけ上，不変となりやすい。しかし，濾過が除去の主体であるα_1-MGでは，補充液量増加の影響は顕著となっている。

図5 補充液量と溶質除去効果

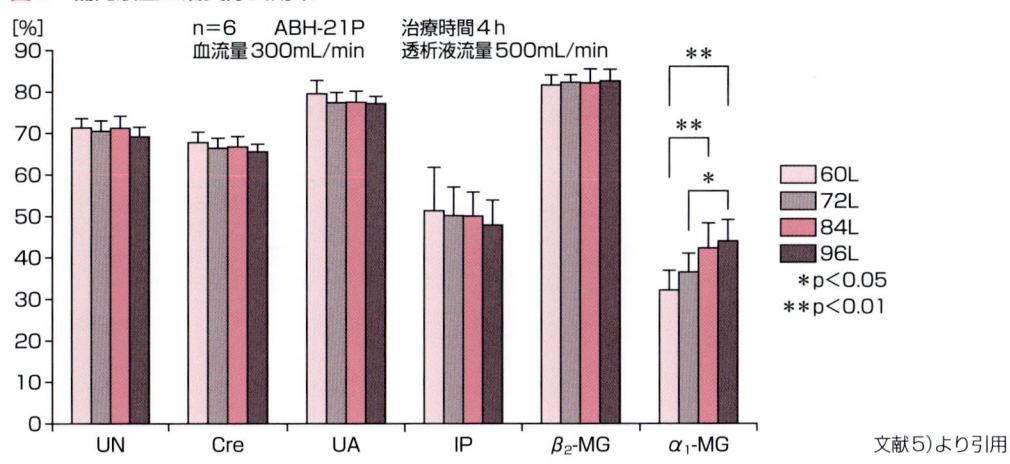

文献5)より引用

用語

*4 **一時的なA-Vシャント**：表在化動脈は動脈と静脈をシャント（短絡）していないバスキュラーアクセスであり，日常の心負荷などの観点から心機能低下症例などに造設されることが多い。HDなどの体外循環施行時には，動脈から脱血し，静脈に返血することになるので，一時的に心負荷は増大することになる。

オンラインHDF施行上の注意点

TMPモニタリングの重要性

　　TMPとアルブミンのふるい係数（SC）の関係を図6に示す[4]。この時代はダイアライザがオンラインHDFに流用されていたので，PS-1.9UWのデータとなるが，TMPが300mmHgを超えたところで，アルブミンのSCが急激に増大していることがわかる。使用するヘモダイアフィルタの仕様によっても異なるが，おおむねTMPの上昇に伴いアルブミン漏出量は増加し，ある領域を超えると一挙にこの傾向は加速すると考えられる。また，細孔径が大きく設計されたヘモダイアフィルタほど，この傾向は強くなると考えられる。

図6　TMPとアルブミンのふるい係数（SC）の関係

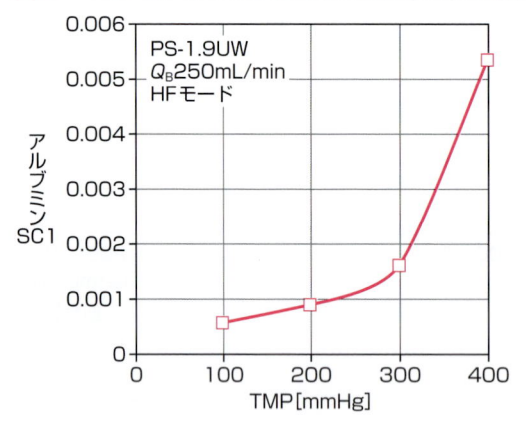

文献4)より引用

　　図7にTMP，アルブミン漏出量，α_1-MG除去量の関係を示す。使用ダイアライザはV型のAPS-Eであり，細孔径が非常に大きく設計されているため，アルブミン漏出量は全体的に多いが，なかでもTMPが200mmHgで突出していることがわかる。しかし，α_1-MGの除去量をみるとTMP＝100mmHgからほとんど変化していないことがわかる。これはTMPの上昇に伴い，アルブミン漏出量のみが増大し，α_1-MGとの分離効率が悪くなっていることを示すものであり，この点からも大量の濾過を伴うオンラインHDFにおいては，TMPをモニタリングし，厳密に管理することの重要性が示唆される。

図7　TMP，アルブミン漏出量，α_1-MG除去量の関係（APS-21E使用）

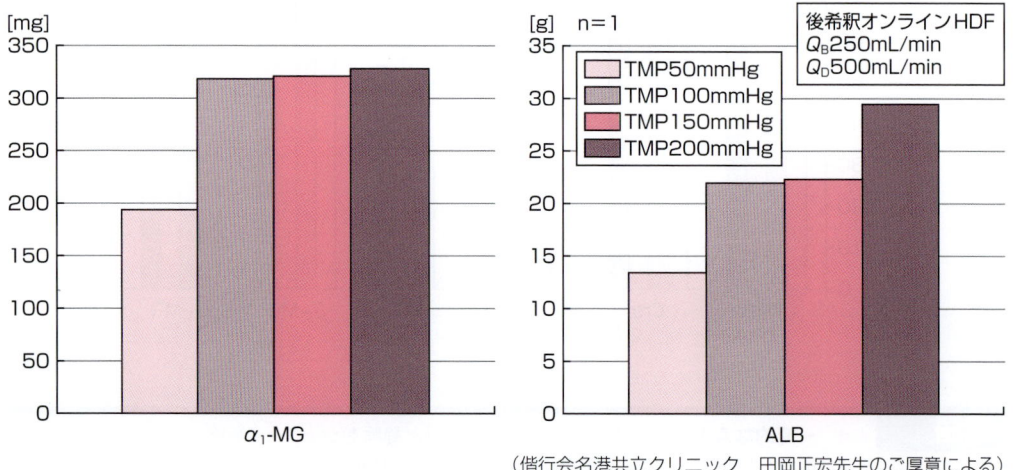

（偕行会名港共立クリニック　田岡正宏先生のご厚意による）

TMP算出法の問題点

図8に血液側, 透析液側の圧力測定が可能なポイントを示す。現在, 一般的には血液側出口圧 (P_{Bo}) と透析液出口圧 (P_{Do}) の2点の圧力が測定され, 簡易的なTMPがモニタリングされている (図中の2点法)。

しかし, 本来のTMPは図中の4点法で算出するべきであり, 2点法では膜にかかる圧力を過小評価してしまう可能性がある。

図8 血液側, 透析液側の圧力測定ポイント

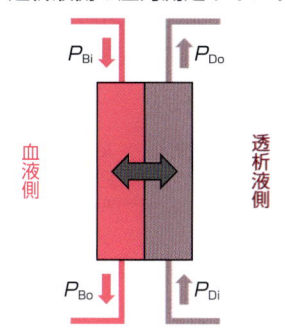

$$\text{TMP} = P_{Bo} - P_{Do} \quad \cdots\cdots\cdots\cdots\cdots\cdots\cdots (2点法)$$
$$\text{TMP} = (P_{Bi} + P_{Bo})/2 - (P_{Di} + P_{Do})/2 \quad \cdots\cdots (4点法)$$

図9にTMP算出法の違いによるTMP経時変化の比較を示す[6]。◇で示す4点法と比較し, □で示す2点法は絶対値も小さく, 経時的な変化にも乏しいことがわかる。一方, △で示す血液側入口圧 (P_{Bi}) を加えた3点法は4点法と比較し, 絶対値はやや大きめに見積もられるが, ほぼパラレルに推移することがわかる。これらのことより, 2点法は治療中に最も大きく変化する P_{Bi} を考慮していないことで起きる問題と考えられ, TMPを厳密に管理すべきオンラインHDFでは, 少なくとも P_{Bi} を加えた3点以上でTMPをモニタリングすべきと考えられる。

図9 TMP算出法の違いによるTMP経時変化の比較

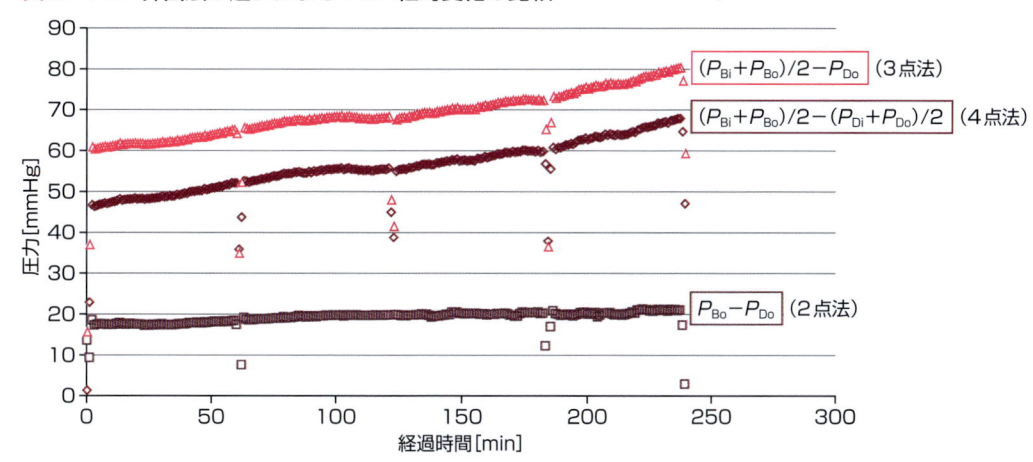

治療法：HD　施行時間：4hr　使用膜：APS15SA　血液流量：180mL/min

文献6) より引用

血液側差圧の上昇について

図10に中空糸内径の違いによる血液側差圧の比較を示す[6]。同条件で治療を行った場合，中空糸内径が大きいほど血液側差圧は小さくなる傾向を示す。従って，ヘモダイアフィルタ内での高度な血液濃縮が想定される後希釈においては，特に中空糸内径が大きめのものを選択することが治療の安全性を向上させるものと考える。

図10 中空糸内径の違いによる血液側差圧の比較

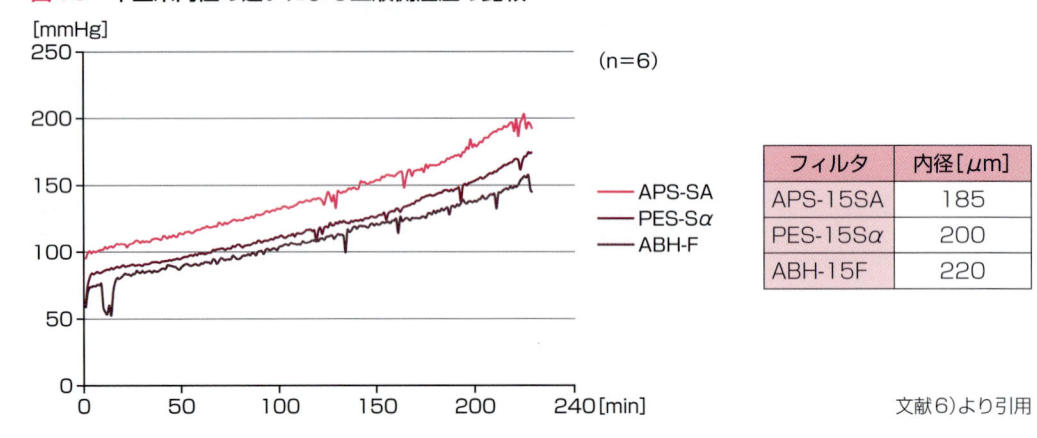

フィルタ	内径[μm]
APS-15SA	185
PES-15Sα	200
ABH-15F	220

文献6)より引用

補充液ポートの取り扱いについて

図11に各社のオンライン補充液ポートの外観を示す。D社のみ接続口をシールして補充液の流路内のみ洗浄，消毒を行う構造であり，他の3社は接続口全体を覆うような構造で，接続口とカバーの内部すべてが消毒されるような構造となっている。筆者の個人的見解だが，接続口側，シール側に消毒できない部分があり，これが接続口と近接しているD社の補充液ポートは回路接続時に汚染が起きやすく，取り扱いに十分な注意が必要と考える。また，A社の補充液ポートは使用時にカバーを収納する機構がなく，ずさんな管理下ではやはり汚染が起きやすい構造と考える。B社，C社の補充液ポートは最近開発されたこともあり，安全性を重視した構造と考える。特にC社は使用時（ノブ解放時）にガスケット部が内部ヒータで加温される機構を有しているため，細菌繁殖を抑制する効果も望め，筆者としての推奨度は最も高い。

図11 各社のオンライン補充液ポートの外観

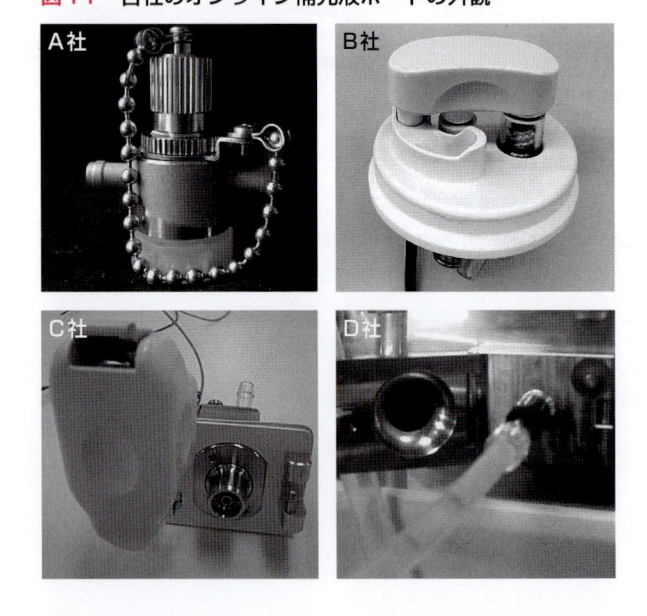

オンラインHDFの新たな可能性

蛋白結合性尿毒素の除去

　欧州で発足したEuropean Uremic Toxin(EUTox) Work Groupは，1968～2002年に報告された論文をもとに，尿毒素として90種の物質をリストアップし[7]，尿毒素は①水溶性の小分子量物質(分子量500以下)，②中分子量物質(分子量500以上)，③蛋白結合性物質の3つに分類された。そのなかで透析患者の体内に蓄積する蛋白結合性尿毒素(PBTx)は，その分子量の大きさから，通常の血液透析では除去困難な尿毒素として認識されるようになった。

　このようなことからPBTxの効率的な除去についての研究が活発に行われるようになってきた。ここではオンラインHDFの新たな可能性として基礎研究レベルの成果を紹介する。

　江口らは腎不全患者から得たアフェレシス廃棄血漿を用いて，PBTxに分類されたホモシステインおよびインドキシル硫酸を対象とした *in vitro* 実験を行った。その結果，生理食塩液やリン酸緩衝溶液による希釈効果によって，インドキシル硫酸では比較的容易に蛋白から解離させることができ，遊離率の上昇(蛋白結合率の低下)が認められたとし，希釈倍率が大きいほど，その解離は顕著であったと報告している(図12)[8]。このことは特に前希釈におけるヘモダイアフィルタ流入前の補充液による血液の希釈の効果を意味するものであり，オンラインHDFの新たな可能性を示すものとして注目されている。

図12　希釈効果とpH変化によるPBTx遊離率の変化

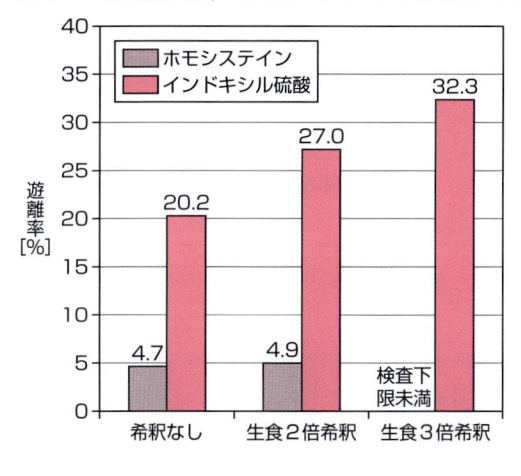

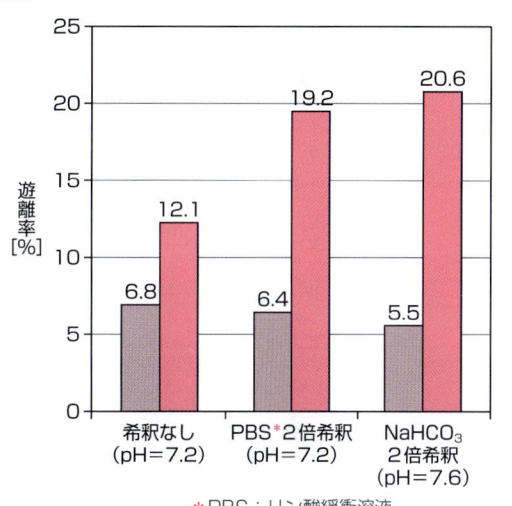

実験1：希釈倍率の影響

	ホモシステイン	インドキシル硫酸
希釈なし	4.7	20.2
生食2倍希釈	4.9	27.0
生食3倍希釈	検査下限未満	32.3

実験2：pH変化の影響

	ホモシステイン	インドキシル硫酸
希釈なし (pH=7.2)	6.8	12.1
PBS*2倍希釈 (pH=7.2)	6.4	19.2
NaHCO₃ 2倍希釈 (pH=7.6)	5.5	20.6

＊PBS：リン酸緩衝溶液

文献8)より引用

間欠補充型HDF(I-HDF)

　I-HDFは前項の冒頭で述べた逆濾過の中間希釈方式で間欠的に施行するオンラインHDFであり，以下のような臨床効果が報告されている[9]。

●膜性能の経時減少の抑制

　図13cに示すようにHDでは$α_1$-MGのような大分子溶質は，CLの経時減少が大きくなる傾向があるが，I-HDFでは逆濾過によりヘモダイアフィルタに補充液を注入するため，膜洗浄効果によりCLの低下が緩和されることが期待できる。

● **末梢循環の改善による毛細血管での水分・溶質移動の促進**

図13a-1, a-2に示すようにI-HDFでは，相対的循環血液量（BV）が減少しにくい傾向がある。このことは治療中の末梢循環の維持による毛細血管での水分移動の増大を示唆するものと推察されている[9]。また，末梢循環は水分の移動だけでなく，溶質移動にも関与しており，図13bに示すように各溶質のクリアスペースを比較すると，統計的有意差のある溶質は少ないものの，すべての溶質のクリアスペースでHDに比し，I-HDFが優っている。

● **循環血液量減少の軽減による血圧の維持・処置回数の軽減**

前述したようにBV減少率を低下させる効果により，図14a, bに示すようにI-HDFでは治療中の血圧低下も起こりにくくなると考えられる。これによって治療中の下肢挙上，補液，除水停止などの処置の回数も減少させることが可能になる（図14c）。

I-HDFは上記のように他の治療法にはない特徴を有しており，新しい治療モダリティの1つとして注目されている。

図13　I-HDFの臨床成績

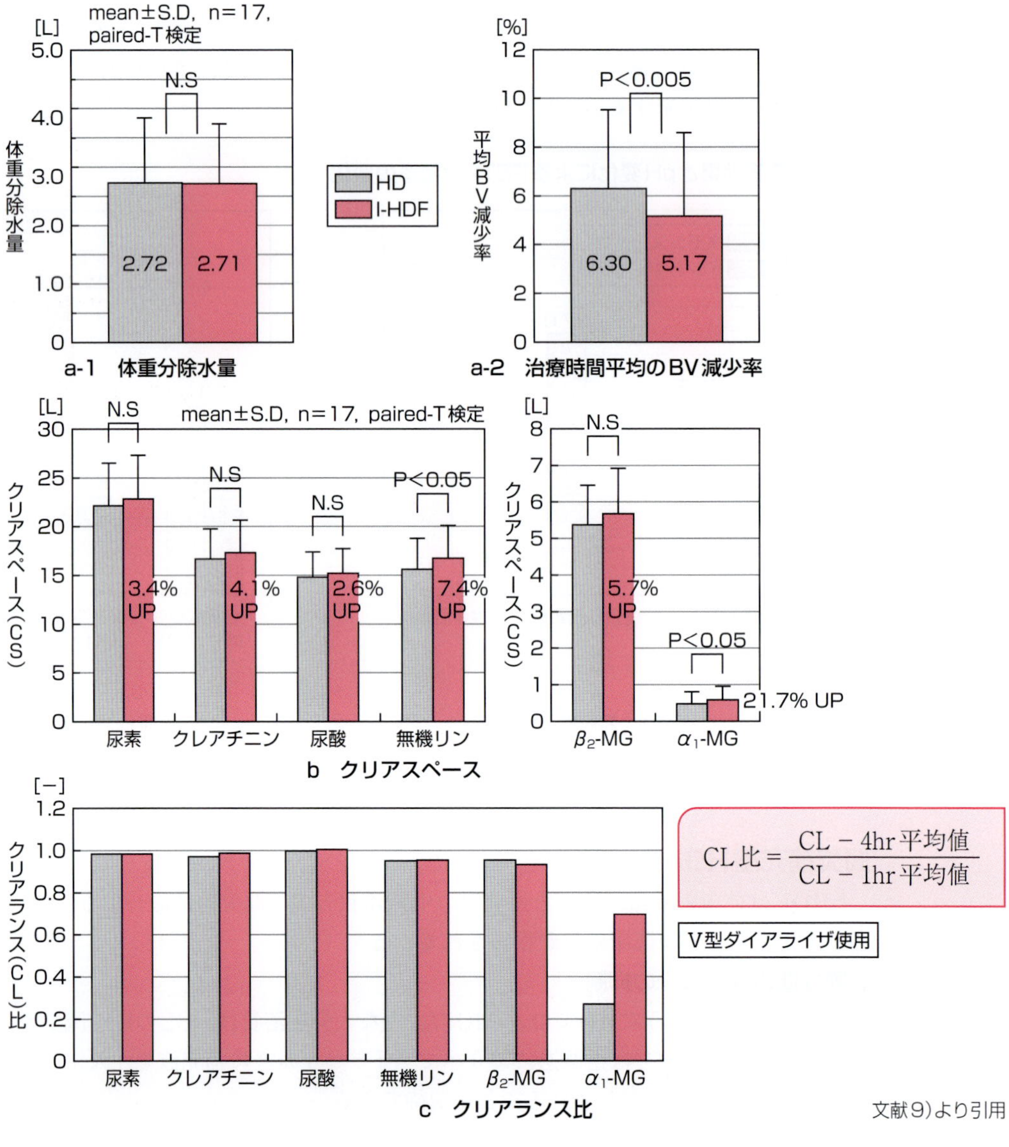

$$CL比 = \frac{CL - 4hr 平均値}{CL - 1hr 平均値}$$

V型ダイアライザ使用

文献9）より引用

図14 治療モード変更時の血圧と処置回数の推移

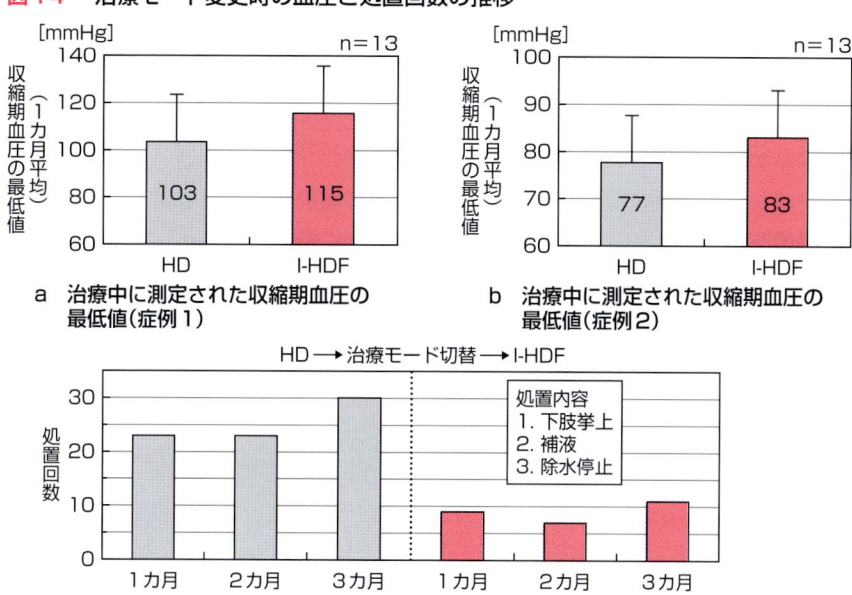

a 治療中に測定された収縮期血圧の最低値(症例1)
b 治療中に測定された収縮期血圧の最低値(症例2)
c 3カ月間の処置回数(症例2)

処置内容
1. 下肢挙上
2. 補液
3. 除水停止

文献9)より引用

おわりに

　冒頭で述べたとおり,オンラインHDFを最強の治療として患者に提供するためには「何を目的としてオンラインHDFを行うのか?」ということを明確に意識すべきであり,これによってヘモダイアフィルタや治療法など治療条件の適切な設定が可能になる。また,通常のHDではほとんど意識することのないTMPが治療の有効性や安全性を大きく左右する可能性があるなど,正しい知識を身に付けたうえで透析液の水質を含め,厳密な管理を行っていただきたい。

◎引用・参考文献
1) 秋葉 隆,川西秀樹,峰島三千男 ほか:透析液水質基準と血液浄化器性能評価基準2008 日本透析医学会学術委員会報告.透析会誌,41:159-167, 2008.
2) 丸山直子,齋藤 毅,櫻井健治 ほか:ABH-Pの除去性能の評価.腎と透析,71(別冊):118-120, 2011.
3) 下方実樹,長岡剛史,高 義尚 ほか:ヘモダイアフィルタ MFX-Secoの性能評価.腎と透析,73(別冊):82-83, 2012.
4) 金 成泰 編著,朝部廣美,山本千恵子 著:透析液水質管理&オンラインHDF,メディカルレビュー社,1996.
5) 露口達也,廣瀬大輔,道脇宏行 ほか:高性能タイプABH-21Pを用いたpre on-line HDFによる溶質除去の検討.腎と透析,73(別冊):129-132, 2012.
6) 岡島友樹,石森 勇,吉田智史 ほか:血液側入口圧モニタリングの有用性.日本血液浄化技術学会会誌,20(3):70-72, 2012.
7) Vanholder R, De Smet R, Glorieux G et al:Review on uremic toxins:classification, concentration, and interindividual variability. Kidney Int, 63(5):1934-1943, 2003.
8) 江口 圭,山本健一郎,金子岩和 ほか:希釈効果やpH変化を利用した蛋白結合性尿毒素除去に関する基礎検討.日本透析医学会雑誌,44(3):269-271, 2011.
9) 江口 圭,池辺宗三人,金野好恵 ほか:新しいHDF療法(間歇補液HDF:intermittent infusion HDF)の考案とその臨床効果.日本透析医学会雑誌,40(9):769-774, 2007.

7 持続的血液浄化(CBP)

Point
- CBP[*1]では，拡散と限外濾過の割合に応じてCHD[*2]，CHDF[*3]，CHF[*4]の治療モードがある。
- 治療モードは除去したい溶質の分子領域から選択するという臨床的観点と安定した体外循環を実施するという技術的観点から総合的に選択される。
- CBPの透析液，補充液として使用される重曹補充液は保険診療上の制限があるため，透析液と補充液の総量が，15〜24L/dayとなるようにそれぞれの流量設定が行われる。

CBPとは

　CBPは，低い透析効率で長時間施行することにより，循環動態の不良な急性，慢性腎不全に適応される治療法である。さらに，近年，敗血症性ショックや急性呼吸窮迫症候群(ARDS[*5])症例に対してCBPを施行することで，呼吸，循環動態が改善することが報告され，主に集中治療，救急治療領域において適応領域の拡大が期待されている。CBPの治療モードとして，CHD，CHF，CHDFの3種類がある。これらの治療モードは，除去したい溶質の分子領域から選択するという臨床的観点と安定した体外循環を持続的に実施するといった技術的観点から総合的に選択される。

CBPで用いられる原理

　CBP治療モードを選択するためには，拡散と限外濾過による溶質移動の特徴について理解する必要がある。拡散は溶質自体が濃度の高いほうから低いほうへと移動する現象である。溶質自体が移動するため，溶質自体の分子量(重さ)が小さいほど移動しやすく，分子量が大きいほど移動しにくい。これに対しては，限外濾過では圧力差による溶媒(水)の移動とともに，そこに溶存している溶質が移動するため溶質自身の分子量には依存せず，その移動速度は限外濾過に大きな影響を受ける。

CBPにおける各治療モードの特徴と基本的な治療条件
●CHF

　CHFは補充液を用いて，限外濾過により溶質除去を行う治療モードである(図1a)。このため，補充液の置換速度の増加とともに，小，中分子領域の溶質クリアランスは増加する。補充液として重曹補充液が用いられているが，保険診療上15〜24L/dayの使用に限られている。なお，蛋白吸着による濾過膜のファウリング(機能的劣化)が起こりやすいため，透水性能の低いポリメチルメタクリレート(PMMA[*6])膜より，蛋白吸着能が低く透水性能が高いポリスルホン(PS[*7])膜やセルローストリアセテート(CTA[*8])膜が用いられることが多い。特にPMMA膜を使用した場合には透水性が低いため，十分に濾過速度を増加させることができず，小分子領域の溶質除去能に限界が生じやすい。

用語
- [*1] **CBP**：continuous blood purification(持続的血液浄化)
- [*2] **CHD**：continuous hemodialysis(持続的血液透析)
- [*3] **CHDF**：continuous hemodiafiltration(持続的血液透析濾過)
- [*4] **CHF**：continuous hemofiltration(持続的血液濾過)
- [*5] **ARDS**：acute respiratory distress syndrome

●CHDF

　CHDFは透析液と補充液を用いて，拡散と限外濾過により溶質除去を行う治療モードである（図1b）。CHDFの除去特性は設定された治療条件によって大きく異なる。透析液流量の割合が大きい場合はCHDに近い特性が得られ，逆に補液流量の割合が大きい場合はCHFに近い溶質除去特性が得られる。透析液ならびに補充液として重曹補充液が用いられているが，保険診療上15～24L/day程度の使用に限られている。このため，透析液と補充液の総量が，15～24L/dayとなるようにそれぞれの流量設定が行われる。なお，小分子領域の除去効率を高めるために透析液を用いることでCHF施行時より限外濾過速度を低く設定できる。このため，濾過膜のファウリングが起こりやすいPMMA膜を用いても安定した治療を行うことができる。

●CHD

　CHDは透析液を用いて拡散により溶質除去を行う治療モードである（図1c）。透析液流量の増加とともに，小分子領域の溶質クリアランスは増加するが，中分子領域の溶質クリアランスはさほど増加を認めない。透析液として重曹補充液が用いられているが，保険診療上15～24L/day程度の使用に限られている。なお，除水以外に限外濾過を用いないため，濾過膜のファウリングが起こりにくく，安定した治療を長時間施行することができる。

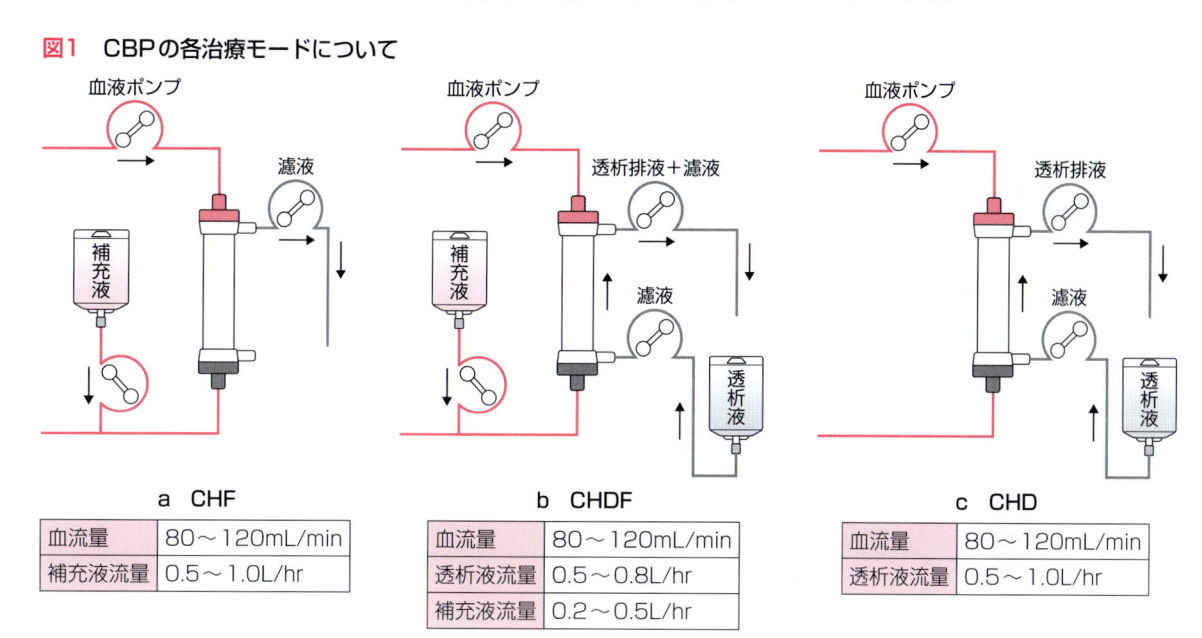

図1　CBPの各治療モードについて

a CHF	
血流量	80～120mL/min
補充液流量	0.5～1.0L/hr

b CHDF	
血流量	80～120mL/min
透析液流量	0.5～0.8L/hr
補充液流量	0.2～0.5L/hr

c CHD	
血流量	80～120mL/min
透析液流量	0.5～1.0L/hr

用語
*6　PMMA：polymethyl methacrylate
*7　PS：polysulfone
*8　CTA：cellulose triacetate

8 直接血液吸着(DHP)

Point
- 活性炭吸着の原理は，炭素原子の腕を使った物理学的結合である[1]。
- $β_2$-ミクログロブリン(MG[*1])吸着器は，ダイアライザと直列に接続する。
- エンドトキシン(ET[*2])吸着は，抗生物質であるポリミキシンBとETの結合である。

DHP[*3] とは

　血液浄化療法のなかの吸着法には，体外に取り出した血液を吸着器に直接通すDHPと，血液を血球成分と血漿成分に分離(血漿分離)し血漿のみを吸着器に通す血漿吸着(PA[*4])がある。DHPは血漿分離操作が不要で回路が一方通行であるため血液の流れが単純で，専用装置や専用回路を必要とせず血液透析の装置や血液回路で代行できる。

　しかし，吸着器それぞれに特徴があり取り扱いに注意が必要で，臨床中は血小板の捕捉や凝固因子，抗凝固薬，血中ブドウ糖などの吸着があるため，吸着器入口と出口部の差圧(入口圧－出口圧)やバイタルの十分な観察が必要となる。

　国内で現在臨床使用されているDHPには，主に薬物中毒に用いる活性炭吸着法，透析アミロイド症に用いる$β_2$-MG吸着法，それにET血症や敗血症に用いるET吸着法がある。活性炭吸着はヘモソーバ®(旭化成メディカル：CHS-350)，メディソーバ®(川澄化学工業：DHP-1)，$β_2$-MG吸着にはリクセル®(カネカメディックス，扶桑薬品工業)，ET吸着にはトレミキシン®(東レ・メディカル)を使用する(表1)。

表1　血液吸着器の規格[2]

品名		吸着材量[g]	充填液	プライミング容量[mL]	滅菌法	寸法[mm]
ヘモソーバ®	CHS-350	100	パイロジェンフリー無菌水	70	AC**	58Φ×180
メディソーバ®	DHP-1					
リクセル®	S-35	350*	クエン酸/クエン酸ナトリウム混合水溶液	177	AC	70Φ×90
	S-25	250*		105		62Φ×85
	S-15	150*		65		50Φ×76
トレミキシン®	PMX-20R	56	生理食塩液	135	AC	63Φ×225
	PMX-05R	15		40		55Φ×133

＊リクセルは充填容量(mL)　　＊＊AC：autoclave

活性炭吸着

活性炭吸着の原理(図1)

　活性炭は外部表面と1nm以下から25nm以上のさまざまな大きさの孔からなる内部表面により，表面積が大きいという特徴をもつ[3]。疎水性表面が圧倒的に多く物理的な力で物質をよく吸着し，特に親水性が小さくかつ芳香環を有するものほど吸着性が強く，分子量が100〜10,000の物質を効率よく吸着する。

用語
- *1 **MG**：microglobulin
- *2 **ET**：endotoxin
- *3 **DHP**：direct hemoperfusion
- *4 **PA**：plasma adsorption

急性薬物中毒に多く用いられるが，薬物であれば何でも効率よく吸着するわけではない。フェノバルビタールなどの睡眠薬や解熱鎮痛薬のアセトアミノフェン，ジギタリス製剤，パラコートなどの農薬の吸着に有効との報告がある[4]。薬物の蛋白結合性や透析性などを総合的に考慮し，血液浄化療法を行う際は，活性炭，HD[*5]，CHDF[*6]などいずれの治療方法にするか十分に検討する。

図1　活性炭吸着の炭素原子

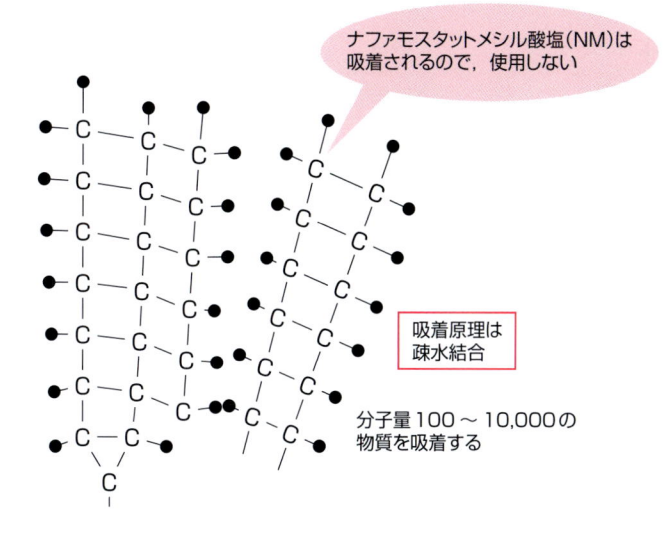

ナファモスタットメシル酸塩（NM）は吸着されるので，使用しない

吸着原理は疎水結合

分子量100〜10,000の物質を吸着する

活性炭吸着の特徴

活性炭は未被覆の状態で血液と接触すると血球成分に影響するため，現在の商品はHEMA[*7]系ポリマーの被覆剤を使用し，生体適合性を向上させ，炭塵発生を防止している。

抗凝固薬では未分画ヘパリン（分子量5,000〜40,000），低分子ヘパリン（分子量4,000〜6,000）に対する吸着もあるため，プライミングの際には通常より多めのヘパリンを添加する。ナファモスタットメシル酸塩（分子量539）は速やかに吸着されるため使用できない。

また，ブドウ糖（分子量180）も吸着されるため，治療中の血糖値に注意する。以前はプライミング時にブドウ糖を使用していたが，現在は行っていない。

活性炭の細孔にも血中の物質がもぐり込み吸着されるため，プライミング時にはエアー混入を避ける。

活性炭吸着の基本的な治療条件

●適応

主に薬物中毒や肝性昏睡が適応疾患であるが，後者はほとんど行われていない。急性薬物中毒の場合，以下の血液浄化療法の適応基準がある（日本中毒学会）。

用語
*5　**HD**：hemodialysis（血液透析）
*6　**CHDF**：continuous hemodiafiltration（持続的血液透析濾過）
*7　**HEMA**：hydroxyethylmethacrylate（ヒドロキシエチルメタクリレート）

- 薬物血中濃度が致死的である。
- 重篤な臨床症状（低血圧，低体重，呼吸抑制）がある。
- 十分な治療によっても臨床症状の悪化，重篤な合併症の併発がある。
- 肝・心・腎機能障害があり中毒物質の代謝・排泄が阻害。
- 代謝産物が有害になり，遅延性に毒性を発揮する場合。
    - 治療回数：おおむね8回
    - 治療時間：2～4時間/1回
    - 血液流量：100 mL/min

β_2-MG吸着

β_2-MG吸着の原理

β_2-MG（分子量11.8kD）を構成蛋白とするアミロイド線維が透析アミロイド症の原因物質であることが明らかにされて以降，β_2-MG除去の血液浄化法（オンラインHDF[*8]，push/pull HDFなど）が行われてきた。このほか，吸着型血液浄化器としてリクセル®が臨床使用されている。

リクセル®は，直径450～500μmの多孔質セルロースビーズ（担体）に高い疎水性をもつヘキサデシル基（リガンド）が固定化されている。リクセル®の原理は疎水性相互作用と孔の大きさでβ_2-MGを選択的に吸着することである（図2）[5]。従って，分子量4,000～20,000ほどのペプチドや蛋白質も同様に吸着される。また，IL-6やIL-1βなどの炎症性サイトカイン（分子量20,000程度まで）の吸着が確認されており，症状改善に有用といわれている[6]。

図2 β_2-MG吸着メカニズム

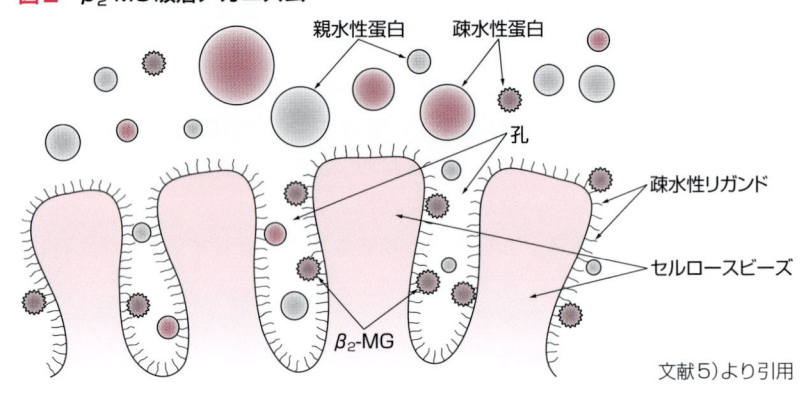

文献5)より引用

β_2-MG吸着の特徴

●効果の特徴

リクセル®の有用性としては，リクセル®併用HDの透析アミロイド症の悪化リスクが通常膜のHDを1.0とした場合に比べて，0.054に低減されていた報告がある（図3）[7]。また，リクセル®治療時の各症状の変化のなかで，特に就寝時の関節痛の悪化が抑制された効果が挙げられている[8]。

用語 [*8] HDF：hemodiafiltration（血液透析濾過）

図3 透析アミロイド症に対する各種透析法の効果

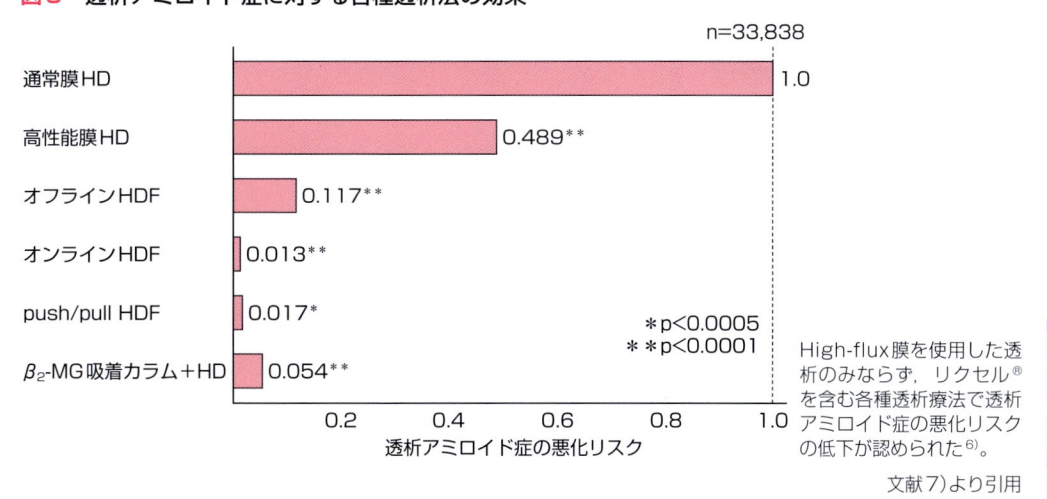

透析法	悪化リスク
通常膜HD	1.0
高性能膜HD	0.489**
オフラインHDF	0.117**
オンラインHDF	0.013**
push/pull HDF	0.017*
β_2-MG吸着カラム＋HD	0.054**

n=33,838
*p<0.0005
**p<0.0001

横軸：透析アミロイド症の悪化リスク

High-flux膜を使用した透析のみならず，リクセル®を含む各種透析療法で透析アミロイド症の悪化リスクの低下が認められた[6]。

文献7)より引用

使用方法の特徴

- 透析と併用し，ダイアライザの上流に直列に接続する。
- サイズが3種類あるため，血圧低下の有無をみながら使い分ける。
- 充填液がクエン酸・クエン酸ナトリウム混合液であるため，十分に洗浄する。
- 治療回数：透析との併用が，1年を限度に認められる。いったん使用を終了した後でも，症状が再発した場合には，さらに1年を限度に算定が可能である。
- 治療時間：血液透析時間
- 血液流量：血液透析の血液流量

β_2-MG吸着の基本的な治療条件

リクセル®の健康保険適用条件

透析アミロイド症の発症予防や治療法には生体適合性のよいダイアライザの使用，透析液清浄化や薬物療法などさまざまあり（図4）[9]，そのなかでリクセル®は手根管症候群および骨嚢胞に起因する関節痛に対して保険が適用される。適応条件を示す。

- 手術または生検でβ_2-MGによるアミロイド沈着が確認されている。
- 透析歴が10年以上であり，以前に手根管開放術を受けている。
- 画像診断により骨嚢胞像が認められている。
- 関節痛を伴う透析アミロイド症で，上記の要件をすべて満たしている患者。

図4 透析アミロイド症の発症と治療

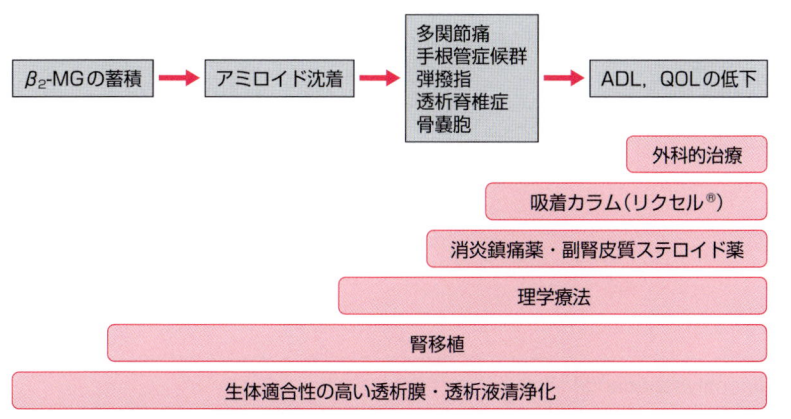

β_2-MGの蓄積 → アミロイド沈着 → 多関節痛／手根管症候群／弾撥指／透析脊椎症／骨嚢胞 → ADL, QOLの低下

治療：
- 外科的治療
- 吸着カラム（リクセル®）
- 消炎鎮痛薬・副腎皮質ステロイド薬
- 理学療法
- 腎移植
- 生体適合性の高い透析膜・透析液清浄化

文献9)より引用

血液浄化法

ET吸着

ET吸着の原理

　ETはグラム陰性菌の細胞外膜成分のリポ多糖体(LPS[*9])であり，多糖側鎖と脂質部(リピドA)からなる。この多糖側鎖部分は，グラム陰性菌の種類などによって構造が異なるが，リピドAの構造は比較的共通している(図5)[10]。

　トレミキシン®(東レ・メディカル)は，カラムの中にシート状のα-クロロアセトアミドメチル化ポリスチレン繊維(担体)が巻き込まれていて，抗生物質であるポリミキシンB(リガンド)が共有結合されている。ポリミキシンBとET活性の中心であるリピドA(脂質部)の静電結合や疎水結合が吸着の主体であると考えられている(図6)[11]。

図5　エンドトキシン(リポポリサッカライド)とポリミキシンBの結合様式

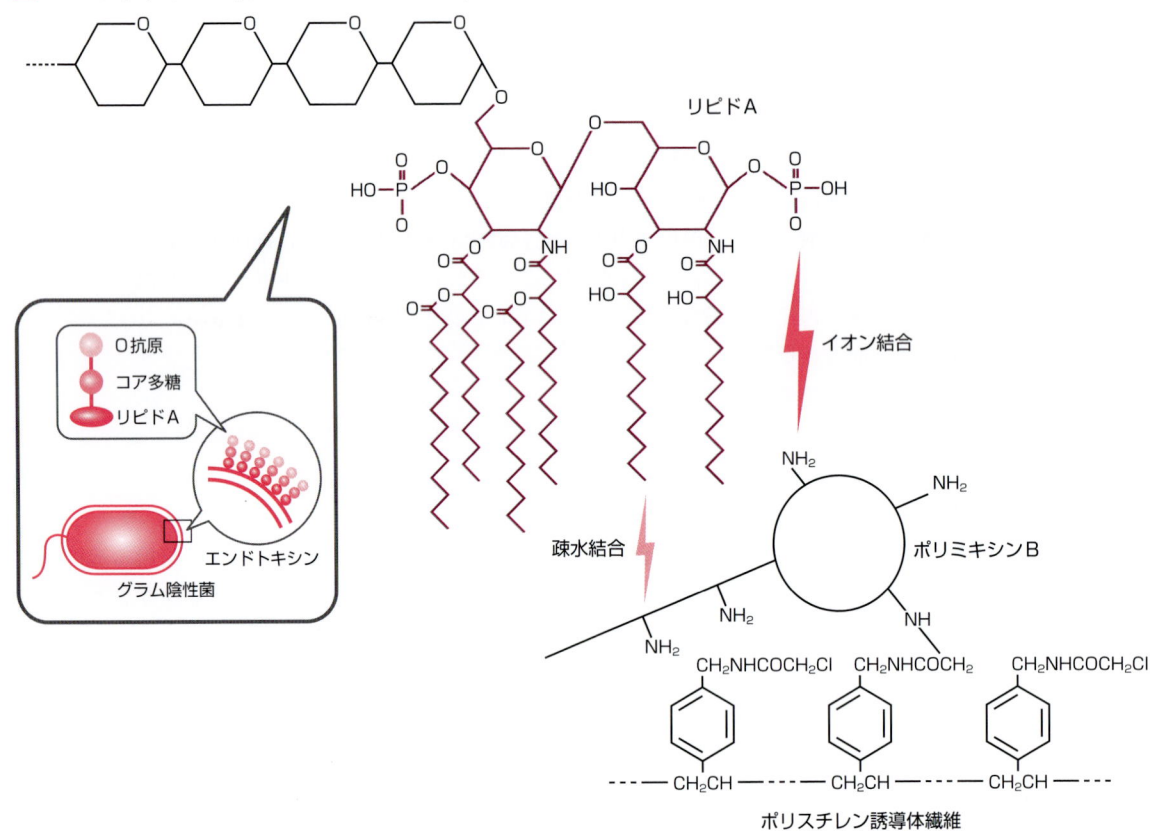

〔東レ・メディカル・資料より引用〕

用語　[*9] LPS：lipopolysaccharide

図6 トレミキシン®の構造とポリミキシンB

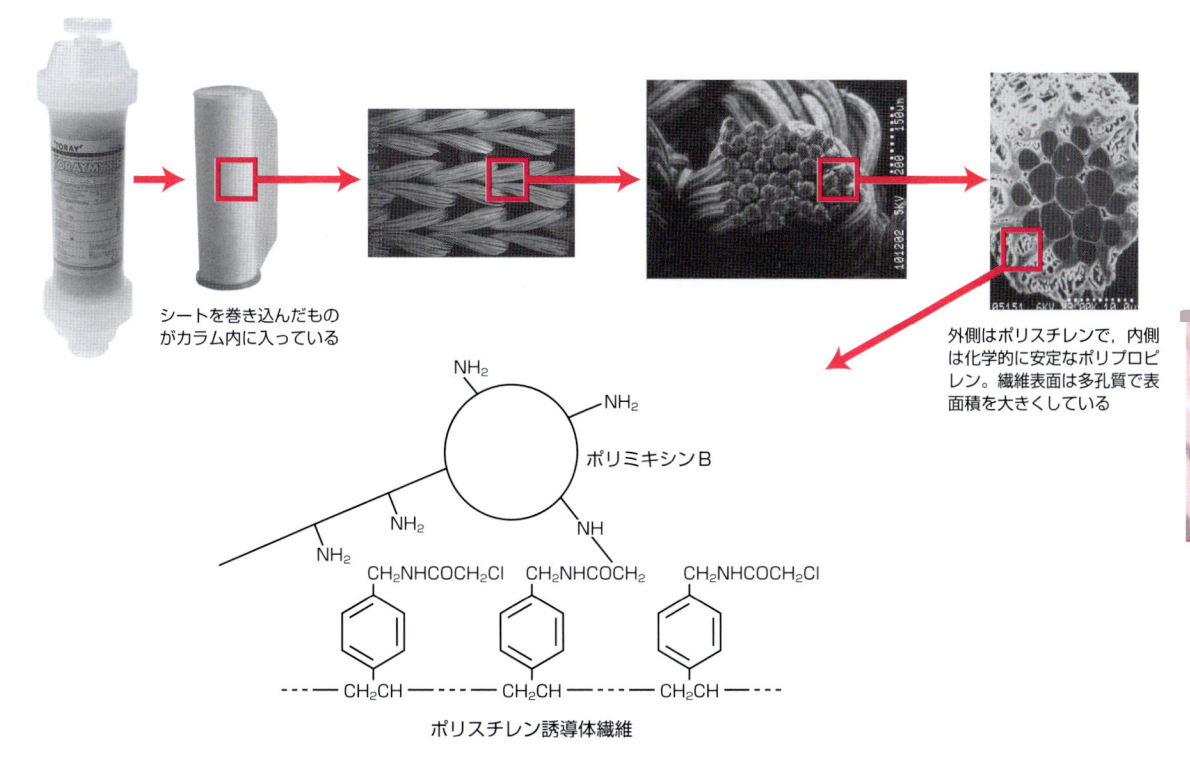

シートを巻き込んだものがカラム内に入っている

外側はポリスチレンで，内側は化学的に安定なポリプロピレン。繊維表面は多孔質で表面積を大きくしている

ポリミキシンB

ポリスチレン誘導体繊維

〔提供：東レ・メディカル〕

ET吸着の特徴

● 吸着器形状の特徴

繊維状吸着材を応用していて，血液の均一な流動を確保し，吸着効率を高めるためにラジアルフロー方式が採用されている。

● 種類

PMX-20RとPMX-05Rの大きさが異なる2種類があり，後者は小児などの低体重（10kg程度まで）に使用される。それぞれ洗浄量は4L以上と2L以上，血液流量は80～120mL/minと20～40mL/minである。小児の場合に使用する装置は，1mL/minの低流量からの運転が可能なものが望ましい[12]。

ET吸着の基本的な治療条件

敗血症は感染症による全身性炎症反応症候群（SIRS[*10]）と考えられており，その病態におけるETの関与は大きい。SIRSと感染症と敗血症（sepsis）の相互関係を図7に示す[13]。

用語　*10　**SIRS**：systemic inflammatory response syndrome，種々の侵襲に対する全身性炎症反応によって起きる症候群。

図7 SIRSと感染症と敗血症（sepsis）の相互関係

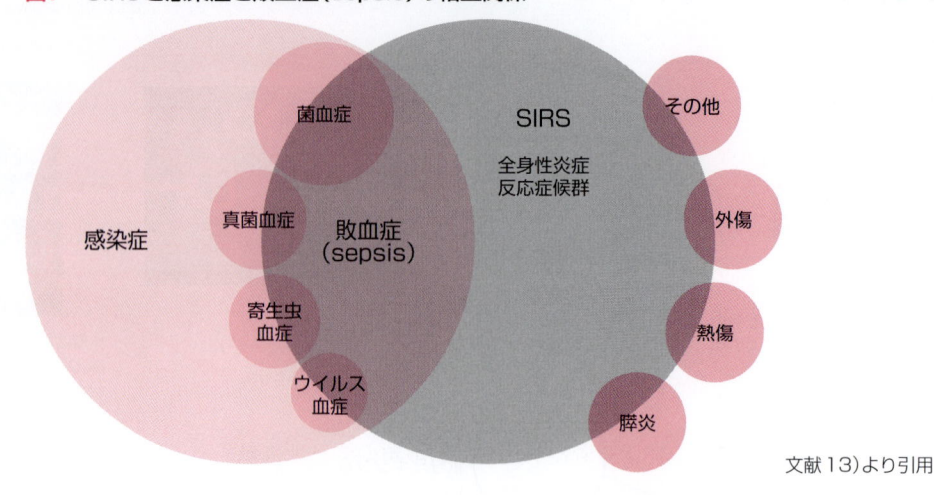

（感染症／菌血症／真菌血症／寄生虫血症／ウイルス血症／敗血症（sepsis）／SIRS 全身性炎症反応症候群／その他／外傷／熱傷／膵炎）

文献13）より引用

　ET血症またはグラム陰性菌感染症が疑われる予後不良な重症病態患者に対して，肝機能障害が重症化する前に治療を開始する．保険適用条件は以下のとおりで吸着器は2個まで使用ができる．

次のいずれにも該当する患者
- ET血症またはグラム陰性菌感染症が疑われるもの
- 次の2項目以上
  - 体温38℃以上または36℃未満
  - 心拍数90回/分以上
  - 呼吸数20回/分以上または$PaCO_2$ 32mmHg未満
  - 白血球数12,000/mm^3以上もしくは4,000/mm^3未満または桿状核好中球が10％以上
- 昇圧剤を必要とする敗血症性ショックであるもの（肝障害が重症化したもの（総ビリルビン10mg/dL以上かつヘパプラスチンテスト40％以下であるもの）を除く）．

◎参考文献

1) 小高通夫：血液吸着，血漿（免疫）吸着．医工学治療機器マニュアル－作用原理・操作・点検・保守－血液浄化（阿岸鉄三ほか編），p.145-164，金原出版，1990.
2) 中園和子：血液浄化器6. 血液吸着器．臨床透析，29(7)：783-786, 2013.
3) 稲田　理：活性炭吸着器（構造と原理，種類と性能評価）．腎と透析，65（増刊号）：245-249, 2009.
4) 鈴木幸一郎 ほか：中毒症例に対する血液浄化法の検討．ICUとCCU, 25（別冊），S87-88, 2009.
5) 垣田晴樹, 谷　敍孝：$β_2$-ミクログロブリン吸着器（構造と原理）．腎と透析，65（増刊号），254-258, 2008.
6) Tsuchida K, et al：Lixelle adsorbent to remove inflammatory cytokines. Artif Organs, 22：1064-1069, 1998.
7) 下条文武：透析アミロイドーシス－発症機序解明と治療戦略－．日内会誌，94：56-60, 2005.
8) 下条文武 ほか：わが国の透析アミロイド症に対する$β_2M$吸着カラム治療の有効性に関する多施設調査．腎と透析，73(5)：741-748, 2012.
9) 中井健太郎, 中　慎一：透析アミロイドーシス診断基準と治療の新展開. Annual Review 腎臓2013, p.320, 2013.
10) 小路久敬：エンドトキシン吸着（構造と原理）．腎と透析，65（増刊号）：250-253, 2008.
11) 小路久敬 ほか：エンドトキシン吸着カラム（PMX）の設計と開発，およびその臨床応用への適応．人工臓器，22：204-211, 1993.
12) 中村吉宏：各論（各種吸着カラムと関連機器の特徴）東レ・メディカル株式会社．クリニカルエンジニアリング別冊　アフェレシスマニュアル，第3版（日本アフェレシス学会 編），p.134-138, 秀潤社，2010.
13) Bone RC, Balk RA, Cerra FB, et al：Definitions for sepsis and organ failure and guidelines for the use of innovative therapics in sepsis. Chest 101：1644-1655, 1992.

9 直接血液吸着(DHP)の実際 実践編

Point
- 吸着器，血液回路，抗凝固薬は医師の指示と合っているか確認する。
- 吸着器，血液回路は滅菌有効期限内のものであるか，包装に破れがないか，破損や変形がないかを確認する。
- 血液回路のローリングチューブ径は血液ポンプと合致しているか確認する。

手洗いと器材の確認

感染対策として清潔な室内環境のなかで，手洗いを十分に行って始める。

Caution!
- 吸着器には，血漿吸着器も含めて数種類のデバイスがある。資材を保管しているところから誤って指示と違うデバイスを持ち出さないよう注意する。血液浄化療法で，デバイスの間違い事故が実際に起きている。十分な確認が必要。
- 血液回路や吸着器の包装袋が破れていた場合は絶対に使用してはならない。

活性炭吸着

準備

●活性炭吸着に必要な器材と装置

必要な器材を表1に示す。吸着器や血液回路など患者の血液に触れるものは必ず滅菌したものを使用しなければならない。エチレンオキサイド滅菌の器材はアレルギーをきたす可能性があるため避ける。国内の商品である「ヘモソーバ®CHS-350(旭化成メディカル)」と「メディソーバ®DHP-1(川澄化学工業)」はいずれもオートクレーブ(AC)滅菌である。

また，血液回路に用いる鉗子などは患者に使用後洗浄・消毒を行ったものを用いる。

装置は透析用患者監視装置を用いることが多い。部分的には血液ポンプ，シリンジ注入ポンプ，静脈側圧力ゲージ，動脈側圧力ゲージ，生理食塩液用フックや回路のエアートラップチャンバホルダがついたスタンドおよび吸着器のホルダが必要である。血液ポンプと圧力ゲージは連動し，設定した圧力の上下限に達した場合には血液ポンプが停止するようにする。吸着器内での血液凝固が起こりやすいため，動脈圧(吸着器の入口圧)も必ず監視する。

表1　必要な器材

吸着型血液浄化器……………………… 1個
洗浄・プライミング用生理食塩液……… 1,200mL以上
ヘパリン加生理食塩液………………… 500mL以上
血液回路(透析用で代用)……………… 1セット
抗凝固薬(未分画ヘパリン)…………… 必要量
穿刺針
鉗子
透析用導入セット・回収セット・ゴム手袋・20mLシリンジ

●吸着器と血液回路の接続

器材を用意したら血液回路と吸着器を装置に装着する。血液回路図は図1のとおり。患者の血液が血液ポンプにより取り出され，吸着器に入り，返血される。それでは器材の接続と洗浄・プライミングの手順について説明する。

接続と洗浄・プライミングの手順

●洗浄・プライミング

①吸着型血液浄化器(吸着器)のブラッドポートに気泡がある場合にはあらかじめ生理食塩液を充填し空気を追い出しておく。

②生理食塩液をスタンドのフックにかけ，血液回路を装置に装着する。ヘパリン注入ライン，エアートラップチャンバの圧ラインに鉗子をする。

③補液ラインから生理食塩液を流して動脈側血液回路内を両端まで流し，鉗子でクランプする。ヘパリン注入ラインと動脈側エアートラップチャンバ内(2/3程度)も充填しておく。

④吸着器に空気が入らないように注意して動脈側血液回路を接続し，吸着器を反転して静脈側血液回路を接続する。静脈側血液回路の先端を廃液ポートに取り付けて，生理食塩液の流れる方向を確認する。

⑤動脈側血液回路(吸着器側)の鉗子を外して，血液ポンプを始動し(50～100 mL/min)アップフローで生理食塩液を1,000 mL以上流したら，血液ポンプを停止する。

⑥生理食塩液をヘパリン加生理食塩液に替え，動脈側のカニューラ接続部先端へ向かって充填量程度流し鉗子をする。

⑦吸着器を反転して血液ポンプを始動しダウンフローで流し，途中で静脈側エアートラップチャンバ内を満たしておく。500 mL以上流したら血液ポンプを停止し，静脈側血液回路先端部，補液ラインそれぞれに鉗子をしておく。

⑧ヘパリンをヘパリン注入ラインへ接続し，シリンジポンプに装着して注入速度を設定する。

⑨動脈側と静脈側のエアートラップチャンバ内の圧力ラインを装置に接続する。

⑩静脈側エアートラップチャンバ直下の回路に気泡検知器を装着する。

⑪返血，補液用の生理食塩液に交換する。

⑫これで洗浄・プライミング作業は終了となる。

Caution!
- 洗浄廃液に濁りや浮遊物などの異常が認められた場合には使用しない。
- 吸着器の充填液はパイロジェンフリー無菌水である。静脈側エアートラップチャンバ内に無菌水が残ることがないようヘパリン加生理食塩液を流す際に充填する。
- 吸着器はブドウ糖を若干吸着するが，あらかじめブドウ糖液で洗浄したり，吸着器内にブドウ糖液を注入したりしない。

●治療操作

①動脈側(脱血)回路と静脈側(返血)回路の接続部をバスキュラーアクセスとそれぞれ接続する。

②血液ポンプを100～200 mL/minで始動する。圧力の上下限を設定する。

③ヘパリンは1,000～1,500 U/hrを持続注入する(添付文書ではこの量であるが，血小板付着が起こりやすく凝固しやすいことがあるため，ACT[*1]値を正常の2倍程度になるようヘパリン量を調整する[1])。

④1回に3～4時間を標準として使用する。

用語 [*1] ACT：activated coagulation time(活性化凝固時間)

図1 活性炭吸着器使用時の回路図

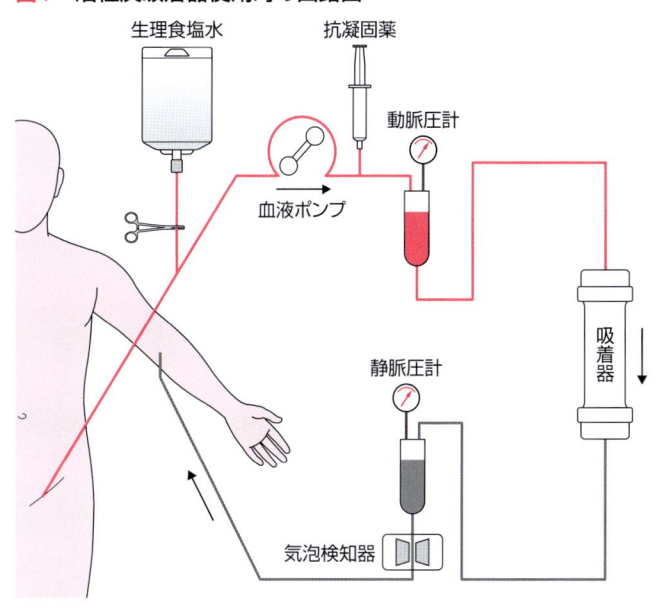

図2 活性炭吸着器外観

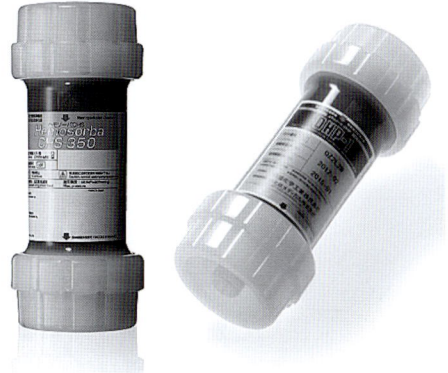

〔旭化成メディカル：ヘモソーバ®CHS〕

〔川澄化学工業：メディソーバ®DHP〕
（許可を得て掲載）

血液浄化法

> **Caution!** ・操作中に動脈側圧力が40 kPa（300 mmHg）を超えるような場合には，吸着器内の凝固が考えられるため，治療を中止する。

●返血操作

①血液ポンプとシリンジポンプを停止し，落差で動脈側回路内血液を生理食塩液で返血したのち，動脈側回路先端部を鉗子でクランプする。
②血液ポンプ流量を50 mL/minで静脈側回路側へ返血する。
③生理食塩液が吸着器を通過し，静脈側ドリップチャンバまで達したら血液ポンプを停止し，静脈側回路先端部を鉗子でクランプする。エアーでの返血は行わない。
④血液回路をバスキュラーアクセスからはずす。

● β_2-ミクログロブリン（MG*2）吸着

準備

● β_2-MG吸着に必要な器材と装置

必要な器材を**表2**に示す。吸着器や血液回路など患者の血液に触れるものは必ず滅菌したものを使用しなければならない。エチレンオキサイド滅菌の器材はアレルギーをきたす可能性があるため避ける。

また，血液回路に用いる鉗子などは患者に使用後洗浄・消毒を行ったものを用いる。

治療はダイアライザと直列に接続するため，装置は透析用患者監視装置を用いる。スタンドにダイアライザ用ホルダーとは別に吸着器用ホルダーを追加する。

用語 *2 MG：microglobulin

表2　必要な器材

吸着型血液浄化器	1個
洗浄・プライミング用生理食塩液	1,200 mL 以上
ヘパリン加生理食塩液	500 mL 以上
透析用血液回路と連結管	1セット
抗凝固薬(未分画ヘパリン)	必要量
穿刺針	
鉗子	
透析用導入セット・回収セット・ゴム手袋・20 mL シリンジ	

接続と洗浄・プライミングの手順

●洗浄・プライミング

①吸着型血液浄化器(吸着器)のブラッドポートに気泡がある場合にはあらかじめ生理食塩液を充填し空気を追い出しておく。

②生理食塩液をスタンドのフックにかけ、血液回路を装置に装着する。ヘパリン注入ライン、エアートラップチャンバの圧ラインに鉗子をする。

③補液ラインから生理食塩液を流して動脈側血液回路内を両端まで流し、鉗子でクランプする。

④吸着器に空気が入らないように、ラベルに示された矢印の方向に流れるように動脈側血液回路を接続し、吸着器を反転して連結管を接続し、直列にダイアライザ・静脈側血液回路の順に接続する。

⑤静脈側血液回路の先端を廃液ポートに取り付けて、生理食塩液の流れを確認する。

⑥動脈側血液回路(吸着器側)の鉗子を外し、血液ポンプを始動し(50～150 mL/min)で生理食塩液を1,000 mL以上流したら、血液ポンプを停止する。

⑦生理食塩液をヘパリン加生理食塩液に替え、動脈側のカニューラ接続部先端へ向かって充填量程度流し鉗子をする。

⑧吸着器を反転して血液ポンプを始動し、途中で静脈側エアートラップチャンバ内を満たしておく。血液ポンプを停止し、静脈側血液回路先端部、補液ラインに鉗子をする。

⑨ヘパリンをヘパリン注入ラインへ接続し、シリンジポンプに装着して注入速度を設定する。

⑩動脈側と静脈側のエアートラップチャンバ内の圧力ラインを装置に接続する。

⑪静脈側エアートラップチャンバ直下の回路に気泡検知器を装着する。

⑫返血、補液用の生理食塩液に交換する。

⑬これで洗浄・プライミング作業は終了となる。

Caution!
- 吸着器内の充填液はクエン酸ナトリウムである。決められた量の洗浄を行うこと。
- 洗浄時に高流量(150～500 mL/min)の場合は1,500 mL以上を通液すること。

●治療操作

①動脈側(脱血)回路と静脈側(返血)回路の接続部をバスキュラーアクセスとそれぞれ接続する。

②血液ポンプは血液透析と同様に100～250 mL/minで始動する。

③ヘパリンは1,000～1,500 U/hrを持続注入する(個人差があるため、医師の指示に従う)。

図3 リクセル®使用時の回路図

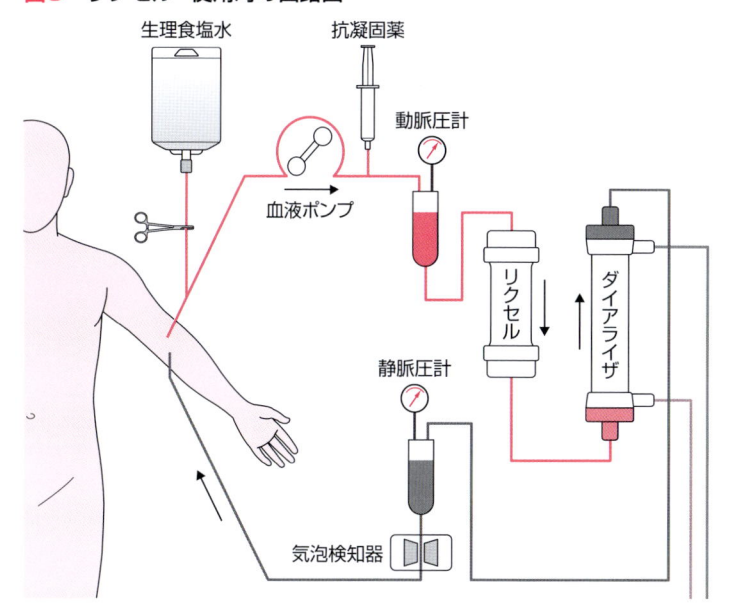

図4 リクセル®(S-25)の治療風景

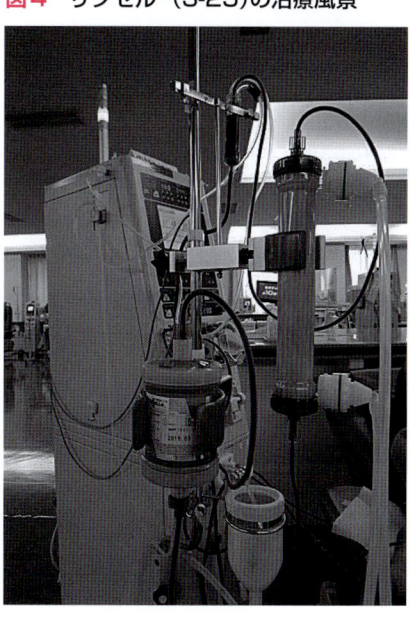

> **Caution!**
> ・リクセル®には大容量のS-35(35 mL)からS-25(25 mL)，S-15(15 mL)と小容量まである。治療中に血圧低下などの副作用が認められる場合は容量を小さくしてみる。

●返血操作
①血液ポンプを停止し，落差で動脈側回路内血液を生理食塩液で返血したのち，動脈側回路先端部を鉗子でクランプする。
②血液ポンプ流量を50 mL/minで静脈側回路側へ返血する。
③生理食塩液150〜200 mLを用いて返血し，静脈側回路先端部を鉗子でクランプする。エアーでの返血はしない。
④血液回路をバスキュラーアクセスからはずす。

● エンドトキシン(ET*3)吸着

準備

　ET血症やグラム陰性菌感染症が疑われる症例に対して，ショック症状から24時間以内に使用する。ただし，CHDFやHDなど他の血液浄化法の施行を考慮している場合はトレミキシン®を先行し[2)]，循環動態が安定してから治療をつなげていく。
　必要な器材を表3，図5に示す。吸着器や血液回路など患者の血液に触れるものは必ず滅菌したものを使用しなければならない。エチレンオキサイド滅菌の器材はアレルギーをきたす可能性があるため避ける。患者周辺に必要となる医療機器は図6である。
　また，血液回路に用いる鉗子などは患者に使用後洗浄・消毒を行ったものを用いる。

用語　*3　ET：endotoxin

表3 必要な器材

```
吸着型血液浄化器(PMX-20R) ……………1個
洗浄・プライミング用生理食塩液…………… 4,000mL以上
ヘパリン加生理食塩液(2,000U/500mL)
　またはNM*加生理食塩液(20mg/500mL)
血液回路(充填量が少ないものが望ましい)… 1セット
抗凝固薬(ヘパリンまたはNM) ……………… 必要量
留置カテーテル
鉗子
透析用導入セット・回収セット・ゴム手袋・20mLシリンジ
```

*NM：nafamostat mesilate(ナファモスタットメシル酸塩)

図5 ET吸着施行時の必要物品

生理食塩液 4L以上

トレミキシン®PMX-20R

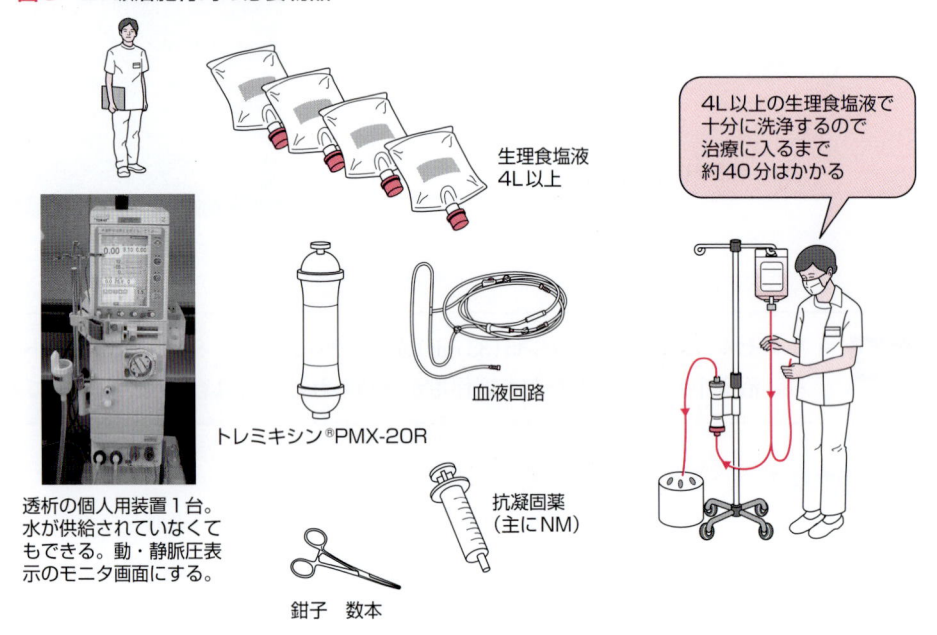

血液回路

抗凝固薬(主にNM)

鉗子 数本

透析の個人用装置1台。水が供給されていなくてもできる。動・静脈圧表示のモニタ画面にする。

4L以上の生理食塩液で十分に洗浄するので治療に入るまで約40分はかかる

図6 ET吸着施行時に必要なカテーテルと周辺機器

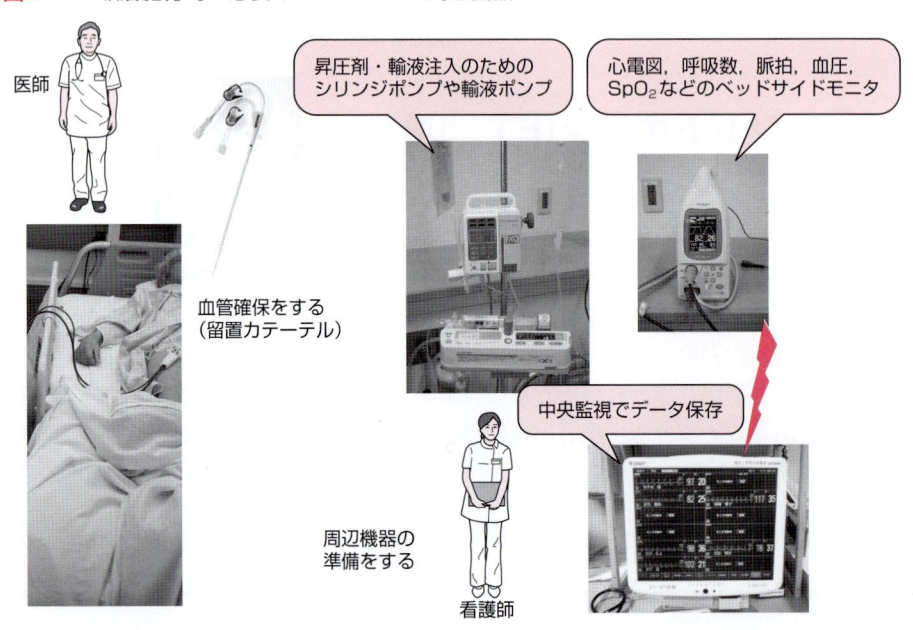

医師

血管確保をする(留置カテーテル)

昇圧剤・輸液注入のためのシリンジポンプや輸液ポンプ

心電図，呼吸数，脈拍，血圧，SpO$_2$などのベッドサイドモニタ

中央監視でデータ保存

周辺機器の準備をする

看護師

> **Caution!**
> ・血液回路は人工腎臓用血液回路を使用する。ただし，吸着器との接続部はルアロック式のもので，充填量が小さいものを選ぶ。

プライミングと治療

●洗浄・プライミング

①活性炭吸着の「接続と洗浄・プライミングの手順」①〜③の操作と同様に行う。
②吸着器に空気が入らないように，ラベルに示された矢印の方向に流れるように動脈側血液回路を接続し，続いて静脈側血液回路に接続する。
③静脈側血液回路の先端を廃液ポートに取り付けて，生理食塩液の流れを確認する。
④動脈側回路（吸着器側）の鉗子を外して，血液ポンプを始動し（100〜120 mL/min）で生理食塩液を4,000 mL以上流したら，血液ポンプを停止する。
⑤生理食塩液を抗凝固薬加生理食塩液に替え，動脈側のカニューラ接続部先端へ向かって充填量程流し鉗子をする。
⑥血液ポンプを始動し，途中で静脈側エアートラップチャンバ内を満たしておく。血液ポンプを停止し，静脈側血液回路先端部，補液ラインに鉗子をする。
⑦抗凝固薬を注入ラインへ接続し，シリンジポンプに装着して注入速度を設定する。
⑧動脈側と静脈側のエアートラップチャンバ内の圧力ラインを装置に接続する。
⑨静脈側エアートラップチャンバ直下の回路に気泡検知器を装着する。
⑩返血，補液用の生理食塩液に交換する。
⑪これで洗浄・プライミング作業は終了となる。

> **Caution!**
> ・洗浄液は下から上へ流れるように洗浄する。
> ・PMX-20Rの充填液はpH約2である。洗浄は4L以上の生理食塩液を使用し，生理的条件にもどして使用する。
> ・洗浄開始時に吸着器を手で軽く叩き，気泡抜きをする。（鉗子などでは叩かないこと）
> ・プライミングに40分以上を要するので，スムーズな周辺の段取りを行い，一刻も早く開始できるように配慮する。

●治療操作

①動脈側（脱血）回路とバスキュラーアクセスを接続し，血液ポンプを50 mL/min程度にゆっくり始動し，回路内プライミング液を少量廃棄する。次に静脈側（返血）回路の接続部をバスキュラーアクセスと接続する。
②血液は垂直に保持し，下から上に（ラベルに記載した矢印の方向へ）流す。
③血液流量は徐々にあげ80〜120 mL/minとする。
④抗凝固薬の投与量は以下に示す。
　　NM　　：持続注入　　30〜40 mg/hr（NMのワンショットは行わない）
　　ヘパリン：ワンショット　40〜60単位/kg
　　　　　　　持続注入　　40〜60単位/kg/hr
⑤体外循環時間は，1本につき原則2時間であるが，3〜4時間の治療を行うことも多い。

図7 トレミキシン®使用時の回路図

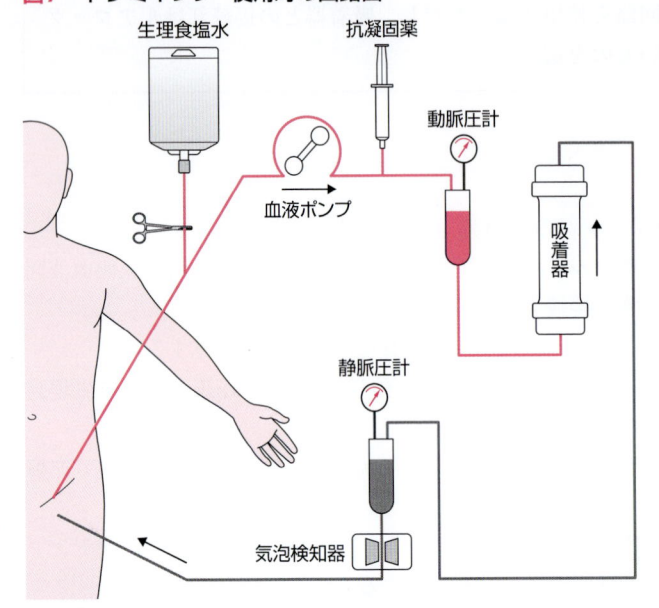

図8 トレミキシン®(PMX-20R)の治療風景

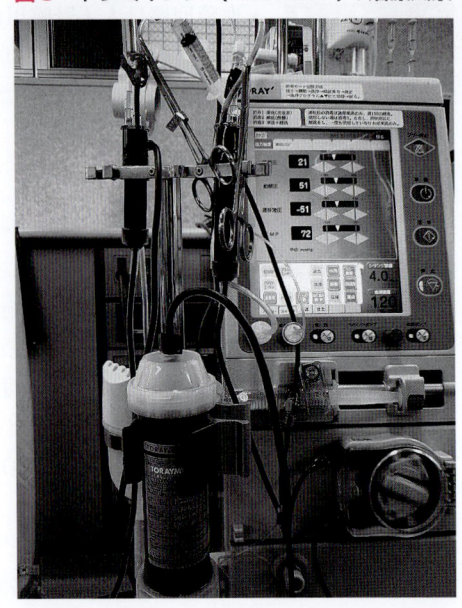

> **Caution!**
> - 抗凝固薬の投与量は患者の状態（DICの併発や感染など）により考慮する。
> - 有害事象として，血小板減少，血圧低下，アレルギーがあるため，患者を十分に観察する。
> - 感染による凝固亢進，脱血不良による実血液流量の低下などで，吸着器内やエアートラップチャンバ内凝固をきたす可能性があるため，圧力を監視する。
> - 回路内圧力上昇により，圧力モニタラインがオーバーフローして，装置側のトランスジューサー保護フィルタの目詰まりを起こさないよう注意する。圧力監視が不能となる。

● 返血操作

① 血液ポンプを停止し，落差で動脈側回路内血液を生理食塩液または5％ブドウ糖液で返血したのち，動脈側回路先端部を鉗子でクランプする。
② 吸着器を反転し，血液を上から下へ流す。
③ 生理食塩液200～300mLを用いてゆっくりと返血し，静脈側回路先端部を鉗子でクランプする。エアーで返血することはエアー混入の可能性があるため，行わない。
④ 血液回路をバスキュラーアクセスからはずす。

● 廃棄

① 血液回路は，回路内の血液が曝露しないように閉鎖回路とする。
② 補液ラインの針は回路から切断し，針刺しがないよう十分に注意して針捨てボックスへ投入する。
③ 血液回路と吸着器は感染性医療廃棄物として廃棄する。

◎ 参考文献
1) 山家敏彦：直接血液吸着法．日本アフェレシス学会雑誌，30(3)：243-252, 2011.
2) 中村吉宏：各論（各種吸着カラムと関連機器の特徴）東レ・メディカル株式会社．クリニカルエンジニアリング別冊　アフェレシスマニュアル，第3版（日本アフェレシス学会 編），p.134-138, 秀潤社, 2010.

10 血漿吸着(PA)

Point
- PA[*1]は分離した血漿より病因関連物質を除去する方法である。
- 血漿分離には血漿分離器，吸着には血漿吸着器を用いる。
- 疾患によって使用できる血漿吸着器が決まっている(表1)。
- 血漿吸着器の種類により取り扱いが異なる(禁忌薬剤がある)。

PAとは

　PAは血液を血漿分離器で血球と血漿に分離し，分離した血漿を血漿吸着器に通し病因関連物質を除去する方法である(図1)。

　利点は，吸着特性により病因関連物質を選択的，特異的に吸着するため，新鮮凍結血漿(FFP[*2])やアルブミン製剤などの血液製剤を必要としない。そのため血液製剤による感染，副作用の危険性を回避し，また医療費抑制も期待できる。

　欠点としては，除去できる物質が限られており保険適応疾患が限定される。直接血液吸着(DHP[*3])と比べ回路構成が複雑で専用装置が必要である点が挙げられる。

図1　血漿吸着法のフロー図

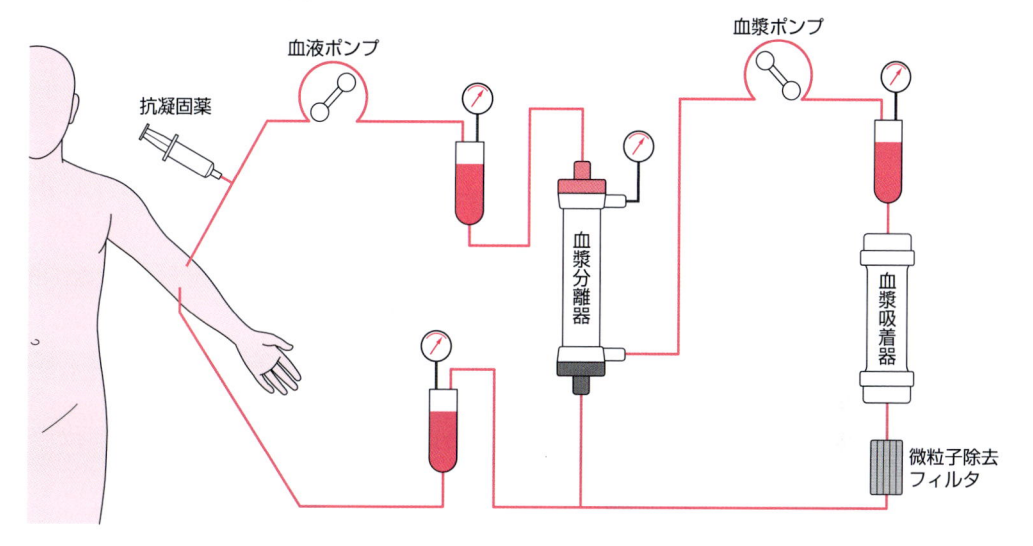

用語
- *1 PA：plasma adsorption(血漿吸着)
- *2 FFP：fresh frozen plasma
- *3 DHP：direct hemoperfusion

表1 保険適応疾患と血漿吸着器

疾患分類	疾患名	吸着器	主な吸着物質
肝疾患	劇症肝炎	プラソーバ®BRS-350(旭化成メディカル) メディソーバ®BL-300(川澄化学工業)	ビリルビン 胆汁酸
	術後肝不全		
循環器疾患	家族性高コレステロール血症	リポソーバ®LA-40S(カネカメディックス) リポソーバ®LA-15(カネカメディックス)	LDL, VLDL
	閉塞性動脈硬化症		
腎疾患	巣状糸球体硬化症		
神経疾患	重症筋無力症	イムソーバ®TR-350(旭化成メディカル)	抗アセチルコリンレセプタ抗体
	ギラン・バレー症候群	イムソーバ®TR-350 イムソーバ®PH-350(旭化成メディカル)	自己抗体
	多発性硬化症		
	慢性炎症性脱髄性多発根神経炎		
リウマチ/膠原病	悪性関節リウマチ	イムソーバ®PH-350	RA因子 免疫複合体 抗DNA抗体
	全身性エリテマトーデス	イムソーバ®PH-350 セレソーブ®(カネカメディックス)	免疫複合体 抗DNA抗体 抗カルジオリピン抗体

血漿吸着器の種類

ビリルビン吸着

ビリルビンは黄疸の原因物質であり，神経およびミトコンドリアに対する毒性が確認されている[1]。

ビリルビン吸着器は陰イオン交換樹脂をリガンド*4として用いイオン(静電)結合*5により，単分子として血液中に溶存している直接ビリルビンだけでなくアルブミンなどと結合している間接ビリルビンの吸着も可能である。同様に陰性荷電している胆汁酸も吸着する。

吸着器はプラソーバ®BRS-350(旭化成メディカル)とメディソーバ®BL-300(川澄化学工業)があり(図2)，両者は同じものである。

保険適応疾患は劇症肝炎，術後肝不全であり，急性肝不全に対してはアフェレシスの保険適応疾患であっても血漿吸着法は施行できない。

凝固因子や蛋白成分の補充が必要な場合は血漿交換(PE*6)を選択する場合が多い。

図2 ビリルビン吸着器

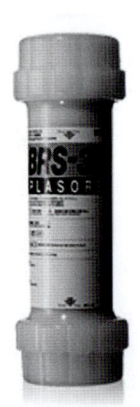

〔旭化成メディカル：プラソーバ®BRS-350〕

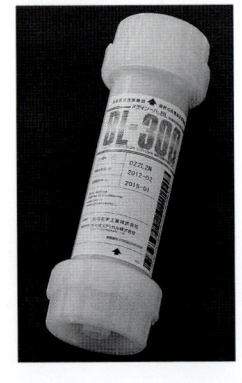

〔川澄化学工業：メディソーバ®BL-300〕
(許可を得て掲載)

用語
*4 **リガンド**：ある物質に対して特異的に結合する物質のこと。
*5 **イオン(静電)結合**：陽性荷電と陰性荷電の間に働く引力。
*6 **PE**：plasma exchange

LDL*7吸着

　　LDL吸着器は担体*8である多孔質セルロースビーズにリガンドであるデキストラン硫酸を固定したものである。デキストラン硫酸は陰性に荷電している。LDLやVLDL*9の表面には陽性荷電であるアポ蛋白Bがあり，デキストラン硫酸とイオン結合することにより吸着される。一方，HDL*10にアポ蛋白Bは含まれないため吸着されない。そのほか，動脈硬化促進因子であるLp(a)やフィブリノーゲンなども吸着する。

　　また，アンジオテンシン変換酵素(ACE)*11阻害薬が禁忌となっている。

> **Caution!**
> - 血液が陰性荷電のものと接触すると，ブラジキニン(BK*12)が産生される。通常は分解不活化されるがACE阻害薬を服用しているとBKが分解されず急激にBKが上昇する。BKには血管拡張作用や気管支収縮作用などがありショックを引き起こす可能性があるため，本剤の使用は禁忌となっている。

　　LDL吸着器にはリポソーバー®LA-40S，LA-15(カネカメディックス)の2種類がある(図3)。LA-40Sは飽和状態になるとそれ以上の吸着ができないため吸着に限界がある。LA-15は2個のカラムを交互に吸着および賦活を繰り返すことにより任意の量まで血漿処理ができる(リポソーバー®システム：図4)。

　　保険適応疾患は家族性高コレステロール血症，閉塞性動脈硬化症，巣状糸球体硬化症である。LDLやVLDLを除去するアフェレシス治療は血漿吸着法のほかに二重濾過血漿分離交換(DFPP*11)が多用されている。

　　PAはDFPPに比べ免疫グロブリンの除去が少なく，脂質の値や体格などに合わせた血漿処理量が設定できる。

　　一方，DFPPはACE阻害薬を内服している場合でも治療が可能である。

　　双方の利点を踏まえたうえで患者に合わせた治療方法を選択する。

図3　LDL吸着器

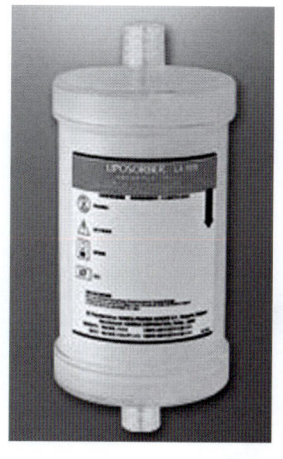

〔カネカメディックス：リポソーバー®LA-40S〕

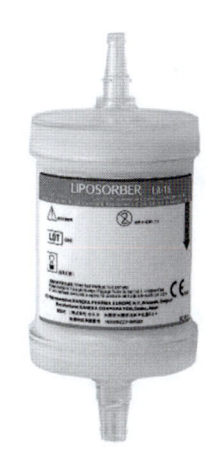

〔カネカメディックス：リポソーバー®LA-15〕
(許可を得て掲載)

用語
- *7　**LDL**：low density lipoprotein(低比重リポ蛋白)
- *8　**担体**：リガンドを固定させるための物質。
- *9　**VLDL**：very low density lipoprotein(超低比重リポ蛋白)
- *10　**HDL**：high density lipoprotein(高比重リポ蛋白)
- *11　**ACE**：angiotensin-converting enzyme
- *12　**BK**：bradykinin
- *13　**DFPP**：double filtration plasmapheresis

図4 PA(リポソーバー®システム, セレソーブ®)のフロー図

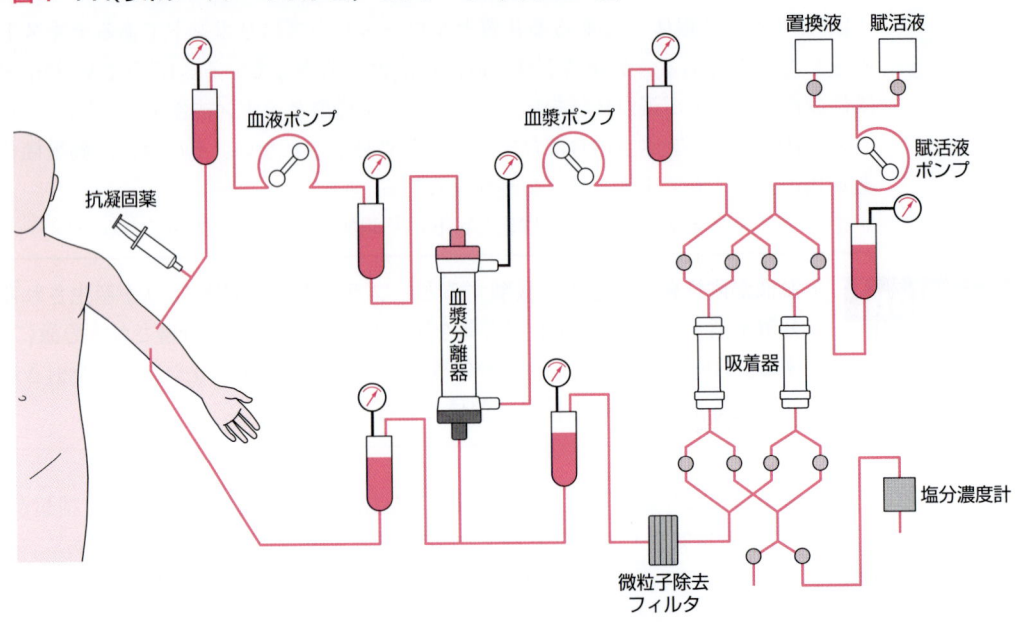

免疫吸着

　免疫吸着器にはセレソーブ®(カネカメディックス)とイムソーバ®(旭化成メディカル)がある(図5)。

　セレソーブ®はリガンドにデキストラン硫酸を用い, 陽性荷電である抗カルジオリピン抗体, 抗DNA抗体, 免疫複合体を吸着する。リポソーバー®より孔径を小さくすることで自己抗体の吸着能を向上させている。セレソーブ®はリポソーバー®システムと同様に2個の吸着器を用いる(図4)。

図5　免疫吸着器

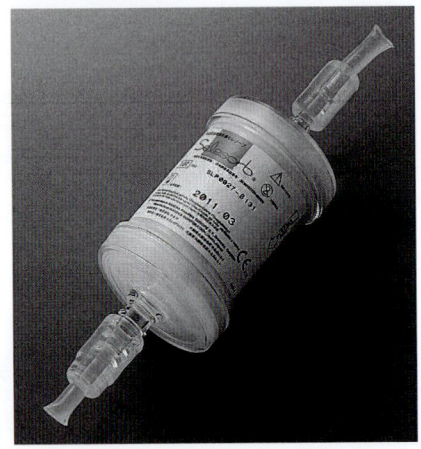

〔カネカメディックス：セレソーブ®〕

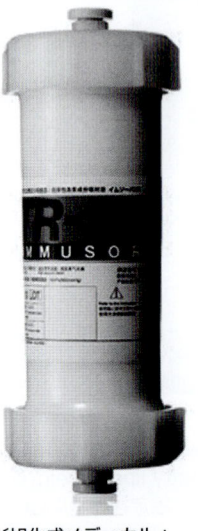

〔旭化成メディカル：イムソーバ®TR-350〕

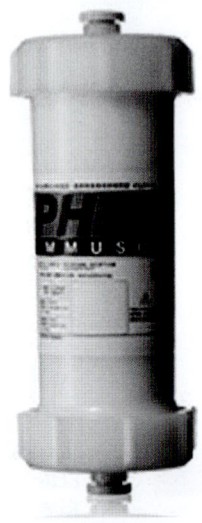

〔旭化成メディカル：イムソーバ®PH-350〕
（許可を得て掲載）

全身性エリテマトーデス(SLE*14)に保険適応がある。

イムソーバ®はTR-350とPH-350がある。どちらも担体は多孔質ポリビニルアルコールゲルで，リガンドにトリプトファンを固定したものがTR-350，フェニルアラニンを固定したものがPH-350である。吸着原理は疎水結合*15であり，一部イオン結合もある。

TR-350は抗アセチルコリンレセプタ抗体の親和性が高く，重症筋無力症をはじめとする神経疾患に用いられることが多い。また，フィブリノーゲンの吸着能も高いため，連日TR-350を用い治療を行う際は，フィブリノーゲンの値に注意する必要がある。神経疾患にはPEやDFPPも用いられるが，PEと同程度に抗体除去が可能でかつ血液製剤を必要としない血漿吸着法が施行されることが多い[3]。

PH-350は免疫複合体，抗DNA抗体，リウマトイド因子を吸着するため悪性関節リウマチ，SLEに用いられる。その他，ギラン・バレー症候群，多発性硬化症，慢性炎症性脱髄性多発根神経炎に保険適応がある。

Caution!
- セレソーブ®，TR-350はACE阻害薬禁忌である。PH-350は併用注意となっており，治療に先立ちあらかじめ休薬しておく必要がある。

用語
- *14 **SLE**：systemic lupus erythematosus
- *15 **疎水結合**：水溶液中で水との親和性が低い物質同士が水との接触を少なくするように互いに接近する作用による結合。

治療条件[2]

表2に一般的な治療条件を示す。血漿分離速度は血液流量の30％以下に設定する。30％以上では溶血を起こす可能性がある。

表2 一般的な治療条件

吸着の種類	名称	血漿分離速度 [mL/min]	血漿分離器 TMP[*16] [mmHg(kPa)]	吸着器圧力 [mmHg(kPa)]	血漿処理量 [L]	注意点
ビリルビン吸着	プラソーバ® BRS-350 メディソーバ® BL-300	30以下	60(8)	差圧 300(40)	3〜5	プライミング時のヘパリンは若干多く使用
LDL吸着	リポソーバ® LA-40S	15〜35		差圧 100(13.3)	3L程度	ACE阻害薬禁忌
	リポソーバ® LA-15	15〜35		差圧 100(13.3)	治療時間 2〜3時間	ACE阻害薬禁忌
免疫吸着	セレソーブ®	15〜35		差圧 100(13.3)	3.5〜4.5 治療時間 2〜3時間	ACE阻害薬禁忌
	イムソーバ® PH-350	20以下		入口圧 300(40)	2〜3	・ACE阻害薬注意(あらかじめ休薬) ・吸着器内の血漿は空気で回収
	イムソーバ® TR-350	20以下		入口圧 300(40)	1.5〜2	・ACE阻害薬禁忌 ・フィブリノーゲン吸着(連日使用は注意) ・血漿処理1.2〜1.5L 以上で血圧低下注意 ・吸着器内の血漿は空気で回収

抗凝固薬
ヘパリン　初回1,000〜2,000単位，持続1,000〜1,500単位/hr
ナファモスタットメシル酸塩　持続20〜50mg/hr

ここがポイント
- 治療を行う際は，患者の状態を把握するとともに，保険適応疾患，適応方法，適応条件を満たし，治療条件・頻度・間隔，投薬内容を確認する。

◎参考文献
1) 林　伸幸：ビリルビン吸着器. 腎と透析, 65(増刊号)：259-263, 2008.
2) 中園和子：アフェレシスデバイス使用マニュアル(簡易版)2011. 日本アフェレシス学会雑誌, 30(3)：369-387, 2011.
3) 澁谷統壽：神経疾患. クリニカルエンジニアリング別冊　アフェレシスマニュアル, p.182-201, 秀潤社, 1991.

用語　*16　TMP：transmembrane pressure(膜間圧力差)

11 血漿交換(PE)，二重濾過血漿交換(DFPP)

Point
- PE[*1]の原理，特徴，基本的な治療条件。
- DFPP[*2]の原理，特徴，基本的な治療条件。
- トラブル対応。

PEの原理，特徴，基本的な治療条件

現在，PEの保険適応疾患としては，血漿交換療法(J039)として25疾患，吸着式血液浄化法(J041)として3疾患，血球成分除去療法(J041-2)として3疾患がある。それぞれ治療の選択，治療条件，治療回数について決められている[1]。

これら血漿交換療法は，血液から病因物質，細胞を分離することから，アフェレシス(分離を意味：ギリシャ語由来)とよばれている。アフェレシス治療は，各々のデバイスにより表1のように大別される。

表1 アフェレシス治療

- 血漿交換(plasma exchange：PE)
- 二重濾過血漿交換(double filtration plasmapheresis：DFPP)
- 血漿吸着(plasma adsorption：PA)
- 血液吸着(hemoadsorption：HA)
- 血球成分除去療法(cytapheresis)

血漿交換治療は，血漿分離器を用いて病因物質を含む血漿成分と血球成分(赤血球，白血球，血小板)を分離し，血漿成分を廃棄して等量の新鮮凍結血漿やアルブミン製剤を補充し置換する方法である。図1に血漿交換療法における血漿交換の治療法の位置づけを示す[2]。

図1 血漿交換療法におけるPE，DFPPの位置付け

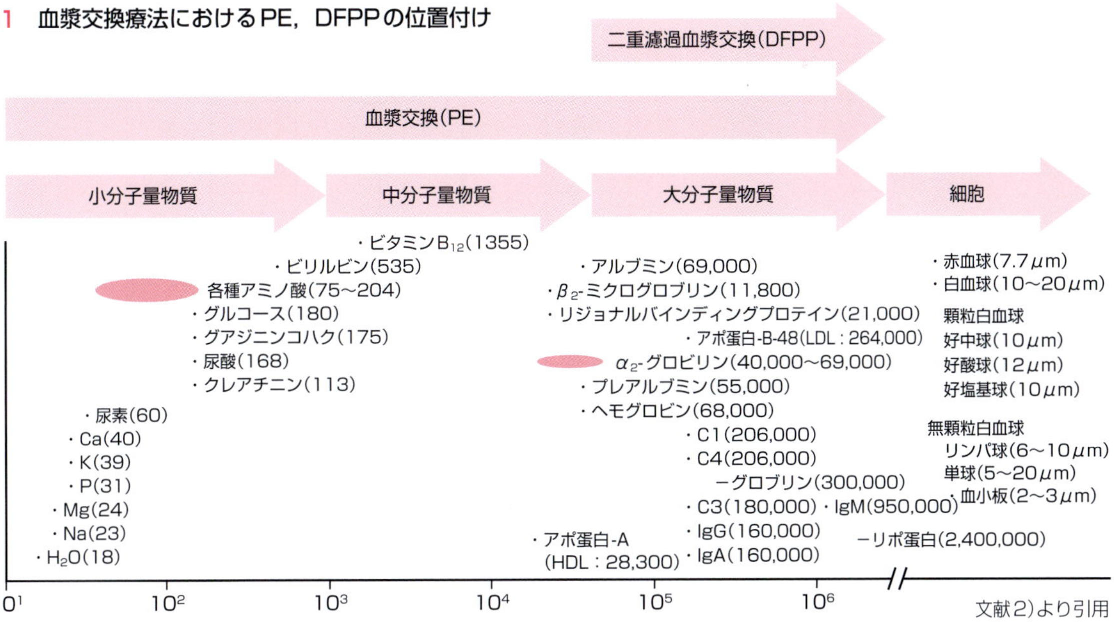

二重濾過血漿交換(DFPP)
血漿交換(PE)

小分子量物質	中分子量物質	大分子量物質	細胞
	・ビタミンB_{12}(1355)	・アルブミン(69,000)	・赤血球(7.7μm)
	・ビリルビン(535)	・$β_2$-ミクログロブリン(11,800)	・白血球(10〜20μm)
各種アミノ酸(75〜204)		・リジョナルバインディングプロテイン(21,000)	顆粒白血球
	・グルコース(180)	・アポ蛋白-B-48(LDL：264,000)	好中球(10μm)
	・グアジニンコハク(175)	・$α_2$-グロビリン(40,000〜69,000)	好酸球(12μm)
	・尿酸(168)	・プレアルブミン(55,000)	好塩基球(10μm)
	・クレアチニン(113)	・ヘモグロビン(68,000)	
・尿素(60)		・C1(206,000)	無顆粒白血球
・Ca(40)		・C4(206,000)	リンパ球(6〜10μm)
・K(39)		-グロブリン(300,000)	単球(5〜20μm)
・P(31)		・C3(180,000) ・IgM(950,000)	血小板(2〜3μm)
・Mg(24)	・アポ蛋白-A	・IgG(160,000)	
・Na(23)	(HDL：28,300)	・IgA(160,000)	-リポ蛋白(2,400,000)
・H_2O(18)			

分子量領域 10^1 10^2 10^3 10^4 10^5 10^6

文献2)より引用

用語
- [*1] PE：plasma exchange(血漿交換)
- [*2] DFPP：double filtration plasmapheresis(二重濾過血漿交換)

血液は，遠心分離した場合や放置した場合に赤血球層，白血球・血小板層および血漿層に分かれる。血漿成分にはグロブリン，アルブミン，フィブリノーゲンなど有用成分と病因物質が含まれる。血漿交換は血球成分以外のすべて（電解質（MW：数十）からリポ蛋白（MW：数百万））が対象となる。従ってすべての疾患が治療対象となる。

　図2に血漿交換法の治療フロー図を示す。患者から血液ポンプにより血液流量100 mL/minで血漿分離器へ送られた血液は，血漿分離器で血球成分と血漿成分に分離される。分離は，60 mmHg以下の低圧力域で30 mL/min（血液流量の30％）の流速で濾過される。濾過された血漿は廃棄され，新たに新鮮凍結血漿あるいはアルブミン製剤が補充される。通常，血漿処理量は，疾患により異なるが循環血漿量の1〜1.5倍程度行われる（循環血漿量＝70[mL/体重kg]×(1−Ht)/100）。

　血漿交換法に用いられる血漿分離器(膜)は，血漿蛋白成分以下すべてを膜に透過させ，赤血球，白血球，血小板などの有形成分は完全に阻止する機能をもつ。対象となる指標物質の分子量は数十から数百万までになる。表2に血漿分離器の種類を示す。

図2　血漿交換法フロー図

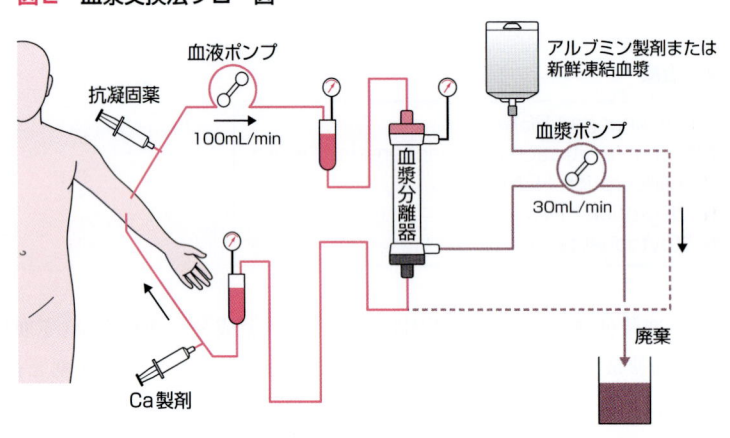

表2　血漿分離器の種類

製造販売	血漿分離器名	膜材質	膜面積[m²]	内径[μm]	膜厚[m²]	膜孔径[μm]	血液側充填量[mL]	血漿側充填量[mL]	滅菌法	最大使用TMP[mmHg]
旭化成メディカル	プラズマフローOP-02W	ポリエチレン(親水化剤エチレン・ビニルアルコール)	0.2	330	50	0.3	25	35	γ-ray	60以下
	プラズマフローOP-05W		0.5				55	75		
	プラズマフローOP-08W		0.8				80	105		
カネカメディックス	サルフラックス®FP-02		0.2				25	35		
	サルフラックス®FP-05		0.5				55	75		
	サルフラックス®FP-08		0.8				80	105		
川澄化学工業	プラズマキュアー®PE-02		0.2				25	35		
	プラズマキュアー®PE-05		0.5				55	75		
	プラズマキュアー®PE-08		0.8				80	105		
	エバキュアー®EC-1A10/20	エチレンビニルアルコール共重合体	1.0/2.0	175	40	0.008	80/150	−	γ-ray	250以下
	エバキュアー®EC-2A10/20		1.0/2.0			0.01		−		
	エバキュアー®EC-3A10/20		1.0/2.0			0.02		−		
	エバキュアー®EC-4A10/20		1.0/2.0			0.03		−		

TMP：transmembrane pressure（膜間圧力差）

膜素材としてはポリエチレン膜が用いられ，単独では疎水性のためにエチレンビニルアルコールにより親水化される。平均膜孔径$0.3\mu m$，膜面積は$0.2m^2$，$0.5m^2$，$0.8m^2$で症例に応じて使い分けされる。また他の膜としては膜孔径が1オーダ小さいエチレンビニルアルコール膜が存在する。エチレンビニルアルコール膜は，膜孔径が小さいことから血漿中の凝固因子，アルブミンなどの有用物質の保持や血漿交換での置換液の節約を目的に用いられる。血漿分離器の性能を示す指標を表3に示す。

表3 性能を規定する因子

膜間圧力差 (transmembrane pressure：TMP)	分離膜内外にかかる圧力を示し， TMP(平均値)＝(血漿分離器入口圧＋血漿分離器出口圧)/2－濾過圧　あるいは， TMP(最大値)＝血漿分離器入口圧－濾過圧　で表す。
限外濾過率 (ultrafiltration coefficient)	一定時間，一定圧力下で透過する液量を示し，膜抵抗の指標(孔数，孔径，膜厚)を表す。
(みかけの)ふるい係数 (sieving coefficient：SC)	SC＝濾液濃度／{(入口濃度＋出口濃度)/2}　あるいは， SC＝濾液濃度／入口濃度　で表し，$0 \leq SC \leq 1$　である。
阻止率(rejection：Rej)	Rej.＝1－SC　で表す。

ここがポイント

使い分け
- 血漿分離器の使い分けは体外循環量を考慮して，おおむね体重30kg以下では$0.2m^2$のものを使用し，それ以上では$0.5m^2$，$0.8m^2$を選択する。$0.2m^2$の血漿分離器の体外循環量は，血液側25mL，血漿側は5mL程度(血漿液面を低くする)である。また，$0.8m^2$の選択は，より血漿濾過量の増大を図るために用いる。

臨床的には，この膜間圧力差を監視しながら治療を行わなければならない。ある圧力，濾過流量を超えると赤血球の破壊(溶血[*3])を生じる。臨床ではTMPを60mmHg以下(添付文書)で操作しなければならない。

図3に臨床における各溶質でのSCを示す。血漿濾過量20mL/minにおいてIgG，IgA，IgM分画は1.0近傍で推移している。またTMPは20mmHg程度で推移している。

図3 血漿分離器におけるIgG，IgA，IgM分画のふるい係数

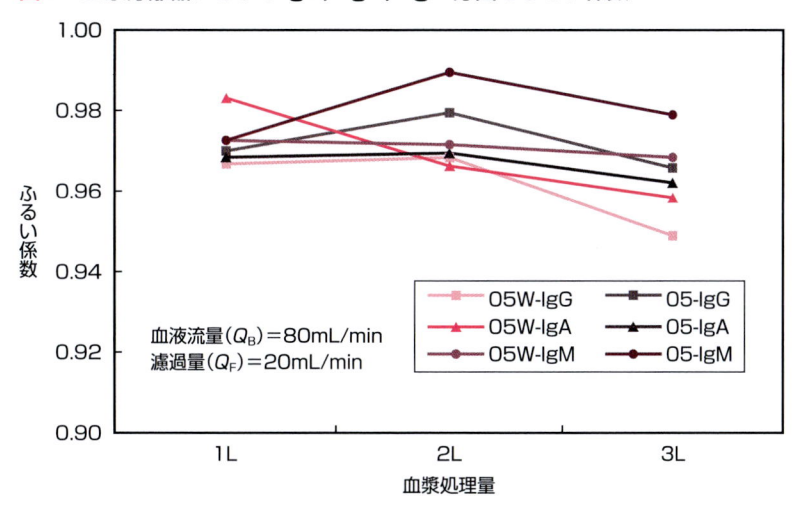

[Graph: x軸 血漿処理量 1L, 2L, 3L；y軸 ふるい係数 0.90–1.00。血液流量(Q_B)＝80mL/min，濾過量(Q_F)＝20mL/min。凡例：05W-IgG，05-IgG，05W-IgA，05-IgA，05W-IgM，05-IgM]

用語　[*3]　**溶血**：物理的・化学的な圧力により赤血球の膜が破壊されて，内部のヘモグロビンが流出する。

血漿交換法の置換液は，新鮮凍結血漿（FFP*4）やアルブミン製剤が用いられる。その選択は，対象となる疾患により異なるが肝疾患や血栓性血小板減少性紫斑病，溶血性尿毒症症候群などでは，凝固因子，止血系諸因子，血漿因子（vWF変換酵素）などを補充する目的からFFPが用いられる。表4にFFPの種類を示す。

種類は全血由来200mL，400mLと成分採血の3種があり血漿容量は各々120mL，240mL，450mLである。有効期限は1年である。また表5に新鮮凍結血漿の生化学値を示す[3]。

表4 新鮮凍結血漿の種類

	新鮮凍結血漿「日赤」		
略語	FFP-1	FFP-2	FFP-5
単位数	1	2	5
製造方法	全血由来200mL	全血由来400mL	成分採血
血液保存液	CPD液28mL	CPD液56mL	ACD-A液15mL/100mL
容量	約120mL	約240mL	約450mL
貯蔵方法	−20℃以下	−20℃以下	−20℃以下
有効期限（採血後）	1年	1年	1年
白血球除去	白血球除去フィルター		成分採血
凍結までの時間	8時間以内		6時間以内
NaCl	0.45g	0.9g	1.6g

CPD：citrate phosphate dextrose（クエン酸・リン酸・ブドウ糖）

表5 新鮮凍結血漿と正常血液の性状比較

	新鮮凍結血漿[※1]			正常血清[※2]
	200mL全血採血由来（n=20）CPD	400mL全血採血由来（n=10）CPD	成分採血由来（n=10）ACD	
Na[mEq/L]	174±5	175±4	153±4	137～145
Cl[mEq/L]	81±9	75±2	76±3	99～107
グルコース[mg/dL]	362±20	352±19	366±35	70～110
浸透圧[mOsm/kgH$_2$O]	290±12	314±1	297±3	276～292
pH	7.40±0.03	7.38±0.03	7.29±0.10	7.31～7.51
無機リン[mg/dL]	10±1	10±1	3.4±0.8	2.4～4.3
総蛋白[g/dL]	6.3±0.6	6.0±0.2	5.6±0.2	6.8～8.2
アルブミン[g/dL]	4.0±0.3	4.0±0.1	4.0±0.3	4.0～5.0
フィブリノーゲン[mg/dL]	244±19	238±21	256±60	150～400[※3]

※1　日本赤十字社：Blood Information No1, 1987.
※2　標準値：SRL臨床検査ハンドブック, 1996.
※3　血漿での測定値

文献3）より引用

保存液によりNa，無機リン，グルコースが高い値を示したり，希釈により総蛋白濃度が低値を示す。これら各測定値を理解したうえで使用することが必要である。また，FFPではクエン酸負荷があるため低Ca血症（しびれ感）を起こす場合があり注意しなければならない。これらの対応として血液透析の併用やCa剤の持続投与が行われる。表6にはFFPの使用上の注意を示す[4]。

用語　*4　FFP：fresh frozen plasma

表6　新鮮凍結血漿の使用上の注意

①融解法
　30～37℃恒温槽で急速融解，3時間以内に使用する。
　融解後，保存する場合2～6℃の保冷庫に保管。
　保存すると不安定な凝固因子（第V，Ⅷ因子）は急速に失活する。他の凝固因子の活性は比較的長い時間保たれる。
②感染症の伝播
　ウイルス不活化されていないため感染症の伝播を起こす危険性がある。
③クエン酸中毒（低カルシウム血症）
　大量投与によりCaイオンの低下による症状（手指のしびれ，嘔気など）を認めることがある。
④ナトリウム負荷
　全血由来では血液保存液としてCPD液を用いている。200mL採血由来（FFP-LR1 120mL）0.45g，400mL由来（FFP-LR2 240mL）0.9gのナトリウムが負荷される。成分採血由来では血液保存液としてACD-A液を用いている。成分採血（FFP-3 450mL）1.6gのナトリウムが負荷される。
⑤アレルギー反応，アナフィラキシー反応
　アレルギー反応，アナフィラキシー反応を起こすことがある。
⑥輸血セットの使用

文献4)より抜粋引用

使用上の注意では，30～37℃恒温槽で急速解凍，3時間以内に使用することが重要である。また，感染については400mL採血や核酸増幅検査などさまざまな検査が実施されるが，リスクもあることから新鮮凍結血漿の使用は最小限に留める必要がある。

　上述した肝疾患などの疾患にFFPを用いるのに対し，それ以外の疾患については，5～8％アルブミン製剤が置換液として用いられる。表7にアルブミン製剤の種類を示す。

　アルブミン製剤は，人血清アルブミン製剤（アルブミン純度が含有総蛋白の96％以上）が選択される。希釈する場合では電解質液（乳酸加リンゲル液，生理食塩液など）が用いられる。表7に示すように5％アルブミン製剤では，NaClが容量100mLでは800mg，容量250mLでは1,900～2,000mg含まれることから大量に血漿交換を実施する場合では注意が必要である。また乳酸リンゲルでは高K値に注意が必要である。治療では膠質浸透圧（π）の較差を少なくすることが重要である。膠質浸透圧（π）の求め方は以下の式で求められる[4]。

$$\text{Alb濃度から } \pi = 2.8C + 0.18C^2 + 0.012C^3$$
$$\text{TP濃度から } \pi = 2.1C + 0.16C^2 + 0.009C^3$$

なお，置換液量については江口氏考案のグラフを参考にされたい[5]。

表7　人血清アルブミン製剤の種類と保存液

Alb濃度 [%]	容量 [mL]	Alb [g]	アセチルトリプトファンナトリウム [mg]	カプリル酸ナトリウム [mg]	塩化ナトリウム [mg]
5	100	5	107.3	66.5	800
5	250	12.5	246.3～273.72	144.2～182.4	1,900～2,000
20	20	4	85.6～87.6	53.18～54.3	
20	50	10	214～219	132.96～135.8	80
25	20	5	107.3	66.5	
25	50	12.5	246.3～269.27	144.2～182.4	

ここがポイント　浸透圧較差

- 浸透圧較差を少なくする理由は，循環血液量内の水分移動を少なくすることにあり，水の移動は血圧低下や浮腫の原因となる。

● DFPPの原理，特徴，基本的な治療条件

　DFPPは，FFPの使用量，感染の問題から分離血漿を再度膜孔径の異なる血漿成分分画器により，病因蛋白を含むグロブリン分画と有用成分であるアルブミン分画とに分離することである。DFPPのフロー図を示す(図4)。

図4　DFPPのフロー図

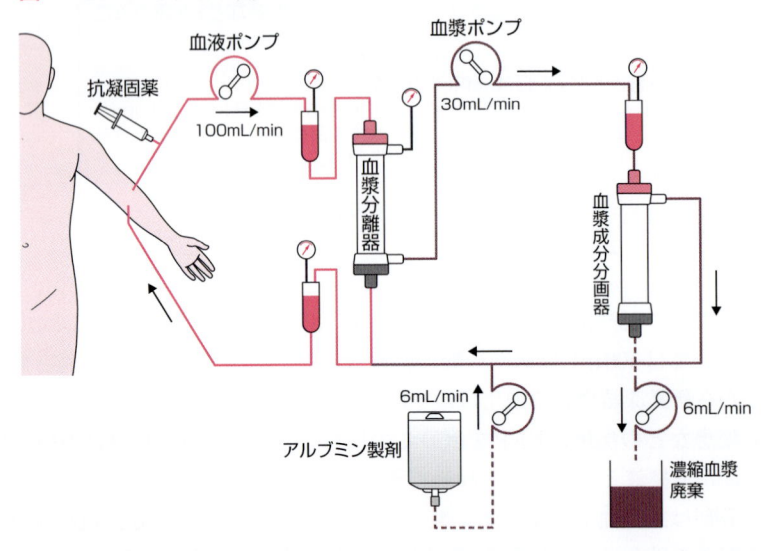

　血漿ポンプ流量は血液流量の30％，濃縮廃棄ポンプおよび置換液ポンプは，その20％である。置換液は濃縮廃棄血漿500～1,000mLに対し同量のアルブミン製剤が補充される。20％，25％アルブミン溶液を電解質液(乳酸加リンゲル液，生理食塩液)により希釈して使用する。
　おおむね濃度設定は，5～12％である。置換液量，濃度設定は江口氏のグラフを参考にされたい[5]。使用される血漿成分分画器の種類を表8に示す。

表8　血漿成分分画器の種類

	品名	膜材質	膜面積 [m²]	中空糸内径[μm]	膜厚[μm]	平均膜孔径[μm]	滅菌方法	最大使用TMP[mmHg]
旭化成メディカル カスケードフロー	EC-20W	エチレンビニルアルコール共重合体	2.0	175	40	0.01	γ線	500以下
	EC-30W					0.02		
	EC-40W					0.03		
	EC-50W					0.03		
川澄化学 エバフラックス	2A10	エチレンビニルアルコール共重合体	1.0	175	40	0.01	γ線	500以下
	2A20		2.0			0.01		
	3A20		2.0			0.02		
	4A10		1.0			0.03		
	4A20		2.0			0.03		
	5A20		2.0			0.03		

　膜素材はエチレンビニルアルコール共重合体1種類のみである。膜孔径は，血漿分離膜に比較して1オーダ小さい0.01μm，0.02μm，0.03μmであり，膜面積は，1.0m²，2.0m²の2種である。図5に各血漿成分分画器EVA2A・EC20W，EVA3A・EC30W，EVA4A・EC40W，EVA5A・EC50Wの阻止率を示す。

図5 血漿成分分画器の阻止率

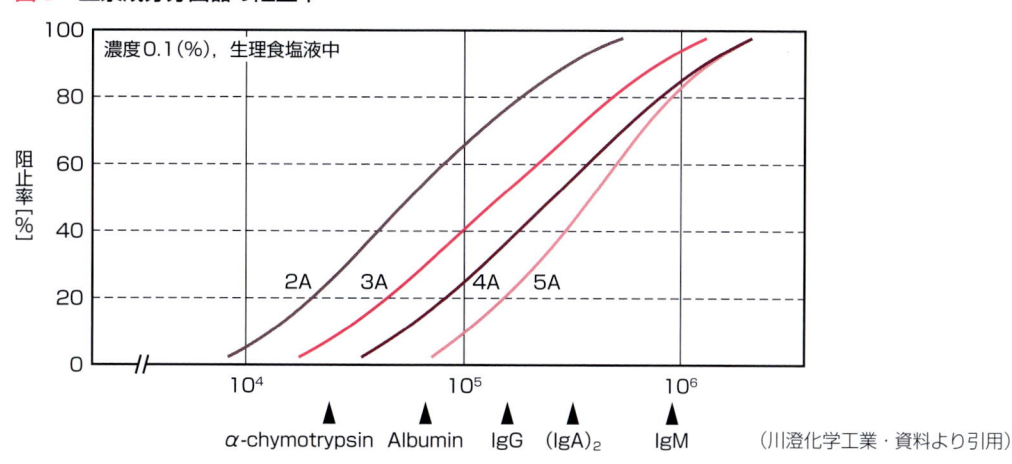

縦軸: 阻止率 [%] (0〜100), 横軸: 分子量 (10^4〜10^6)
曲線: 2A, 3A, 4A, 5A
濃度0.1 (%), 生理食塩液中
マーカー位置: α-chymotrypsin, Albumin, IgG, (IgA)$_2$, IgM

(川澄化学工業・資料より引用)

EVA2A・EC20WからEVA5A・EC50Wへと膜孔径は大きくなる。アルブミンの阻止率は各々60〜数％，IgGで80〜20％，IgM100〜80％程度示す。**表9**に各疾患の除去対象物質に応じた血漿成分分画器の選択法を示す。

DFPPでは濃縮廃棄血漿500〜1,000mLに応じて同量のアルブミン製剤（5〜12％）が補充される。アルブミン製剤の作製は20％，25％アルブミン溶液を電解質液（乳酸加リンゲル液，生理食塩液など）により希釈する。**表10**にその作製例を示す。

アルブミン濃度の設定は血漿成分分画器より決められ，その血漿成分分画器の選択は対象疾患に依存する。置換液を必要とする血漿成分分画器は2A（20E），3A（30E），4A（40E）で，5A（50w）では基本的に不要である。アルブミン濃度の設定は患者の血液（TP，アルブミン濃度），除去率（IgG，ほか）などにより変化するものであり，おおむね**表9**に示す濃度で行われている。文献5）では，2Aを選択した場合でのアルブミン濃度の設定について治療条件を基に置換液量，濃度が早見図として示されており参照されたい。

表9 血漿成分分画器の選択（デバイスの選択と適応される疾患・指標）

置換Alb（％）	二次膜カスケード	分子量	病因物質	疾患
10〜12％	20W	小	自己抗体 IgG IgA など	・神経疾患（重症筋無力症，多発性硬化症，悪性関節リウマチなど） ・皮膚疾患（天疱瘡，類天疱瘡 など） ・免疫疾患（重度血液型不適合妊娠，同種移植 など） ・血液疾患（多発性骨髄腫，ミクログロブリン血症 など） ・代謝性疾患（家族性高コレステロール血症，閉塞性動脈硬化症，巣状糸球体硬化症）
7〜8％	30W			
4〜5％	40W		免疫複合体 CIC など Fib IgM	
基本的になし （全濾過）	50W	大	LDL HCV	

表10 置換液の作製方法

①Alb濃度10〜12％（EVA2A・EC20W） 　調整：Alb25％50mL（4本）を電解質溶液200mLに溶解	12.5％
②Alb 7〜8％濃度（EVA3A・EC30W） 　調整：Alb25％50mL（2本）を電解質溶液250mLに溶解	7.1％
③Alb 4〜5％濃度（EVA4A・EC40W） 　調整：Alb25％50mL（1本）を電解質溶液250mLに溶解	4.2％

DFPPの変法としてDFサーモ，冷却濾過法がある。

DFサーモは，分離された血漿を加温（加熱ヒータ42℃設定）して血漿粘性を低下させることで病因関連物質とアルブミンの分画特性の向上を図り血漿処理の延長を目的に行われる。金野らのin vitroでのDFサーモ試験では温度上昇により血漿処理量の増大とアルブミンのSCの向上を得ている[6]。

血漿成分分画器は膜孔径の大きいEVA5A・EC50Wが用いられone way法，濃縮血漿再循環流量20mL/minの条件で行われる。最近ではDFサーモ機能を搭載する装置も市販されており（図6），閉塞性動脈硬化症例に対して下肢温度上昇，容積脈波増大が得られている。

図6　KPS8800Ce　DFサーモフロー図

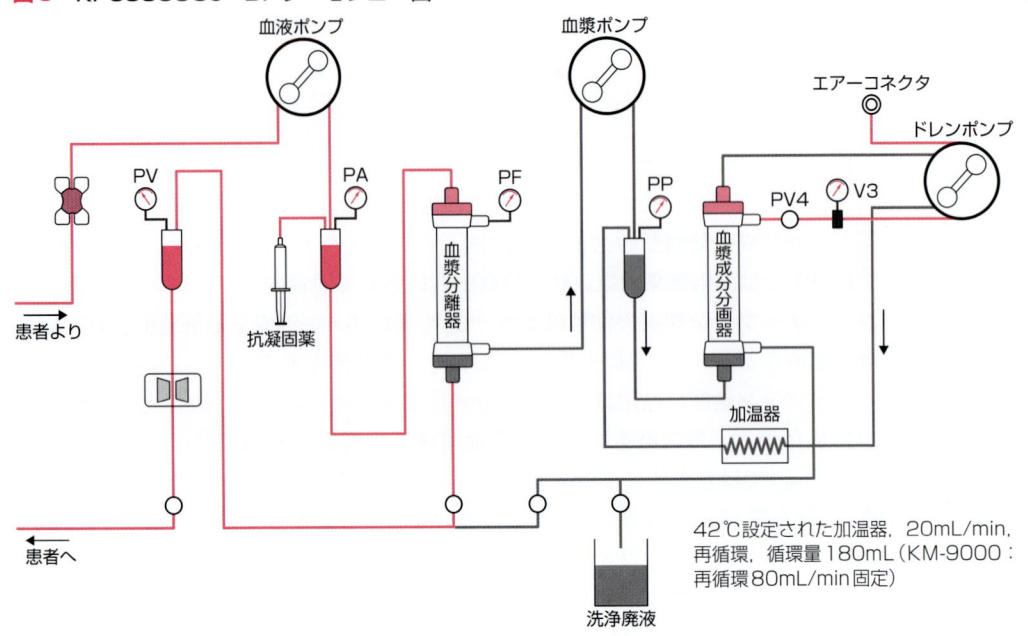

42℃設定された加温器，20mL/min，再循環，循環量180mL（KM-9000：再循環80mL/min固定）

冷却濾過法は，分離血漿を4～10℃まで冷却して冷却凝集物（フィブロネクチン，フィブリノーゲン，ヘパリンなど）を形成させ，膜孔径の大きいEVA5A・EC50Wを用いone way法で濾過する方法である。濾過方法には現状の装置に冷却コイルを組み込み氷水槽に入れて冷却する方法が用いられる。クリオグロブリン血症に対して行われている。DFサーモ，冷却濾過法とも基本的に置換液は用いない。

🔴 PE，DFPPでのトラブル対応

PE，DFPPでは，表11のようなトラブルがある。

表11　主なトラブル

- 血漿分離器でのTMPの上昇
- 血漿分離器での溶血
- 血漿分離器（血漿成分分画器）の凝固
- 血漿成分分画器のTMP上昇
- 血漿分離器での血液リーク（血液漏れ）
- 血漿分離器の動脈圧，静脈圧上昇
- 出血・空気誤入
- 血圧低下，アナフィラキシーショック（薬剤，デバイスなどによる）

血漿分離器でのTMPの上昇

血漿分離器の操作上の指標としてTMPがある。赤血球は変形能を有するが，血漿分離において，ある圧力，濾過流量を超えると赤血球は膜破壊（溶血）を起こす。溶血を抑えるにはTMPを60mmHg以下で使用することが添付文書に示されている。臨床的には血漿濾過流量は，このTMP範囲内において血液流量の30％以下で操作される。

●原因
- 血漿分離器内の膜表面ファウリング・目詰まり
- 血漿分離器凝固・分離器ヘッダー部凝固（白色血栓など）
- 過大血漿濾過流量の設定　などによる。

●発生時の対応

TMPの上昇がみられた場合では血漿ポンプ流量減少，生理食塩液の注入を行い血漿分離器，ヘッダー部などの観察を行う。回避不可能な場合には血漿分離器を交換する。

●対策

抗凝固薬検討，凝固関連検査値（血小板，フィブリノーゲンほか）などを確認する。

血漿分離器での溶血

前述のようにTMP上昇が持続されると溶血が起こる。溶血は濾過血漿が黄色からワイン色となり即判断できる。発生した際には迅速な対応が必要である。

●原因
- 過度の血漿流量の設定（TMP上昇）
- 血液流量の低下（脱血不良）
- 血漿分離器凝固，ヘッダー部目詰まり（血漿分離低下）
- 患者由来（弁置換術症例）　などによる。

●発生時の対応

血漿ポンプを停止後，血液流量の確認（脱血不良），生理食塩液注入を行い血漿分離器・ヘッダー部などの凝固の有無，目詰まりなどを確認する。血漿分離器などの凝固では交換を行う。また，バスキュラーアクセス（VA[*5]）の確認を行う。

●対策
- 適正な血漿流量の設定

    TMPは60mmHg（8kPa）以下に保つ。血液流量80〜150mL/minとし血漿分離速度は，血液流量の30％以下にすること。
- 安定したVAの確保：血液流量80〜150mL/minの確保
- 適正な抗凝固法
- 血漿分離器内の確実な気泡除去（凝固の原因）。
- 患者由来（弁置換術症例など）では経過観察する。
- TMP上昇や脱血不良時に対応可能な圧力連動制御装置の使用。
- 体外循環開始時，最初に血液循環のみを行い，血液循環が安定した後に血漿分離を開始する。

用語　[*5]　VA：vascular access

血漿分離器(血漿成分分画器)の凝固
●原因
- 抗凝固薬の選択ミス
- 抗凝固薬の設定ミス
- 血液流量不足(脱血不良)
- ナファモスタットメシル酸塩(NM*6)使用時，体外循環路の延長による失活
- 患者自身の凝固能亢進　などによる。

●発生時の対応
　初めに生理食塩液を注入し凝固状態を確認し，回避不可能な場合では血漿分離器(血液回路など)を交換する。

●対策
- 適切な抗凝固薬の選択，投与量の設定
- 脱血不良による場合ではVAの再確保
- 患者病態・凝固能の確認
- 定時凝固時間測定(ACT 200 sec)
- 追加投与(NM失活に対して)

血漿分離器での血液リーク(血液漏れ)
●原因
- 血漿分離器中空糸の亀裂・切断
- 血漿分離器膜表面のピンホール
- 血漿分離器ヘッダー部接着不良　などによる。

●発生時の対応
- 血液・(血漿)ポンプ停止，リーク状況把握
- 回避不可能であれば血漿分離器を交換する。

●対策
- 組立時，プライミング時，体外循環開始時での観察

血漿分離器の動脈圧，静脈圧上昇
●原因
- 血漿分離器の凝固
- 動脈圧・静脈圧エアートラップの凝固・血栓
- 静脈カニューレ閉塞　などによる。

●発生時の対応
- 回避不可能な場合は血漿分離器，回路などを交換する。
- 静脈カニューレ閉塞では再穿刺・血栓除去を行う。

●対策
　抗凝固薬の選定，投与量の検討，凝固関連因子の確認を行う。

用語　*6　**NM**：nafamostat mesilate

血漿成分分画器のTMP上昇

血漿成分分画器のTMP上昇は，有用成分のアルブミンの損失が大きくなることからTMP200mmHg以下での使用が望ましいとされる。

●原因
- 血漿成分分画器でのファウリング現象，膜孔径目詰まり
- ヘッダー部でのフィブリン塊形成による中空糸閉塞　などによる。

●発生時の対応

濃縮血漿ポンプの一時的増加や逆洗浄を行う。

●対策

適切な血漿成分分画器の選択・血漿濾過流量の設定，治療モードの検討。

出血・空気誤入

出血・空気誤入は患者への影響が大であり迅速に対応する。多くは接続部不良である。最近では接続ミスやリークなどを事前に発見する血液回路機密テストや血液漏れを検知するチューブ亀裂センサなどを搭載する装置も市販されている。

●原因

各接続部不良（カニューレ・回路，回路・デバイス，薬剤注入・血液採取各ポートなど），ポンプセクション亀裂などによる。

●発生時の対応

出血部位を確認し，出血量に応じて輸液などを行う。空気混入は吸引部位，患者体内への流入の有無を確認し，体内混入のある場合では下肢挙上，左側臥位，心電計，酸素・薬剤投与などの処置を行う。

●対策

プライミング時，治療開始時において各接続部，ポートなどの接続を十分確認する。

血圧低下，アナフィラキシーショック（薬剤，デバイスなどによる）

●原因
- ACE阻害薬服用

  添付文書に併用注意の記載あり：カスケードフローEC（旭化成メディカル），エバフラックス®（川澄化学工業）
- 体外循環量過剰，置換液収支バランス異常

●発生時の対応
- アレルギー反応，ブラジキニン（BK[*7]）によるものでは治療を中止する。
- 体外循環量によるものでは一時的に血液（血漿）流量を低下し輸液，薬剤などを投与する。
- 置換液収支異常では量的調整を行う。

●対策
- 低体重，低アルブミン血症患者に対してはデバイスの検討やアルブミン製剤によるプライミングを検討する。
- 循環血液量のモニタリングを行う。

用語　[*7]　BK：bradykinin

その他操作上の留意点

- 血液回路,血漿回路について
  - 血漿分離器,血漿成分分画器の血漿回路接続部の形状は,スリップイン方式であり,外部からの圧力による脱落も考えられることから使用では注意が必要である。
  - 接続部のカラーリングも各社各様であり,他の血液浄化器との誤接続の可能性もあり交換時などでは注意が必要である。
  - 採血ポート,薬剤注入ポートはニードル式であり感染,誤穿刺に注意をする必要がある。
- アフェレシス装置について
  - アフェレシス装置は,各ポンプの名称,流量表示,カラーリングなどについては差異がみられる。このことから操作ミスが発生しないよう十分な注意が必要とされる。

まとめ

　血漿分離器,血漿成分分画器の性能(特性)を熟知して治療すること,そしてインシデント,アクシデント発生では迅速に対応できる技能や資質を保持しておくことが安全な治療を提供するうえで重要である。

◎参考文献
1) 医科点数表の解釈 平成24年4月版,社会保険研究所,2010.
2) 小川真里子:単純血漿交換療法・二重膜濾過血漿交換法. Clinical Engineering, 19(4), 2008.
3) 厚生労働省:血液製剤の使用指針(改訂版)
   http://www.mhlw.go.jp/new-info/kobetu/iyaku/kenketsugo/5tekisei3b03.html
4) 厚生労働省:新鮮凍結血漿の適正使用.輸血療法の実施に関する指針および血液製剤の使用指針,改定版,2009.
5) 江口　圭:置換液の使用方法と至適濃度設定法.日本アフェレシス学会雑誌,26:36-47, 2007.
6) 金野好恵:血漿成分分画器Evaflux5Aの濾過分離特性に及ぼす温度の影響.日本アフェレシス会誌,25:153-158, 2006.

12 白血球系細胞除去療法(LRT)

Point

- LRT[*1]は，直接血液吸着法（DHP[*2]），遠心分離法（CF-LA[*3]）などの方法で施行可能だが，多くはDHPで行われている。
- 吸着カラムとしてアダカラム®（JIMRO社製）を用いた場合は顆粒球除去療法（GCAP[*4]またはGMA[*5]），セルソーバ®（旭化成メディカル社製）を用いた場合は白血球除去療法（LCAP[*6]）と表記される。
- GCAP，LCAPに用いる吸着カラムは，吸着・除去原理が異なる。
- GCAPは，潰瘍性大腸炎，クローン病，膿疱性乾癬，LCAPは，潰瘍性大腸炎，関節リウマチに適応される。
- 施行に際しては，各吸着カラムの血液灌流速度（血液流量），抗凝固薬，施行頻度，血液処理量，有害事象などについて把握する。

LRTの分類と保険適応

　LRTは，疾患や症状の原因と考えられる白血球成分を除去することにより，免疫抑制，炎症の抑制を図り病態を改善する治療法である。

　LRTには，主に顆粒球・単球を除去するGCAP療法（GMAと同義），顆粒球・単球のほか，一部リンパ球，血小板なども除去するLCAP（狭義のleukocytapheresis）療法，遠心分離法によって白血球を除去するCF-LA療法がある（図1）。

図1　白血球系細胞除去療法の分類

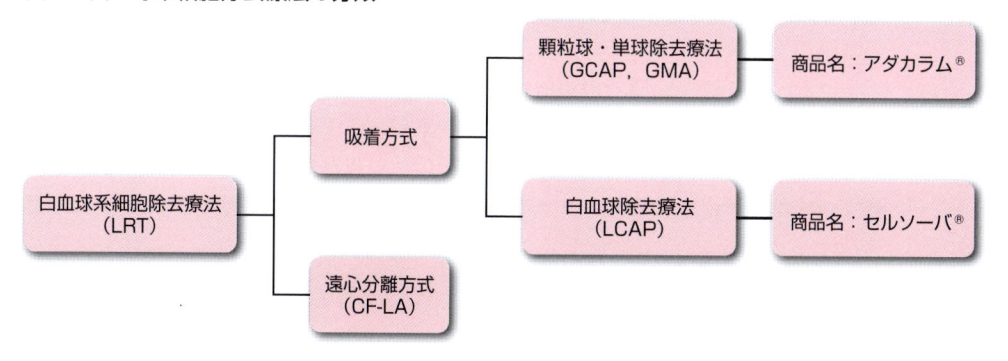

白血球系細胞除去療法（LRT）
- 吸着方式
  - 顆粒球・単球除去療法（GCAP, GMA）— 商品名：アダカラム®
  - 白血球除去療法（LCAP）— 商品名：セルソーバ®
- 遠心分離方式（CF-LA）

用語

- [*1] LRT：leukocyte removal therapy（白血球系細胞除去療法）
- [*2] DHP：direct hemoperfusion
- [*3] CF-LA：centrifugal leukocytapheresis
- [*4] GCAP：granulocytapheresis
- [*5] GMA：granulocyte and monocyte apheresis
- [*6] LCAP：leukocytapheresis

それぞれ2000年，2001年，2004年に難治性急性期潰瘍性大腸炎に対して健康保険への適応が認可された。CF-LAによるLRTは，特定保険医療材料として指定された回路が存在しないために一部の限られた施設で行われているのみで，普及していない。2009年にはクローン病（CD[*7]）への適応が追加され，さらに2011年には，膿疱性乾癬の適応が認められている。用いる吸着カラムは，適応疾患が異なるため注意が必要である（表1）。

LRTに用いる吸着器の一般名称は，「血球細胞除去用浄化器」である。

表1 白血球系細胞除去療法の保険適応疾患（2014年4月現在）

疾患名	アダカラム®	セルソーバ®
潰瘍性大腸炎	○	○ (Eシリーズ)
クローン病	○	―
関節リウマチ	―	○ (CSシリーズ)
膿疱性乾癬	○	―

LRTの体外循環回路構成

本治療の体外循環回路を図2，各吸着カラムの仕様を表2に示す。直接血液吸着法の基本的な回路構成がそのまま適応可能である。この場合，カラム内の血液凝固状態は，カラム入口－出口間の圧力差によって判断するためカラムの入口，出口の圧力を同時にモニタリングする。

添付文書における吸着カラム内への血流方向は，アダカラム®で下から上，セルソーバ®で上から下に流すこととされている。図2では，抗凝固薬の注入部位が血液ポンプの下流部になっている。筆者の施設では，ナファモスタットメシル酸塩を使用する場合は，体外に取り出された血液が速やかにナファモスタットメシル酸塩と合流させるために脱血側留置針の近くで投与している。これは，低速での血液流量であるがゆえに，脱血された血液と抗凝固薬が合流するまでに糸状の凝血発生を経験したことによる。

バスキュラーアクセスは，通常，肘関節に近い皮静脈を用いた脱血，返血としてそれぞれ片腕ずつ確保し，留置するカニューラは，サイドホール付き透析用17G～19Gが用いられる。

図2 白血球除去療法の施行回路図

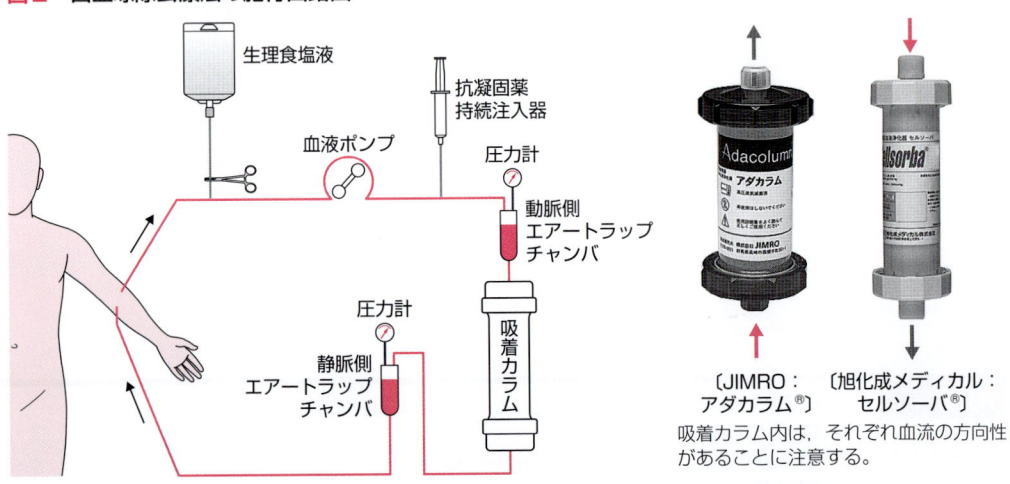

〔JIMRO：アダカラム®〕　〔旭化成メディカル：セルソーバ®〕

吸着カラム内は，それぞれ血流の方向性があることに注意する。

用語　*7　CD：Crohn's disease

表2 吸着カラムの仕様

		セルソーバ®				アダカラム®
適応疾患		潰瘍性大腸炎		関節リウマチ		潰瘍性大腸炎 クローン病 膿疱性乾癬
		EX	EI	CS-100	CS-180S	
吸着材	材質	ポリエチレンテレフタレート不織布				吸着担体：酢酸セルロースビーズ
	繊維径	0.8〜2.8μm	0.8〜2.8μm	0.8〜2.8μm	0.8〜2.2μm	ビーズ径：直径約2mm 担体量：220g
容器	長さ	200mm	125mm	200mm	274mm	206mm
	外径	φ45mm				φ60mm
	材質	ポリカーボネート				ポリカーボネート
プライミングボリューム		170mL	90mL	170mL	270mL	130mL
滅菌方法		γ線				高圧蒸気滅菌
充填液		ピロ亜硫酸ナトリウムおよび炭酸ナトリウム水溶液				生理食塩水

各吸着カラムの特徴

アダカラム®（JIMRO社製）

●構造と仕様

　アダカラム®は，直径2mmのセルロース・アセテート製ビーズをポリカーボネート製容器に約35,000個充填したものである。カラム内は，メッシュによりビーズおよび微細な異物などが流出しない構造になっている（図3）。

図3　アダカラム®の外観と吸着担体

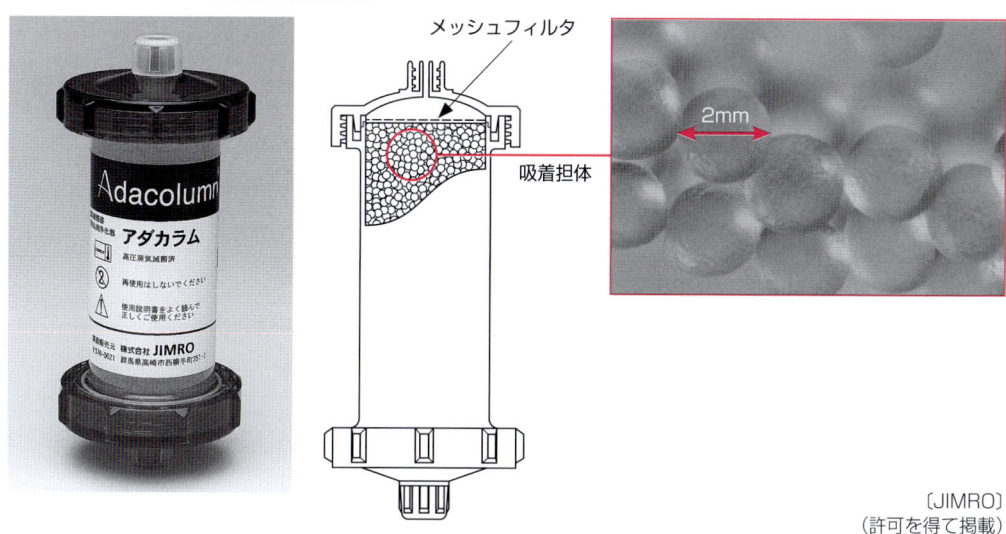

〔JIMRO〕
（許可を得て掲載）

●吸着原理

　アダカラム®における顆粒球の吸着原理は，担体である酢酸セルロースビーズの表面に免疫グロブリンや補体因子が吸着し，これらに対するレセプタをもつ顆粒球や単球が選択的に吸着されるという，免疫学的な機序に基づいている。

　まず補体活性化産物であるiC3bや免疫グロブリン（IgG）がFc部分を表面に呈した状態で吸着，コーティングされる。顆粒球，単球はC3b，Fcレセプターを有しているためにビーズの表面に結合，吸着され，同様のレセプターをもつ一部のB細胞，T細胞も吸着される[1]（図4）。

図4　アダカラム®による吸着機序

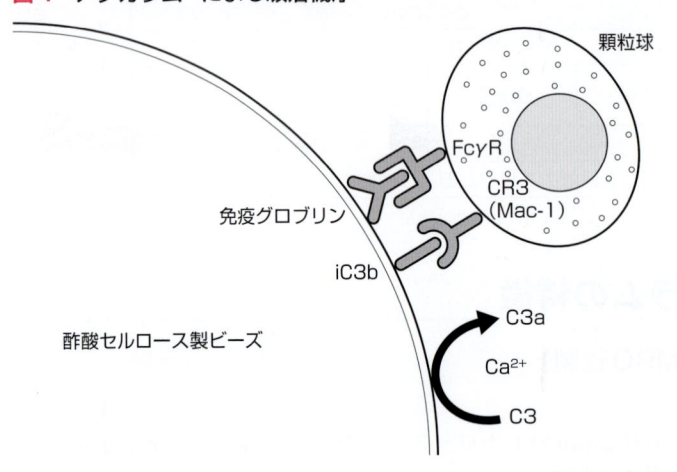

文献1）より引用

●吸着特性

　セルロース・アセテート製ビーズは，顆粒球の吸着能力は高いが，リンパ球や血小板は，吸着されにくく，顆粒球は，カラム通過前後で約20～30％の吸着率である[2]（図5）。

　図6にビーズ表面に吸着された様子を示す。

図5　アダカラム®の顆粒球吸着特性

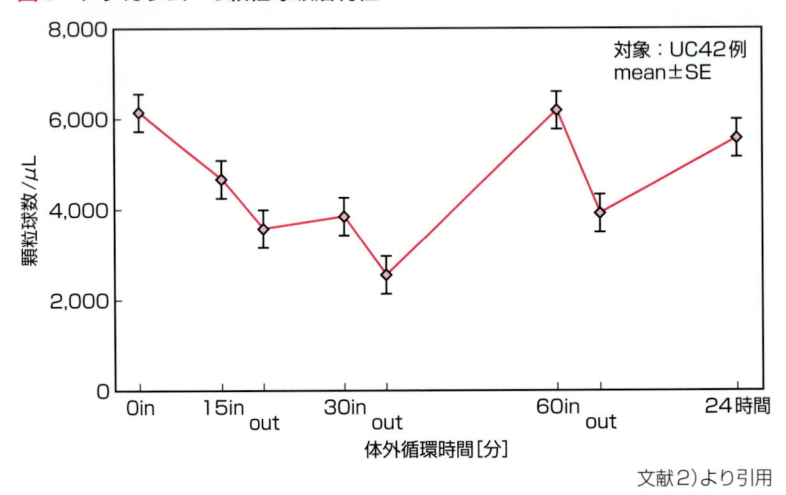

対象：UC42例
mean±SE

文献2）より引用

図6　アダカラム®吸着担体の白血球吸着像

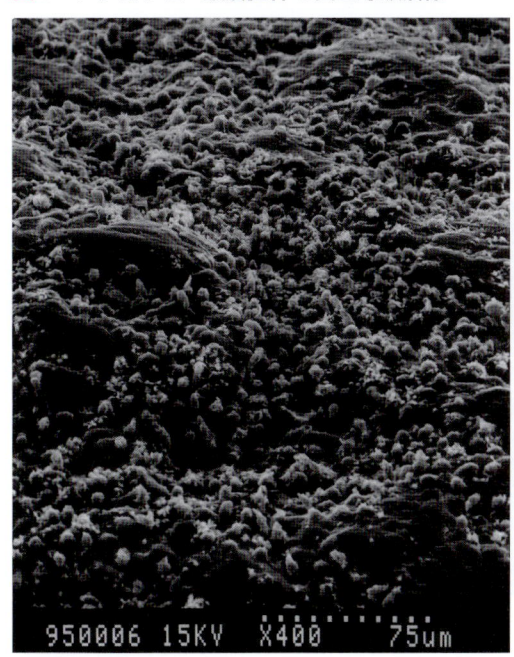

走査電子顕微鏡写真　400倍
主に顆粒球と単球/マクロファージが吸着している。

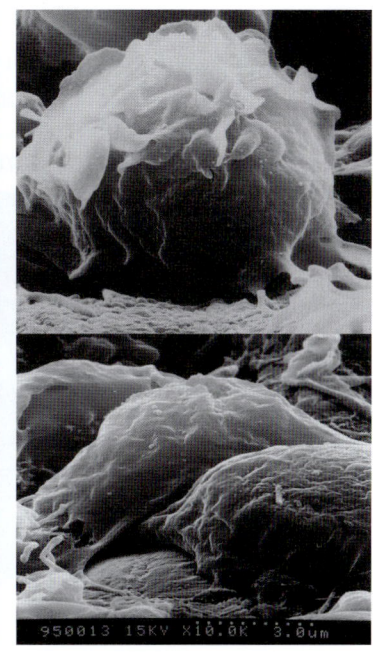

走査電子顕微鏡写真　1,000倍
文献3)より許諾を得て転載

セルソーバ®(旭化成メディカル社製)

●構造と仕様

　セルソーバ®は，ポリエステル不織布を吸着フィルタとした白血球除去器である。カラム内に入った血液は，円盤によりいったん外周に導かれ外側に配置されたプレフィルタで濾過後さらに繊維径が小さいフィルタを通過し白血球が吸着除去される(図7)。このようなカスケード構造は，フィルタの目詰まりを軽減し高い白血球除去率を得るために有効である。なお，セルソーバ®は，用途別に4種類の製品があり適切な選択を行う必要がある(図8)。

図7　セルソーバ®の外観と吸着フィルタ

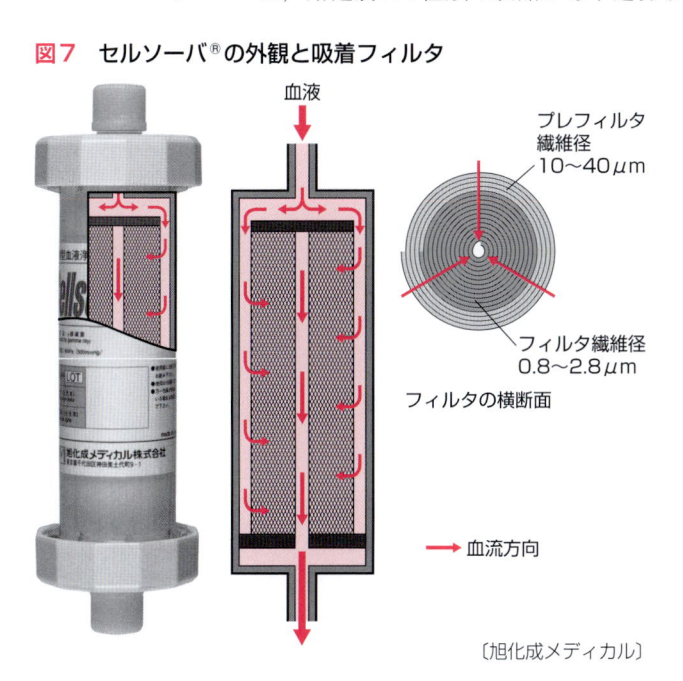

血液
プレフィルタ繊維径 10～40μm
フィルタ繊維径 0.8～2.8μm
フィルタの横断面
血流方向
〔旭化成メディカル〕

図8　各種セルソーバ®

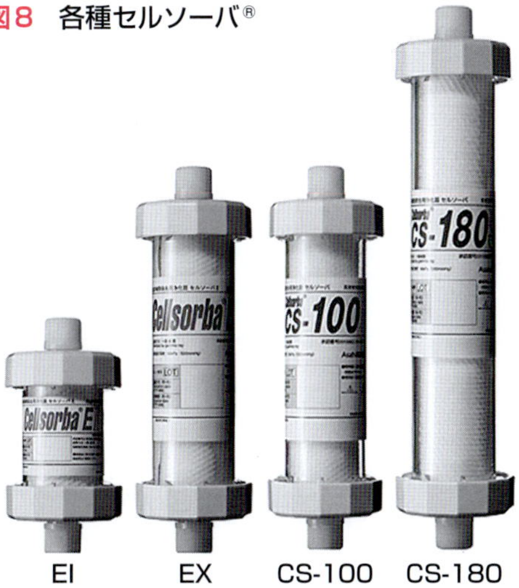

EI　EX　CS-100　CS-180

潰瘍性大腸炎用：EI(低体重用)
　　　　　　　　EX(成人用)
関節リウマチ用：CS-100(成人用)
　　　　　　　　CS-180(大量処理，目詰まり防止など)
〔旭化成メディカル〕

● 吸着原理

セルソーバ®は，吸着現象とフィルタによるふるいの原理を利用して白血球や血小板などを除去する．不織布の繊維の間に血小板，白血球などが付着し目詰まりが起きることを利用するため(図9)，カラムの入口－出口間の圧力差は，発生しうるものである．

図9　セルソーバ®不織布に捕捉された白血球像

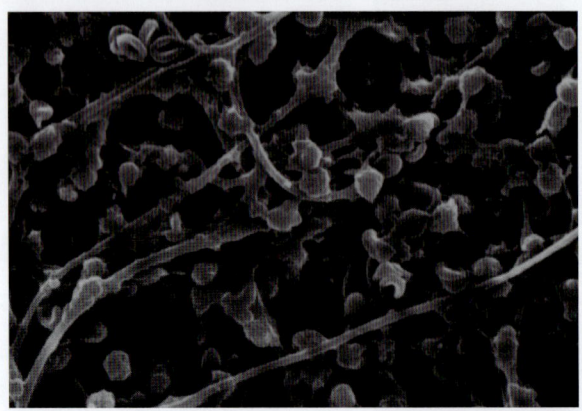

〔旭化成メディカル〕
（許可を得て掲載）

● 吸着特性

セルソーバ®CS-100のカラム前後における吸着効率を図10に示す．顆粒球は，ほぼ100％吸着効率を有している．リンパ球，血小板なども吸着されるが，血液処理量が3,000mLでは，40％～60％程度への低下が認められる[4]．

図10　セルソーバ®CS-100における吸着効率

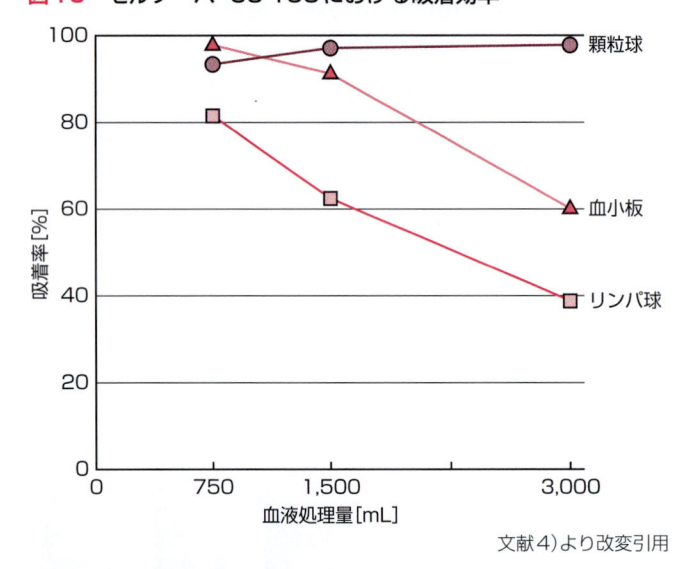

文献4)より改変引用

使用の実際

使用する装置，器具，薬剤

アダカラム®，セルソーバ®ともに専用の装置が用意されているが，20～50mL/分で安定した低速流量が確保可能な血液ポンプ，チューブ鉗子2本，圧力計2個，抗凝固薬投与用持続注入ポンプ1台があれば施行可能である．

器材，薬剤の準備

表3にセルソーバ®，表4にアダカラム®の準備品一覧を示す。

セルソーバ®EXおよびEIにおける抗凝固薬は，ナファモスタットメシル酸塩を使用するように添付文書の注意事項として記載されているためナファモスタットメシル酸塩でのみ実施する。CSでは，抗凝固薬の具体的な記載が添付文書にはなく，ナファモスタットメシル酸塩に対する過敏症に留意しヘパリンの使用もありうる。

表3　セルソーバ®施行時の準備品

	EX, EI	CS-100, CS-180S
血液回路	1セット	
抗凝固薬	ナファモスタットメシル酸塩 50mg×1バイアル 10mg×2バイアル	ナファモスタットメシル酸塩 またはヘパリン
生理食塩液	・1,500mL以上（洗浄・プライミング用。このうち，ナファモスタットメシル酸塩20mg加生食500mLでプライミング） ・500mL以上（体外循環持続投与用。ナファモスタットメシル酸塩（50mg）加生理食塩液）	・1,500mL以上（洗浄・プライミング用。このうち，抗凝固薬加生理食塩液500mLでプライミング） ・500mL以上（体外循環持続投与用。抗凝固薬加生理食塩液）
	返血用 300mL以上	返血用 300mL以上

表4　アダカラム®施行時の準備品

血液回路	1セット
抗凝固薬	ナファモスタットメシル酸塩またはヘパリン
生理食塩液	・1,500mL（洗浄用） ・抗凝固薬（ナファモスタットメシル酸塩20mgまたはヘパリン2,000単位）加生理食塩液500mLでプライミング
	返血用200～300mL（当院）

洗浄・プライミングから返血までの留意点

表5および表6に使用方法を概略的に示した。あくまでも添付文書に準拠した取り扱いに留意されたい。また，日本アフェレシス学会「アフェレシスデバイス使用マニュアル（簡易版）」[5]および「実践アフェレシス技術マニュアル2011」に詳しい[6]。以下，特に留意すべき点について列記する。

表5　セルソーバ®の準備から治療終了までの例

洗浄・充填	①血液流量　100mL/min
	②生理食塩液を1,000mL流す
	③抗凝固薬加生理食塩液500mLを流す
治療	血液処理量　UC：1.5L以上，RA：2L以上 （RAは100mL/kgを推奨している報告あり）
	血液流量　30～50mL/min
返血	血液流量　50mL/min
	生理食塩液　250～300mL以上使用

表6　アダカラム®の準備から治療終了までの例

洗浄・充填	①血液流量　100mL/min
	②生理食塩液を1,500mL流す
	③抗凝固薬加生理食塩液500mLを流す
治療	血液処理量　1.8L程度
	血液流量　30mL/min
返血	血液流量　30mL/min
	生理食塩液　200～300mL（当院）

血液浄化法

- 吸着カラムの特定保険医療材料価格（償還価格）は，2014年4月現在，123,000円である．患者の症状や通院の都合による治療当日のキャンセルは珍しくないため準備直前に確実に行う予定であることを確認する．
- ナファモスタットメシル酸塩によるアレルギー歴がないかを確認する．本薬剤を用いたプライミング後にこれに起因すると思われるアレルギー歴が明らかになった場合は，カラムの洗浄による完全なウォッシュアウトは困難であるため，必ず新規の吸着カラム，回路でプライミングをやり直す．
- アンジオテンシン変換酵素（ACE）阻害薬を服用中の患者では，アダカラム®，セルソーバ®による治療に先立って十分な休薬を要する．ブラジキニンの蓄積により血圧低下，潮紅，嘔気，嘔吐，腹痛，しびれ，熱感，呼吸困難，頻脈などのショック症状を起こすことがある．
- 白血球数が 2,000～3,000/mm^3 以下に減少した場合，白血球数減少を注意深く観察し，必要に応じて治療を中止する．
- カラム内圧力の上昇などにより溶血が発生した場合は，急性腎不全を偶発する可能性があるためカラム入口，出口部の圧力監視は必須である．
- セルソーバ®では，カラムの入口側と出口側の圧力差が150 mmHg以上になると返血できなくなる可能性があるため，100 mmHgを超えた時点で返血操作を開始する．
- 返血の際に生理食塩水がカラム内に吸着された活性化白血球や血小板に接触することにより，種々のケミカルメディエータが放出され返血側留置針部の痛み，発赤，膨隆疹などをみる場合がある．この場合，返血を中止し，次回からの生理食塩液による置換量は200 mLとする．
- バスキュラーアクセスとして皮静脈を使用することや下痢による脱水をきたしている場合が多く脱血不良に至りやすい．このような場合に脱血側の腕を加温するが，駆血した状態で加温を続けると低温火傷を起こす危険がある．駆血と加温を併用してはいけない．

◎参考文献
1) 島ちか子：アダカラム（血球細胞除去用浄化器）の開発と臨床効果. 消化器疾患の最新治療, p.344-347, 南江堂, 2011.
2) 竹中良則：アダカラムを用いた顆粒球・単球除去療法. 日本アフェレシス学会雑誌, 22(1)：18-26, 2003.
3) 巻頭グラビア画像. 日本アフェレシス学会雑誌, 28(1), 2009.
4) Katsumi Eguchi, et al：Enhanced effect of high-dose leukocytapheresis using a large filter in rheumatoid arthritis: Modern Rheumatology 17(6)：481-485, 2007.
5) 日本アフェレシス学会技術委員会：アフェレシスデバイス使用マニュアル（簡易版）, 2013.
6) 山家敏彦：直接血液吸着法. 日本アフェレシス学会雑誌, 30(3)：243-252, 2011.

13 腹膜透析(PD)

Point
- PD[*1]は拡散と浸透の原理を利用している。
- PDの特徴として，患者自身が自分で行う治療である点が挙げられる。
- 治療条件はそれぞれの人のそれぞれの時期・生活スタイルに合わせて変更可能である。

● PDとは(図1)

腹腔[*2]内に透析液を注入し，腹膜の毛細血管を介して透析を行う治療である。透析液の注排液のために腹腔内に腹膜透析用カテーテルが挿入されている。

カテーテルは皮下トンネルから腹壁に出口部分が作成されている。カテーテルは約30cm程度あり，普段はおなかにテープで固定したり腹帯に入れたりしている。

図1　PDカテーテル挿入

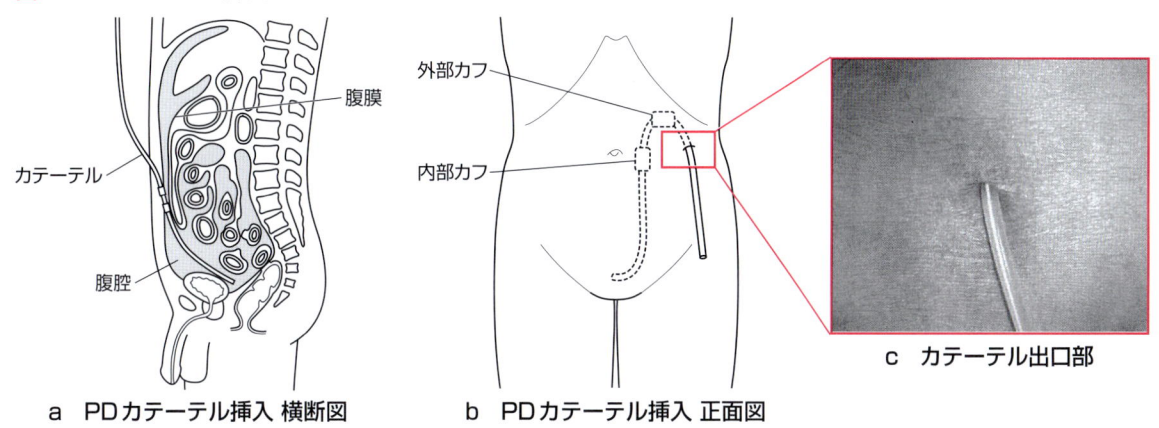

a　PDカテーテル挿入 横断図
b　PDカテーテル挿入 正面図
c　カテーテル出口部

● PDの原理(浸透と拡散)(図2)

- 浸透：腹膜の毛細血管と透析液間の浸透圧較差により，水分が移動する。PDはブドウ糖による晶質浸透圧とイコデキストリンによるコロイド浸透圧で除水を行っている。
- 拡散：濃度勾配による拡散で物質が移動し，溶質除去を行っている。

図2　浸透と拡散

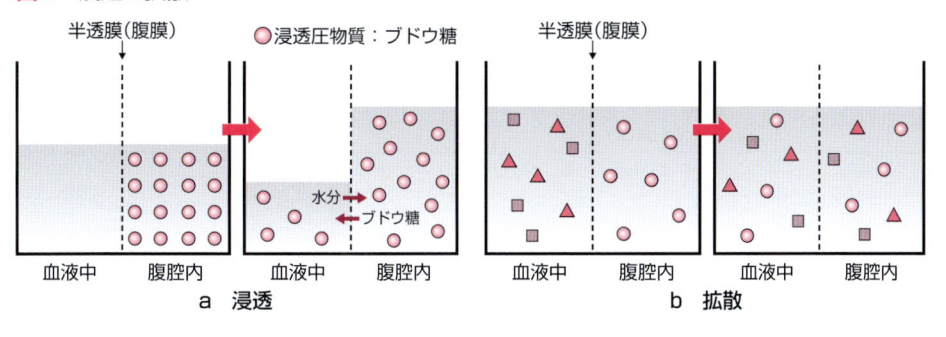

a　浸透
b　拡散

用語
- [*1] PD：peritoneal dialysis(腹膜透析)
- [*2] 腹腔：横隔膜，肝臓，消化管，腹壁，骨盤底の間の閉鎖腔。その表面が腹膜であり，内側は一層の中皮細胞で覆われている。腹膜は半透膜の性質を備えており，体表面積程度の表面積を有している。

● PDの特徴

- 実際の除水量は毛細血管からの除水とリンパ管からの再吸収との差(図3)である。
- 透析液の種類(表1)および除水量の違い(図4)
- PDとHD[*3]との比較(表2)

図3 限外濾過量と除水量

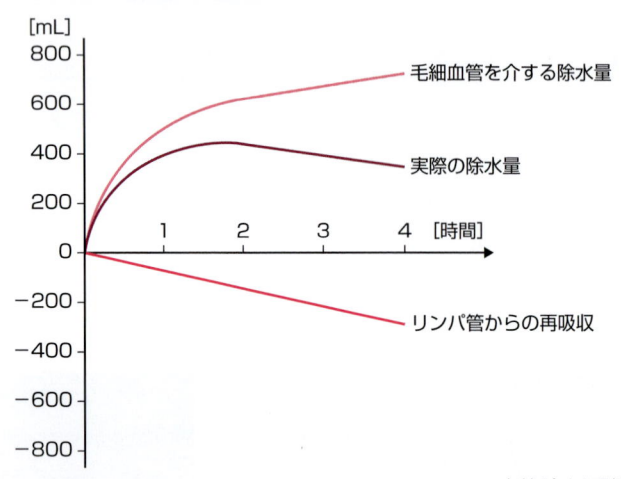

文献1)より引用

表1 腹膜透析液の種類と組成

製造会社	名称		電解質 [mEq/L]					浸透圧物質 [g/dL]		浸透圧 [mOsm/L]
			Na^+	Ca^{2+}	Mg^{2+}	Cl^-	乳酸	ブドウ糖	イコデキストリン	
バクスター	ダイアニール®N PD2	1.5	132	3.5	0.5	96	40	1.36	—	346
		2.5						2.27		396
	ダイアニール®N PD4	1.5		2.5		95		1.36		344
		2.5						2.27		395
	エクストラニール®	—		3.5		96		—	7.5	282
テルモ	ミッドペリック®	135	135	4	1.5	105.5	35	1.35	—	353
		250						2.5		417
		400						4		500
	ミッドペリック®L	135		2.5	0.5	98	40	1.35		350
		250						2.5		414
	ニコペリック®		132	3.5	0.5	96	40	—	7.5	282
ジェイ・エム・エス	ペリセート®N	360	132	4	1	102	35	1.55	—	358
		400						2.27		398
	ペリセート®NL	360		2.3		98.3	37	1.55		358
		400						2.27		398
日機装・フレゼニウス	ステイセーフ®バランス1	1.5	132	2.5	0.5	95	40	1.36	—	344
		2.5						2.27		395
		4.25						3.86		483
	ステイセーフ®バランス2	1.5		3.5		96		1.36		346
		2.5						2.27		396
		4.25						3.86		485

用語 [*3] HD:hemodialysis(血液透析)

図4 各浸透圧物質による除水量の推移

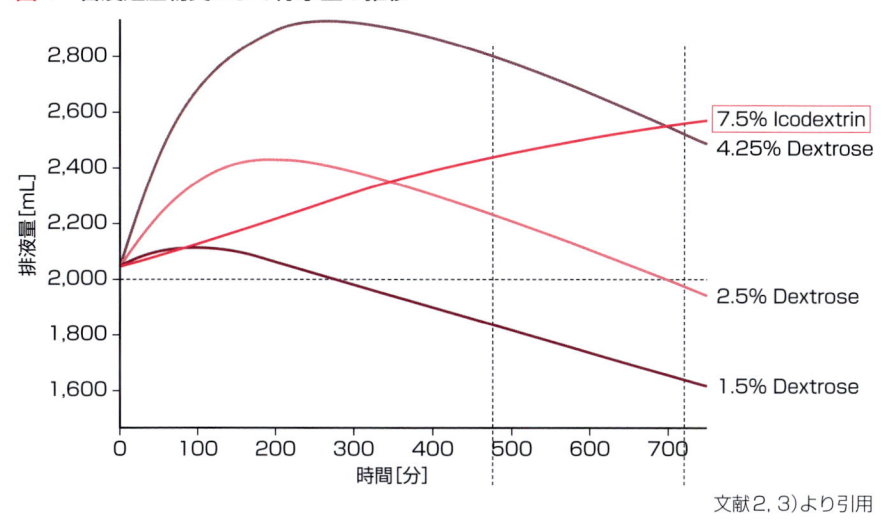

（グラフ：縦軸 排液量[mL]、横軸 時間[分]）
- 7.5% Icodextrin
- 4.25% Dextrose
- 2.5% Dextrose
- 1.5% Dextrose

文献2, 3)より引用

表2 腹膜透析と血液透析の違い

	項目	腹膜透析	血液透析
透析方法	透析場所	自宅・会社など	医療施設
	透析方法	毎日	週3回（4〜5時間/回）
	透析の操作時間	バッグ交換約30分/回	透析時間4〜5時間＋通院時間
		APDセッティング10分	3回/週
	透析を操作する人	患者自身・家族	医療スタッフ
	通院回数	1〜2回/月	2〜3回/週
	手術	カテーテル挿入術	シャント造設術
	抗凝固剤	不要	必要
症状	透析による苦痛や自覚症状	腹部膨満感	穿刺痛 血圧低下や不均衡症候群
日常生活	社会復帰	可能（有利）	可能
	透析中の活動性	活動できる	拘束される
	感染に対する注意	腹膜炎，出口部感染	バスキュラーアクセス関連
	入浴	入浴方法を習得	非透析日に入浴
	スポーツ	できる	できる
	旅行	国内は制約なし（旅先に配送する場合は事前準備が必要） 海外は事前準備要す	長期の場合，事前に透析予約が必要
	食事制限	エネルギー・蛋白質：適量 塩分・水分：制限 カリウム：制限なし	エネルギー・蛋白質：適量 塩分・水分・カリウム：制限
	その他	カテーテル出口部ケア	バスキュラーアクセス管理
費用	自己負担	入浴用品のみ自己負担	なし

血液浄化法

腹膜透析の基本的な治療条件

腹膜透析の方法として主に，連続携行式腹膜透析（CAPD[*4]）と，機械を使用する自動腹膜透析（APD[*5]）があり，APDには夜間腹膜透析（NPD[*6]），連続周期的腹膜透析（CCPD[*7]），タイダル腹膜透析（TPD[*8]）がある（図5）。

NPDは，夜間のみAPDを行う方法で，導入期に施行される。CCPDは，APDの最後に注液して終了し，日中は腹腔内にPD液を貯留している方法である。CAPD & NPDは日中のバッグ交換を追加する方法である。TPDはAPDの排液の際，貯留液の一部を腹腔内に残して次の注液を行う方法である。排液不良アラーム軽減，排液時の疼痛緩和ができる。

図5　腹膜透析の方法

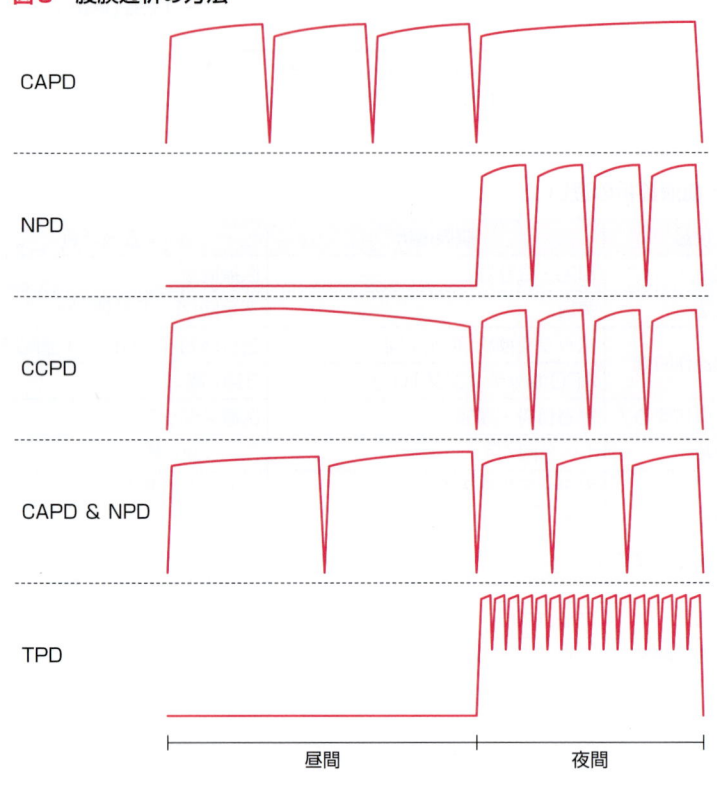

用語
- [*4] **CAPD**：continuous ambulatory peritoneal dialysis
- [*5] **APD**：automated peritoneal dialysis
- [*6] **NPD**：nightly peritoneal dialysis
- [*7] **CCPD**：continuous cycling peritoneal dialysis
- [*8] **TPD**：tidal peritoneal dialysis

腹膜透析の標準的な透析条件

透析方法は各個人によって異なり，標準化されていない．表3に一例を示す．

表3　各種腹膜透析条件例

CAPD	1回腹腔内注液量　　　　：1,500～2,000mL 1日バッグ交換[*9]回数：3～4回 1回貯留時間　　　　　　：4～8時間 実際の生活パターンに併せてバック交換時間を決定する
NPD	総治療時間　　　　　　：8～10時間 1回腹腔内注液量　　　：1,500～2,000mL サイクル数[*10]　　　：2～3サイクル 初回排液[*11]　　　　：なし 最終注液[*12]　　　　：なし
CCPD	1回腹腔内注液量　：1,500～2,000mL APD治療時間　　：8～9時間 サイクル数　　　　：2～3サイクル 初回排液　　　　　：あり（1,500～2,000mL） 最終注液　　　　　：あり（1,500～2,000mL） 日中交換回数　　　：0～2回

透析効率（適正透析）

透析効率は各排液および尿のクリアランスで表される．残腎機能[*13]を合わせて考える必要がある．腹膜透析ガイドラインでは，「腹膜透析量は週当たり尿素Kt/Vで評価し，適正透析として残腎機能と併せて最低1.7を維持する」と明記されている．

$$総(Kt/V)Urea = 腹膜(Kt/V)Urea + 腎(K_rt)Urea$$

　　K：腹膜尿素窒素クリアランス
　　K_r：腎尿素窒素クリアランス
　　V：尿素窒素の体内分布容積（＝体液量＝体重×0.58mL）

$$腹膜(Kt/V)Urea = \{(D/P)Urea × 排液量\}/(体重×0.58)$$

　　D：排液注尿素窒素濃度[mg/dL]
　　P：BUN[mg/dL]
　　＊排液量の単位は[L]
　　＊体重×0.58で体水分量を近似する

腹膜平衡試験（PET[*14]）

Twardowskiらにより考案された腹膜機能の定性的評価方法である[3]．ブドウ糖濃度2.5％2L液を貯留し，2時間後の血清クレアチニン・血糖，2時間・4時間後のPD排液のクレアチニン・ブドウ糖を測定する（図6）．

用語

- [*9] **バッグ交換**：おなかに挿入したカテーテルを使って，バッグに入った約2Lの腹膜透析液を腹腔内へ入れる．約4～8時間後に腹腔内の液を空のバッグに出して捨て，腹腔内に新しい透析液を入れる．この透析液の出し入れをバッグの交換とよび，1回に約30分かかる．
- [*10] **サイクル数**：APD貯留回数のこと．
- [*11] **初回排液**：APDの接続時に腹腔内の透析液の排液をすること．
- [*12] **最終注液**：APDの終了時に腹腔内に透析液を貯留して終了すること．
- [*13] **残腎機能**：透析導入後の腎機能のことである．残腎機能は尿量や尿素クリアランスとクレアチニンクリアランスの平均（1/2{（24時間尿Cr排泄量/血清Cr）＋（24時間尿尿素排泄量/BUN）}で表すことが多い．腹膜透析の透析効率は残腎機能が大きく関与している．
- [*14] **PET**：peritoneal equilibration test

図6 PET検査方法・検体採取方法

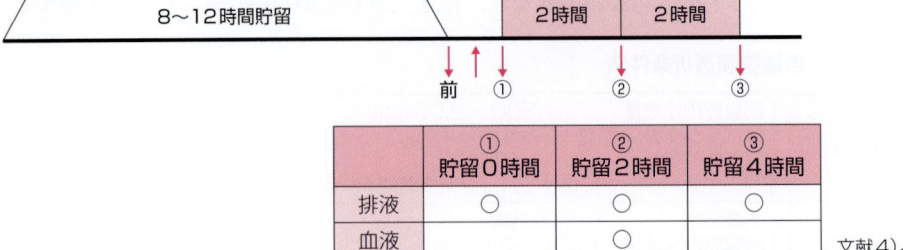

	① 貯留0時間	② 貯留2時間	③ 貯留4時間
排液	○	○	○
血液		○	

文献4)より引用

　溶質除去能（Crの透析液中濃度と血中濃度の比：D/P Cr）と除水能（透析液中ブドウ糖濃度の初期濃度に対する比：D/D0 Glu）を標準曲線にプロットすることにより，腹膜透過性を4段階（high，high average，low average，low）で評価する（図7）。

図7 PETの標準曲線

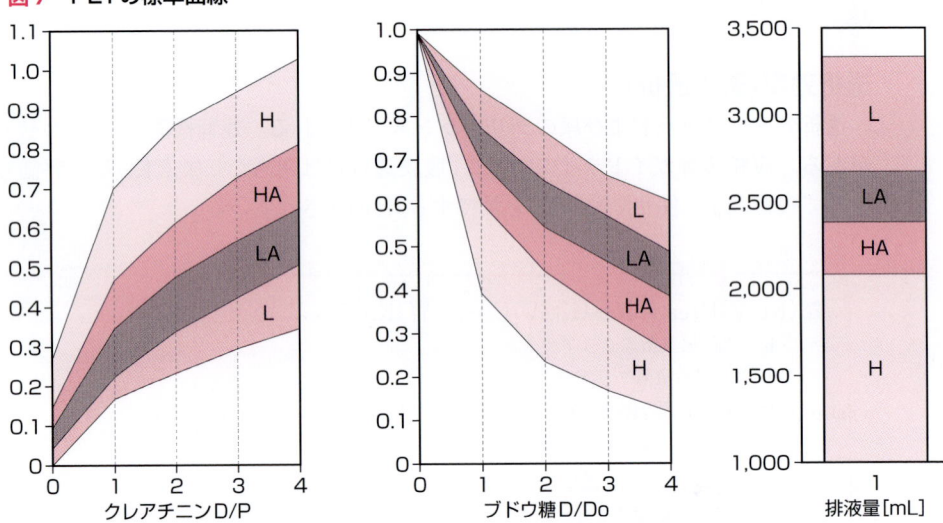

カテゴリー	限外濾過	溶質除去	適正透析法
High	不良	良好	NPD
High Average	やや不良	良好	Standard PD
Low Average	良好	良好	Standard PD
		不良	High-dose PD
Low	非常に良好	不良	High-dose PD・血液透析ないしは併用透析に移行

文献4)より一部改変引用

◎引用・参考文献
1) Mactier RA, et al：Contribution of lymphatic absorption to loss of ultrafiltration and solute clearances in continuous ambulatory peritoneal dialysis. J Clin invest, 80(5)：1311-1316, 1987.
2) Ho-dac-Pannekeet MM, et al：Peritoneal transport characteristics with glucose polymer based dialysate. Kidney Int, 50(3)：979-986, 1996.
3) Douma CE, et al：Icodextrin with nitroprusside increases ultrafiltration and peritoneal transport during long CAPD dwells. Kidney Int, 53(4)：1014-1021, 1998.
4) Twardowski ZJ, et al：Peritoneal equilibration test. Perit Dial Bull, 7：138-147, 1987.
5) 日本透析医学会：2009年版 日本透析医学会 腹膜透析ガイドライン. 透析会誌, 42：285-315, 2009.

14 腹膜透析(PD)の実際 実践編

Point
- 腹膜透析は，自宅で患者自身が行う治療である。
- 緊急時の対処方法は，導入期のみでなく，定期外来通院中も患者指導を行うことが重要である。

実際の生活(図1)

残腎機能や生活スタイルに合わせて，各人各時期によって透析方法や貯留時間を変更・調整できるのが特徴である。普段は患者自身が腹膜透析を施行する。

図1 実際の生活の例

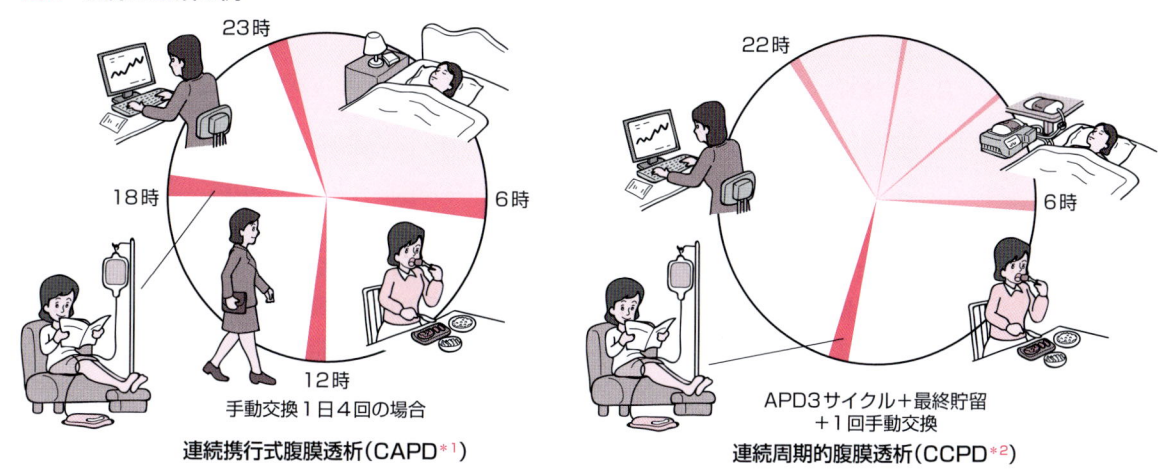

手動交換1日4回の場合
連続携行式腹膜透析(CAPD*1)

APD3サイクル＋最終貯留
＋1回手動交換
連続周期的腹膜透析(CCPD*2)

バッグ交換(図2)

腹腔内に挿入した腹膜カテーテルと透析液バッグを接続し，腹腔内の貯留液を体外に排液し，新しい透析液を腹腔内に注液する一連の操作をバッグ交換とよぶ。バッグ交換は約30分かかり，それ以外の時間は普段と同様の生活をすることが可能である。

初めに手洗いを行い，マスクをする。次に必要物品を確認し，環境を整備する。透析液は加温器で温めておく。

図2 必要な物品
- 透析バッグ
- キャップ
- スタンド(S字フック)
- はかり
- 記録ノート，筆記用具
- 時計

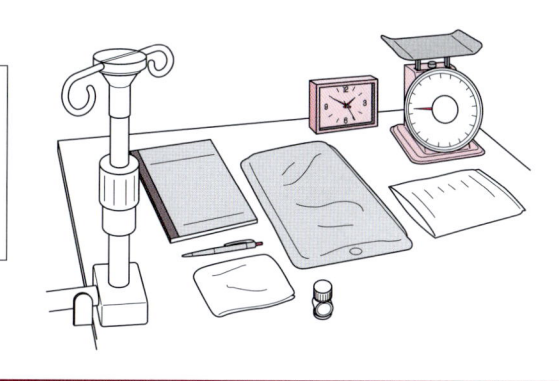

用語
*1 CAPD：continuous ambulatory peritoneal dialysis
*2 CCPD：continuous cycling peritoneal dialysis

血液浄化法

> **Caution!**
> - バッグ交換用の机や椅子を用意して必要物品を整理しておくとよいでしょう。ほこりやペットの毛が混入すると腹膜炎になるため、ペットが入らない部屋の確保が必要である。

バッグ交換の手順（図3）

①バッグ開封：透析液の破損がないか確認し、隔壁を開通し液を混合する。
②接続：透析液バッグと自分のカテーテルを接続する。接続方法は手で行う方法と機械（図4）で行う方法がある。
③排液：腹腔内の透析液を外に出す工程である。落差で排液するため、排液バッグはカテーテル出口部より下に置く。約20分前後かかる。
④プライミング：透析液を排液バッグに流しチューブ内の空気を抜く。数秒で終了する。
⑤注液：腹腔内に新しい透析液を注入する工程である。落差で注液するため透析バッグはカテーテル出口部より上にセットする。約10分程度かかる。
⑥切り離し：透析バッグと自分のカテーテルの接続をはずしてキャップをする。
⑦重さの確認：透析液の注液量と排液量の差が除水量になる。
⑧ノート記入：毎回の透析をノートに記録する。

> **Caution!**
> - キャップはバッグ交換ごとに新しいものを使用する。
> - 不潔操作の可能性がある場合は、新しいものに取り替え感染予防をする。
> - バッグ交換のとき、バッグ破損をそのままにして注液し腹膜炎になることがある。腹膜炎のリスクがあるため、緊急時の対応については十分な指導が必要である。

図3　バッグ交換

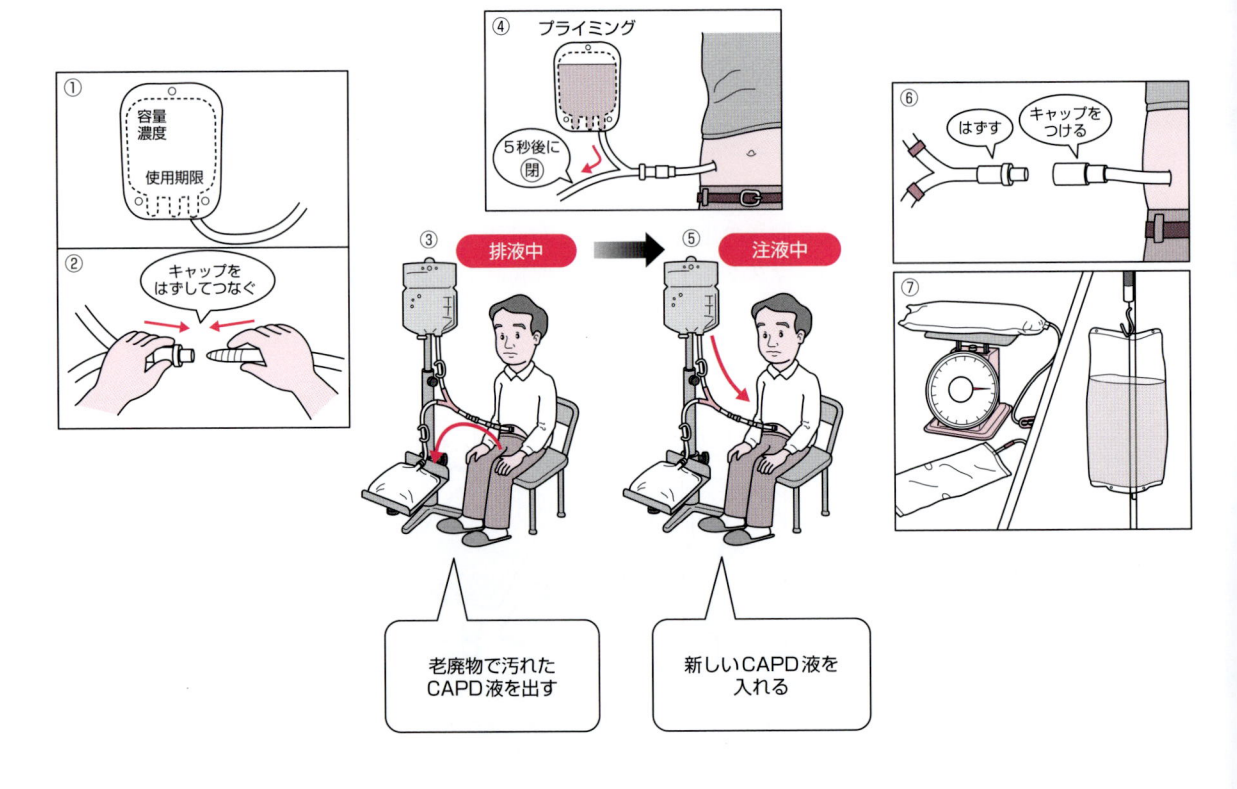

機械による接続

　カテーテルと透析バッグを機械で接続する方法がある。視力障害や筋力低下した患者でも交換できるといった利点がある。しかし，毎回のバッグ交換で機械が必要なため，外出先でもバッグ交換する際には携帯しなければならない。

　また，機械は故障する可能性がある。24時間各業者のコールセンターで対応しているため電話連絡するように指導する必要がある。

> **Caution!**
> ・接続を機械で行う場合も基本的には滅菌ではないため，接続具合の確認は必要である。接合不良により腹膜炎になる可能性があるため，十分な指導が必要。

紫外線（バクスター：くり〜んフラッシュ®）（図4）

　接続操作を機械が行う。その際，接続チューブ先端に紫外線を照射し殺菌を行う。

●操作手順（図5）

接続

①電源を入れてふたを開ける。接続チューブをセットする。
②透析液のチューブをセットし透析液先端の緑色のキャップをはずす。ふたを閉めると，自動で接続を開始する（接続チューブのキャップが外され先端に紫外線照射された後，自動的に透析液チューブに突き刺さり接続）。
③接続後ふたを開け，取り出しボタンを押し接続されたチューブを取り出す（左溝の使用済み機材を取り出す）。

切り離し

①電源を入れて，ふたを開ける。左溝にチューブをセットし，右溝にキャップを入れ緑色のキャップを外す。ふたを閉めると自動的に切り離される。
②ふたを開け，左溝の使用済みチューブを取り出す。
③取り出しボタンを押し，接続チューブを取り出す。

図4　紫外線を照射するタイプ

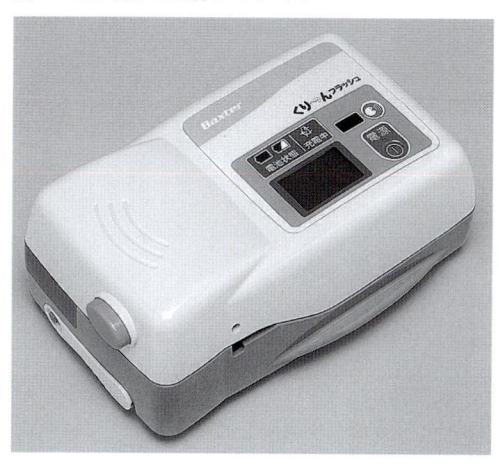

〔バクスター：くり〜んフラッシュ®〕
（許可を得て掲載）

図5 くり～んフラッシュ®の操作手順

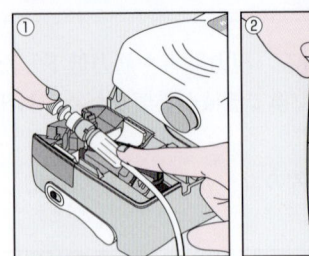

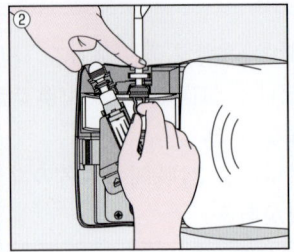

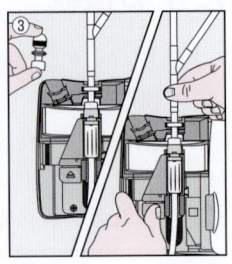

a 接続

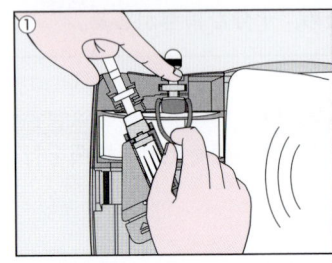

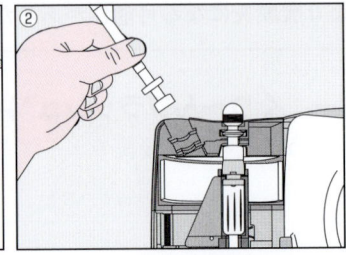

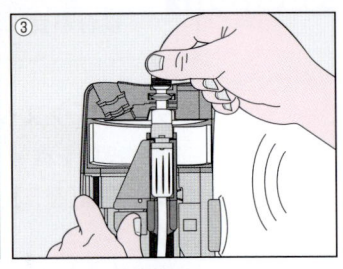

b 切り離し

〔バクスター・資料（ダイアニール-N用UVツインバッグシステムご使用の手引き 操作手順要約 くり～んフラッシュ用）より許可を得て掲載〕

銅版加熱（テルモ：むきんエース®）（図6）

接続するとき，300℃に熱した銅版で溶解し無菌的に切り離しを行う。高温にして溶断するので，コンタミネーションの可能性はない。しかし，接合の不良の可能性があるため確認が必要である。

●操作手順（図7）

①電源を入れる。カバーを開け透析液のチューブを右側からセットする。
②おなか側の接続チューブを左側からセットする。
③カバーを閉じ接合ボタンを押す（機械内で熱した銅版が移動しチューブを溶かして接合する）。ウエハーが出てきたら取り除く。
④カバーを開け，チューブを取り出す。チューブを引き離し接合部を指で押してチューブを開通する。

図6 銅板を加熱するタイプ

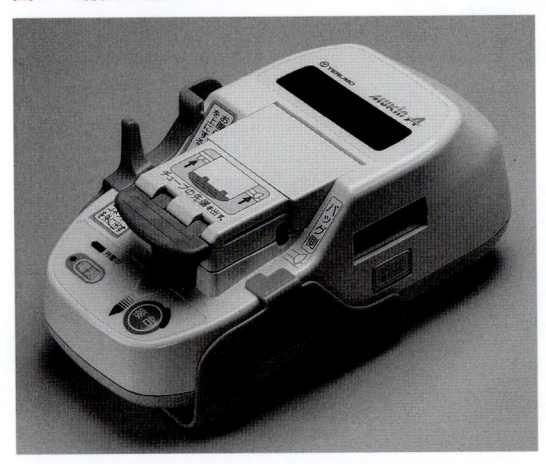

〔テルモ：テルモ無菌接合装置TSCD SC-102〕
（許可を得て掲載）

図7 テルモ無菌接合装置TSCD SC-102の操作手順

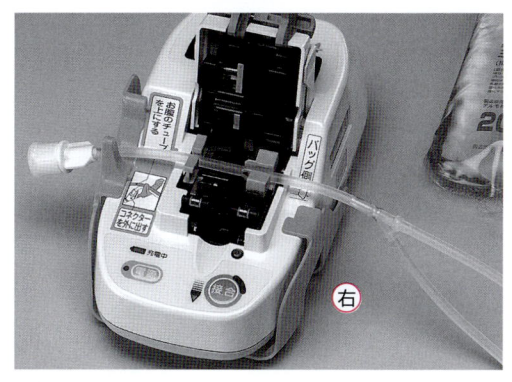

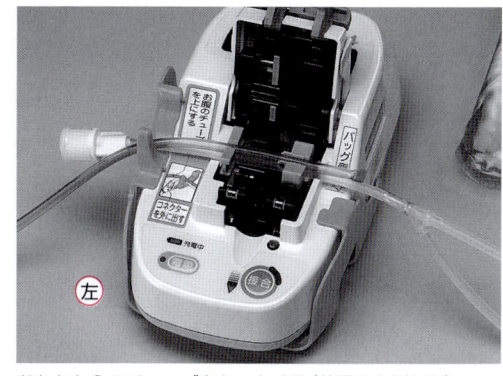

右 左

おなかからのチューブをセットする（装置の左側から）。

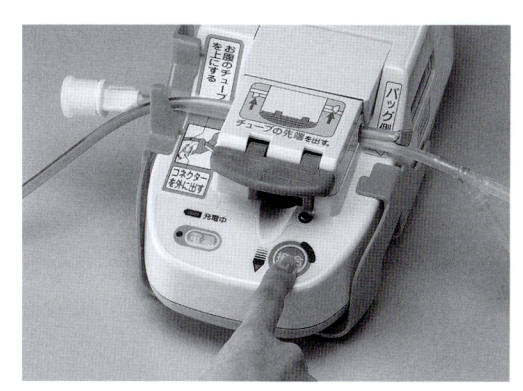

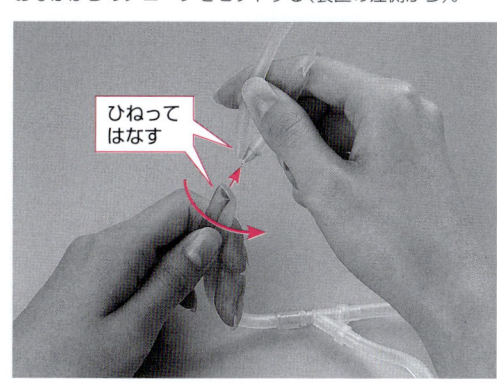

ひねってはなす

接合の仕組み（1本の溝に入れるだけの無菌接合）

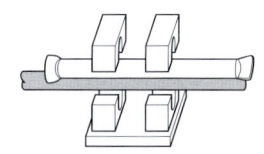

1本の溝にチューブをセットする。

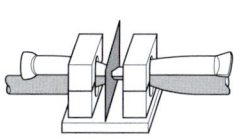

約300℃に加熱されたTSCDウェハーが上昇，2本のチューブを溶切断する。

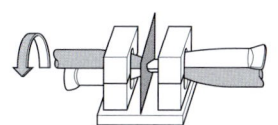

外部に触れることなくクランプ部の一方が180°回転し，接合部の位置を合わせる。

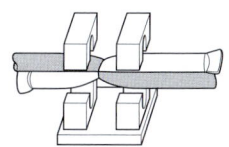

TSCDウェハーが下降，同時に接合部が押し合わされ，接合が完了する。

（テルモ・資料より引用）

緊急時対応

　バッグ交換のとき，接続時のカテーテル内部の接触，カテーテル・チューブ損傷（濡れるなど）があった場合，汚染部位から体内に液が流入しないようにクランプや輪ゴムでとめるようにする（図8）。

　病院では清潔操作でアダプタから接続チューブを外し，新しいチューブに交換（チューブ交換）する。

血液浄化法

図8 カテーテル汚染時緊急対応方法

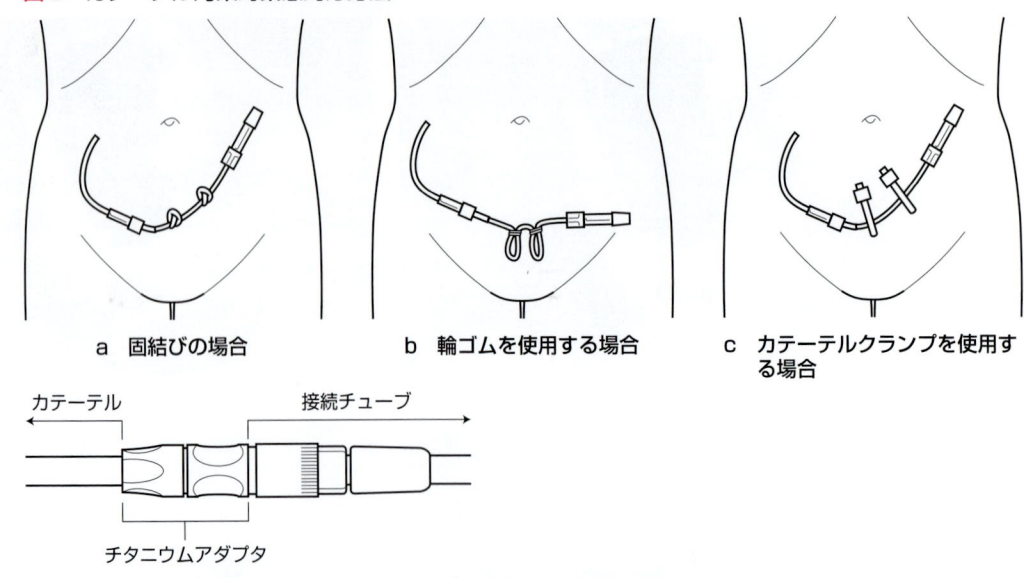

a 固結びの場合　　b 輪ゴムを使用する場合　　c カテーテルクランプを使用する場合

カテーテル　接続チューブ

チタニウムアダプタ

🔴 APD（組み立て）（図9）

自動でバッグ交換を行う機械である。主に夜間使用される。普段は透析液，回路の組み立てを患者自身が行う。

図9 各社のAPDシステム

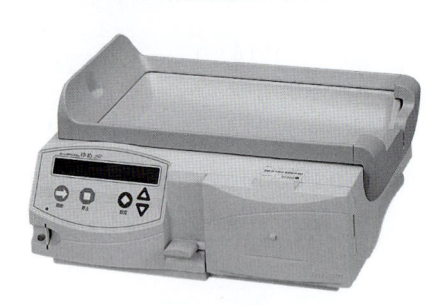

〔バクスター：ゆめ®プラス〕

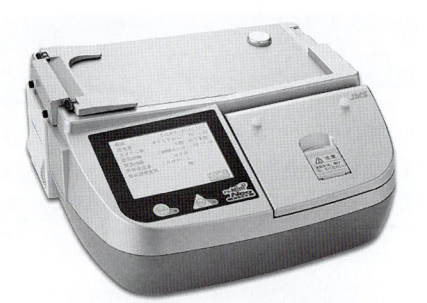

〔ジェイ・エム・エス：PD-Mini Neo〕

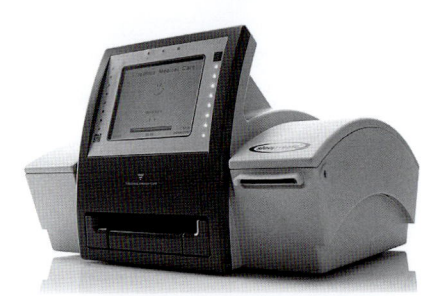

〔日機装：スリープセーフ〕
（フレゼニウス メディカル ケア ジャパン社製）

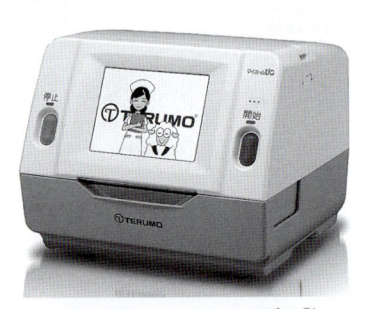

〔テルモ：マイホームぴこ®〕

（許可を得て掲載）

●**操作手順**(図10)

①準備：電源を入れる。手洗いをして，マスクを着用する。透析液を取り出し，液漏れがないか確認する。透析液の隔壁を開通し混合する(図10a)。

②回路セット：APD回路を袋から取り出す。ドアレバーを開け，カセットをセットする(図10b)。

③回路と透析液の接続：必要な数の透析液をセットする。APD回路と透析液を接続する。透析液のストッパーを折る(図10c)。

④プライミング：クランプを開ける。回路を透析液で満たし，回路内の空気を抜く。

⑤腹側の接続チューブの接続：おなかの接続チューブと回路の腹膜ラインを接続する。クランプを開け，治療を開始する(図10d)。

図10　操作手順

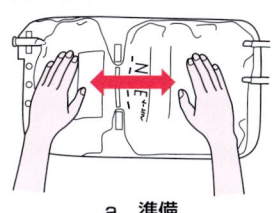

a　準備

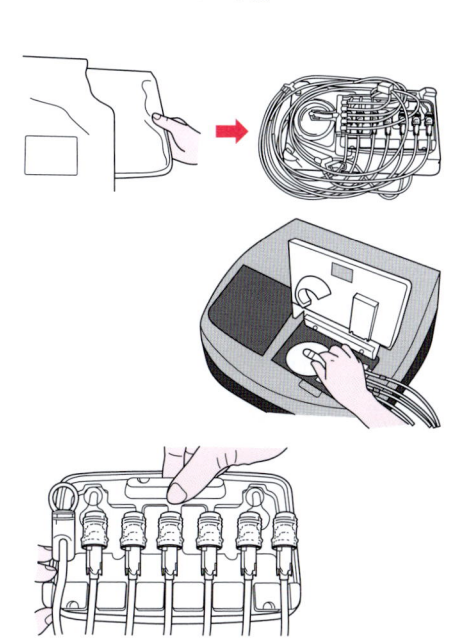

b　回路のセット

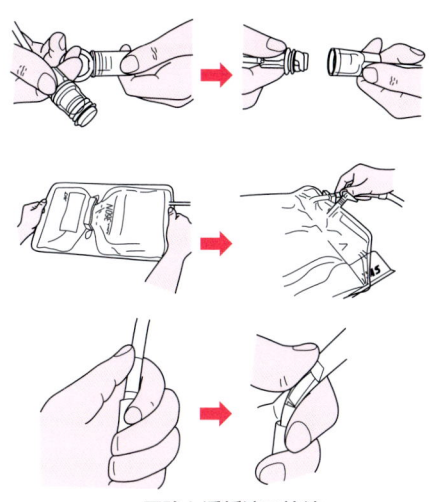

c　回路と透析液の接続

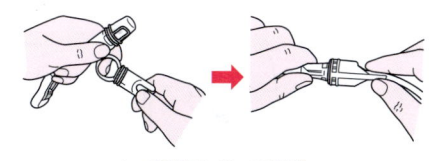

d　腹膜ラインの接続

〔ジェイ・エム・エス・手順書より抜粋引用〕

APDアラーム対応

　APDは夜間就寝中に透析を行うため，異常をアラームで知らせる。アラームには治療継続可能なアラームと治療継続不可能なアラームがある。

　治療継続不可能なアラームは装置の交換が必要になるもので，機器内部の問題によって起こるトラブル（システムエラー）である。コールセンターに確認し治療は終了する。

　治療継続可能なアラームは自動で運転が再開されるもの（自動回避アラーム）とボタン操作で運転を再開する必要のあるもの（手動回避アラーム）がある。自動回避アラームはアラームの原因が体動などで解除されたときに自動的にアラームは鳴り止み，治療が再開される。原因は回路の閉塞や排液不良，注液不良などが挙げられる。手動回避アラームはボタン操作でアラームを止め原因を確認後，運転を再開する。回路（コネクターライン）確認などがあり，機器の指示通りに原因を確認し運転を再開する。

●カテーテルケア（図11）

　普段，入浴時に1日1回カテーテルケアを行う。手洗いをして，出口部を観察する。発赤・腫脹・浸出液・圧痛・排膿を確認する。チューブの裏側も鏡を利用して確認する。カテーテルに沿って皮下トンネルを軽く押して痛みがないか確認する。

　感染徴候がなければ基本的にはそのまま入浴可能（オープン）である。キャップが外れないように，チューブを引っ張らないようにする工夫が必要。そのほか，カバーにチューブを収容し出口部にカバーを装着する方法（クローズド）もある。

　入浴後はカテーテル出口部分を石鹸で洗い，シャワーで洗浄する。消毒液やテープの粘着をきれいに落とす。そしてカテーテルの固定を行う（消毒方法は施設によってさまざまなのが現状である）。

図11　カテーテルケアの実際

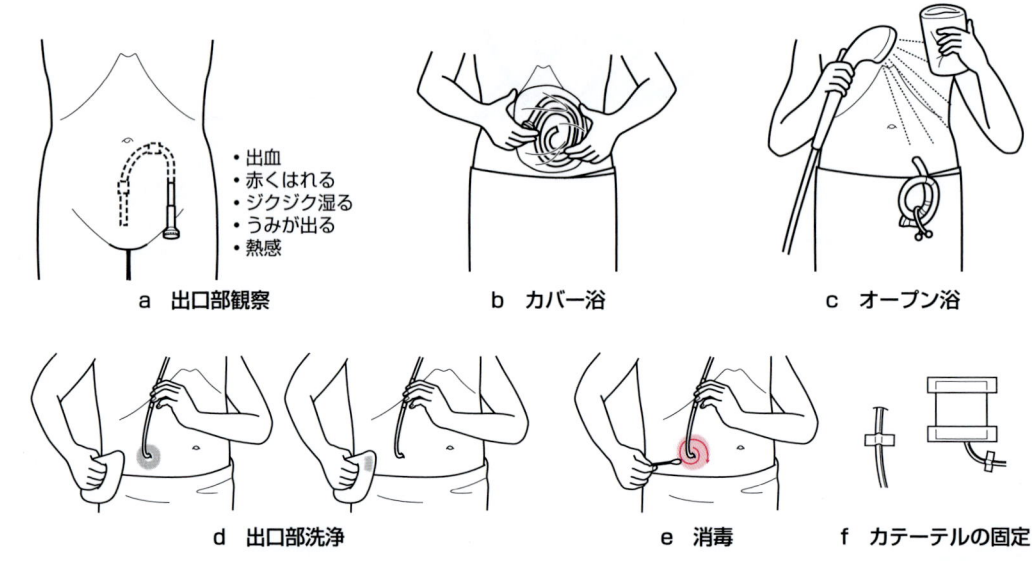

a　出口部観察
- 出血
- 赤くはれる
- ジクジク湿る
- うみが出る
- 熱感

b　カバー浴

c　オープン浴

d　出口部洗浄

e　消毒

f　カテーテルの固定

出口部完成後は消毒は必須ではない。

〔バクスター，テルモ・資料を参考に作成〕

Caution!
- 浴槽は毎日洗い，一番風呂に入りましょう。入浴時消毒用の入浴剤を使用している施設もある。

15 ドライウェイトの評価と決め方

Point
- ドライウェイト（DW[*1]）は，腎機能が低下・廃絶した透析患者の体液量管理の基礎となる体重である。
- DWの評価・決定には，患者の自覚症状，身体所見，検査所見など，総合的な判断が必要である。
- 透析間体重増加や除水速度が大きい場合には，DWが望ましい値より高く設定される。

はじめに

2012年末のわが国の慢性透析療法の現況によると，透析患者の死因のうち，心不全，脳血管障害，心筋梗塞などの心血管障害の割合は，全体の約4割を占めている[1]。透析患者の体液量管理は，これらの生命予後にかかわる合併症に影響するのみならず，より安全で愁訴の少ない透析という面で，患者のQOLに直接的に関係している。

体液量について

体液は水とそれに溶解した電解質や蛋白質などから構成され，その水分量を総体液量とよぶ。ヒトの総体液量は，年齢や性別，体格などによる個人差はあるが体重の約60％とされ，その2/3（40％）は細胞内部に存在する細胞内液（ICF[*2]），1/3（20％）は細胞外部にある細胞外液（ECF[*3]）からなる。ECFは，細胞の間隙に存在する間質液（15％）と血管内の血漿（5％）として分布している（図1）。

図1 ヒトの体液

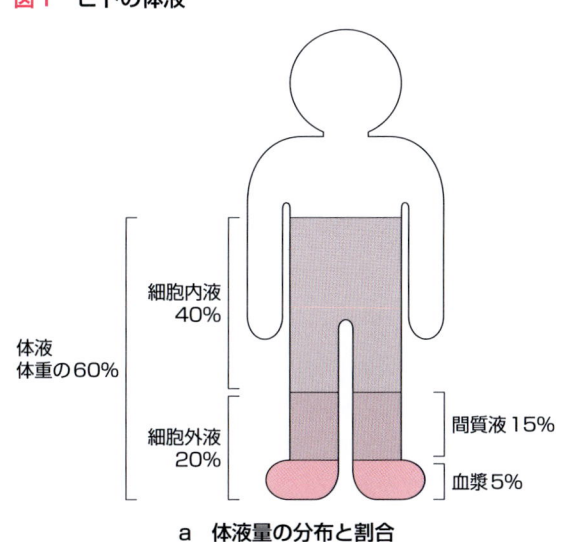

a 体液量の分布と割合
b 細胞内液と細胞外液

用語
- [*1] **DW**：dry weight
- [*2] **ICF**：intracellular fluid
- [*3] **ECF**：extracellular fluid

ヒトの体液は，生理的条件下では間質液分画と血漿分画の間には絶えず水分移動があるが，そのバランスはゼロであり，ICF分画も含めて体内の水分量および分布は恒常性が保たれている。水分の移動は毛細血管壁を介して，Starling力に従って行われる（図2）[2]。

図2 毛細血管における水の出納

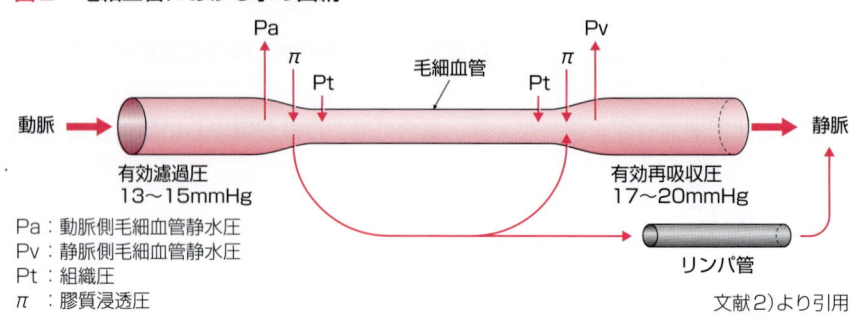

Pa：動脈側毛細血管静水圧
Pv：静脈側毛細血管静水圧
Pt：組織圧
π ：膠質浸透圧

有効濾過圧 13～15mmHg
有効再吸収圧 17～20mmHg

文献2）より引用

血漿と間質液の電解質組成はほとんど等しいが，血漿の蛋白濃度が間質液よりずっと高いため，この膠質浸透圧[*4]の差により血漿水分が血管内部に保持される。

透析患者の透析間の体重変化は，主にECFの増減を反映し，太ったりやせたりする一般的な体重変化とは異なる。また，体液量の増加は塩分の蓄積でもあり，血圧上昇の主因となっている。透析患者においては，尿排泄による体液量の自己調節機能が損なわれているので，透析中の除水がその役割を代行する。

ドライウェイト（DW）

DWとは，1967年にThomsonが提唱した概念で，「透析療法によって細胞外液量が是正された時点の体重」で，①臨床的に浮腫などの溢水所見がない，②透析による除水操作によって最大限に体液量を減少させたときの体重，③それ以上の除水を行えば，低血圧，ショックが必ず起こるような体重，とされ，透析終了時の目標体重となっている。しかし，①患者背景の変化（高齢化や糖尿病患者の増加），②透析の方法や時間の多様化（血液透析，血液濾過，血液透析濾過や，長時間透析，頻回透析，在宅透析など），③個々の患者の病態（合併症や投薬内容），④自己管理能力（飲食の習慣）といった要素が関連することから，実際には患者固有の絶対値とはならない。日本透析医学会のガイドラインでは，「体液量が適正であり透析中の過度の血圧低下を生じることなく，かつ長期的にも心血管系への負担が少ない体重」という指標を用いている[3]。実際には，患者の病態に即した透析方法の選択と投薬の調整を行ったうえで，透析終了後に急激な血圧低下をきたすことのないよう多少の余裕をもち，かつ過剰水分が最小限になった状態の体重を目標としている。さらに，透析をしていない間も，血圧が高くも低くもなく良好に管理され，次回透析までに溢水症状の出現を回避できることが，中長期的に心・血管系合併症を予防するうえで重要である。DWは患者固有の値ではなく，病状や条件に応じて変動する値であることから，微調整を繰り返す必要がある。

ここがポイント
- 体液量の増減だけではなく，透析患者も健常人と同様にやせたり太ったりするため，食事摂取状況を把握することも，DW変更時の重要な情報になる。

用語

[*4] 膠質浸透圧：血漿蛋白による浸透圧で，血管内に水を保持する圧力。主にアルブミン濃度によって決定される。

透析患者における体内水分の動き

血液透析の原理は拡散と限外濾過からなる。主に，老廃物としての溶質は拡散により，過剰水分としての体液は限外濾過によって血液側から透析液側に除去される。

透析前

透析前の透析患者の総体液量の増加は，主にECFの増加であるが，一部はICFも増加する。ECF増加は循環血漿量も増加させるが，比率としては間質に多く分布する。著明なECF増加時や，低蛋白血症による血漿膠質浸透圧の低下時は，胸・腹水などの体腔液貯留をきたし，特に低蛋白血症の場合には体液過剰でありながら循環血漿量が低下するなど，分布の異常を生じる場合がある。

透析時～透析後

血液透析では小分子物質の透析除去に伴う血漿浸透圧の低下と，限外濾過に伴う血管内静水圧の低下および血漿膠質浸透圧の上昇の結果，血管内外の静水圧較差が減少し，膠質浸透圧較差が増加するため，水分貯留により上昇した組織圧も加わり間質分画から血漿分画へ水が連続的に移動する。このように血管内から体外循環へ除去された分の水分が，間質分画から血管内に補給される機序はplasma refillingとよばれる。治療開始早期の循環血漿量は，除水で減少してもplasma refilling機序により間質からの水分の移動で順次補充されるため，血圧は維持，あるいは緩やかに低下する。過剰体液が減少する治療後半には，plasma refillingが減少し，循環血漿量の減少に伴う血圧低下が大きくなる（図3）。

透析時低血圧は，患者に苦痛を与えるのみならず，重要臓器の循環不全を起こし死亡リスクを高めるとされる。そのためDW設定には血圧が重要な要素となるが，血圧低下には他の要因も関与するため注意が必要である（表1）。患者の病態に対して除水速度が不適切に速い場合には，過剰な血圧低下をきたすことになり，結果としてDWが本来より高めに設定される危険性がある。

図3　透析前～後の体液量の変化とplasma refilling

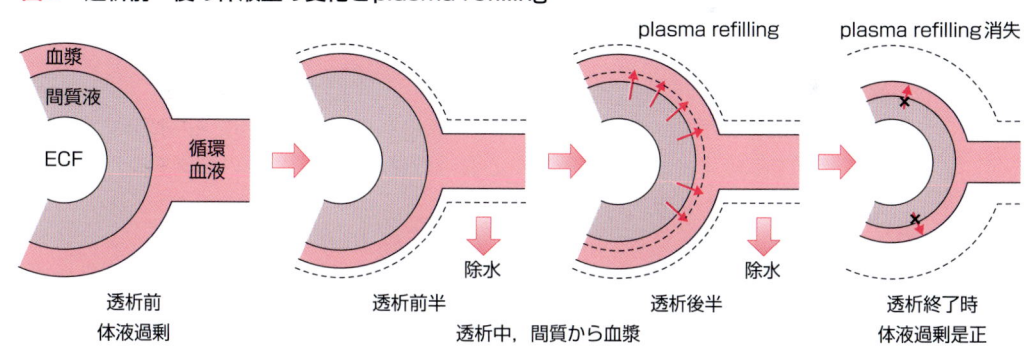

透析前　体液過剰／透析前半／透析中，間質から血漿／透析後半／透析終了時　体液過剰是正

Caution!
- 重要臓器の循環不全の症候としては，虚血性腸炎による腹痛，狭心症発作による胸痛，脳血流低下による意識障害などがあり，特に透析後半は患者に異変がないか注意を払うべきである。
- 返血直後の臥位の血圧が正常でも，離床後に急激な起立性低血圧をきたす場合がある。転倒事故につながる恐れもあり，要注意である。

表1　透析時血圧低下の要因

①静脈還流低下型（循環血漿量減少と静脈還流低下による）	・過度の除水（不適切なDW設定） ・速すぎる除水速度（plasma refillingとのミスマッチ） ・低蛋白血症による膠質浸透圧低下（plasma refilling不良）
②自律神経機能低下型	・交感神経反応不全（糖尿病性自律神経障害など）
③心機能低下型	・左室収縮能障害 ・左室拡張能障害
④その他	・酢酸不耐症 ・薬剤アレルギー（ナファモスタットメシル酸塩など）

体液量増減時の臨床症状と身体所見

　DW設定においては，患者の透析前後および家庭における，症状や症候をみることが大切である．体液過剰と体液過少でみられる症状と症候を表2に示す．

表2　体液の過剰と過少でみられる症状と症候

体液過剰	体液過少
高血圧悪化	低血圧，起立性低血圧，頻脈
浮腫，頸静脈怒張，起坐呼吸	皮膚ツルゴール低下，口腔粘膜や舌の乾燥
腹水，肝腫大，食欲低下	筋痙攣，嗄声
呼吸苦，息切れ	口渇，めまい，倦怠感

体液量評価のための検査法

　症状や身体所見の丁寧な観察がDW評価において大切である一方，前述の糖尿病性自律神経障害や心機能障害の患者における血圧低下，低蛋白血症における浮腫，肝硬変患者の腹水，速すぎる除水によるこむら返りなどがあり，症状だけでは適正なDWを見誤る恐れがある．唯一の完璧な検査方法は存在しないが，検査の特徴と限界を知ったうえで補い合いながら判断することが求められる．

胸部X線

　肺血管陰影の増強，肺水腫や胸水は体液過剰の所見である．心胸郭比[*5]の増加は，循環血漿量増加を示唆するが，左室肥大や心嚢液貯留や，撮影条件の影響を受けるため，心エコーでの鑑別や経時的な比較を行う．

超音波検査による下大静脈（IVC[*6]）径の測定

　IVC内径は循環血漿量と正相関する．呼吸性変動の有無や虚脱率は体液量の過剰や過少と関係して変動するが，静脈還流障害を伴う心肺疾患が存在すると必ずしも相関しないので注意を要する．

用語
[*5] **心胸郭比**：胸部X線における胸郭横径に対する心横径の比率（％）で，深吸気時の正面像において計測する．
[*6] **IVC**：inferior vena cava

血漿心房性Na利尿ペプチド(ANP[*7])

　ANPは，循環血漿量の増加，心房圧の上昇，心房の過伸展により合成・分泌される。ANP濃度は循環血漿量の増減とともに変動するため，血液透析前に上昇し除水により低下することから，DW設定において参考となる。心房細動や上室性頻拍などの心房圧上昇時や，心肥大や心機能低下でも合成・分泌されるため，単純に体液量の指標としては評価できない。この場合，左心室への負荷を反映する脳性Na利尿ペプチド(BNP[*8])を同時に測定して参考にするとよい。

生体電気インピーダンス法

　生体に微弱な電流を流し，体内抵抗値(インピーダンス)を求め，体内水分量(ECFやICF)を測定することが可能である。透析患者における体液量評価として報告されている。ペースメーカ植込み患者や四肢欠損者では測定できない。

連続式ヘマトクリット(Ht[*9])測定

　血液透析回路内を流れる血液中のHt値を連続モニタすることによって，循環血漿量の相対的変化を観察できる。除水とplasma refillingのバランスを評価することでDW設定に利用される。

● 透析間体重増加と除水速度

　これまで，適正なDWの設定の重要性について述べてきたが，設定したDWで安全かつ予後改善につながる血液透析を行うには，透析間体重増加量の管理が不可欠である。体重増加量が多いほど除水速度が増大し，血圧低下や不快な症状出現により目標DWまでの除水が困難となる。体液量の管理不良は高血圧ひいては心血管系へ悪影響を及ぼし，過度の体重増加は予後不良と関係している。除水速度が時間当たりDWの1.2％を超えると死亡率が上昇するという報告[4]もある。維持透析ガイドラインでは，最大透析間隔日の体重増加をDWの6％未満にすること，平均除水速度を15mL/kg/hr以下であることが望ましいとされている[3]。体重増加に直結する塩分摂取量の制限についての教育が必須であり，DWを適正に保つよう絶えず見直しながら，体重(体液量)増加を管理することが重要である。

> **ここがポイント**
> - 食塩(NaCl)摂取でNaが貯留すると，血漿浸透圧が上昇し口渇感が刺激された結果，飲水量が増え体重が増加する。付加食塩1gにつき，約120mLの飲水となる。口渇は生理現象であるため，体重増加の多い患者に飲水制限のみを強要することは得策ではなく，まずは食塩摂取制限を指導することが必要である。

◎参考文献
1) 日本透析医学会統計調査委員会：図説わが国の慢性透析療法の現況(2012年12月31日現在), 2013.
2) 篠田俊雄：高齢透析患者に対する血液透析濾過法(HDF). 腎と透析, 57：671-674, 2004.
3) 日本透析医学会：維持血液透析ガイドライン：血液透析処方. 透析会誌, 46(7)：606-609, 2013.
4) 日本透析医学会統計調査委員会：わが国の慢性透析療法の現況(2001年12月31日現在). CD-ROM版, 2002.

用語
*7 ANP：atrial natriuretic peptide
*8 BNP：brain natriuretic peptide
*9 Ht：hematocrit

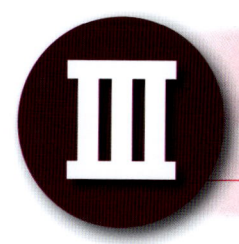

III 血液浄化関連機器

1 血液浄化器

> **Point**
> ●血液浄化器には大きく分けて，血液透析・血液透析濾過・血液濾過に用いられるもの，血漿分離・血漿成分分画に用いられるもの，血液吸着もしくは血漿吸着に用いられるものがある。それぞれの構造，使用されている素材，性能について正しく理解しておきたい。

　慢性腎不全や急性腎不全の患者に対して用いられる血液浄化器には，血液透析で使用する血液透析器（ヘモダイアライザ），血液透析濾過で使用する血液透析濾過器（ヘモダイアフィルタ），血液濾過に用いられる血液濾過器（ヘモフィルタ）がある。それらは，慢性腎不全に対する治療においては4時間程度使用され，急性腎不全に対する治療では，持続的に（24時間以上の）比較的長い時間使用される場合がある。

　また，アフェレシスの分野で用いられる血液浄化器としては，血漿分離器，血漿成分分画器，血液吸着器，血漿吸着器などがある。

血液透析器（ダイアライザ）

　血液透析器は，血液透析において，透析膜を介した物質移動を行う本体部分である。血液は透析膜を介して透析液と接触し，血液からさまざまな物質を除去するとともに，電解質組成やpHの是正を行う。

形状と取り扱い

　多くのダイアライザは内径が200μm程度の中空状の透析膜を束ねた構造をしている中空糸型である。平膜を何層にも重ねた構造をしている積層型のダイアライザもある（図1）。

　中空糸型のダイアライザには，乾燥した中空糸が入っているドライタイプ，湿潤状態の中空糸が入っているモイストタイプ，水が充填された状態で提供されるウエットタイプがある。ドライタイプのダイアライザをプライミング[*1]する際には，中空糸内にエアブロック[*2]ができないように，完全に水に置換されるまでは，ダイアライザを振ったり叩いたりしないように注意したい。

　中空糸型ダイアライザでは，透析液側の流れが均一になるように（対流部分があったり，流れの遅い部分があったりすると物質除去効率が低下するため），バッフルをつけたり，テーパーをつけたりすることで，特にポートから流入部分の流れ方に工夫をつけた構造をしている（図2）。また，膜の間にスペーサが入っていたり，ちぢれ麺のように蛇行した中空糸[*3]を用いたりすることでも透析液の流れを均一にしている。

　積層型ダイアライザでは，血液側のプライミングおよび洗浄の際に血液ポンプの流量を低めにセットして血液回路を充填する。その際，動脈側と静脈側回路を大気圧へ一時的に開放すること，また，透析液側の静脈側に面した透析液ポートにはキャップを付けずに，こちらも大気開放する必要があるので注意したい。開放しておかないと，透析液側に抜けたプライミング液

用語

[*1] **プライミング**：使用前のダイアライザのなかには，透析膜を保護するための保護剤や膜からの溶出物などが残っている。使用前には，ダイアライザの血液側および透析液側の流路から気泡を除去するとともに，それらの物質を洗い流すためにプライミングという操作を行う。

[*2] **エアブロック**：中空糸内に細かい空気の層がいくつもできてしまって，水が流れにくくなり，空気の除去が難しくなってしまう状態。

[*3] **蛇行した中空糸**：リップル構造，クリンプ構造，ウエービング構造などとよばれる。

の圧力により，中空糸側の流路が閉じてダイアライザの血流側の圧力が上昇してしまうためである。

図1 ダイアライザの形状（中空糸型および積層型）

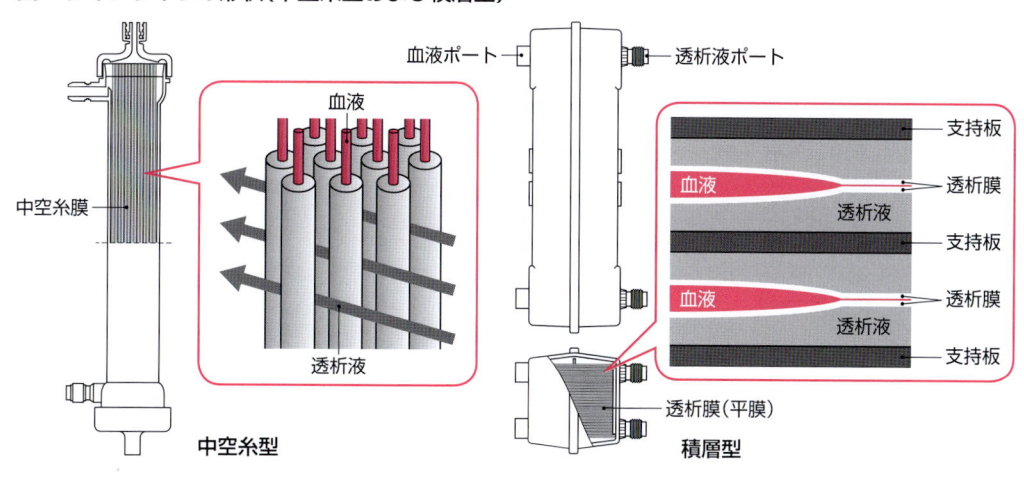

図2 透析液の流れを均一化するための工夫

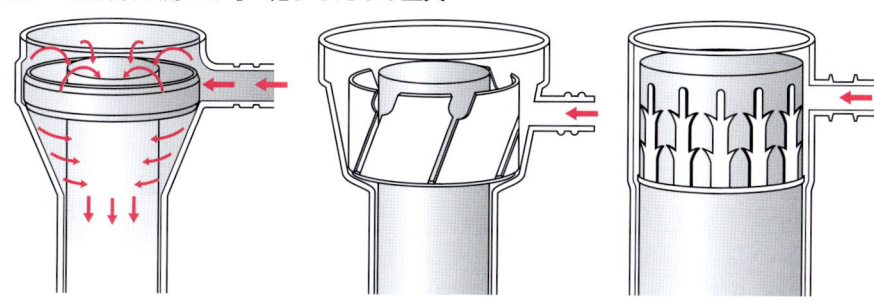

透析液入口から直接流入しないように全周を覆ってテーパー構造としたり，スリットをいれて，均一に透析液側に入るようにしたり，スリット形状を工夫して，透析液側中心部への流れを促進したりしている。

血液透析膜の膜素材

現在用いられている透析膜の膜素材としては，セルロース系では，セルローストリアセテート（CTA*4），合成高分子系では，ポリスルホン*5（PSf，PS），ポリエーテルスルホン（PES*6），ポリエステル系ポリマーアロイ（PEPA*7）などのスルホニル基を素材に含むいわゆるポリスルホン系の膜，ポリメチルメタクリレート（PMMA*8），ポリアクリロニトリル（PAN*9）とメタリルスルホン酸ナトリウムとの共重合体，エチレンビニルアルコール共重合体（EVAL*10）からなる膜などが市販されている（図3）。ポリスルホン系の膜は，疎水性が強くそのまま血液と接触させると蛋白質の吸着や血球細胞との相互作用が大きくなってしまうため，親水化材としてポリビニルピロリドン（PVP*11）を使用して膜を作製している（ただし，PEPA膜ではPVPを含まないものもある）。

用語

- *4 **CTA**：cellulose triacetate
- *5 **ポリスルホン（polysulfone）**：高分子化学の分野では，ポリスルホンはPSfと表記され，ポリスチレン（発泡スチロールの原料）をPSと表記するが，血液浄化の分野では，ポリスルホンをPSと表記することが多い。
- *6 **PES**：polyether sulfone
- *7 **PEPA（polyester polymer alloy）**：ポリエーテルスルホンとポリアリレートのポリマーアロイ
- *8 **PMMA**：polymethyl methacrylate
- *9 **PAN**：polyacrylonitrile
- *10 **EVAL**：ethylene vinyl alcohol copolymer
- *11 **PVP**：polyvinylpyrrolidone

同じ素材の膜であっても，ポリスルホンなどの膜ではPVPの含有量や架橋度の違うさまざまな膜が各社より販売されており，PMMAでは表面構造や荷電の異なる膜も販売されている。膜素材によっても，溶質除去特性は異なるが，生体との相互作用も異なっている。膜素材は，ダイアライザを選択する際の1つの判断材料となる（「ここがポイント」参照）。

図3　透析膜に用いられる膜素材

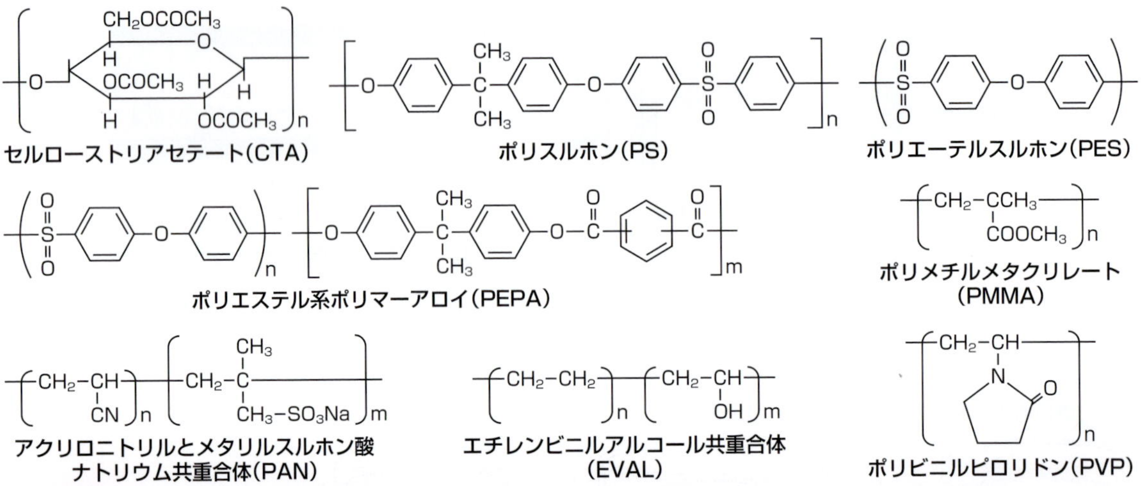

セルローストリアセテート（CTA）　　　ポリスルホン（PS）　　　ポリエーテルスルホン（PES）

ポリエステル系ポリマーアロイ（PEPA）　　　ポリメチルメタクリレート（PMMA）

アクリロニトリルとメタリルスルホン酸ナトリウム共重合体（PAN）　　　エチレンビニルアルコール共重合体（EVAL）　　　ポリビニルピロリドン（PVP）

> **ここがポイント**
>
> **ダイアライザの選択方法**
> - 使用するダイアライザはさまざまな観点から選択される。そのうちの1つに，溶質の除去性能がある。ダイアライザの溶質除去性能は，クリアランスで表される。カタログには，分子量の異なる物質のクリアランスが示されているのでそれを参考にダイアライザを選択する。実際には，同じ種類の膜を使って異なる膜面積のダイアライザが市販されている。膜面積が異なると，クリアランスは異なる値となる。基本的に小分子量物質では，クリアランスは血流量に大きく依存するので，クリアランスを大きくしたいときには，血流量を大きくする。その場合，膜面積は，血液側の圧力損失があまり大きくならないように決定すればよい。一方，β_2-ミクログロブリン（MG）やそれより分子量の大きい物質を効率的に除去したい場合には，膜面積を大きくする必要があるため，膜面積の大きいダイアライザを選択する。物質除去の観点からは，どの物質をどの程度除去したいか，また血流量など操作条件をどのようにするかを考えて，ダイアライザを選択する。
> - 透析医学会では，診療報酬上の血液透析器の機能区分に加えて，個々の治療法に適した血液浄化器が使用できるよう，溶質除去性能（β_2-MGのクリアランスとアルブミンのふるい係数）を基準に4つに分類している（次ページの「機能別分類」参照）。どのような物質を除去したいかということに合わせて，それにあった機能のダイアライザを選択したい。
> - ダイアライザには，異なる膜素材からなるものが使用されている。まだ，はっきりとはわかっていないことも多いが，膜素材によって生体に対する影響が異なることが知られている[1]。患者によっては，膜素材などに対してアレルギー様の反応を示すことがあったり，血液が凝固しやすかったりする。その場合には，ダイアライザの変更を考慮する。また，ダイアライザの生体適合性には，溶質除去能をはじめ，さまざまな因子が影響を与える。ダイアライザの選択の際には，総合的な判断が必要である[2]。

性能

　透析器の性能は，クリアランスや濾過係数などの値で示される。クリアランスは溶質の除去のしやすさを表す指標で，その物質を完全に除去できる単位時間当たりの血液の体積（つまり流量）で表される。濾過係数は水の除去のしやすさを表す指標で，単位時間，単位圧力，単位膜面積当たりの濾過量を表している。

　溶質の除去のしやすさを表す指標には，クリアランス，総括物質移動係数，膜の溶質透過係数，ふるい係数などがある。通常カタログデータでは，血流量が200 mL/minのときのデータが示されている。血流量を変化させたときのクリアランスは，カタログデータから，総括物質移動面積係数（KoA）*12を求めて，ダイアライザの性能評価式を用いることで推算できる[3,4]。ただし現在の透析膜では，HD*13であっても，内部濾過による物質移動の寄与が大きいため，内部濾過が大きくなる条件で血液透析を施行した場合，ダイアライザの性能評価式で推算したクリアランスと実際のクリアランスの間にずれが生じる場合もある。

　水の除去しやすさを表す指標には，濾過係数や限外濾過率（UFRP*14）がある。濾過係数は，単位膜面積，単位圧力当たりの濾過流量，UFRPはモジュール全体の濾過流量（単位圧力当たりの濾過流量）を表す。これらの値が小さいと，除水をするために必要な膜間圧力差を大きくしなくてはならないが，現在使用されている透析膜の濾過係数やUFRPは十分に大きく，除水のために大きい膜間圧力差（TMP*15）が必要になることはない。現在では，内部濾過による除去が起こりやすいかどうか判断する指標の1つととらえるほうがよいかもしれない。カタログデータでは，血液系のデータと水系のデータがあるので注意したい。血液系では，赤血球の堆積層，蛋白質の濃度分極層，膠質浸透圧の影響などにより，水系で測定したデータより，これらの値は小さくなる。

機能別分類

　日本透析医学会が，血液浄化器の機能別分類を初めて策定したのは1996年である。その後，血液浄化器や透析関連技術は進歩し続けており，患者病態に及ぼす影響も少しずつ変化している。そのため，機能分類もそれに合わせて，定期的に見直しが行われている。最新の機能分類を常に参照するようにしたい。

　2013年の透析医学会の機能分類[5]では，次のように考えている。機能分類の目的は，①個々の患者に対し適正な治療法が選択され，②個々の治療法に適した血液浄化器が使用されることにあり，その観点から溶質除去性能を基準に4つに分類する。さらに，特別な機能をもつものとしてS型も定義する。それぞれをどのように使い分けるかについては，以下のように示されている。

- Ⅰ-a型（蛋白非透過／低透過型）：小分子から中分子（含むβ_2-MG）溶質の除去を主目的とする。
- Ⅰ-b型（蛋白透過型）：小分子から大分子までブロードな溶質の除去を主目的とする。
- Ⅱ-a型（蛋白非透過／低透過型）：小分子から中分子（含むβ_2-MG）溶質の積極的除去を主目的とする。
- Ⅱ-b型（蛋白透過型）：大分子（含むα_1-MG）溶質の除去を主目的とする。
- S型：特別な機能，生体適合性に優れる，吸着によって溶質除去できる，抗炎症性，抗酸化性を有する，など

用語

*12　**総括物質移動面積係数（KoA）**：膜を介した物質の移動のしやすさを表す総括物質移動係数と膜面積の積。モジュール当たりの物質移動のしやすさを表す。単位はmL/minであり，クリアランスと同じ単位である。
*13　**HD**：hemodialysis（血液透析）
*14　**UFRP**：ultrafiltration coefficient
*15　**TMP**：transmembrane pressure

一方,現在の診療報酬上の血液透析器の機能区分は,過去の日本透析医学会の分類基準により β_2-MGのクリアランス値によって以下の5つに分類されており,現行の日本透析医学会の機能分類との乖離が生じている。このような乖離は好ましいことではない。

- Ⅰ型　10 mL/min 未満
- Ⅱ型　10 mL/min 以上 30 mL/min 未満
- Ⅲ型　30 mL/min 以上 50 mL/min 未満
- Ⅳ型　50 mL/min 以上 70 mL/min 未満
- Ⅴ型　70 mL/min 以上

日本透析医学会の現行の分類は,診療報酬上の機能区分をⅠ型〜Ⅳ型とⅤ型に分け,それぞれをアルブミンのふるい係数(蛋白質の透過性)で2つに分けた4分類,とそれに加えて特別な機能をもつS型としている。それぞれのダイアライザに必要な性能は表1のとおりである。

現在,透析器は実質的に溶質透過性からはⅣ型とⅤ型で使い分けられており,また,近年,シャープな分画とブロードな分画の両者を使い分ける必要性も報告されるようになっている。これらのことから考えると,溶質除去性能に基づいて,透析器をこの4つに分類するほうが,個々の患者に対し適正な治療法を選択し,その治療法に適した血液浄化器を選択するためには,理にかなっているといえる。また,S型のように溶質除去特性以外の面から透析器を選択する場合もあり,そのような場合も考慮された分類となっている。

表1 血液浄化器(中空糸型)の機能分類2013　血液透析器

血液浄化器	Ⅰ型		Ⅱ型		S型
	Ⅰ-a型 (蛋白非透過/ 低透過型)	Ⅰ-b型 (蛋白透過型)	Ⅱ-a型 (蛋白非透過/ 低透過型)	Ⅱ-b型 (蛋白透過型)	(特別な機能を もつもの)
尿素クリアランス(mL/min)	125≦		185≦		125≦
β_2-MGクリアランス(mL/min)	<70		70≦		0≦
アルブミンふるい係数	<0.03	0.03≦	<0.03	0.03≦	

膜面積 1.5 m², 血液流量 200±4 mL/min, 透析液流量 500±15 mL/min, 濾過流量 15±1 mL/minで測定。

文献5)より引用

● 血液透析濾過器(ヘモダイアフィルタ)

血液透析濾過器は,血液透析濾過を行う血液浄化器である。2010年にオンラインHDFが保険適用されるようになり,2012年には,さらに適応疾患の規制がなくなり,すべての患者にオンラインHDFを施行することが可能となった。オンラインHDFでは,各施設で作製し,清浄であることが担保された透析液の一部を直接血液に流入させる補充液として用いる。大量の補充液を使用することができるため,前希釈法での治療が可能となる。

血液透析濾過の溶質除去の特徴は,拡散による除去に加えて,濾過による物質除去の特性が大きく現れる。そのため,血液透析濾過器は,大きい濾過流量で使用するという特徴があり,十分な透水性能が必要である。また,濾過による物質除去の特性を生かすために,分子量2万から4万程度の物質が除去可能な孔径のものが使用されている。

形状

形状は，すべて中空糸型の形状となっている。中空糸内径は，ヘモダイアフィルタによって若干異なるが，200～220 μm程度である。

素材

現在，ヘモダイアフィルタとして用いられている膜素材には，PS，PES，PEPAなどのスルホニル基を含む素材のものとCTA素材のものが，使用可能となっている。いずれの膜も高透水性で，溶質除去性能に優れ，アルブミンはそれほど漏らさないという目的を達するために，孔径がコントロールされている。

性能

HDFの除去性能は，拡散による除去のしやすさと濾過による除去のしやすさによって決まる。濾過と拡散の寄与の割合がどのようになるかは，血液流量，透析液流量，濾過流量などによって大きく変化する。血液透析濾過膜の性能を規定する因子は，拡散のしやすさを表す溶質透過係数，濾過のしやすさを表す濾過係数，濾過による分離の選択性を表すふるい係数となる。

HDF施行時の操作条件によるクリアランスの変化の特徴を調べることができるシミュレーションモデルにAhrenholzらのモデル[6, 7]がある。このモデルでは，全体の物質除去を拡散による除去と濾過による除去の和と考え，拡散による除去においては透析液流量の低下によるクリアランスの低下を考慮し，濾過においてはダイアライザ内の位置により血液側の濃度が異なることを考慮して，クリアランスを計算している。このモデルを用いて計算すると，後希釈オンラインHDFでは，分子量の小さい物質のクリアランスはほとんど変化しないが，分子量の大きい物質のクリアランスは補充液流量の増加とともに大きく増加することがわかる（図4）。一方，前希釈オンラインHDFでは，補充液流量の増加とともに分子量の小さい物質のクリアランスは低下し，大分子量物質のクリアランスは大きく増加することがわかる（図5）。実際に水系で実験をしても，このような変化を示すことが確認できる。

図4　後希釈HDFの溶質除去特性

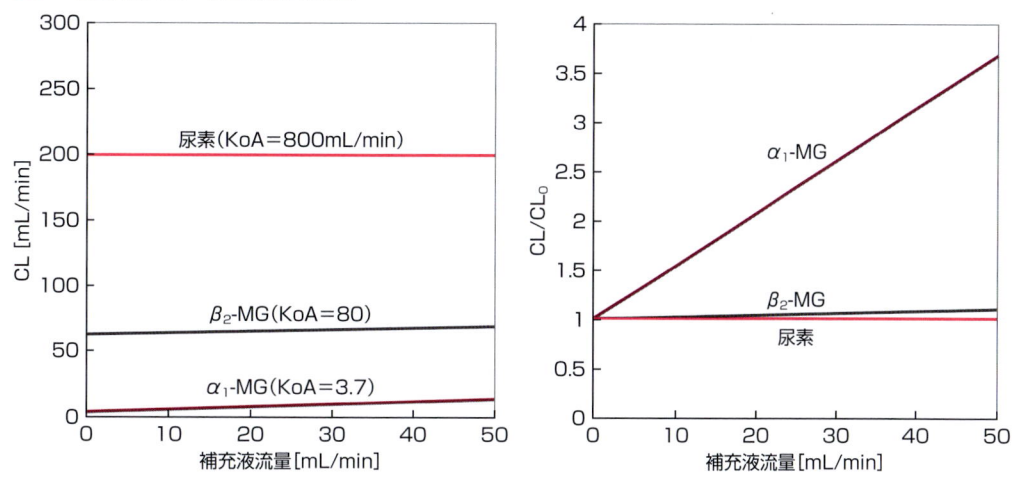

左：クリアランスの操作条件依存性
右：HDモードにおけるクリアランスを基準にしたクリアランスの増加率
　　Q_B＝200mL/min，$Q_{D, total}$＝500mL/minで計算した。中・低分子量物質のクリアランスは，変化しないが，大分子量物質のクリアランスは補充液流量の増加とともに大きく増加する。

文献8）より引用

図5 前希釈HDFの溶質除去特性

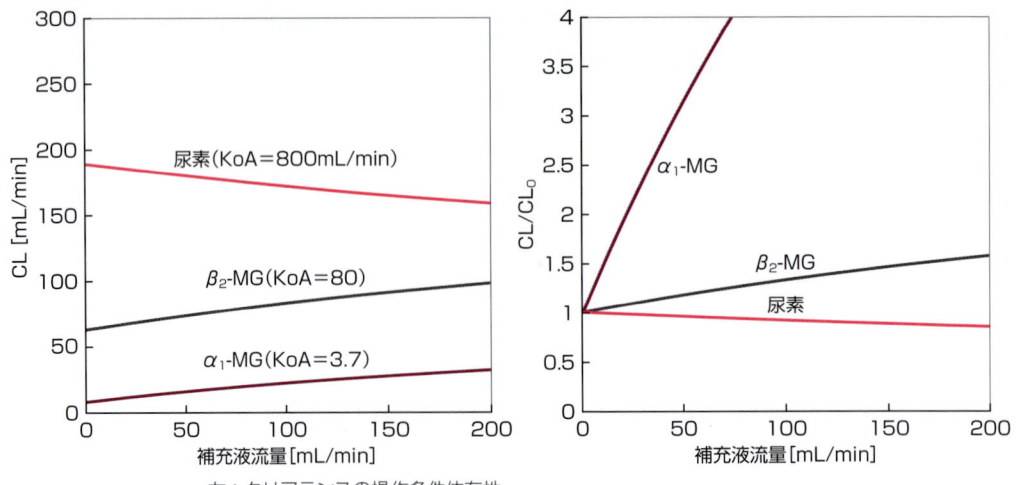

左：クリアランスの操作条件依存性
右：HDモードにおけるクリアランスを基準にしたクリアランスの増加率
　　$Q_B = 200 mL/min$, $Q_{D, total} = 500 mL/min$で計算した。中・低分子量物質のクリアランスは，変化しないが，大分子量物質のクリアランスは補充液流量の増加とともに大きく増加する。

文献8)より引用

機能別分類

血液透析濾過器は，拡散と濾過を積極的に利用し，小分子から大分子まで広範囲にわたる溶質の除去を目的とする血液浄化器として分類されている。2013年の日本透析医学会の機能分類[5]では，後希釈用と前希釈用にそれぞれ必要な性能が示されている（表2）が，血液浄化器としては単一の分類となっており，血液透析濾過器をさらに細かく分類していない。

2012年の診療報酬改定により，オンラインHDFは多くの患者に施行しやすくなった。日本では欧米に比べて血流量が少なく後希釈法では積極的な液置換が難しいことなどから，前希釈法オンラインHDFが普及しつつある。一方，血液透析濾過器の性能は後希釈用，前希釈用として明確に区分できるものではなく，どちらに使用した場合も十分に治療可能なことから，後希釈用，前希釈用のようにも分類されていない。いずれの血液透析濾過器を使用した場合も，後希釈，前希釈の選択，補充液量，濾過流量，血液流量の設定により，除去性能は大きく変化する。

表2 血液浄化器（中空糸型）の機能分類2013　血液透析濾過器

血液浄化器	血液透析濾過器（後希釈用）	血液透析濾過器（前希釈用）
尿素クリアランス[mL/min]	200 ≦	180 ≦
β_2-MGクリアランス[mL/min]	70 ≦	70 ≦

膜面積 2.0m²，血液流量 250±5mL/min，希釈後血液流量（前希釈）490mL/min，透析液流量 500±15mL/min，濾過流量 60±2mL/min（後希釈），240±4mL/min（前希釈），で測定。

文献5)より引用

血液濾過器（ヘモフィルタ）

血液濾過の保険適用上の適応は，透析困難症，緑内障，心包炎もしくは心不全を合併する患者となっているが，現在では，HFの適応となるような患者には，HDFが一般に用いられ，末期腎不全患者の治療法としての血液濾過の利用機会はほとんどなくなっている。

急性血液浄化において使用される血液濾過器は，24時間以上の長時間にわたり，継続して治療が行われるため，血液流量，濾過流量が非常に小さくても治療可能である。そのため血液濾過も治療に用いられる。ただし，持続用血液濾過器は，CHF[*16]，CHDF[*17]，CHD[*18]などのモードで使用されており，血液濾過のみに用いられているわけではなく，血液透析濾過もしくは血液透析でも使用される。

形状

　形状は，すべて中空糸型の形状である。中空糸内径は，慢性腎不全用のものは200μm，急性血液浄化用のものは200～240μm程度となっている。

素材

　慢性腎不全に対して使用される血液濾過器としては，2社から提供されているのみである。膜材質はポリスルホンとCTAである。一方，急性血液浄化用のヘモフィルタとしては，吸着による除去が期待できるPMMAおよびAN69STと，拡散および濾過による除去が中心で，膜の除去性能の経時低下が少ないポリスルホン，CTAによるものがある。

性能

　濾過の性能は，濾過係数とふるい係数で示される。ふるい係数の分子量依存性を表したグラフを分画分子量曲線といい，そのフィルタがどのような除去性能をもっているか知ることができる。

　後希釈型のHFでは，クリアランスが非常に小さく，慢性腎不全の治療に十分な溶質除去性能を実現できない。例えば，血液流量を240 mL/minとしたとしても，血液の濃縮が過度に起こらないように濾過流量は最大でもその1/3程度すなわち，80 mL/min程度しかとれない。クリアランスは，濾過流量より必ず小さくなる。従って，クリアランスの最大値は，80 L/minである。そのため，末期腎不全患者の治療法としての血液濾過の利用機会はほとんどなくなっている。

　前希釈オンラインHDFでは，補充液流量を大きくすればするほど，物質除去の主体が濾過になり，さらに補充液流量を大きくして透析液をすべて補充液に使用すれば，前希釈オンラインHFとなる。すなわち，前希釈オンラインHDFが究極に進化したシステムとして，血液濾過が前希釈オンラインHFという形で，今後，再び用いられるようになる可能性もある[9, 10]。その場合には，血液濾過器には，現在使われている血液透析濾過器に必要な溶質除去性能に加えて，それ以上の性能(透水性など)が求められるはずである。

　一方，急性血液浄化では，24時間以上の長時間にわたり，継続して治療が行われるため，血液流量，濾過流量が非常に小さい。ヘモフィルタを血液透析濾過や血液透析に用いる場合も，補充液流量と透析液流量の和が，600 mL/hr程度である。その場合，クリアランスは最大で10 mL/minであり，慢性腎不全患者の場合と大きく異なる。長時間安定して操作できる必要もある。

用語

*16　**CHF**：continuous hemofiltration(持続的血液濾過)
*17　**CHDF**：continuous hemodiafiltration(持続的血液透析濾過)
*18　**CHD**：continuous hemodialysis(持続的血液透析)

機能別分類

慢性腎不全の治療に用いられる血液濾過器は，濾過を積極的に利用し，中・大分子溶質の除去を主目的とするもので，機能分類としては，表3の性能を有するものとして，分類されている．

急性血液浄化に用いられるヘモフィルタには，吸着能の高いPMMA素材，ポリアクリロニトリル素材と膜の除去性能の低下が少ないポリスルホン，CTAと各素材により特徴があり，それぞれ病態や目的に応じて，使われている．ただし，どのような病態にどのような膜を使えばよいか，ということは，まだはっきりとはわかっていない面もあり，病態に合わせたフィルタの選択や機能分類はこれからの課題である．

表3 血液浄化器(中空糸型)の機能分類2013 血液濾過器

血液浄化器	血液濾過器
尿素クリアランス[mL/min]	55 ≦
β_2-MGクリアランス[mL/min]	35 ≦

膜面積 2.0m^2，血液流量 250±5mL/min，濾過流量 60±2mL/minで測定．

文献5)より引用

🩸 血漿分離器

血漿交換法(単純膜濾過血漿交換のフィルタや二重膜濾過血漿交換法の一次フィルタ)や血漿吸着法の一次フィルタとして用いられるのが血漿分離器である．血漿分離器は，赤血球，白血球，血小板などの血球成分と蛋白質などを含む血漿を分離する．現在，血漿分離器としては，ポリエチレン(親水化剤としてEVAL)を素材とするものが用いられている．孔径が小さくアルブミンのふるい係数が1より小さいEVAL素材の血漿分離器も市販されている．

形状

中空糸型をしている．PE(親水化剤としてEVAL)素材のものは，中空糸内径350μmと比較的太い中空糸からなっている．EVAL素材のものは，中空糸内径175μmと比較的細い中空糸からなる．

血漿分離器の膜素材

膜素材としては，親水化剤としてEVALを含むポリエチレンを原料として作られた中空糸膜が提供されている．また，EVALのみから作られた中空糸膜もある．

性能

ポリエチレン素材のものは，平均孔径は0.3μmであり，膜面積の異なるものが販売されている．これらは，赤血球，白血球，血小板などの血球成分は透過させず，血漿中の蛋白質，コレステロールなどをほぼ100％透過させる血漿分離膜である(図6)．二重膜濾過血漿交換法の一次フィルタや血漿吸着法の一次フィルタとして使用するための十分な性能を有している．

一方，EVAL素材のものは，アルブミンのふるい係数が異なる4種類のものが市販されている．これは，血漿分離器として製造販売されているが，実際の性能からみると血漿成分分画器(限外濾過膜)に相当する分離性能を有する．従って，EVAL素材のものを使用して単純血漿交換をすれば，主にアルブミンより小さい物質(低分子蛋白領域以下の物質)を除去対象にした血液浄化を行えるが，免疫グロブリン，フィブリノーゲン，コレステロールなどの分子量の大きい物質は，十分に除去はできない．アルブミンを保持して置換液量を減らしたい場合，凝固・

線溶系因子を保持したい場合に使用する．また，二重膜濾過血漿交換法の一次フィルタや血漿吸着法の一次フィルタとして使用可能な性能は有していない．高ビリルビン血漿などの肝不全に対するアフェレシス治療などが治療対象となっている．

図6 血漿分離器の蛋白質などの透過性能

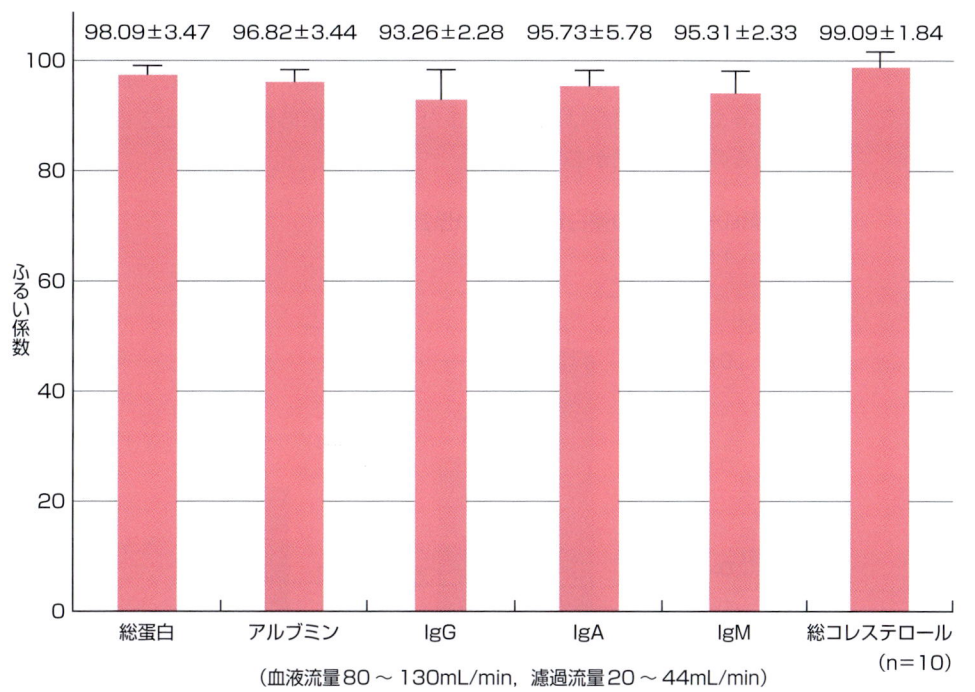

総蛋白	アルブミン	IgG	IgA	IgM	総コレステロール
98.09±3.47	96.82±3.44	93.26±2.28	95.73±5.78	95.31±2.33	99.09±1.84

（血液流量80〜130mL/min，濾過流量20〜44mL/min）　（n=10）

（川澄化学工業・資料より一部抜粋引用）

血漿成分分画器

二重膜濾過血漿交換法の二次フィルタとして用いられるのが，血漿成分分画器である．グロブリンとアルブミンを分離（分画）することのできる限外濾過膜を束ねたものである．

形状

中空糸型の形状である．中空糸内径は175μmと比較的小さい．膜面積は，$2.0m^2$が主流であり，$1.0m^2$のものも販売されている．

血漿成分分画器の膜素材

エチレンビニルアルコール共重合体のものが製造販売されている．

性能

孔径の異なる4種類の膜（エバフラックス®では2A，3A，4A，5A，カスケードフローECでは20W，30W，40W，50W）が製造販売されている．数字が大きいほど，孔径が大きく，大きい蛋白質を透過させることができる．

分画曲線はブロードで，細孔径分布も広いと考えられる。それぞれの蛋白質のふるい係数を見ると(図7)，例えば，3Aにはアルブミンを70％程度透過(回収)し，IgGを30％が透過(70％を除去)，IgMを0％が透過(100％除去)する性能があることがわかる。また，5Aを用いると，アルブミンを90％回収し，IgMを90％除去できる性能であることがわかる。ただし，実際には，膜の目詰まりなどが起こり，膜の阻止率は増加するので，実際に臨床使用する場合には，*in vitro*データよりも透過率は下がり，ふるい係数は小さくなる(阻止率は大きくなる)可能性があることを考慮して血漿成分分画器を選択する必要がある。また，血液流量，濾過流量などの条件によっても分画曲線は変わり，また，血液を限外濾過したときの条件によっても，分画曲線が変わるので，注意が必要である。

図7 血漿成分分画器の蛋白質のふるい係数

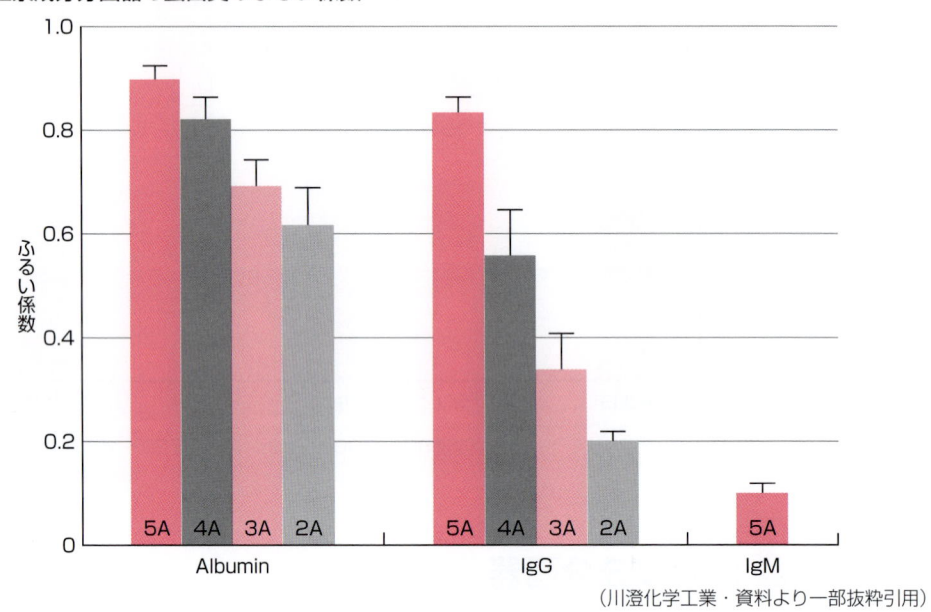

(川澄化学工業・資料より一部抜粋引用)

吸着剤

吸着剤には，血液を直接接触させて吸着分離を行う血液吸着用の吸着剤と，血漿分離器で分離した血漿を接触させて吸着分離を行う血漿吸着用の吸着剤がある。

形状と取り扱い

形状は，円筒状の筒に吸着剤の入っている吸着カラムの形状をしている。吸着カラムは，吸着ビーズが充填されたもの，不織布の形状にして，そこを透過させるものなどがある(図8)。カラム中の血液の流れは，吸着剤と十分に接触するように，それぞれ工夫されている。

吸着カラムごとに，プライミングの方法やプライミング液に抗凝固薬を入れるかどうか，また血液や血漿を上から流すか下から流すかなど，使用方法が規定されているので，添付文書を参考にして，それぞれの吸着器にあった方法で使用する必要がある。

図8 各種吸着カラムの形状

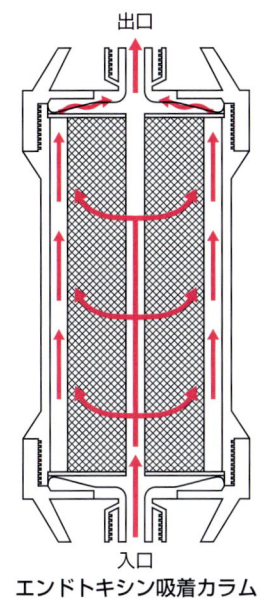

エンドトキシン吸着カラム
ポリミキシンBを架橋したポリプロピレン不織布を巻いた構造で，血液は下から上に向かって流す。
〔東レ・メディカル：トレミキシン®〕

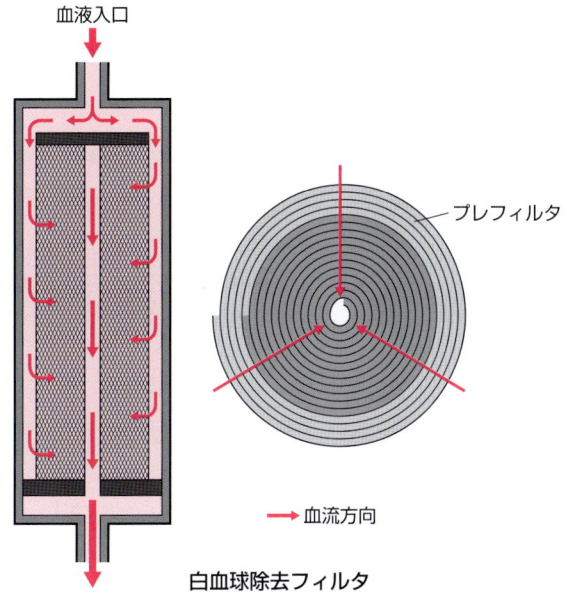

白血球除去フィルタ
ポリエチレンテレフタレート不織布を巻いた構造で，血液は上から下へ流し，外側のフィルタを通った後に不織布で白血球を吸着する。
〔旭化成・メディカル：セルソーバ®〕

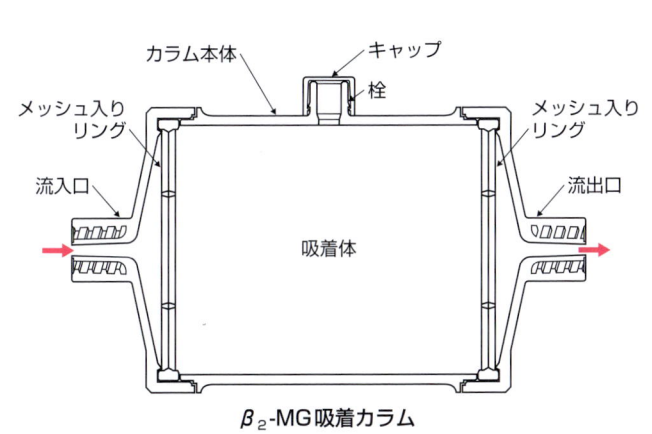

β₂-MG吸着カラム
ヘキサデシル基をリガンドとしたセルロースビーズが充填されている。
〔カネカメディックス：リクセル®〕

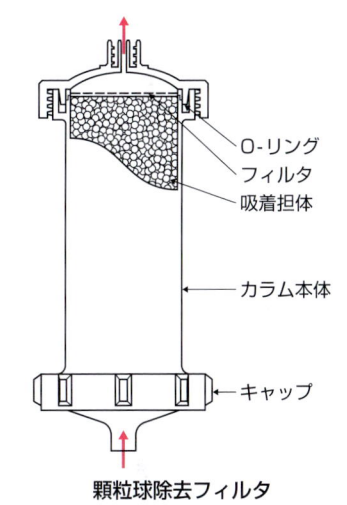

顆粒球除去フィルタ
セルロースジアセテートのビーズが充填されている。
〔JIMRO：アダカラム®〕

吸着剤の素材と適応疾患

　直接血液吸着用の吸着剤としては，ヒドロキシエチルメタクリレートをコーティングした活性炭，ポリミキシンBを架橋したポリプロピレン不織布，ヘキサデシル基をリガンドとしたセルロースビーズ，ポリエチレンテレフタレート不織布，セルロースジアセテートビーズが使用されている。表4にそれらの吸着対象物質，適応疾患などを示す。

　血漿吸着用の吸着剤としては，ヒドロキシエチルメタクリレートをコーティングした多孔質イオン交換樹脂ビーズ，デキストラン硫酸を固定化したセルロースゲル，トリプトファンもしくはフェニルアラニンを固定化したポリビニルアルコールゲルが使用されている。表5にそれらの吸着対象物質，適応疾患などを示す。

陰性荷電を有するなどでブラジキニンの産生を促進する可能性のある素材のもの（デキストラン硫酸，トリプトファン，フェニルアラニンを固定化したもの，ポリエチレンテレフタラート不織布）では，アンジオテンシン変換酵素（ACE[*19]）阻害薬との併用禁忌となっているので注意する。

表4 直接血液に用いられる吸着剤の吸着対象物質と適応疾患

品名（メーカ）	吸着剤	吸着対象物質	適応疾患
メディソーバ®-DHP（川澄化学工業）	活性炭にヒドロキシエチルメタクリレート系重合体でコーティング	分子量500～5,000程度の物質	薬物中毒・肝性昏睡
ヘモソーバ（旭化成メディカル）			
トレミキシン®（東レ・メディカル）	ポリミキシンB（ポリスチレン誘導体/ポリプロピレン）	エンドトキシン	敗血症・エンドトキシン血症
リクセル®（カネカメディックス）	ヘキサデシル基をリガンドとしたセルロースビーズ	β_2-ミクログロブリン	透析アミロイド症
セルソーバ®（旭化成メディカル）	ポリエチレンテレフタラート	白血球	潰瘍性大腸炎・関節リウマチ
アダカラム®（JIMRO）	酢酸セロルース系（セルロースジアセテート）ビーズ	顆粒球・単球	潰瘍性大腸炎・クローン病・膿疱性乾癬

表5 血漿吸着に用いられる吸着剤の吸着対象物質と適応疾患

品名（メーカ）	吸着剤	吸着対象物質	適応疾患
メディソーバ®-BL（川澄化学工業）	ヒドロキシエチルメタクリレートでコーティングした多孔質陰イオン交換樹脂ビーズ	総ビリルビン，総胆汁酸	劇症肝炎・術後肝不全
プラソーバ（旭化成メディカル）			
リポソーバー®（カネカメディックス）	デキストラン硫酸を固定したセルロースゲル	LDLコレステロール	家族性コレステロール血症・閉塞性動脈硬化症・巣状糸球体硬化症
セレソーブ®（カネカメディックス）	デキストラン硫酸を固定したセルロースゲル	抗DNA抗体，抗CL抗体，およびそれらの免疫抗体	全身性エリテマトーデス
イムソーバ TR（旭化成メディカル）	トリプトファン固定化ポリビニルアルコールゲル	抗アセチルコリンレセプタ抗体	重症筋無力症・多発性硬化症・慢性炎症性脱髄性多発根神経炎・ギランバレー症候群
イムソーバ PH（旭化成メディカル）	フェニルアラニン固定化ポリビニルアルコールゲル	免疫複合体・リウマチ因子・抗DNA抗体	全身性エリテマトーデス・悪性関節リウマチ・多発性硬化症・慢性炎症性脱髄性多発根神経炎・ギランバレー症候群

◎引用・参考文献

1) 内藤秀宗，ほか：透析膜の生体適合性，東京医学社，2010.
2) 小久保謙一，ほか：透析膜（種類，性能と生体適合性の特徴）．腎と透析，65（増刊号）：63-68，2008.
3) 峰島三千男：血液浄化器―性能評価の基礎，日本メディカルセンター，2002.
4) 小久保謙一，ほか：血液浄化器の性能指標 総括物質移動面積係数．クリニカルエンジニアリング，20：775-781，2009.
5) 川西秀樹，ほか：血液浄化器（中空糸型）の機能分類2013．透析会誌，46：501-506，2013.
6) Ahrenholz P, et al：Online hemodiafiltration with pre- and postdilution：a comparison of efficacy. Int J Artif Organs, 20：81-90, 1997.
7) Waniewski J, et al：Theoretical basis and experimental verification of the impact of ultrafiltration on dialyzer clearance. Artif Organs, 15：70-77, 1991.
8) 小久保謙一：各種治療モードとその特徴．わかりやすい透析工学 血液浄化療法の科学的基礎（酒井清孝，峰島三千男 編），p.115-121，南江堂，2012.
9) 小久保謙一，ほか：血液濾過―原理と溶質除去特性―．クリニカルエンジニアリング，25：311-316，2014.
10) 川西秀樹：血液濾過―新しい適応―．クリニカルエンジニアリング25：317, 2014

用語

[*19] ACE：angiotensin converting enzyme

2 血液浄化器の性能評価の実際 実践編

Point
- 血液浄化器の性能評価項目にはクリアランス（CL[*1]），みかけのふるい係数（SC[*2]），限外濾過率（UFRP[*3]）がある。
- CLは溶質除去性能，みかけのSCは溶質分画特性，UFRPは水の透過性をそれぞれ示す。
- CLやみかけのSCの測定値に影響を与える因子には実血液流量，実透析液流量，実濾液流量，サンプリングの順序，タイミング，方法，検査項目の測定精度などが挙げられる。
- CLやみかけのSCなど血液浄化器の性能評価を実施する際の詳細な測定条件は，日本透析医学会学術委員会より提言されている「血液浄化器の性能評価法2012」[1)]に基づいて設定する。

臨床中にとるデータとその評価法

　血液浄化器の性能評価指標には，溶質除去特性を測定するCLや溶質分画特性を測定するSC，水の透過性能を測定するUFRPなどがある。ここでは，血液浄化器の性能評価の指標として用いられるCLとSCについて解説する。

CL

CLとは？

　図1，2にCLの概念を示す。血液中の溶質Aの濃度を100mg/dLとし，これをある浄化器に透析液を流しながら200mL/minの流量で通過させたとする（濾過はないものとする）。このとき，200mL/minの血液中から溶質Aが除去されない場合，すなわち浄化器出口の溶質Aの濃度が100mg/dLとまったく変化しなかった場合は，CL値は0mL/minとなる（図1）。血液中から溶質Aが除去されて浄化器出口の濃度が10mg/dLとなった場合の浄化器出口の血液は溶質Aの濃度が0となった180mL/minの血液と，入口側と同じ100mg/dLのままの20mL/minの血液とが混合されたものとみなすことができる。この180mL/minがCL値となる。つまり，CLは対象の溶質濃度が0になったとみなすことのできる流量を意味する（図2）。

用語
- [*1] **CL**：clearance
- [*2] **SC**：sieving coefficient
- [*3] **UFRP**：ultrafiltration coefficient

図1 クリアランスの概念①

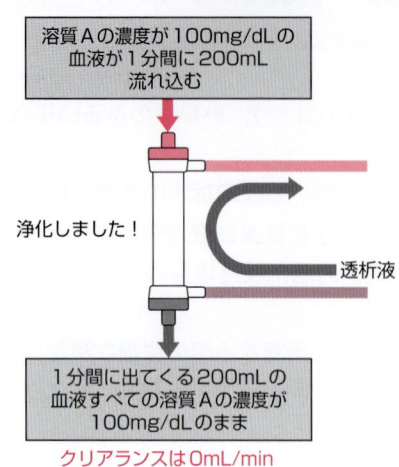

溶質Aの濃度が100mg/dLの血液が1分間に200mL流れ込む

浄化しました！

透析液

1分間に出てくる200mLの血液すべての溶質Aの濃度が100mg/dLのまま

クリアランスは0mL/min

図2 クリアランスの概念②

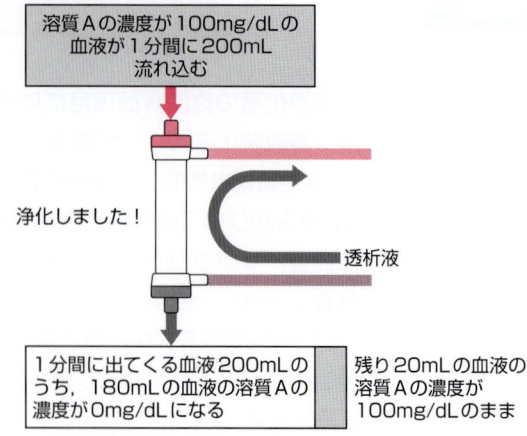

溶質Aの濃度が100mg/dLの血液が1分間に200mL流れ込む

浄化しました！

透析液

1分間に出てくる血液200mLのうち，180mLの血液の溶質Aの濃度が0mg/dLになる

残り20mLの血液の溶質Aの濃度が100mg/dLのまま

クリアランスは180mL/min
（このとき，実際の浄化器の出口側溶質Aの濃度は混合されているので10mg/dLになる）

血液流量基準CL

血液流量基準CLの算出式を(1)式に示す。(1)式の破線囲みの部分は溶質に対する浄化器の除去効率を表す。除去効率とは，浄化器に入ってきた溶質のうち除去されたものの割合である。

図1のように血液中のAという溶質の濃度を100mg/dLとし，これを浄化器に透析液を流しながら200mL/minの流量で通過させる（濾過はないものとする）。このとき，浄化器出口の溶質Aの濃度が100mg/dLであった，つまりまったく変化しなかった（除去されなかった）場合は，この浄化器の溶質Aに対する除去効率は(1)式より0となり，溶質Aに対するCL値は0mL/minとなる（例1）。この例のように，除去効率が0の場合は，血液流量Q_Bをいくら増加させても，CLは0mL/minとなる。

次に，図2のように溶質Aの出口濃度が100mg/dLから10mg/dLに下がっていた場合，(1)式より除去効率は0.9となりこれに血液の流量200mL/minを乗じてCL値は180mL/minとなる（例2）。(1)式より，CL値を増加させるためには，除去効率，Q_Bを増加させればよいことがわかる。ただし，Q_Bを増加させると浄化器における血液の滞留時間が短くなり除去効率が低下するため，CL値が直線的に増加するわけではないことを理解しておく必要がある。

$$CL = \frac{C_{Bi} - C_{Bo}}{C_{Bi}} \times Q_B \quad \cdots\cdots (1)$$

浄化器の性能（溶質除去効果率）

CL：クリアランス[mL/min]
C_{Bi}：血液側入口溶質濃度[mg/dL]
C_{Bo}：血液側出口溶質濃度[mg/dL]
Q_B：血液流量[mL/min]

（例1）

$$CL = \frac{100[mg/dL] - 100[mg/dL]}{100[mg/dL]} \times 200[mL/min]$$
$$= 0 \times 100[mL/min]$$
$$= 0[mL/min]$$

(例2)

$$CL = \frac{100[\text{mg/dL}] - 10[\text{mg/dL}]}{100[\text{mg/dL}]} \times 200[\text{mL/min}]$$
$$= 0.9 \times 200[\text{mL/min}]$$
$$= 180[\text{mL/min}]$$

　この方法で溶質Aに対するCL値を調べたいときは，浄化器入口と出口の溶質Aの濃度を測定する必要がある。

血漿流量基準CL

　尿素のような小分子溶質は，浄化器の除去速度に比べて尿素が血球膜を透過する速度が大きいため，血液が浄化器を通過する間に血球内からも十分に除去され，血漿中と血球中の濃度は同じであるとみなすことができる。このような溶質の場合は，CL算出時に Q_B として全血流量を用いることができる[1]。一方，β_2-ミクログロブリン（β_2-MG）は，もともと細胞中には存在しないと考えられ，血漿からの除去のみを想定すればよいことになる。従って，β_2-MGのCL値を算出する際には血液流量ではなく血漿流量を用いる[1]（(2)式）。

$$CL = \frac{C_{Bi} - C_{Bo}}{C_{Bi}} \times Q_P \quad \cdots\cdots(2)$$

Q_P：血漿流量 $[Q_B \times (1 - \text{Hct}/100)]$ [mL/min]

透析液側基準CL

　血液透析において血液から溶質が除去されるとき，溶質の膜への吸着などがなければ質量保存の法則より，除去された溶質はすべて透析液側に出てくる。つまり，「血液側から失われた溶質量」＝「透析液側が受け取った溶質量」となる。このようにある着目した部分での物質の出入りを物質収支（mass balance）*4 という（図3）。この物質収支の考え方を応用するとCL値は透析液側溶質濃度からも算出することができる（(3)式）。

$$CL = \frac{C_{Do}}{C_{Bi}} \times Q_D \quad \cdots\cdots(3)$$

Q_D：透析液流量[mL/min]
C_{Do}：透析液出口溶質濃度[mg/dL]

　この(3)式を用いることの利点の1つは，採血が1回で済むことである。これは，患者の負担や感染予防などの観点から重要なことである。また，もう1つの大きな利点は血液側基準から算出したCL値と異なり，血球膜移動抵抗，有形成分，蛋白成分などの影響によるCL値の誤差を含まないことである。例えば，無機リンは血液側基準のCL算出式では正しく評価できない可能性も示唆されており，このときに透析液側基準のCL値の算出が有用との報告もある[2]。膜への吸着がなければ，透析液側基準のCLは透析液側に出てきた溶質量から算出しているため，患者血液中からの除去をより正確に反映していると考えることができる。しかし，C_{Do} は C_{Bi} に比べ溶質濃度が低いため，計算上の十分な有効桁数がとれなくなることがあり，濃度測定における精度の向上やサンプリング技術の確立などが今後の課題である。

用語

*4 **物質収支（mass balance）**：物質収支の基本は質量保存則である。限定した範囲と時間内において入ってくる質量と出ていく質量は同じである。

図3 物質収支

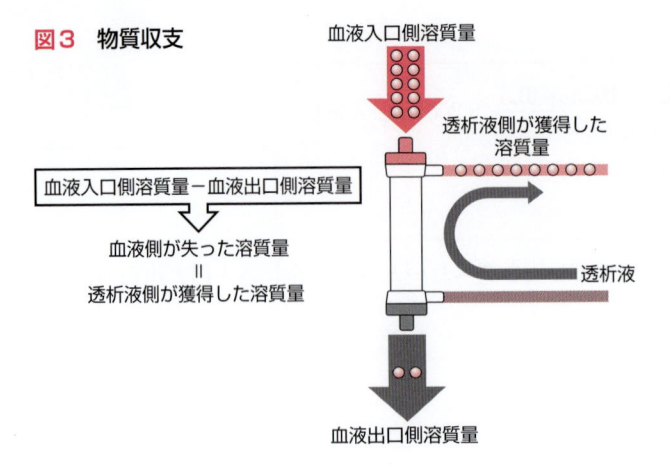

血液入口側溶質量 − 血液出口側溶質量
＝
血液側が失った溶質量
＝
透析液側が獲得した溶質量

濾過がある場合のCLの算出

濾過がある場合のCL算出式を(4)式に示す。

$$CL = \frac{Q_{Bi} \cdot C_{Bi} - Q_{Bo} \cdot C_{Bo}}{C_{Bi}} \quad \cdots\cdots (4)$$

Q_{Bi}：血液側入口流量[mL/min]
Q_{Bo}：血液側出口流量[mL/min]
C_{Bi}：血液側入口溶質濃度[mg/dL]
C_{Bo}：血液側出口溶質濃度[mg/dL]

ただし，β_2-MGなどのCL算出時には血漿流量を用いる。

HF*5の場合も(4)式を用いてCLを算出することができるが，溶質の濾液濃度を用いた(5)式でも算出が可能である。

$$CL = C_F / C_{Bi} \cdot Q_F \quad \cdots\cdots (5)$$

Q_F：濾過速度[mL/min]
C_{Bi}：血液側入口溶質濃度[mg/dL]
C_F：濾液中溶質濃度[mg/dL]

Caution! **CL測定時の注意点**
- 血液流量，透析液流量，濾過速度の精度確認が必要。
- サンプリングの順序，タイミングに注意。
- サンプリング後の血液処理は迅速に行う。

　CL値を算出するときは Q_B，Q_D を用いるため，あらかじめ血液ポンプ流量，透析液流量，濾過（除水）速度の精度の確認・調整をしておく必要がある（図4）。正しく調整された血液ポンプの流量表示が200 mL/minだったとしても，実際の臨床では，細すぎる穿刺針を使用したりすることで実流量が低下してしまうこともあり，これによって正しい評価ができなくなる可能性があるため十分な注意が必要である[3]。また，中空糸充填率の高い血液浄化器の場合に，透析装置によっては実際の Q_D が設定値よりも低下するとの報告もあるため注意を要する[2]。

用語 *5　HF：hemofiltration（血液濾過）

血液や透析液の溶質濃度を測定するためのサンプリング方法についても注意が必要である。サンプリングの行為自体が濾液流量，血液流量，透析液流量などに影響して溶質濃度が変化することが極力少なくなるようにするため，CLの評価時にはC_{Do}，C_{Bo}，C_{Bi}の順にサンプリングを行う（図5）[1]。また，サンプリングに起因する測定誤差を極力避けることを目的とした透析液側のバイパス回路も提案されている[4]。浄化器出口側の検体は，血球内からの溶質移動によって，数秒から数十秒ほどで血漿中濃度が変化する溶質もあり，サンプリング後速やかに遠心分離をしなければならない[2]。

CLを測定するタイミングについては，浄化器の経時的な性能変化を考慮し，開始後60分とし，さらに性能の変化が大きい場合は加えて240分後の測定が推奨されており，各流量設定からサンプリングまでの定常待ちは5分程度とされている[1]。

図4　クリアランス測定前の各流量チェック

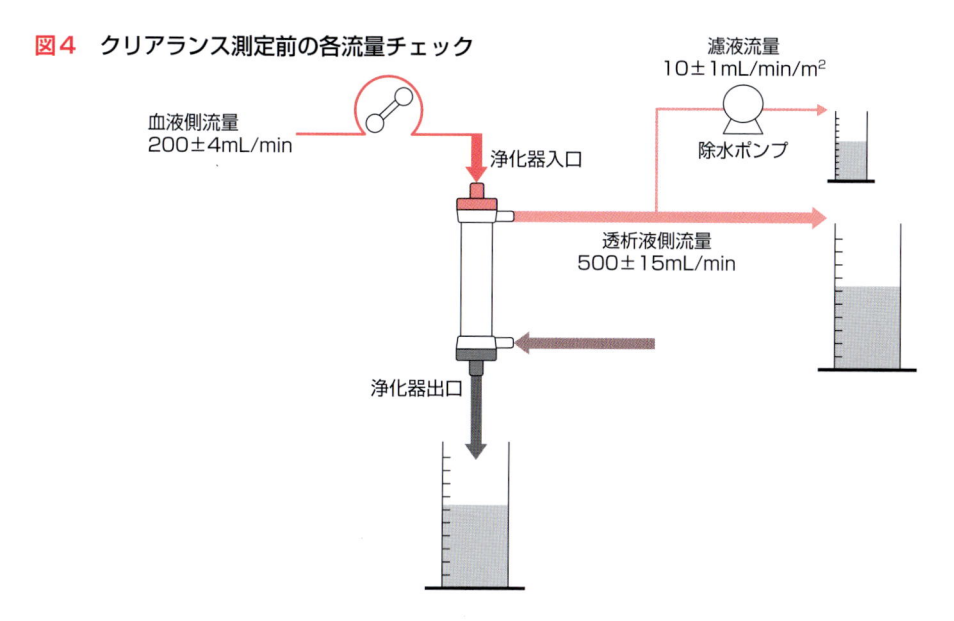

図5　臨床時のクリアランス測定

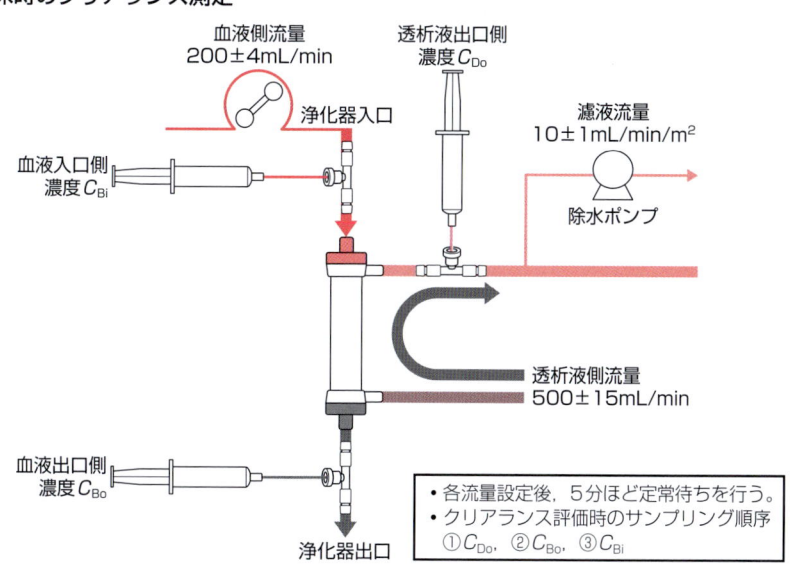

SC

SCとは？

SCとは，濾過による溶質の透過しやすさを表す指標である。HFモードにおいては血液と濾液中の溶質濃度の比で表される。模式的には，ある溶質100個を濾過によって膜を透過させるように移動させたときに，溶質100個全部が膜を通過すると，溶質が膜を通過した割合は100/100となり，SCは1となる。50個なら50/100でSCは0.5，まったく通過しなければ，0/100でSCは0となる。このように通常，SCは0〜1の値をとる。溶質の大きさ（ほぼ分子量）の変化に対するSC変化を分画特性といい，これは浄化器によって異なる。

みかけのSCの算出式

SCは，本来膜の両端の溶質濃度の比で算出されるものであるが，臨床的に求めるのは困難なため，通常は浄化器の血液側入口，出口の溶質濃度，濾液中の溶質濃度などを測定して「みかけのSC」が算出される。一般的に使用される算出式を下記に示す。

$$①\ SC_1 = \frac{C_F}{C_{Bi}}$$

$$②\ SC_2 = \frac{2C_F}{C_{Bi} + C_{Bo}}$$

$$③\ SC_3 = 1 - \frac{\ln(C_{Bo}/C_{Bi})}{\ln\{(C_{Bo} - C_F)/(C_{Bi} - C_F)\}}$$

C_{Bi}：血液入口溶質濃度[mg/dL]
C_{Bo}：血液出口溶質濃度[mg/dL]
C_F：濾液中溶質濃度[mg/dL]

これらの式よりみかけのSCを求める場合は，浄化器の血液入口側濃度，血液出口側濃度，濾液濃度などの測定が必要になる（図6）。

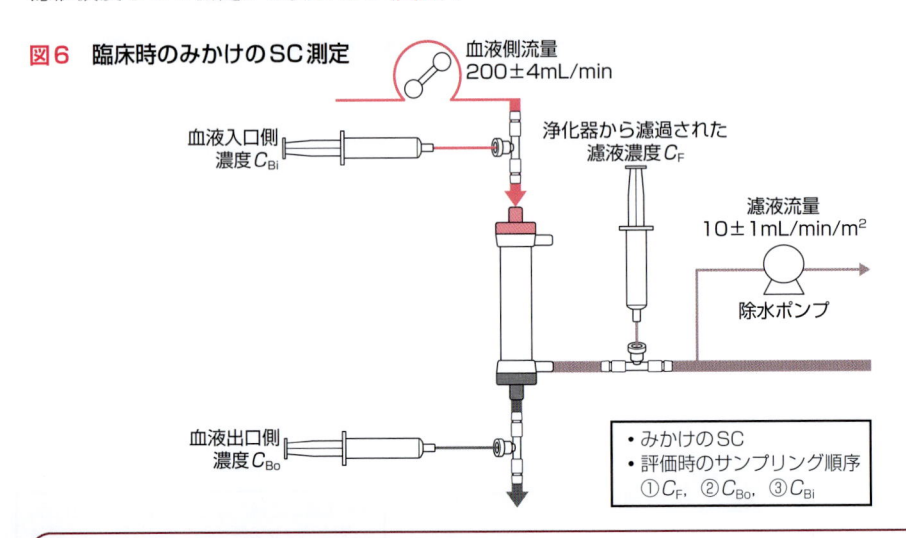

図6 臨床時のみかけのSC測定

- 血液側流量 200±4mL/min
- 血液入口側濃度 C_{Bi}
- 浄化器から濾過された濾液濃度 C_F
- 濾液流量 10±1mL/min/m²
- 除水ポンプ
- 血液出口側濃度 C_{Bo}

- みかけのSC
- 評価時のサンプリング順序
  ① C_F，② C_{Bo}，③ C_{Bi}

Caution! みかけのSC測定時の注意点
- サンプリングは透析開始60分後が推奨されている。
- サンプリング順序に注意。
- 血液流量，濾過速度の精度確認が必要。

CL同様に，みかけのSC測定時のサンプリングも透析開始60分後が推奨されている。サンプリング操作が血液流量（Q_B）や，濾過速度（Q_F）に影響を与えるため，サンプリングはC_F，C_{Bo}，C_{Bi}の順で行う[1]。また，みかけのSCは同じ浄化器でもQ_{Bi}，Q_F，FF（濾過分率*6）などの各条件によって影響されるので[5,6]，CL測定と同様に流量精度のチェックと調整が必要である（図4）。

　CLやみかけのSCなどで血液浄化器の性能評価を実施する際の詳細な測定条件は，日本透析医学会学術委員会より提言されている「血液浄化器の性能評価法2012」[1]に基づいて設定し，CL値やみかけのSC値の測定に及ぼす影響因子を十分に把握したうえで，適正な方法により実施することが重要である。

◎引用・参考文献
1) 川西秀樹, 峰島三千男, 平方秀樹, 秋澤忠男：血液浄化器の性能評価法2012. 透析会誌, 45(5)：435-445, 2012.
2) 尾原英利, 村上淳, 坂上貴光, 石森勇, 金子岩和, 峰島三千男, 秋葉 隆：ダイアライザ性能評価時の影響因子と問題点. 腎と透析（別冊2008, ハイパフォーマンスメンブレン'08), 65（別冊）：96-100, 2008.
3) 大澤貞利：血液浄化器の性能に及ぼす影響因子実血流量. Clinical Engineering 20：782-785, 2009.
4) 村上 淳, 尾原英利, 坂上貴光, 石森 勇, 金子岩和, 木全直樹, 峰島三千男, 秋葉 隆：ダイアライザ性能評価に及ぼす実流量, サンプリング方法, 有形成分の影響. 医工学治療, 21：179-187, 2009.
5) 峰島三千男：濾過型血液浄化器の溶質除去特性に関する研究. 東女医大誌, 66：283, 1996.
6) 峰島三千男, 金子岩和, 佐中 孜, ほか：デキストラン水溶液を用いた大量濾過型血液浄化器の性能評価. 人工臓器, 27：206, 1998.

用語 *6 **濾過分率（filtration fraction）**：モジュールに流入する流量に対する，濾液流量の割合を示す。

3 水処理装置

> **Point**
> - 水処理装置の中心はRO[*1]装置である。
> - 前処理装置の役割は、ROモジュールへの負担軽減である。
> - 透析用水の清浄度が透析液の清浄度を決定する。
> - 配管へのバイオフィルム形成防止には、細菌増殖を防ぐような消毒法を用いる。

水処理装置とは

　透析液を作製するうえで透析液原液を希釈する透析用水の水質はとても重要となる。透析では、大量の透析液が透析膜を介して血液と接触するため、透析用水中に化学物質や微生物汚染が存在すると生体にさまざまな有害作用を及ぼす。原水中の化学物質や微生物汚染物質を除去するには水処理装置が必要不可欠となり、安全な透析液を患者へ供給するには、水処理装置を適切に管理する必要がある。ここでは、水処理装置の原理、特徴、管理方法などについて解説する。

透析用水の水質基準

　透析液中に溶存していると引き起こされる臨床症状を**表1**に示す[1]。安全な透析治療を行うために透析液用水の水質基準としては、化学汚染物質と微生物汚染の基準がある。

表1　透析液中の溶存物質による臨床症状

臨床症状	溶存物質
貧血	アルミニウム、クロラミン、遊離塩素、銅、亜鉛
骨病変	アルミニウム、フッ素
溶血	クロラミン、遊離塩素、銅、硝酸塩
高血圧	カルシウム、ナトリウム
低血圧	細菌、エンドトキシン、硫酸塩
代謝性アシドーシス	低pH、硫酸塩
筋肉病変	カルシウム、マグネシウム
嘔気嘔吐	細菌、カルシウム、銅、マグネシウム 硝酸塩、硫酸塩 アルミニウム
発熱・感染	エンドトキシン、細菌

文献1)より引用

化学物質の水質基準

　化学物質の基準は、ISO23500[*2]や日本臨床工学技士会の透析液清浄化ガイドラインに記載されている。基準一覧を**表2**に示す[2]。化学物質の基準項目は22種あり、1年に1回測定することが推奨され、22項目測定すると7〜8万円の費用が必要となる。実際には水道事業者が公

用語

*1　**RO**：reverse osmosis（逆浸透）
*2　**ISO23500**：ISOとは国際標準化機構（International Organization for Standardization）のことである。ISO23500とは、透析用水と透析液の水質管理に関して透析施設で行うモニタリング項目、頻度、検査法など日常管理の基準を示している。

開している水質データを確認して透析用水の基準を担保している項目に関しては、検査を免除することができる。

表2 透析用水の化学物質に関する管理基準（22項目）

	項目	最大[mg/L]		項目	最大[mg/L]
1	アルミニウム	0.01	12	ナトリウム	70(3.0mEql/L)
2	総塩素	0.1	13	アンチモン	0.006
3	銅	0.1	14	ヒ素	0.005
4	フッ素化合物	0.2	15	バリウム	0.1
5	鉛	0.005	16	ベリリウム	0.0004
6	硝酸塩(Nとして)	2	17	カドミウム	0.001
7	硝酸塩	100	18	クロム	0.014
8	亜鉛	0.1	19	水銀	0.0002
9	カルシウム	2(0.1mEq/L)	20	セレン	0.09
10	マグネシウム	4(0.3mEq/L)	21	銀	0.005
11	カリウム	8(0.2mEq/L)	22	タリウム	0.002

文献2)より引用

微生物学的汚染の水質基準

微生物汚染の基準にはエンドトキシン（ET[*3]）濃度と生菌数があり、表3に示すようにISO 23500、透析液清浄化ガイドライン、日本透析医学会のJSDT[*4]基準2008の3種がある。

透析用水のET濃度、生菌数の基準は、透析液清浄化ガイドラインの基準が最も厳格になっており、測定頻度は月1回以上となっている。

表3 各種水質基準の比較

	透析液清浄化Ver2.01		ISO 23500		JSDT基準2008	
	生菌数 [CFU/mL] 未満	ET活性値 [EU/mL] 未満	生菌数 [CFU/mL] 未満	ET活性値 [EU/mL] 未満	生菌数 [CFU/mL] 未満	ET活性値 [EU/mL] 未満
透析用水	1 目標0.1	0.001	100 アクションレベル50	0.25	100	0.05
透析液	0.1	0.001	100 アクションレベル50	0.5	100	0.05
超純粋透析液			0.1	0.03	0.1	0.001
オンライン補充液	10^{-6} (not detectedで管理)	0.001	適切な局方の要求事項に準じ、生存する微生物がいないこと	0.03	10^{-6}	0.001 検出限界未満

用語
*3　ET：endotoxin
*4　JSDT：Japanese Society for Dialysis Therapy（日本透析医学会）

水処理装置の基本構成と原理

　水処理装置を大きく分類すると前処理装置(原水タンク，軟水装置，活性炭濾過装置，プレフィルタ)とRO装置，後段処理装置によって構成される。図1に一般的な水処理装置のフロー図を示す。

図1　一般的な水処理装置のフロー

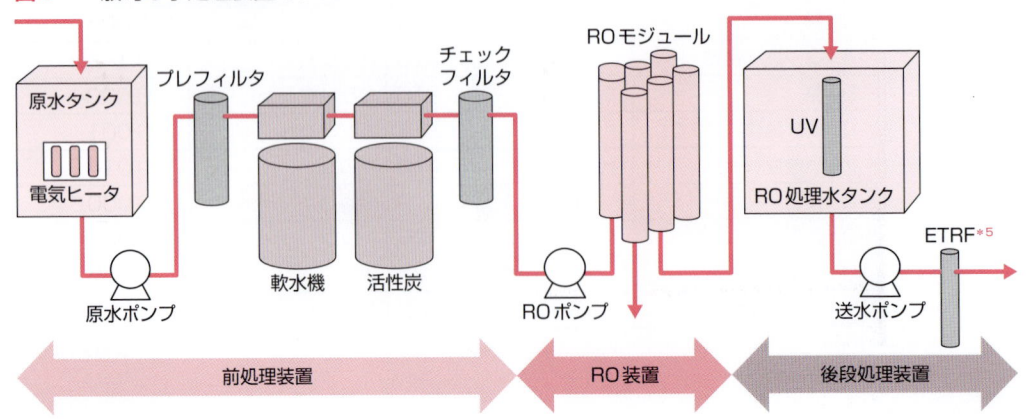

前処理装置

●原水タンク

　原水タンクは，原水供給量の安定化，原水加温のため必要となる。原水は原水タンクに設備されたヒータにて25℃に加温される。最近の装置には，原水タンクを装備せずラインヒータで加温する装置もある。

●プレフィルタ

　原水中の比較的大きな懸濁物質(酸化鉄，砂粒子，粘土)の除去のために設置される。フィルタの孔径は1～25μmのカートリッジフィルタを用いる。

●軟水装置

・役割

　軟水装置の役割は，原水中の硬度成分(カルシウム，マグネシウムなど二価以上の陽イオン)を陽イオン交換樹脂でナトリウムイオンと置換し硬水を軟水化することである。置換され流出してきたナトリウムイオンはRO膜で除去される。最近の装置には，軟水装置を設置せずROモジュールの前段にNF膜を設置して硬度成分，細菌，ETを除去するシステムもある。

・原理と構造

　陽イオン交換樹脂は，直径0.5mm程度の球状をしていて原子価が高いほど吸着しやすくなる。軟水装置とイオン交換樹脂を図2に示す。硬度成分はRO膜でも除去可能だが膜表面に各種スケール[*6]が析出し処理能が低下してしまう。そのため，RO膜の性能維持のため軟水装置をRO膜の前段に設置する必要がある。イオン交換樹脂は，カルシウムイオンやマグネシウムイオンが吸着され飽和状態になると置換能力が失われる。そのため定期的に高濃度塩水でカルシウムイオンとナトリウムイオンの再置換を行い，イオン交換樹脂を再生させる必要がある。

用語

[*5] **ETRF**：endotoxin retentive filter(エンドトキシン除去フィルタ)
[*6] **スケール**：スケールとは，原水中のCa，Mg，シリカなどが濃縮すると析出し結晶化して配管壁や膜面に付着したものである。

図2　軟水装置

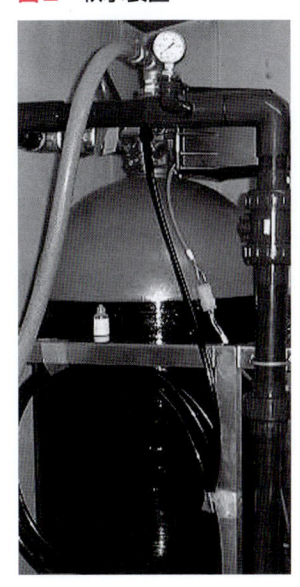

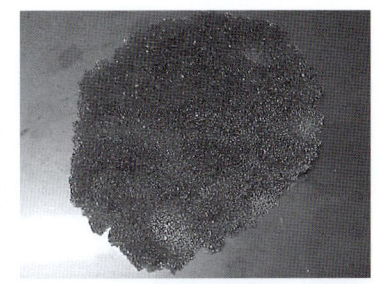

陽イオン交換樹脂

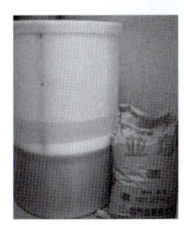

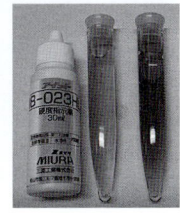

濃厚食塩水タンク　　硬度指示薬

- 管理

　濃厚食塩水タンクの食塩は，再生工程により減少するため定期的に食塩，またはボイラーソルトなどの補充が必要となる。置換能力は装置の出入口で毎日硬度指示薬にて測定し硬度成分がリーク（硬水：赤色，軟水：青色）していないかを確認する。また，イオン交換樹脂は原水中の塩素との接触により，樹脂が酸化され膨張し破砕される。また，再生工程や経時的使用によっても樹脂が劣化し破砕してしまう。樹脂が破砕されると置換能力が低下するため2～3年に1回樹脂の交換が必要となる。

● 活性炭濾過装置

- 役割

　活性炭濾過装置は，原水中の有機成分を吸着し，遊離塩素と結合塩素[*7]は活性炭表面で分解除去する装置である。ポリアミド系のRO膜は遊離塩素に弱く，遊離塩素や結合塩素を完全に除去できないためRO装置の前段に活性炭濾過装置が必要となる。

- 原理と構造

　活性炭は，多孔質のため表面積（800～1,400 m^2/g）が大きく，多くの物質を吸着することができる。原水中の遊離塩素は活性炭の細孔表面と接触すると，活性炭の酸化作用で水素イオンと塩素イオンに分解される。このときに活性炭表面も酸化される。活性炭の表面が酸化されると遊離塩素を酸化分解する効果は失われる。

　活性炭濾過装置には，図3に示すようにボンベ型容器のタイプとフィルタタイプ（活性炭フィルタ）があるが，現在では活性炭フィルタが主流となっている。活性炭フィルタはヤシ殻炭を細かく砕き，繊維状に加工しフィルタにしている。活性炭フィルタは，原水中の遊離塩素や結合塩素濃度が高いとリークが発生しやすいため2段直列に設置することが推奨されている。また，活性炭濾過装置は原水の消毒に用いられる塩素を除去するため，活性炭濾過装置以降の細菌増殖に注意が必要である。

用語

[*7]　**結合塩素**：結合塩素とは，遊離塩素とアンモニアが結合して生成される物質である。殺菌作用は遊離塩素のほうが高いが，残留性（安定性）は結合塩素のほうが高い特徴がある。水道法では，感染症を防ぐ観点から給水栓において遊離残留塩素が0.1mg/L以上（結合残留塩素の場合は0.4mg/L以上）確保されることが定められている。

図3　活性炭濾過装置

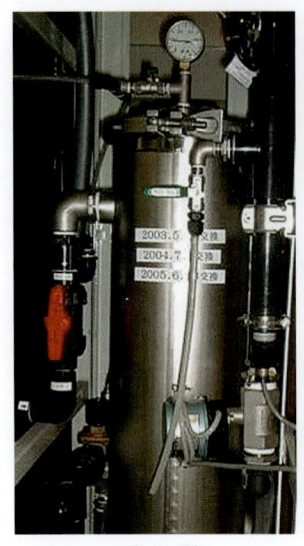

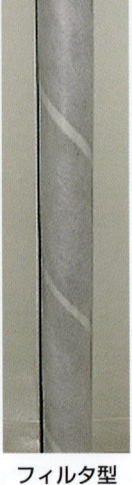

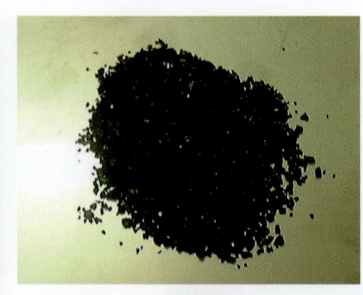

〔提供：ダイセン・メンブレン・システムズ〕

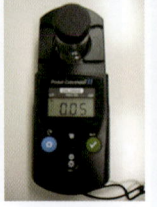

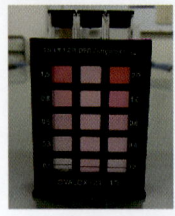

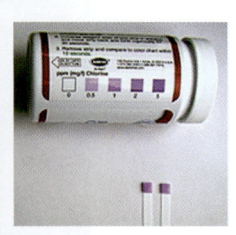

ボンベ型　　フィルタ型　　活性炭　　残留塩素の測定

• 管理

　ボンベタイプは，活性炭に原水中の懸濁物質などが蓄積するため定期的な逆洗工程が必要となる。また，活性炭は，経時的使用により活性炭表面の酸化，原水中の微粒子の蓄積や細菌増殖により遊離塩素が活性炭表面に接触できなくなり，遊離塩素を除去できなくなる。そのため，定期的な活性炭や活性炭フィルタの交換が必要となる。

　活性炭の性能は，毎日透析前と終了時に装置出入口で総塩素と残留塩素濃度を測定し確認する必要がある。残留塩素の測定には，DPD[*8]法または，これと同等以上の精度を有する方法を用いる。透析用水の化学物質管理基準では，総塩素濃度は最大0.1mg/Lである。総塩素濃度と遊離塩素を測定することで結合塩素を求めることができる（総塩素濃度＝遊離塩素＋結合塩素（クロラミン））。

● チェックフィルタ

　チェックフィルタは，軟水装置や活性炭濾過装置から流出する微細片や微粒子を除去しRO膜を保護するために設置する。フィルタの孔径は1〜10μmの濾過膜が用いられる。活性炭フィルタは，チェックフィルタの役目も兼ねている。

● 膜分離による前段処理システム

　RO膜の前段に図4のようなUF[*9]膜，NF[*10]膜やRO膜を設置することにより，RO膜前段でETや細菌などを低減することにより後段RO膜へ供給する水質は向上し，結果としてRO膜の性能が維持されRO膜の交換時期が延長されることになる。RO膜の前段に分離膜を設置する場合は，NF膜やRO膜の回収率を適切に設定しなければならない。回収率を決定する因子には原水中のシリカ[*11]濃度がある。原水中のシリカ濃度が高ければ前段の回収率を上げられず水道水を多量に使用することになり，無理に回収率を上げれば膜の寿命が短くなる。図5に膜分離による前段処理の水量バランスを示す。節水のため後段の濃縮水は100％前段にリター

用語

*8　**DPD**：diethyl-p-phenylenediamine（ジエチル-p-フェニレンジアミン）
*9　**UF**：ultrafiltration（限外濾過）
*10　**NF**：nanofiltration（ナノ濾過）
*11　**シリカ**：シリカとは，二酸化ケイ素で構成される物質の総称である。日本の国土はケイ酸質のため，シリカ含有量が多い水となっている。水中ではシリカ濃度が高くなると難溶解性スケールを形成する特性を有している。

ンさせている。上段のフローでは、回収率を前段、後段ともに65％に設定すると全体の回収率は54％と通常のRO装置よりも多量の原水が必要となる。下段のフローでは、前段75％，後段80％と回収率を高く設定することで全体の回収率は70％と通常のRO装置よりも原水を節水することができる。原水を節水するには前段の回収率を高く設定する必要がある。

- UF膜処理

UF膜は全濾過方式なので回収率を考える必要はない。使用される膜材質には，PES[*12]膜と酢酸セルロース膜がある。分画分子量は6,000～13,000である。酢酸セルロース膜はPES膜に比べ耐熱性が弱く耐塩素性が高い特性があり，付着物が膜に付きにくく，定期的な逆洗浄で膜の目詰まりを軽減できる特徴がある。

- NF膜処理

NF膜はルーズROともよばれ，膜材質は合成複合膜，分画分子量100～1,000である。通常前段NF膜の回収率は70～80％，後段RO膜の回収率は80％程度に設定し，RO膜の濃縮水は100％，NF膜前にリターンしている。NF膜を設置することにより軟水装置は不要となり，耐熱性にすれば熱水消毒も可能である。

- RO膜処理

2段RO膜処理は，回収率を前段53％，後段60％に設定している。原水の節水のため後段RO膜の濃縮水は100％，前段RO濃縮水も66％を前段RO膜前にリターンすることにより，全体回収率は66.7％になる。2段RO膜処理により無機物，有機物などの除去性能がさらに向上し，伝導度も低値で管理することが可能である。微生物汚染対策として熱消毒も可能である。また，片側のROモジュールに異常が発生したとしてもRO処理水の水質が担保できる安全なシステムとなっている。

図4 RO膜の前段処理

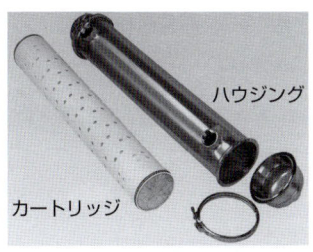

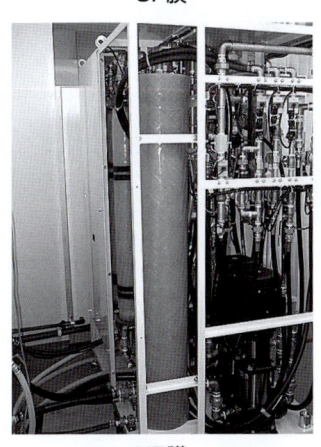

図5 膜分離による前段処理の水量バランス

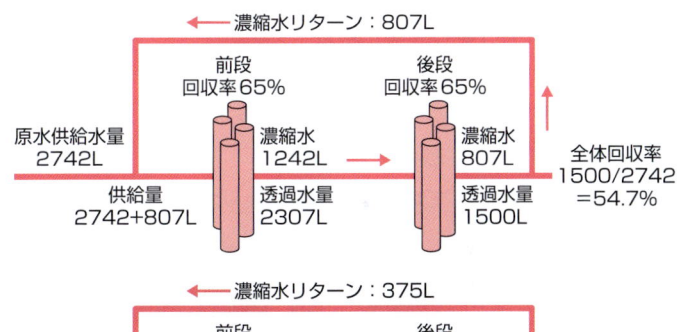

用語　*12　PES：polyethersulfone（ポリエーテルスルホン）

RO装置
●役割
　原水中の有機物，溶解イオン，細菌，ETなどの不純物をRO膜で除去する装置である。RO装置は水処理装置の中心に位置し，透析液の化学物質や微生物汚染から患者を守るために必要不可欠な装置である。

●原理と構造
　浸透とは，図6に示すように半透膜に仕切られた濃度の異なる溶液は，濃度を均一にしようとし濃度の低い溶液Aから濃度の高い溶液Bへ水分子が移動する。この現象を浸透という。これに対し濃度の高い溶液Bに浸透圧以上の圧力を加えると，水分子だけが半透膜を透過する。この現象を逆浸透とよぶ。

　RO装置は，水と不純物を分離するために浸透圧以上の圧力をRO膜外側に加えて水分子だけをRO膜内側に濾過して透析用水を作製する装置である。RO膜の孔径は，0.5〜1.0nmなので，水分子だけを透過させ，Naイオン（0.12〜0.14nm）なども除去することが可能となる。RO膜で分離された不純物は濃縮水として排出される。

図6　濾過の原理

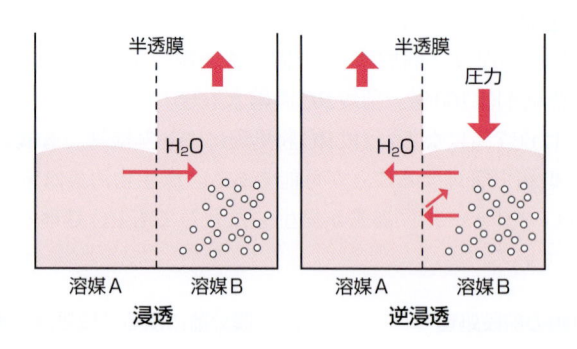

・ROモジュール形状
　ROモジュールには，スパイラル型，中空糸型，チューブラー型がある。

　透析の分野では，コンパクトで大きな膜面積が得られるスパイラル型が用いられている。スパイラル型モジュールは，図7に示すように平膜を封筒状に接着し封筒の空口を透過水集水管に接合してのり巻き状に巻いた形状をしている。

図7　スパイラル型ROモジュール

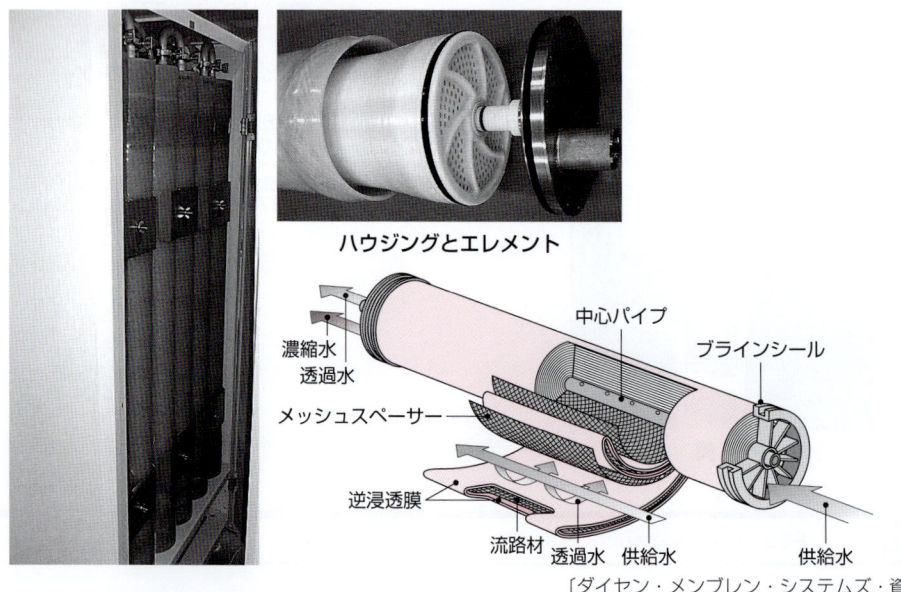

〔ダイセン・メンブレン・システムズ・資料より引用〕

- **RO膜**

　RO膜の材質には，酢酸セルロース膜と合成複合膜（緻密層：ポリアミド，支持層：ポリスルホン）がある。膜材質の特徴は，酢酸セルロース膜は耐塩素性に優れ，耐バクテリア性が弱く，合成複合膜は耐塩素性が弱く，耐バクテリア性に優れている特徴がある。そのため，透析の分野では合成複合膜が用いられている。

- **特性**

　RO膜の性能は，NaCl排除率で示される。通常，メーカの保証は98％程度となる。図8にRO膜の温度特性を示す。造水（透過水）量は水温に比例して増加するが，NaCl排除率は水温25℃付近が最も高く，水温が低くても高くても低下する特性がある。原水を25℃に加温する理由はこの特性のためである。

図8　RO膜の温度特性

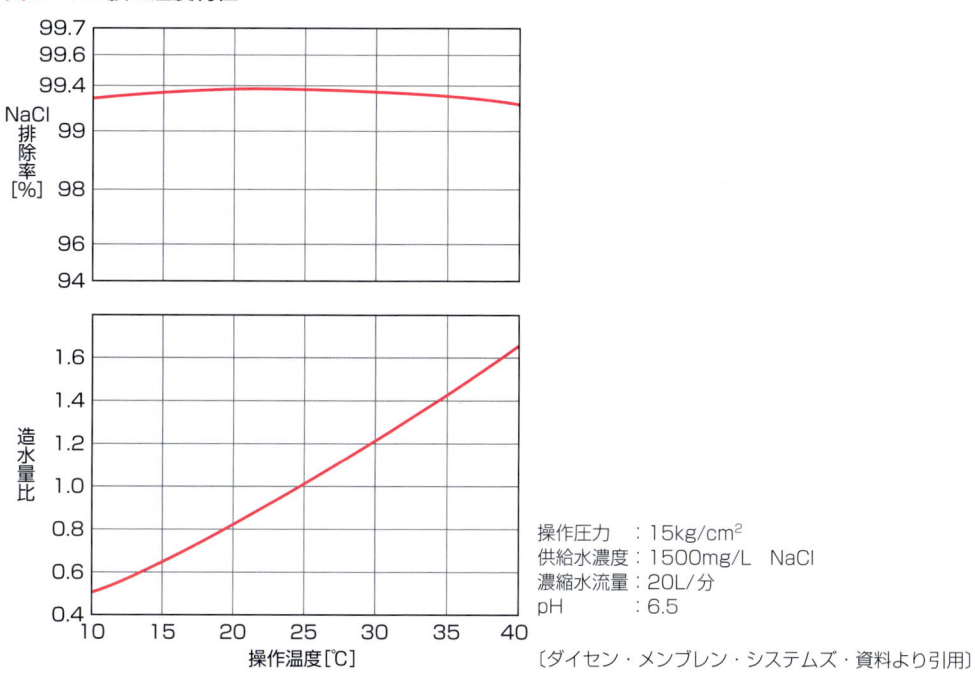

操作圧力　　：15kg/cm²
供給水濃度：1500mg/L　NaCl
濃縮水流量：20L/分
pH　　　　　：6.5

〔ダイセン・メンブレン・システムズ・資料より引用〕

- **回収率**

　ROモジュールは，RO膜を通過できない不純物を連続的に排出しないと膜表面に濃縮析出し透過水を採取できなくなる。そのため，濃縮水として排水を膜表面に流すことにより不純物の濃縮を防止している。RO装置は，通常装置回収率を50～75％に設定している。図9に回収率65％のときの水量バランスを示す。供給水量に対し65％の透過水を採取し，残りを濃縮水として排水している。このとき濃縮水の一部を水の有効利用の目的でリサイクルさせている。実際には，リサイクル量を考えるとモジュール回収率は15％程度となる。装置回収率を高くすると，透過水量は増加し，排水量は少なくなるが，原水中の成分が濃縮析出して膜面を閉塞させて透過性能が低下しやすくなる。

図9　ROモジュールの水量バランス

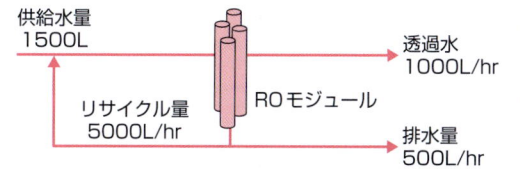

供給水量 1500L
リサイクル量 5000L/hr
ROモジュール
透過水 1000L/hr
排水量 500L/hr

- 装置回収率：50～75％
　透過水量/（透過水量＋排水量）
　1000/（1000＋500）＝66％
- モジュール回収率
　透過水量/（リサイクル量＋供給水量）
　1000/（5000＋1500）＝15％

- **RO膜からのETや細菌のリーク**

RO装置を新規に設置したとしても透過水側に微生物汚染が認められることがある。原因としては，ROモジュールやRO装置は清潔な状況で製造されておらず，最初からROモジュール透過水側に細菌が存在している可能性が考えられる。そのため，新規の場合は，設置後速やかに消毒することが必要となる。また，ROモジュールの出荷検査はNaCl排除率にて判定しているのでETや細菌のリークに関しては保証外となる。

リークの原因としては，
①ROモジュールのシール部に微細な穴や隙間が存在
②RO膜に大孔径のポアが存在している
③長期間高圧下の運転によりRO膜に亀裂が発生

などの可能性が考えられる。しかし，一般的にRO処理水から細菌が検出されても熱水消毒により細菌は検出されなくなる。このことから，RO膜のリークよりも内部汚染が考えられROモジュールは定期的に消毒することが管理上重要となる。

● **管理**

RO膜は，供給水の性状，運転状況（水温，回収率，圧力）などにより製造される水質，水量は異なる。RO膜の性能は，物理的，化学的損傷や膜表面の汚染度に影響を受けるため前処理装置の管理とRO装置の運転条件を適正に管理する必要がある。また，水質の管理として伝導度[*13]の管理が重要となる。

- **ROモジュール洗浄・交換**

ROモジュールの透過水量低下や水質悪化が認められた場合は，ROモジュールの洗浄か交換が必要となる。RO膜の性能低下の原因となる膜表面の汚染物質や析出物を除去するには，定期的な膜洗浄が必要となる。膜洗浄には，低圧で高流量で洗い流すブラッシング法と薬液による洗浄がある。薬液による洗浄は，無機物に対しクエン酸，有機物に対しては苛性ソーダや界面活性剤などが用いられる。しかし，一般的にはRO膜の洗浄効果は一時的な場合が多く，3年ぐらいで交換する必要がある。ROモジュールの前段にUF，NF，RO膜を設置してある場合は，RO膜前段で汚染物質が除去されるためRO膜の負荷が低減され膜寿命が延長されることになる。

後段処理装置

● **RO処理水タンク**

RO処理水を一時貯留するタンクでRO処理水の瞬間的な需要増大に対応するために必要となる。微生物汚染を考えるとRO処理水タンクは低容量が望ましく，RO処理水タンクレスのシステムもある。しかし，ROモジュールから給水配管まで熱水消毒するシステムでは，RO処理水タンクに設置されたヒータで加温し熱水を製造するため熱水消毒に必要な容量に応じたタンク容量が必要となる。また，RO処理水タンク上部には，エアフィルタが設置されている。フィルタには，疎水性で細菌を除去できる孔径（$0.2\mu m$）の膜が用いられている。エアフィルタには外気の微粒子，有機物やゴミなどが捕捉され，使用経過とともにフィルタが目詰まりを起こすため，1年間に1回程度のフィルタ交換が必要となる。

● **紫外線殺菌装置**

RO処理水タンクには，微生物汚染対策として浸漬型の紫外線殺菌灯が設置されている。紫外線殺菌灯から照射される253.7nm波長の紫外線は，生物のDNAに吸収され化学変化を起こ

用語 [*13] **伝導度（導電率）**：伝導度とは，水溶液中での電流の流れやすさを示す指標であり，水溶液中に無機物が多く存在していれば伝導度は高値となる。単位は$\mu S/cm$で表示する。

し殺菌する。紫外線は，目や皮膚に悪影響を与えるため点検時などに直接目視することは避ける。殺菌灯は，7,000～8,000時間で殺菌効果が低下するためメーカの指定時間での交換が必要となる。

● RO処理水用ETRF

ROモジュールは，ETを100％除去することはできない。そのため，図10のようにRO処理水タンクの後にRO処理水用ETRFを設置し，ETや細菌を完全に除去する必要がある。ループ配管の場合は，ループ配管の出口側と戻り側に設置するケースもある。また，RO膜の前段にNF膜やRO膜を設置しているシステムでは，ETRFを省略することも可能である。ETRFの膜材質には，疎水性PES膜や疎水性PS*14膜が用いられている。濾過方式は全濾過方式を採用し，膜の性能維持のためフラッシング機能を有している。ETRFの消毒方法は，熱水，次亜塩素酸ナトリウムや過酢酸などに対応し，週1回以上の定期的な洗浄消毒が必須となる。

図10 RO処理水用ETRF

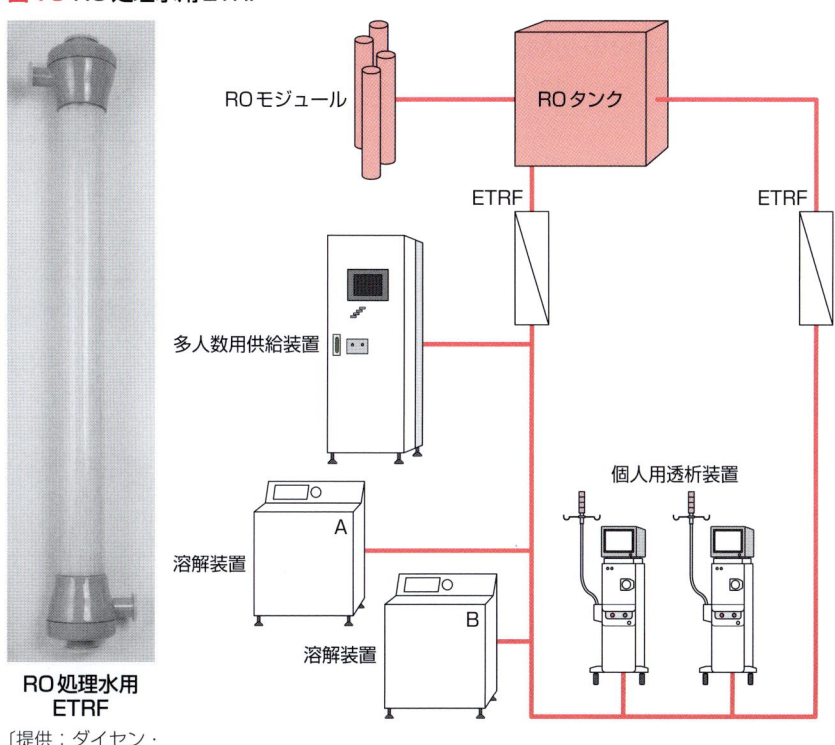

〔提供：ダイセン・メンブレン・システムズ〕

● EDI*15

最近，RO装置の後段処理として電気脱塩によるEDIが開発された。

EDIは，イオン交換膜とイオン交換樹脂で構成され，RO膜で除去できなかったRO処理水中のイオンはイオン交換樹脂で脱イオンされ，伝導度0.5μS/cm程度の純水が製造される。EDIは，無機物以外にも細菌，ET，結合塩素の除去も可能であり，イオンを吸着除去したイオン交換樹脂は直流電流により連続的に再生される。

また，EDI開発当初は，内部の消毒に過酢酸を用いていたが，現在は70℃熱水消毒も可能となった。

用語
- *14　**PS**：polysulfone（ポリスルホン）
- *15　**EDI**：electrodeionization（電気脱塩式純水装置）

水処理装置の水質維持のための工夫

水処理装置には，水質を低下させないようにさまざまな工夫がなされている装置もある。

連続再循環運転

水処理装置はRO処理水の造水運転後，または夜間帯に水の停滞を防止するために連続再循環運転をしている。

連続再循環している工程は，装置によって異なるが前処理装置，RO装置，RO処理水配管系などがある。前処理装置やRO装置は，RO処理水をROモジュール前や活性炭フィルタ前にリターンさせることにより，活性炭フィルタ〜ROモジュール〜RO処理水タンクまでの停滞を防止している。RO処理水配管は，ループ配管によりRO処理水タンク〜RO処理水配管まで連続運転をしている。

RO処理水造水開始時の初期抜水

造水開始時にROモジュール内の停滞している透過水を破棄し，一定時間，または設定水質まで復帰した時点で初期抜水を終了する機能である。また，破棄する水を原水タンクへリターンさせて原水使用量を節約してもいる。

ROモジュールのロングノズル化

図11に示すように従来型モジュールでは，○で囲んであるOリングが漏れると濃縮水が透過水側に流入し，透過水が汚染される。ロングノズル型では，集水管を延長しているためOリングから漏れたとしてもモジュールの外に水漏れは起こすが透過水側への流入は起こらない構造になっている。

図11　汚染対策モジュール：ロングノズル型

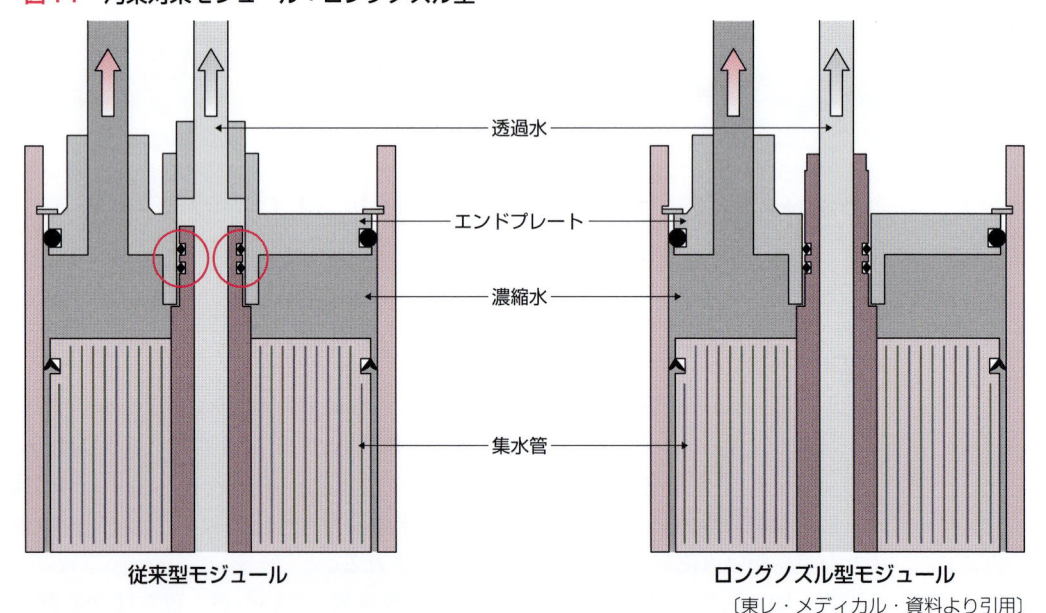

従来型モジュール　　　　　　　ロングノズル型モジュール
〔東レ・メディカル・資料より引用〕

ROモジュールのフラッシング

RO処理水の再循環工程でRO膜表面に蓄積している物質を高流量のRO処理水でフラッシングする機能である。

配管

配管の汚染防止

配管の汚染防止には，
①デッドレッグをなくす
②内表面の平滑な素材の配管を使用
③分岐，屈曲，接続部を減らす
④配管の流れを停滞させず，高流速確保
⑤シンプルで必要最低限の長さ
⑥消毒方法に応じた耐薬品性，耐熱性を有すること
などに配慮することが重要である。

配管材質

図12に現在使用されている内表面が平滑な配管を示す。

内表面の平滑な配管は，微粒子，微生物の付着および洗浄効果の面で優れているが，微生物が付着しない配管は存在しない。また，フレキシブルな配管を使用することで屈曲箇所や接合箇所を減らすことが可能となる。PVDF[*16]配管は非常に高価だが，溶着工法により図のように接合部や屈曲部がなく配管内部にも段差がない配管である。熱水消毒に用いられる耐熱性配管は，放熱防止のため保温材を配管に巻くなどの対応が必要である。

図12　内表面の平滑な配管

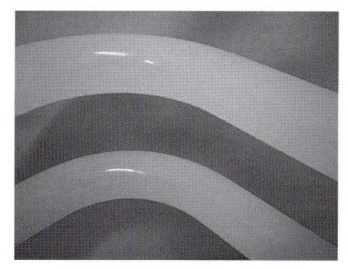

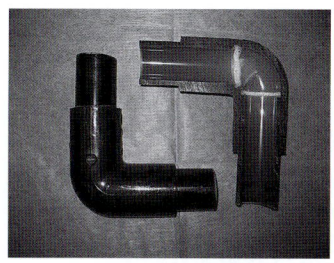

PVDF-BCFシステム配管
高純度フッ素樹脂製接続部に段差がない

クリーンパイプ
塩化ビニール：PVC[*17] 内表面を研磨

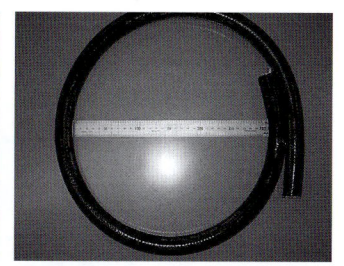

コスモフレックスホース R701
ポリオレフィン製

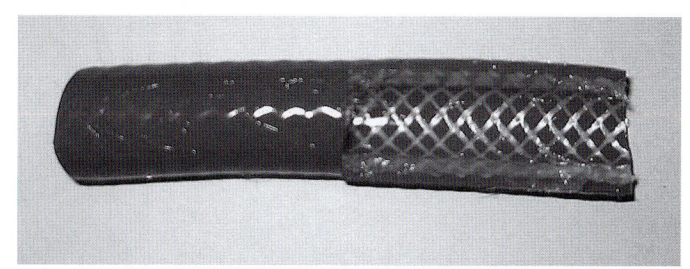

カラーシリコンブレード

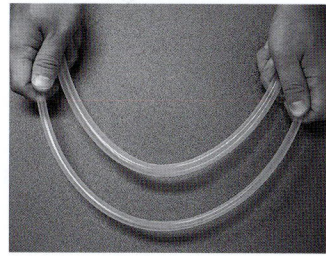

テフロンチューブ
100％テフロン製

血液浄化関連機器

用語
*16　PVDF：polyvinylidene fluoride（ポリフッ化ビニリデン）
*17　PVC：polyvinylchloride（ポリ塩化ビニル）

送液方法

RO処理水配管は，RO処理水が滞留しないループ方式を推奨する。透析液配管は，シングルパス方式が基本だがループ方式も可能である。パラレルシングルパス方式は，テフロンのチューブとテフロン製マニホールドから構成され，L継手，接続継手が不要となり配管径を徐々に細くすることで高流速を確保できる方式である（図13）。

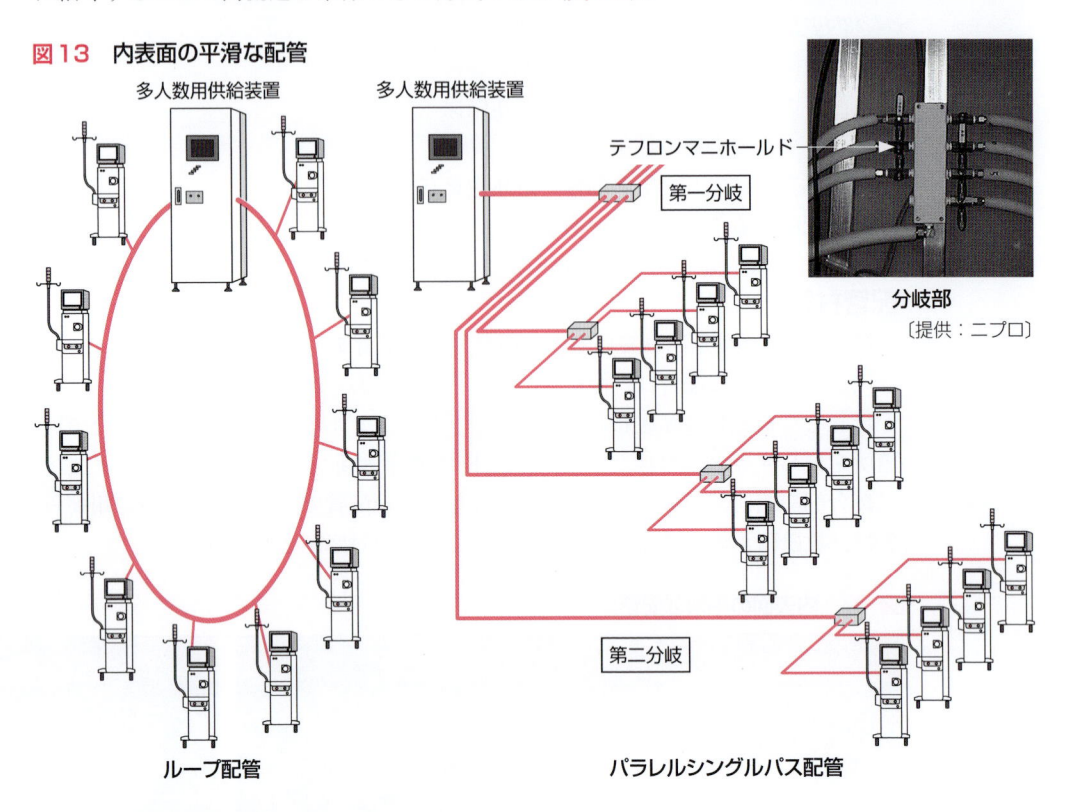

図13　内表面の平滑な配管

ループ配管　　　　パラレルシングルパス配管

分岐部
〔提供：ニプロ〕

水処理装置の洗浄消毒

水処理装置の洗浄消毒は，前処理装置の消毒，RO膜の消毒，RO処理水配管の消毒の3区域に分類される。最新の装置では，これらの区域の消毒はカレンダータイマーの設定により自動化されている。

前処理装置

この区域の消毒は，基本的に熱水消毒となる。活性炭フィルタの消毒は80℃熱水消毒も可能だが，軟水装置の消毒は60～65℃熱水で消毒するのが一般的である。

RO膜

ISO23500ではROモジュールの消毒は月1回以上とされている。薬液消毒でROモジュールを月1回施行することは労力や膜への影響を考えると困難である。そのため，ROモジュールの消毒には80～85℃の熱水が有用な消毒手段となる。消毒頻度は1回/週～1回/2週は必要となる。自施設の細菌検査結果から消毒頻度を決定することが望ましい。

RO処理水配管

　RO処理水配管〜各装置の給水配管までを未消毒部分がないように洗浄消毒することは清浄化対策として必要不可欠となる。RO処理水配管〜給水配管まで自動で消毒するためには水処理装置と各装置との連動が必要となる。消毒方法は，薬液消毒か熱水消毒の選択となる。薬液消毒には次亜塩素酸ナトリウムや過酢酸が用いられる。熱水消毒では，配管末端での温度管理が重要となり80℃以上をキープできていることが必須となり，熱水を有効利用するためにループ配管にする必要がある。消毒頻度は，毎日が理想だがISO23500では1回／週以上となっている。自施設の細菌検査結果から消毒頻度を決定することが望ましい。

透析機器の洗浄消毒

　透析装置および配管の洗浄消毒剤に求められることは，
　①洗浄消毒効果
　②炭酸カルシウム除去効果
　③低コスト
　④装置内の部材および環境への影響が少ないこと
などが挙げられる。
　表4に各洗浄消毒剤の種類と特徴を示す。現在使用されている洗浄消毒剤は，塩素系と過酢酸系の2種類に分けられ，一部ではあるが熱水や機能水なども使用されている。

表4　洗浄消毒剤の種類と特徴

消毒剤	主成分	商品名	利点	欠点
塩素系	次亜塩素酸ナトリウム	ピューラックス®	安価	金属腐食 環境汚染 炭酸Ca除去剤併用
	次亜塩素酸ナトリウム 界面活性剤 洗浄助剤	QC-70ST ECO-200 ダイラケミ® 花王ダイアクリーン®	滞留可能 洗浄効果 有機物存在による塩素イオン低下防止 炭酸Ca付着抑制	金属腐食 炭酸Ca除去剤と併用
	塩素化イソシアヌル酸化化合物	クローリン-VS MG-60	次亜Naよりも高い殺菌効果	溶解に手間 臭い
過酢酸系	過酢酸 過酸化水素 酢酸	HEMOCLEAN® キノーサン® Sanacide® ダイアステル DIALOX ミンケア®	滞留可能 広い抗菌スペクトル 芽胞にも有効 Ca溶解 蛋白剥離効果 1剤化可能 低環境汚染	次亜系より高価 過酸化水素濃度により劇毒物扱い
機能水	pH4.5〜5.5 次亜塩素酸	アクア水 活性水	滞留可能，安価，次亜Naより高い殺菌効果，低環境汚染	高価な装置必要 洗浄効果弱い
熱水	温度　　　：80℃以上 消毒時間：10分から30分 Ao値＝600以上		熱伝導によりデッドレッグにも殺菌効果 安価 安全 環境汚染なし	高価な装置必要 洗浄・炭酸Ca溶解作用を用いるため他の薬剤と併用

塩素系洗浄消毒剤

　塩素系消毒剤のなかで代表的な洗浄消毒剤は，次亜塩素酸ナトリウムである。次亜塩素酸ナトリウムは，現在でも多くの施設で使用され安価であるが，金属腐食性，洗浄効果がないこと，有機物が多く存在していると消毒効果は低下，排水による環境への影響などの問題がある。次亜塩素酸ナトリウムの問題点を改善するために界面活性剤，防錆剤，キレート剤を配合させた塩素系洗浄消毒剤もある。界面活性剤は洗浄効果を高め，防錆剤は金属腐食防止，キレート剤は炭酸カルシウム付着を軽減する作用がある。塩素系洗浄消毒剤の場合は，週1～2回の酢酸洗浄との併用が基本となる。

過酢酸系消毒剤

　過酢酸系消毒剤は，過酸化水素，過酢酸，酢酸の3剤が配合され，過酸化水素はバイオフィルム*18表面の蛋白質を剥離除去作用，過酢酸は強い除菌作用，酢酸は炭酸カルシウムの除去作用を有し1剤による洗浄消毒が可能である。

　また，過酢酸は排液後速やかに水と二酸化炭素に分解され，環境に優しい洗浄消毒剤でもある。

熱水消毒

　熱水消毒は，薬剤の残留がなく，環境汚染が低く，薬剤が十分に伝達しないデッドレッグを熱伝導により消毒できる消毒方法である。熱水消毒量は，A0値で表し消毒温度と時間から算出される。熱水消毒は80℃，10分が国内の基準となりA0値は600となる。

　A0値は，計算式 $10^{(熱水温度-80)/10} \times$ 消毒時間（秒）で求めることができる。82℃，10分消毒ならば，$10^{(82-80)/10} \times 600$ となり，A0値は951となる。しかし，透析機器の洗浄消毒には，炭酸塩や蛋白の除去も必要とされる。熱水単独では洗浄効果が得られないため，熱水とクエン酸で消毒する方法もある。熱湯クエン酸消毒は，熱水で消毒効果をクエン酸で酸洗浄の効果を得られる消毒方法である。システム全体を熱水消毒する方法は，安全性，省力化，環境，消毒効果の面から最適な消毒方法と考えるが，欠点としては，導入時コスト，洗浄効果不足，排水管の耐熱性の問題，大規模施設での放熱による温度低下などの問題がある。

洗浄消毒方法

　一般的な洗浄消毒方法は，酢酸と次亜Naを用いたシングルパス方式だが，装置を使用していない時間帯の細菌増殖を防げる滞留方式が可能な洗浄消毒剤の使用を推奨する。本来，バイオフィルムを除去可能な洗浄消毒剤があれば理想だが，現状ではバイオフィルムが形成されると熱水や化学的消毒を用いても除去は不可能となる。そのため，毎日の消毒と装置非稼働時は消毒剤を滞留させ細菌増殖を防ぐことがバイオフィルム形成防御法となる。

用語　*18　**バイオフィルム**：配管に有機物が付着すると，その後複数の細菌が付着増殖し，細胞外多糖（EPS）を分泌してEPSで囲まれたバイオフィルムが形成される。バイオフィルム内では種類の異なる細菌が相互にシグナル伝達し共同体を形成している。

透析装置用ETRF

　ETRFは，清浄度の高い透析液を安定供給するために必要となり，オンラインHDF[*19]治療を行うには2連のETRFが必須となる。各社のETRFの仕様を**表5**に示す。膜材質は，PS膜やPES膜を用いられ，透析膜と異なり親水化剤としてPVP[*20]を添加する必要がないため疎水性の膜となる。ETRFの性能をリアルタイムに監視する方法は現時点ではなく，透析開始前に装置の自己診断機能でETRFのリークの有無を監視しているのみである。そのためメーカ推奨期間での交換が必要となる。ETRFの性能は，LRV[*21]で表示される。LRVは，膜によるET・細菌の阻止能を表し，

$$LRV = \log_{10}(試験液中の細菌数，ET／濾過液中の細菌数，ET)$$

で算出する。濾過液中の細菌数が未検出ならば最小値を代入し計算する。例として，ETRF通過前のETが1000EU/L，ETRF濾過後のETが1EU/Lならば，$LRV = \log_{10}(1000/1) = 3$ となる。自施設の洗浄消毒方法などがメーカ推奨と異なる場合は，ETRFの耐久性試験を実施する必要がある。自施設で耐久性試験を実施するには，試験液に原水か活性炭濾過装置後の処理水を用いる。試験液のET濃度が1～10EU/mL程度ならば試験は可能となり，濃度が低い場合はタンクに貯留して規定濃度になるまで放置しておく必要がある。

表5　ETRFの仕様

メーカ	ニプロ	日機装	東レ	JMS
商品名	CF-609N	カットール®　EF-02・EF01	TE-12R	JP-80
膜材質	疎水性PES	疎水性PEPA	PS	疎水性PES
分画分子量	6,000	－	24,000	60,000
膜面積(m^2)	0.6	1.2	1.2	0.8
中空糸内径(μm)	500	210	200	210
膜厚(μm)	150	30	60	60
濾過方法	全濾過　外圧濾過	全濾過　内圧濾過	全濾過　内圧濾過	全濾過　外圧濾過
中空糸内側の流路数	1	EF-02：1(2)　EF-01：2	1(2)	1(2)
中空糸外側の流路数	2	EF-02：1　EF-01：2	2	2
交換時期	6カ月	750時間・3カ月	6カ月	6カ月
フラッシング機能	あり	あり	あり	あり
リークテスト	あり	あり	あり	なし
消毒剤	次亜Na 1,000ppm　酢酸2％　過酢酸　熱湯クエン酸	次亜Na 1,000ppm　酢酸2％　熱湯クエン酸　ダイアステル　次亜活性水	次亜Na 1,000ppm　酢酸1％　クリネード-502　熱水	次亜Na 3,500ppm　酢酸1.5％　熱水90℃以下

TE-12R：熱水併用時は使用期間3カ月または洗浄回数80回

用語
- [*19] **HDF**：hemodiafiltration（血液透析濾過）
- [*20] **PVP**：polyvinylpyrrolidone（ポリビニルピロリドン）
- [*21] **LRV**：log reduction value（対数減少値）

図14左側に示すように，水処理装置から直接試験液を採取しながら試験する場合は，流量500mL/minになるようにバルブで調整し10分間全濾過した後にETRF通過前後でサンプリングする。タンクに貯留した試験液で試験をする場合は，図14右側のように血液ポンプを利用して試験を実施することになる。

図14　ETRFの耐久性試験

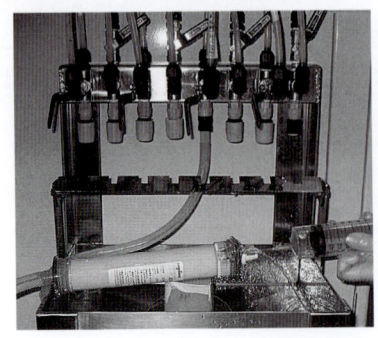

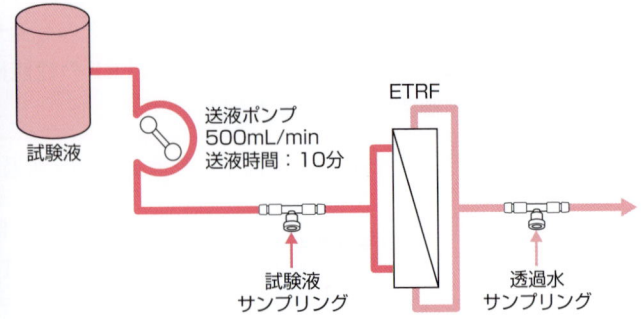

ETRFに求められることは，
①細菌-LRVで7以上，ET-LRVで3以上。
②耐熱性や耐薬品性に優れ交換時期が長いこと。
③着脱の操作性が簡便なこと。
④着脱時に汚染が発生しないこと。

などが挙げられる。各社のETRFを図15に示す。定期的に透析機器全台のETRF交換するときの労力と汚染対策を考えると着脱がレバー操作で簡単，かつカプラレスのカセット方式が理想である。

図15　各社のETRF

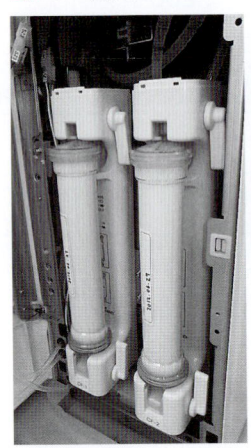

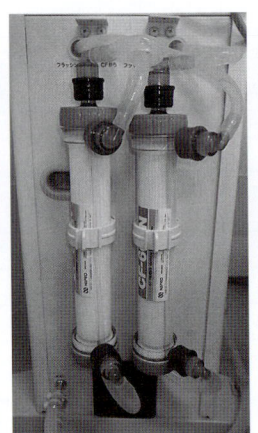

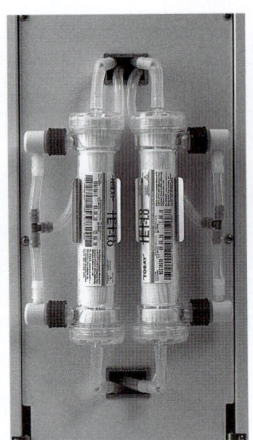

〔日機装：DCS-100NX〕　〔ニプロ：NCV-2〕　〔東レ・メディカル：TR-3000MA〕　〔ジェイ・エム・エス：GC-110N〕

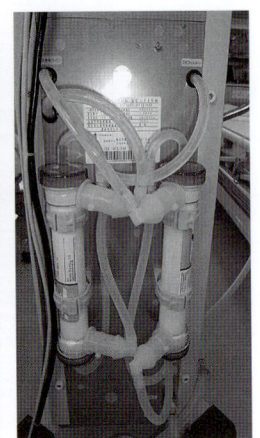

細菌検査法

　透析液製造工程を管理するには，定期的なモニタリングで工程を評価し管理していく必要がある。微生物汚染のモニタリングとしては，ETと細菌検査がある。透析液中に検出される細菌は，主に従属栄養細菌である。従属栄養細菌とは，有機栄養物を比較的低濃度に含む培地を用いて低温で長時間（20℃±1℃，7日間）培養したとき，培地に集落を形成するすべての細菌

のことである．一般細菌試験で用いられる高濃度の栄養を含む培地では増殖できないか，増殖できたとしても集落を形成するほどには増殖できないものが多い[4]．そのため，透析液製造工程の細菌検査法には，平板培養検査法，およびメンブレンフィルタ（MF[*22]）法を用いる．培地にはR2Aまたは同等のものを用いる．培養温度は20～25℃，または30～35℃のいずれかで，検出率の高いほうとする．培養期間は4～7日，またはそれ以上とするとされている[2]．培養条件（培地，温度，期間）は，各施設で検討し最も検出率が高い条件を採用することを推奨する．

培地

透析の分野で用いる培地には，R2AとTGEAがあり，培地組成を表6に示す．R2Aは，ほかの培地に比べ栄養価が低く，細菌増殖を補助する溶性デンプンやピルビン酸Naなどの成分が含まれる．

表6 各種培地組成

組成	作用	R2A培地	TGEA培地	TGE液体培地
ペプトン	蛋白源	0.5g	5.0g	10.0g
酵母エキス	アミノ酸源	0.5g		
ビーフエキス			3.0g	6.0g
ブドウ糖	エネルギー源	0.5g	1.0g	2.0g
カザミノ酸		0.5g		
溶性デンプン		0.5g		
リン酸-水素カリウム	pH安定作用	0.3g		
硫酸マグネシウム	ミネラル源	0.05g		
塩化ナトリウム				
ピルビン酸ナトリウム	炭素源	0.3g		
カンテン	培地固定	15g	15g	
pH		7.2±0.1	7.0±0.2	7.0±0.2

培養法

培養法には，平板塗抹法とMF法がある．より高感度に細菌を検出するにはMF法が適している．超純粋透析液基準の0.1CFU/mLを担保するにはMF法で測定する必要がある．MF法には，膜濾過ファンネルを用いた方法やミリフレックス，37mmモニタや37mmクオリティモニタなどがある．図16にMF法による各種細菌検査法を示す．フィルタの孔径は0.2と0.45μmがあるが0.45μmのフィルタが一般的である．ファンネルを用いた方法は，検体濾過後ピンセットでフィルタを培地に移す必要がありコンタミなどの面から透析分野では普及していない．ミリフレックスは，専用の吸引ポンプを必要とするが，ピンセット操作が不要でフィルタを培地にセットするときの器具が一体化されコンタミが防止できる方法である．37mmモニタ・クオリティモニタは，検体濾過後，カートリッジにTGE液体培地を注入しフィルタ下の吸収パットに液体培地を浸み込ませて培養する方法である．フィルタの面積は小さいが，特別な器具を必要とせず簡便に細菌を測定できる方法である．

用語 [*22] MF：membrane filter

図16　MF法による細菌検査法

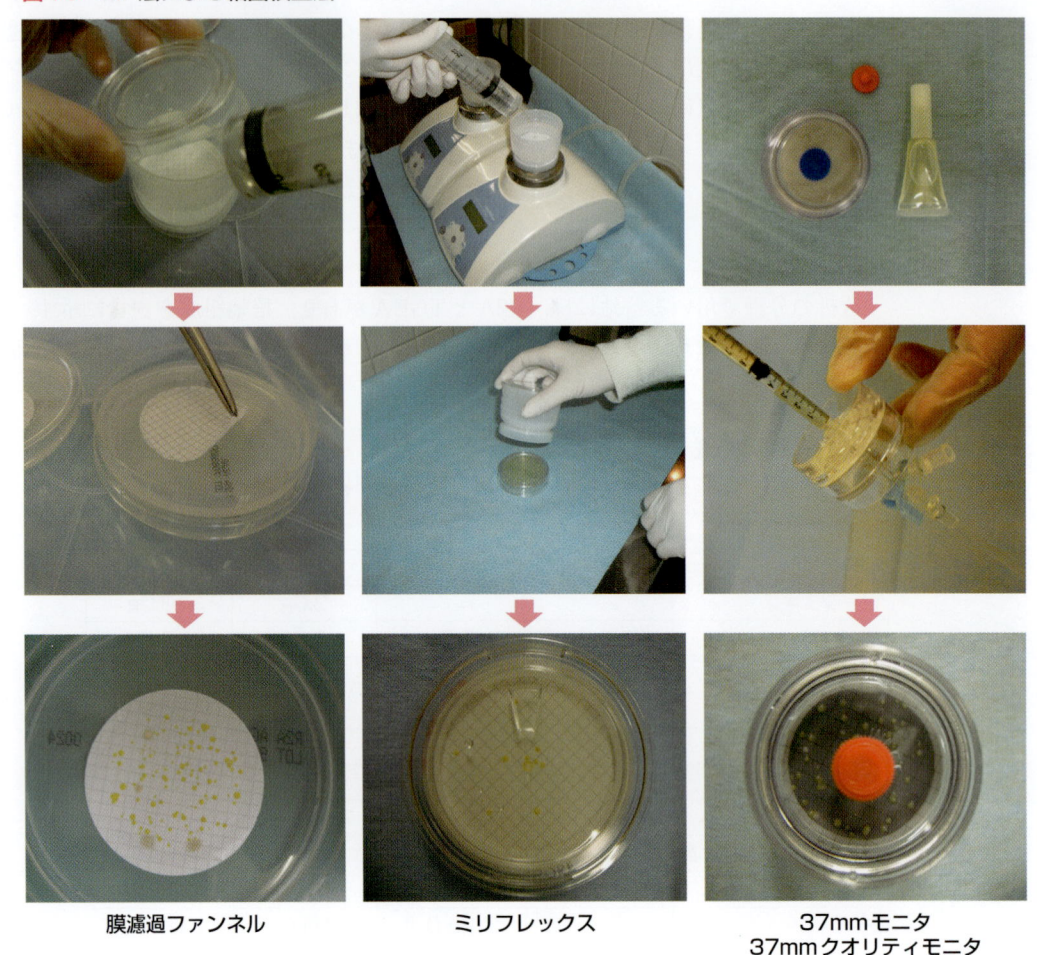

| 膜濾過ファンネル | ミリフレックス | 37mmモニタ
37mmクオリティモニタ |

検体量

平板塗抹法では，検体0.05〜0.2（0.5）mLを培地上にチャージする。MF法の検体濾過量は10mL以上，一般的には100mL以上である。測定値の信頼区間は，平板塗抹法で30〜300CFU，MF法では10〜100CFUなので培地上のコロニー数がこの範囲内になるように検体量や濾過量を調整する必要がある。

迅速測定法

迅速測定法には，マイクロコロニー法と蛍光染色法がある。代表的な方法が，微生物迅速測定装置バイオプローラを用いた蛍光染色フィルタ法である（図17）。本装置は蛍光顕微鏡の代わりにCCDカメラを用いてフィルタ上に捕集した細菌を蛍光染色試薬で染めた画像をデジタル処理して蛍光発光する発光点を1つの細菌として計測する。蛍光染色法は，短時間で計測が可能となり培養法で検出されない多くの細菌を検出することが可能となる。濾過量は10mL，蛍光染色試薬には，DAPI[23]，PI[24]，CFDA[25]などがある。DAPIとPI染色は，2重染色

用語

[23] **DAPI**：4',6-diamidino-2-phenylindole，染色試薬が細胞膜を透過し細胞内のDNAやRNAと結合して生菌と死菌を染色する。

[24] **PI**：propidium iodide，細胞膜を透過しない染色試薬を用いて細胞膜障害のある細胞のみを染色，つまり死菌を染色する。

[25] **CFDA**：carboxyfluorescein diacetate，細胞内にエラスターゼ活性を持つ細菌を染色する。

によりDAPIでカウントされた総菌数からPIでカウントされた死菌数の差から生菌数を算出する。測定時間は，DAPI + PIで10分，CFDAで6分と速やかに結果が得られ透析液製造工程内に問題などがあった場合に迅速に対応できるメリットがある。しかし，蛍光染色による迅速測定法は日本薬局法にも記載されているが，現時点ではR2A培地＋MF法による培養法と同等とはいえないため，MF法との併用が必要となる。

図17　蛍光染色フィルタ法

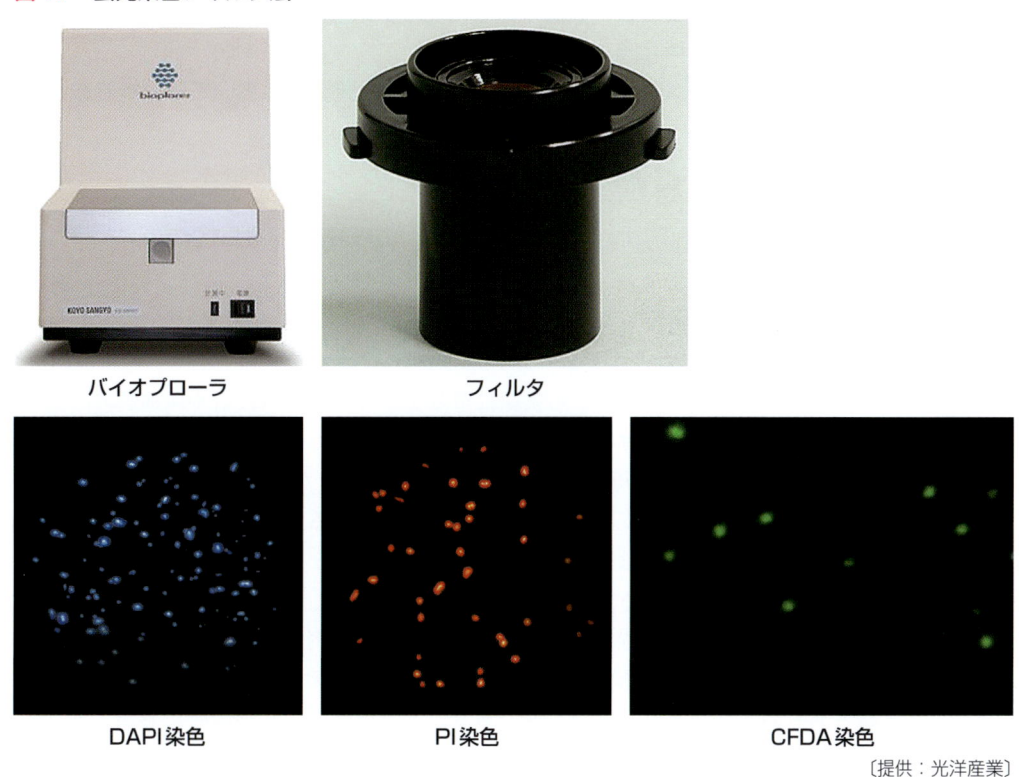

バイオブローラ　　　フィルタ

DAPI染色　　　PI染色　　　CFDA染色

〔提供：光洋産業〕

◎引用・参考文献
1) 芝本　隆：透析用水作成工程の運用と管理：透析液安全管理責任者セミナーテキスト．
2) 透析液清浄化ガイドライン Ver 2.00. 社団法人 日本臨床工学技士会 HP
3) 星野武俊，水処理と清浄化対策：血液浄化基礎セミナーテキスト．
4) 上水試験法2001年度版
5) 大園英一，透析室で可能なメンブランフィルター法：透析液清浄化に向けて：189, 2010.

4 清浄化に関する管理の実際 実践編

Point
- 透析液製造工程は，十分な性能を安定して確保できるシステム設計（フェイルセーフ設計）と，目標とする水質を満たす装置を設置し，妥当性を確認することにより透析液の水質が担保される。
- 透析液の清浄度は透析装置の保守管理の結果を反映し，関連する機器や装置の安全管理体制の一環と考える。
- リスクマネジメントで重要な5Sは透析液水質管理においても基本である。

工程管理とバリデーション

　透析液は約4時間の透析治療により120L以上をリアルタイムに使用している。使用に際しては濃縮された透析液原液と透析用水を専用装置で希釈し，最終調製されて供給されている。つまり透析施設は透析液製造所としての側面をもち，最終的な透析液の品質について責任を有する[1]。現在，全自動透析装置やオンラインHDF治療の普及に伴い，透析液の水質管理基準[1-7]が設けられているが，製造から供給に至るまでのシステム設計や関連装置の選定は施設に委ねられている。施設における透析液の清浄性を維持または保証するには，工程管理に基づいたバリデーション*1概念を導入することが望ましい。また，診療報酬における水質確保加算の施設基準には，医療機器安全管理体制の管理下における透析機器安全管理委員会の設置が必要であり，透析液の清浄度は透析装置の保守管理の結果を反映し，関連する機器や装置の安全管理体制の一環と考えられる。

　図1に透析液製造工程におけるバリデーションの例を示す。目標とする透析液の水質基準を定め，それを実現させるための情報を入手し，システムを設計する。装置の設置においては仕様どおりの設備が運転可能な状態であることを検証する。運転時においては目的とする性能を満たし，システムが安定的に機能していることを日常的に確認し，記録と文書化により管理する。このように一連のプロセスが確立されることが必要である。

図1　透析液製造におけるバリデーション（例）

目標とする清浄度をバリデーションで保証
- 清浄度の高い透析液を連続して製造可能なシステムを構築 → 設計
- 高品質の透析液が安定して供給されていることを確認（品質保証） → 妥当性の検証
- システムを定期的なモニタリングで評価（運転条件や水質検査） → 記録文書化

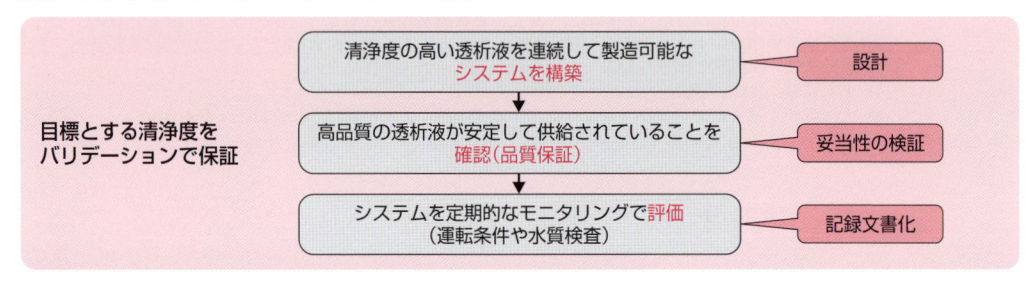

　図2に透析液製造工程と供給システム設計の例を示す。十分な性能を安定して確保できるシステム設計（フェイルセーフ設計*2）の構築と，目標とする水質を満たす装置を設置すること

用語
- *1　バリデーション：システムの適合性と製品の品質の保証という概念で，医薬品及び医薬部外品の製造管理及び品質管理の基準に関する省令によると「製造所の構造設備並びに手順，工程その他の製造管理及び品質管理の方法が期待される結果を与えることを検証し，これを文書とする」とされている。品質の安全性を保証することで，医薬・製薬業界では必要不可欠なものとなっている。
- *2　フェイルセーフ設計：機械は必ず故障が発生するということを念頭に置き，故障が発生した場合にも，常に安全側にその機能が作用する設計思想。

により透析液の水質が担保される。管理上の注意点として各工程の二次汚染を発生させてはならないことが重要であり，各工程の水質維持には適切な洗浄消毒による担保が必要不可欠である。もしエンドトキシン除去フィルタ（ETRF[*3]）以降のラインにエンドトキシン（ET[*4]）や生菌が検出された場合は，システムの問題や洗浄消毒が不適切であることを認識し早急に対応しなければならない。

表1に透析液供給システム設計で得られる水質を示す。理論的保証水準は，逆浸透膜（RO膜[*5]）やETRFのLRV[*6]にて得られる水質であり，水質担保の推算値である。管理目標値は，各工程で設定された水質基準で，ISO/JSDT/JACE[*7]などの管理基準[1-7]を参考にして施設が設定する。工程管理値は，施設の定期的モニタリングで測定した実測値である。

図2　透析液製造工程と供給システムの設計（例）

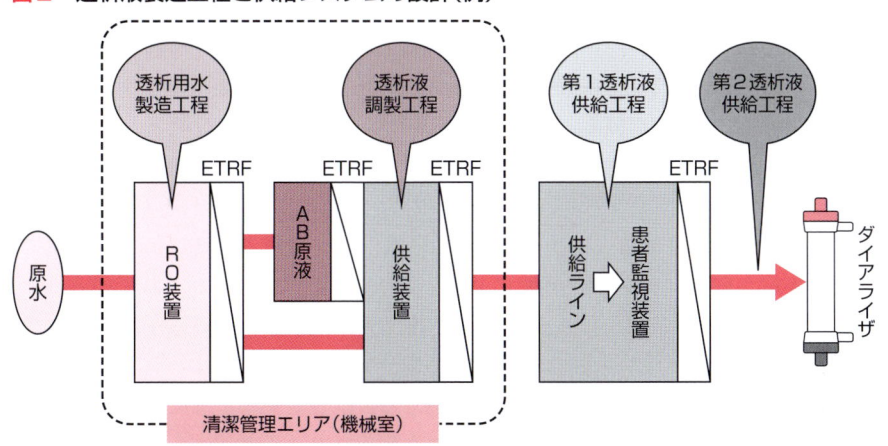

- 各工程では二次汚染を発生させてはならない
- 透析用水製造工程の二次汚染もゼロにすることが管理目標
- 各工程の水質維持には適切な洗浄消毒が不可欠
- 機械室を清潔管理エリアとしゾーニングにより微生物汚染を抑制する

表1　透析液供給システム設計で得られる水質

理論的保証水準	RO膜やETRFのLRVによって得られる水質
管理目標値	各工程で設定された水質基準（ISO/JSDT/JACE）
工程管理値	定期的モニタリングで測定した実測値

ここがポイント
- 施設における透析液の清浄性を維持または保証するには，工程管理に基づいたバリデーション概念を導入しなければならない。
- 診療報酬における水質確保加算の施設基準には，医療機器安全管理体制の管理下における透析機器安全管理委員会の設置が必要。

用語

*3　**ETRF**：endotoxin retentive filter
*4　**ET**：endotoxin
*5　**RO**：reverse osmosis
*6　**LRV（log reduction value）**：LRV=$\log_{10}$（前値／後値），ETRFの前後の汚染レベルを測定することにより，前値の何十分の1に低減したか，10^{-n}になったかを示す値（除去工程の性能を評価する値）。LRV3は前値の1000分の1に低減するという意味。
*7　**ISO/JSDT/JACE**：International Organization for Standardization/The Japanese Society for Dialysis Therapy/Japan Association for Clinical Engineers

透析液水質管理の実際

透析用水製造工程の管理

　逆浸透装置（RO装置）より製造される透析用水製造工程の水質管理で注意すべき点としては，RO膜のET除去率は必ずしも100％ではなく（1％以内のリークを想定），RO水ラインにETRF（UFフィルタ）を設置することで一次汚染物質を阻止しなければならないことである。

　表2は透析用水製造工程の消毒方法を示す。ROモジュール（膜）の消毒は，ISOの基準で月1回の頻度が推奨されているが，従来，わが国のROシステムにはモジュールを消毒する機能が備わっていなかったため，手動による消毒作業が必要である。そのため，薬液によるRO膜の負荷や作業の労力が問題となり，定期的消毒は困難な状況であった。

　現在は熱水消毒[*8]システムを備えた装置が開発されているため，ROモジュールを簡便に消毒することが可能となり，今後の普及が期待されている。また，ROタンク以降の消毒にも熱水消毒システムが有効であるが，従来の方法としては主に次亜塩素酸ナトリウムが使用されている。低濃度の場合は滞留させてバイオフィルム[*9]の抑制を目的とし，高濃度は細菌汚染が想定された場合のバイオフィルムの除去としてシングルパスにて使用される。過酢酸系洗浄消毒剤は，比較的汚染の低い状態で清浄性を維持するために用いられるが，濃度と貯留時間はメーカに確認して使用することを推奨する。RO水ラインの消毒頻度は毎日が理想であるが，これまでの実績から想定すると48時間に1回程度の消毒が望ましいとされている。

　また，RO水ラインは主にループ配管で各装置に給水されているが，未消毒の配管が存在する場合があるので注意が必要である。特にループ配管から枝のように延びた給水配管は，消毒時に各装置が連動しなければ未消毒部が生じる可能性がある。また，消毒後のリンス工程では流れが緩慢となるため薬液が残留することも想定される。対策としては，ループ配管を各装置の近くまで配置して給水配管をできるだけ短くすることと，各装置を連動させて消毒液を給水配管まで満たすことが必要である（図3）。これはRO装置との連動消毒システムで管理するのが理想だが，手動の場合は自施設にて汚染を抑制するために必要な消毒サイクルを検証し，定期的に施行する必要がある。

> **ここがポイント**
> ・RO膜のET除去率は必ずしも100％ではなく，RO水ラインにETRFを設置することで阻止しなければならない。

> **Caution!**
> ・RO水のループ配管から枝のように延びた給水配管は未消毒部分が生じる可能性がある。

用語

[*8] **熱水消毒**：熱エネルギーの伝導作用により機能的デッドスペースフリーを実現し，安全かつ確実な消毒システムとして今後の導入が期待されている。また，熱水にクエン酸などの薬液を加えることにより，炭酸カルシウムの除去と洗浄性に優れたシステムが開発されている。熱水消毒の殺菌効果の指標にはAo値の概念が用いられる（80℃10分間以上：Ao値600秒以上が有効殺菌ポイント）。

[*9] **バイオフィルム**：配管内部や濾過剤に付着した微生物が増殖し，それらが排泄する粘性のスライム（混合物）で囲まれた微生物の集合体（生物膜）の総称。バイオフィルムに対する反応は，洗浄消毒剤の種類によって異なるため有効性を検討する必要がある。

表2 透析用水エリアの消毒

ROモジュールの消毒		・ISOの基準ではROモジュールの消毒は1回/月 ・消毒剤での定期的な消毒は作業時間とROモジュールへの影響を考えると困難(熱水消毒システムの導入が理想)
ROタンク以降の消毒	消毒の種類と濃度	・低濃度次亜Na:1〜100ppm(バイオフィルムの抑制) ・高濃度次亜Na:500〜1000ppm(バイオフィルムの除去) ・過酢酸系洗浄消毒剤:濃度はメーカに確認 ・熱水(最も効果的)
	消毒方式	・シングルパス ・滞留
	消毒頻度	・毎日が理想だが48時間に1回は必要か(?)

文献7)より引用

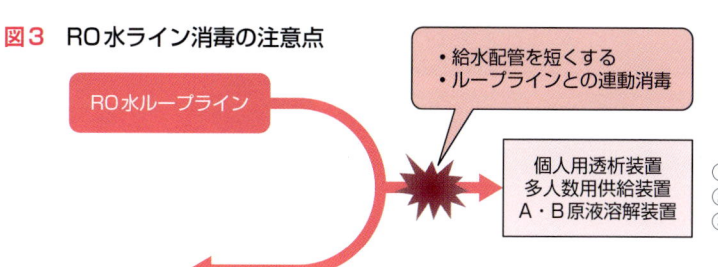

図3 RO水ライン消毒の注意点

- 給水配管を短くする
- ループラインとの連動消毒

RO水ループライン → 個人用透析装置／多人数用供給装置／A・B原液溶解装置

① 給水配管までの消毒が必要
② 未消毒配管が存在してはならない
③ 薬剤の残留がないことの確認

透析液調製工程の管理

　透析液調製工程は,透析液のAB原液を供給する粉末製剤溶解装置(またはAB原液タンク)と多人数用透析液供給装置から構成されている。洗浄消毒には一般的に次亜塩素酸ナトリウムと酢酸が使用されているが,より高い洗浄性とバイオフィルムの抑制を目的とした過酢酸系洗浄消毒剤が徐々に普及している。各施設で現状を把握し,目標とする水質が維持できる消毒方法を選択することを推奨する。

　また,透析液調製室(機械室)は透析液原液(または原末)を溶解する場所であり,透析液調製工程のなかで最も交差汚染[*10]が発生しやすい。その原因は大気開放状態における空中浮遊菌の混入と考えられている[8]。当施設では空中浮遊菌に有効とされる空気清浄器を設置し,清潔管理区域としてスタッフの不必要な出入りを制限している(図4)。透析液調製室のゾーニングには供給装置やAB溶解装置の開放系を局所的に空気清浄化する方法があり(図5),その有効性が報告されている[9,10]。

　図6に透析原末製剤溶解装置の管理と注意点を示す。溶解装置から供給装置までの配管は前述したRO水の給水配管と同様に,未消毒の配管が存在する場合があるので注意が必要である。対策としては供給装置との連動により,毎日の洗浄消毒が施行できるシステムとすることが望ましいが,手動の場合は,毎日の洗浄と週1回程度の消毒を励行する。また,B原液配管は細菌汚染されやすいので,毎日の消毒を推奨する。溶解装置や原液タンクは,大気開放となっている部位が存在するので,清浄性を保つためにETRFを設置する必要がある。図7に溶解装置の定期メンテナンスの例を示す。透析原末を補充するホッパー部は原末が固着しやすいため(特にA粉末),定期的に分解洗浄をすることが望ましい。

ここがポイント
- 透析液調製室(機械室)では大気開放状態における空中浮遊菌の混入による交差汚染が発生しやすい。

用語
[*10] 交差汚染:清潔な作業区域が汚染された作業区域と混在し,人的作業などにて交差することにより汚染されること。

図4 透析液調製室（機械室）の空気清浄化

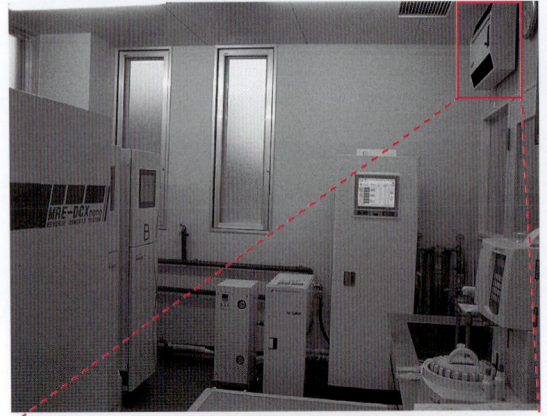

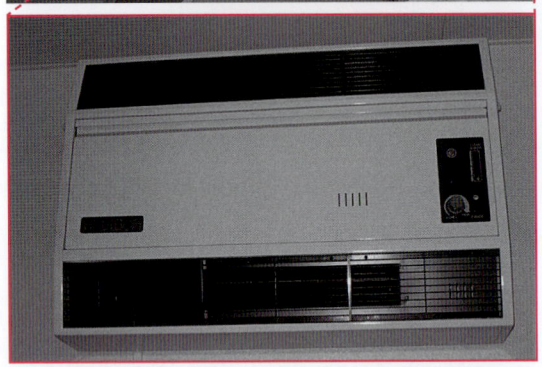

〔タイセイエンター：ハイビガー WH-9400〕

空中浮遊菌の殺菌に有効な空気清浄器を機械室に2台設置し，透析液調製時の汚染を抑制。

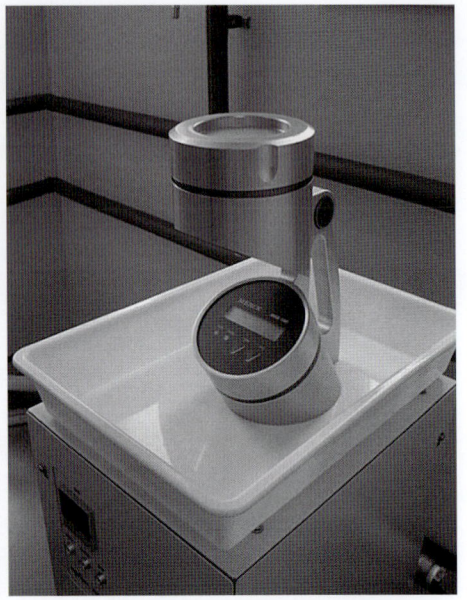

〔メルク：エアーサンプラーMAS-100〕

浮遊生菌数(Micrococcus sp.)	
透析液調製室	8個
透析室	37個
リハビリ室	70個

空中浮遊菌の測定（衝突法）
採取場所にエアーサンプラーを設置し，約10分間（1,000L）のエアーを吸引し培地に接触した細菌数を測定。

図5 クリーンブースによるゾーニング例

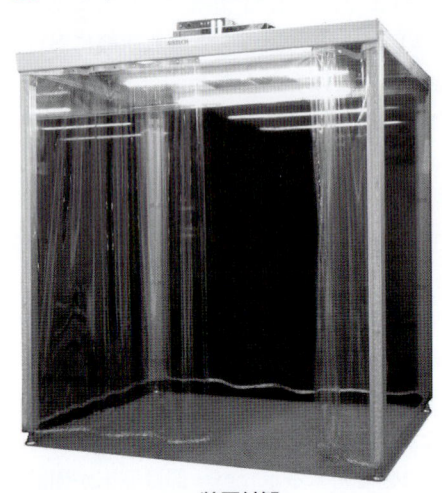

a 装置外観

b 透析液生成室レイアウト

〔日本エアーテック：FCB03-201520T6〕
- 清浄度：ISO-6（クラス1000）
- アルミフレームとビニールカバーにより，機械室の装置を個別にゾーニングすることが可能。
- クラス1000といえば，1フィート立方中に微粒子が1,000個以下となる。
- 病院の一般手術室は平均クラス50,000程度といわれている。

※ISO 14644-1 Part1「空気清浄度のクラス分け」参照

図6　AB溶解装置の管理と注意点

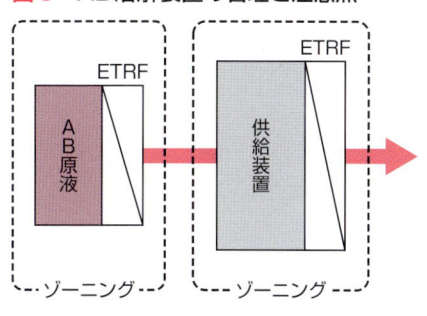

①原液配管の洗浄消毒
　・供給装置と連動し毎日の洗浄・消毒が可能なこと
②装置内に未消毒配管がないこと
③ETRFの設置
④機械室内の空気清浄度の管理
　・紫外線空気殺菌装置の設置など（ゾーニング）

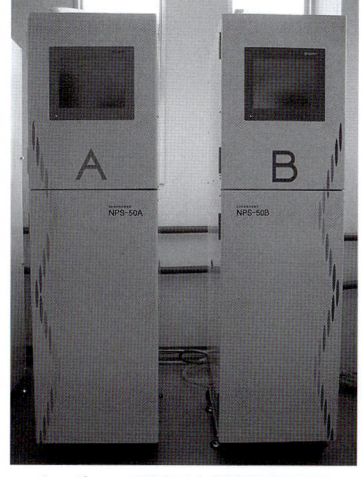

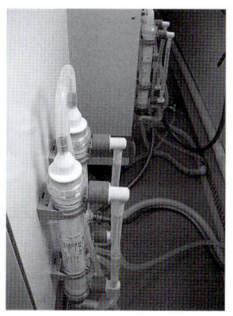

〔ニプロ：透析原末製剤溶解装置 NPS-50A・NPS-50B〕

ETRF

図7　透析原末製剤溶解装置の定期メンテナンス

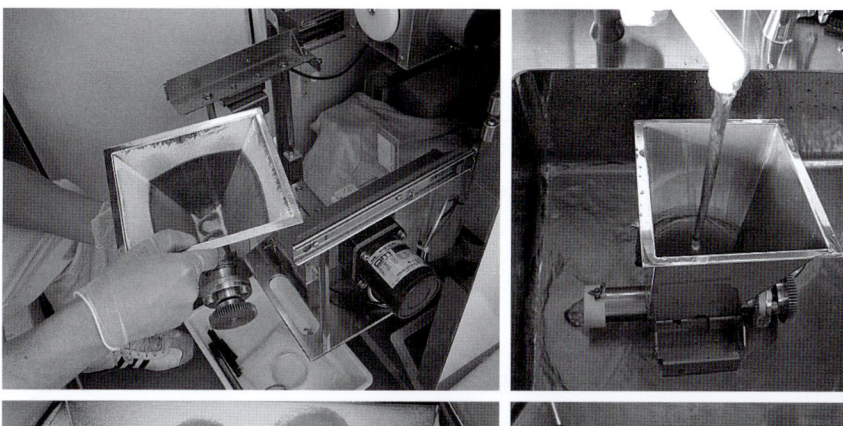

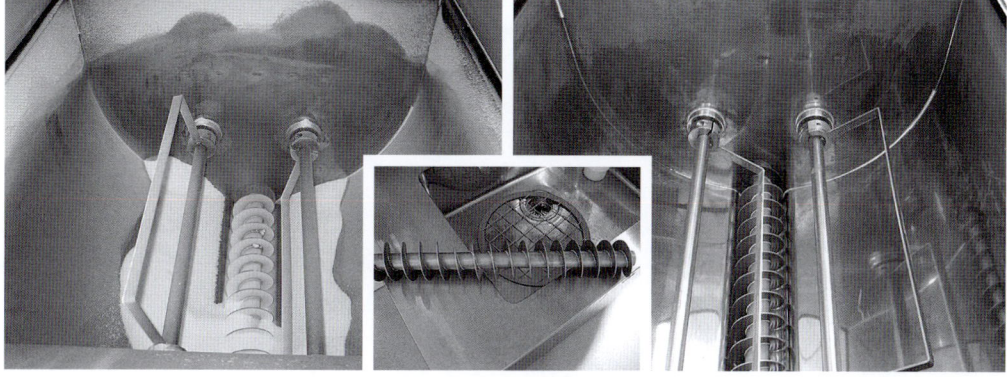

ホッパー部の分解と洗浄

ここがポイント
・透析原末製剤溶解装置は，微粉末の飛散が避けられない。メンテナンスを怠れば，装置内部は微粉末が堆積し，交差汚染の原因となるので常に清拭する。

血液浄化関連機器

透析液供給工程の管理

図8に透析液供給工程の二次汚染防止の注意点を示す。配管の汚染防止には，①液停滞部分（デッドレッグ）をなくす，②内表面の平滑な素材の配管を使用，③分岐，屈曲，接続部を減らす，④配管の流れを停滞させずに高流速を確保，⑤シンプルで必要最低限の長さなどに配慮する必要がある[7]。内表面の平滑な配管には，医療用クリーンパイプ，テフロンチューブ，PVDF-BCF配管などがあり，接続継手も鏡面加工されたものや，デッドレッグを少なくしている製品などがある。供給ラインの材質により，微粒子や微生物の付着を抑制し洗浄消毒管理が容易になるが，必ずしも汚染されないわけではないので，二次汚染防止の要となる的確な洗浄消毒が重要である。もし，持続的に生菌が検出されてバイオフィルムの形成が疑われる場合は，洗浄消毒方法の見直しや配管の交換なども考慮しなければならない。

図8 透析液供給工程の二次汚染防止の注意点

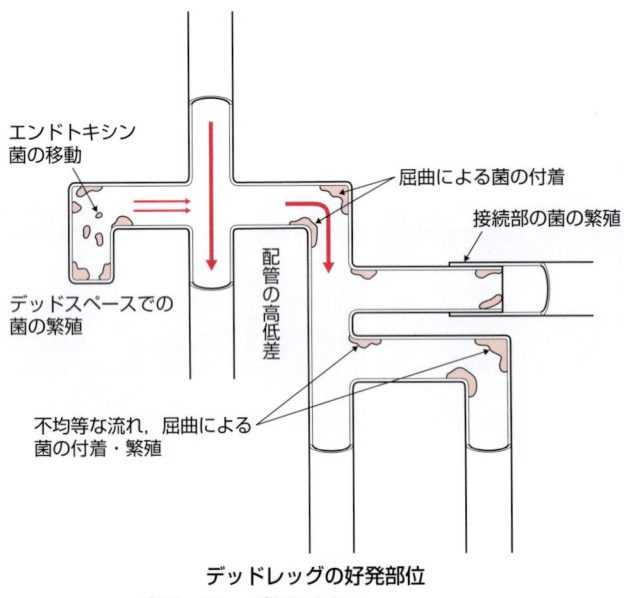

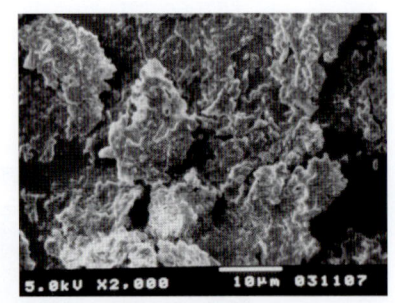

デッドレッグの好発部位
- エンドトキシン菌の移動
- 屈曲による菌の付着
- 接続部の菌の繁殖
- デッドスペースでの菌の繁殖
- 配管の高低差
- 不均等な流れ，屈曲による菌の付着・繁殖

①デッドレッグをなくす
②内表面の平滑な素材の配管
③分岐，屈曲，接続部を減らす
④配管の流れを停滞させず高流速を確保
⑤シンプルで必要最低限の長さなどに配慮

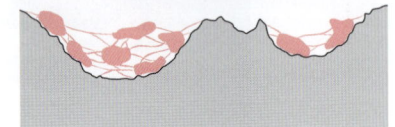

配管内バイオフィルム
表面が粗い配管
（九州保健福祉大学　砂子澤　裕先生のご厚意による）

ここがポイント
- 透析液供給工程の管理は，各末端の患者監視装置までの清浄性を常に維持する必要があり，送液方法，送液管の形状，材質，洗浄消毒を一貫して管理しなければならない。

Caution!
- 持続的に生菌が検出されてバイオフィルムの形成が疑われる場合は，洗浄消毒方法の見直しや配管の交換なども考慮しなければならない。

カプラの汚染対策

　カプラは透析液の供給末端であり，最も汚染に注意しなければならない．最近では各メーカより汚染対策カプラが市販されているが，外部までを清浄化できるカプラは存在しない．カプラを使用する際には，透析液が外周に付着することが避けられないため，細菌汚染の原因となりやすい．図9にカプラの汚染対策管理の例を示す．毎回の透析使用後に弱酸性次亜塩素酸水にてカプラ内外とカプラジョイントのスプレー洗浄を実施し，供給システムの熱水消毒との併用で汚染を抑制する．

ここがポイント
- 各施設でカプラ汚染の状況を検証し，有効に抑制できる方法を確立する必要がある．

図9　カプラの汚染対策

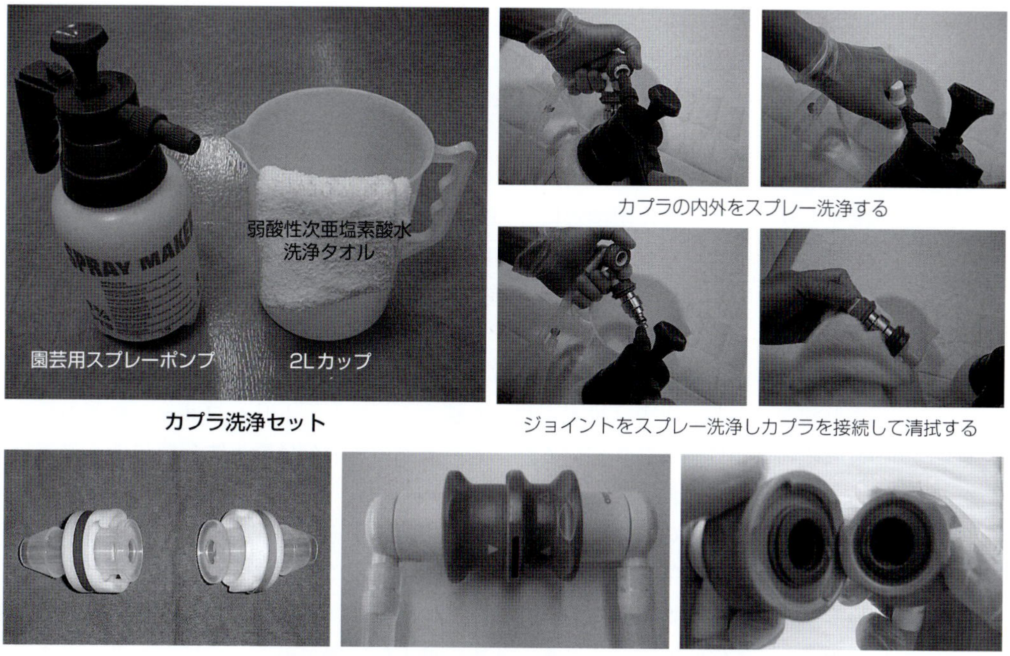

カプラ洗浄セット（弱酸性次亜塩素酸水 洗浄タオル／園芸用スプレーポンプ／2Lカップ）

カプラの内外をスプレー洗浄する

ジョイントをスプレー洗浄しカプラを接続して清拭する

汚染抑制カプラ（Oリング・ジョイントレスカプラ）

個人用透析装置の管理

　個人用透析装置は，透析用水の供給を受けて透析液を調製し，ダイアライザへの供給と患者監視を単体で行う装置である．装置内部の洗浄消毒はセントラル方式よりも容易に施行できるが，透析用水配管から個人用装置への分岐ライン（給水配管・枝管）は微生物汚染が生じやすい．前述したように，定期的にRO装置との熱水消毒か薬液消毒の連動運転が望ましい．また，透析液原液ノズルの清潔管理も必要であるが，最近では原液ノズルの洗浄消毒システムを装備する個人用透析装置が開発されている．

Caution!
- 透析用水配管から個人用装置への分岐ラインは微生物汚染が生じやすい．

洗浄消毒剤の種類と特徴

工程管理の一次汚染物質の阻止にはRO膜やETRFによる膜分離が主体となるが，二次汚染の防止には定期的洗浄消毒が不可欠である。表3に透析液ライン管理に用いられる洗浄消毒剤の種類と特徴を示す。各種洗浄消毒剤の濃度と貯留時間などが適切に管理されていれば水質基準値を維持することはおおむね可能である。しかし，生菌数の抑制を指標とした場合，各種洗浄消毒剤の有効性には差がみられる。もしも細菌汚染が進行して細菌の集合体であるバイオフィルムが発生している場合，塩素系（低濃度貯留）と塩素を主成分とした酸性電解水では，バイオフィルムの表層の蛋白質を酸化させて内面に粘液を形成するため細菌が保護されることが報告されている[11]。

過酢酸系の主成分は，過酸化水素，過酢酸，酢酸の3剤が配合されて各成分が異なる作用を有している。過酸化水素はバイオフィルムの蛋白層を剥離除去し除菌を行い，過酢酸には強い除菌効果があり，酢酸は炭酸塩の除去を行うことにより透析液ラインを清浄に保つ。透析液供給ラインは炭酸塩の付着が必然的に発生するが，バイオフィルムはこの炭酸塩の付着層を骨格として形成を強固にしている可能性がある。過酢酸系の酸洗浄と消毒の相互作用は，現在用いられている洗浄消毒剤のなかでは最もバイオフィルムに有効であると思われる[12]。また，米国疾病予防管理センター（Centers for Disease Control and Prevention：CDC）ガイドラインにおける消毒水準の分類では，過酢酸，過酸化水素は高度作用消毒に分類されているが，次亜塩素酸ナトリウムは中度作用消毒に分類されていることから，過酢酸系は滅菌レベルに近い消毒が可能であると考えられる（図10）。熱水消毒は熱エネルギーの伝導作用により機能的デッドスペースフリーを実現し，安全かつ確実な消毒システムとして今後の導入が期待されている[13]。また，熱水にクエン酸などの薬液を加えることにより，炭酸カルシウムの除去と洗浄性に優れたシステムが開発されている。一方，洗浄消毒剤の廃液における環境汚染に関しても無視できない状況である。塩素は排水工程で有機物と反応し，トリハロメタンなどの発癌性物質が生成されることが問題視されているが，過酢酸系の主成分は微生物分解により無害物質に処理されるため環境負荷が低いとされている[14]。環境汚染対策の先進圏であるヨーロッパの透析装置では，すでに塩素系の消毒剤が使用されていないが，わが国ではいまだ具体的な規制がなされていない。透析施設で使用する消毒剤の排水は大量であり，今後はエコロジーを意識したシステムを構築することが望ましい。

図11に透析液供給システムの洗浄消毒工程の例を示す。透析液の供給ラインには過酢酸系洗浄消毒剤と熱水クエン酸消毒を併用している。薬液消毒は一般的に洗浄性が高いが，接触している表面だけに有効であり，装置内の精密な流路（例：Oリング裏）には到達しにくい場合が考えられる。綿密に設計された配管システムでもミクロレベルのデッドスペースは存在し，薬液消毒のみでは長期的にバクテリア（バイオフィルム）フリーを維持することは困難と思われる。今後は熱水消毒と薬液消毒などの併用により，デッドスペースフリーを実現することが望ましい。また，透析用水エリアであるRO装置とRO水ラインは熱水消毒にして信号連動させることにより，RO装置から個人用透析装置の給水配管などに未消毒部位を作らないシステムにすることも重要である。

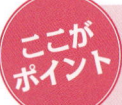

ここがポイント
- 工程管理の一次汚染物質の阻止には膜分離が主体となるが，二次汚染の防止には定期的洗浄消毒が不可欠である。
- 綿密に設計された配管システムでもミクロレベルのデッドスペースは存在する。熱水消毒と薬液消毒などの併用により，デッドスペースフリーを実現することが望ましい。

表3 透析液ラインに用いられる洗浄消毒剤の種類と特徴

消毒剤	主成分	利点	欠点
塩素系	次亜塩素酸Na	安価(長年の実績あり)	金属腐食，環境汚染，バイオフィルム除去性弱い
塩素系	次亜塩素酸Na，界面活性剤	洗浄作用が強い，バイオフィルム抑制	金属腐食，環境汚染
塩素系	塩素化イソシアヌル酸	次亜より殺菌性が強い	金属腐食，環境汚染，バイオフィルム除去性弱い
機能水	強酸性(塩素)(pH2.3〜3.2)	専用装置が必要，低ランニングコスト，塩素系より低環境汚染，易洗浄性	金属腐食，バイオフィルム除去性弱い
機能水	弱酸性(塩素)(pH4.5〜5.5)		金属腐食は弱い，バイオフィルム除去性弱い
過酢酸系	過酢酸，過酸化水素，酢酸	バイオフィルム剥離・抑制，Ca塩溶解(単剤可能)，低環境汚染	塩素系よりも高価，一部の製品は劇物(過酸化水素濃度6%以上)
熱水消毒	RO水(+クエン酸)>80℃ 10min Ao値600以上	熱伝導による殺菌，機能的デッドスペースフリー，易洗浄性・低環境汚染	洗浄性は薬液より劣る，炭酸Caの除去が必要(熱水のみの場合)

図10 CDCガイドラインにおける消毒水準の分類

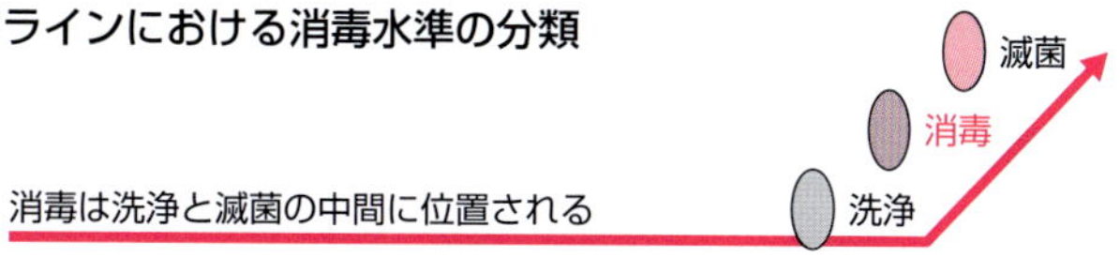

消毒は洗浄と滅菌の中間に位置される

洗浄 → 消毒 → 滅菌

高度作用消毒	
過酢酸，過酸化水素，グタラールアルデヒド	多数の細胞芽胞を除くすべての微生物を死滅させる
中度作用消毒	
次亜塩素酸ナトリウム，ポピドンヨード，消毒用エタノール	芽胞以外の結核菌，栄養型細菌，多くのウイルス，真菌を殺滅する
低度作用消毒	
塩化ベンザルコニウム，クロルヘキシジンなど	ほとんどの細菌，および一部のウイルス，真菌の殺滅

図11 透析液供給システムの洗浄消毒工程(例)

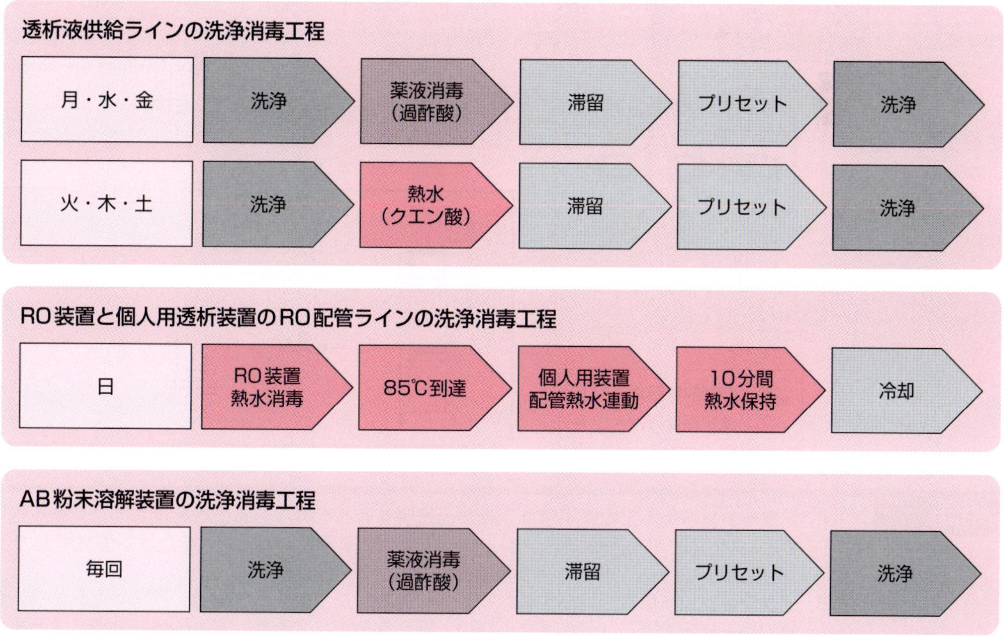

透析液供給ラインの洗浄消毒工程

月・水・金 → 洗浄 → 薬液消毒(過酢酸) → 滞留 → プリセット → 洗浄

火・木・土 → 洗浄 → 熱水(クエン酸) → 滞留 → プリセット → 洗浄

RO装置と個人用透析装置のRO配管ラインの洗浄消毒工程

日 → RO装置熱水消毒 → 85℃到達 → 個人用装置配管熱水連動 → 10分間熱水保持 → 冷却

AB粉末溶解装置の洗浄消毒工程

毎回 → 洗浄 → 薬液消毒(過酢酸) → 滞留 → プリセット → 洗浄

血液浄化関連機器

透析液製造工程のモニタリング

　日常のモニタリングの目的は，透析用水と透析液の継続的な品質基準適合を確実にすることである。測定項目はETと生菌数が主体となる。ETの測定は自施設内で行うことが望ましいが，安定化剤入りの容器を用いて外注業者への委託も可能とする。生菌数測定には自施設の測定結果を基に，培地・検体採取量・培養条件などを検討し，最も多く細菌が検出される方法を採用する。基本的なモニタリング法は，JACE透析液清浄化ガイドライン[9]に記載されているので参照してほしい。

　図12にET・生菌数のサンプリングポイント例を示す。システムが安定している場合は定期的に採取する部位にて管理する。また，アラートレベル[*11]やアクションレベル[*12]を超えた場合の汚染部位を特定するには非定期の部位を選択して採取する。サンプリングの頻度と採取部位は多いほど理想的だが，施設の設備や運用状況に合わせて的確に把握できる部位と測定間隔を設定することが重要である。透析装置の末端ETRF前後のサンプリングは，供給透析液が超純粋を維持していれば"a"より採取し，標準透析液の場合はETRFの水質確保を確認するため"b"より採取する。また，オンラインHDF装置の場合は，装置の流入部と補液抽出部よりET（月1回），生菌数（年1回）を測定しなければならない。

ここがポイント
- 生菌数測定には自施設の測定結果を基に，最も多く細菌が検出される方法を採用する。

図12　水処理〜透析液供給工程とサンプリングポイント

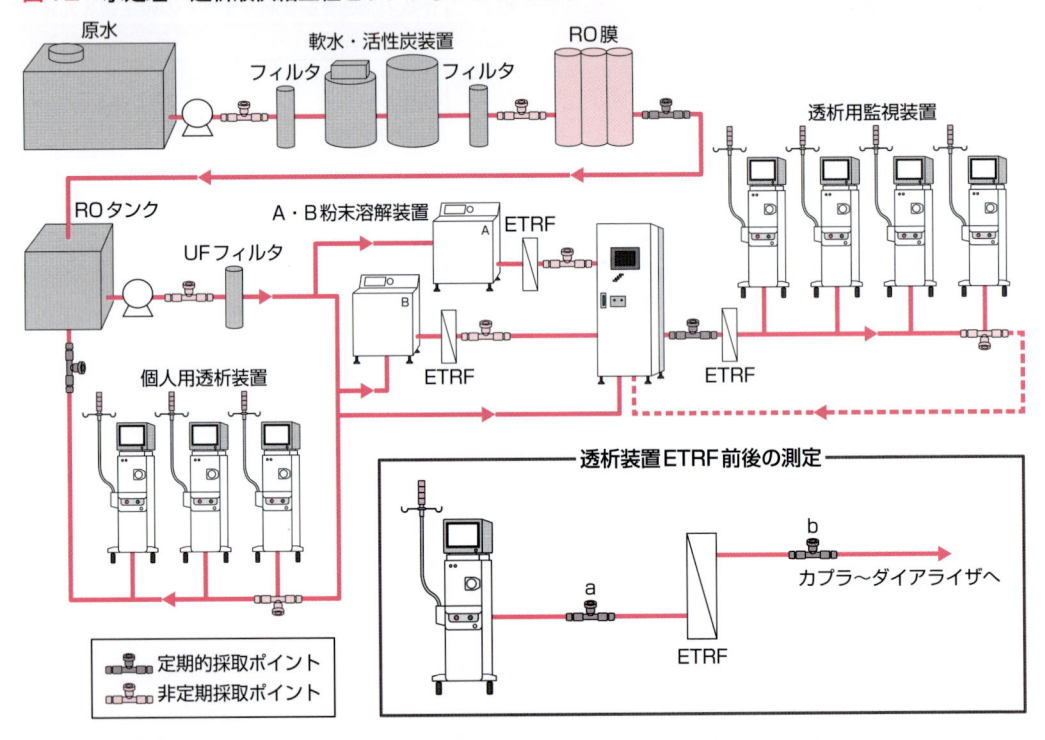

用語

*11　**アラートレベル**：工程が正常な運転から逸脱するおそれがあることを示す値で，是正措置は必ずしも必要としないレベル。設定値は，過去の傾向分析による平均値＋2σまたは処置基準値の70%（生菌数は50%）以下のうち，小さいほうの値とする。

*12　**アクションレベル**：工程が正常な運転から逸脱したことを示す値で，正常な運転範囲内へ引きもどすための是正措置を講じなければならない。適切な値を与えるか，過去の傾向分析による平均値＋3σの値とする。

文書化とマニュアル作成

前述したように，バリデーションは設計→検証→文書化の一連のプロセスで成り立つ。文書化は単なる日常管理の記録のみではなく，施設の実情に合わせた関連作業のマニュアルを作成し，スタッフの教育や訓練を実施しなければならない。また，定期的にマニュアルに準拠した管理が施行されているかを検証する必要がある。

ここがポイント
- 透析液清浄化における関連作業のマニュアルを作成し，スタッフの教育や訓練を実施しなければならない。

おわりに

透析液清浄化の要となる透析液の調製工程から患者監視装置における工程管理の実際について解説した。透析液水質管理のシステムや技術は，目的とする水質を維持できる設備と経験があれば習得できるものだが，そこにはスタッフの人的管理が重要となってくる。生菌やETの数値で超純粋透析液を維持できていても，機械室の装置は埃を被り溶解装置は粉末が飛散した状態で放置されている現場ではないだろうか(？)。そのような管理体制は長期的に安定した水質を維持できないと考えている。リスクマネジメントで重要な5S(整理・整頓・清潔・清掃・しつけ)は透析液水質管理においても基本である。臨床の現場で実際に水質管理を担っている臨床工学技士は，透析液製造工程の安全管理者であることを認識し，専門知識の履修と情報収集に努めて，透析液安全管理業務に反映することが重要である。

ここがポイント
- 目的とする水質を維持するためにはスタッフの人的管理が重要となる。

◎引用・参考文献

1) 秋葉　隆，川西秀樹，峰島三千男，他：透析液水質基準と血液浄化器性能評価基準2008，透析会誌(JSDT) 2008;41：159-167．
2) ISO 11663：Quality of dialysis fluid for hemodialysis and related therapies (first edition 2009-04-15)
3) ISO 13958：Concentrates for haemodialysis and related therapies .Second edition 2009-04-15
4) ISO 13959：Water for haemodialysis and related therapies. Second edition 2009-04-15
5) ISO 26722：Water treatment equipment for haemodialysis applications and related therapies. First edition 2009-04-15
6) ISO 23500：Guidance for the preparation and quality management of fluids for haemodialysis and related therapies. First edition 2011-05-15
7) 日本臨床工学技士会(JACE)事業部;透析液等安全委員会：透析液清浄化ガイドラインVer.2.01,2014
8) 福井博義，松岡　潔，白石邦雄ほか：透析液調整室の空気清浄化が透析液に及ぼす影響についての検討，臨床透析 vol16：no9：113-116,2000
9) 松尾賢三，松山玲子：バイオフィルムの制御について，透析液清浄化に向けて. 2010, 108-116, 医薬ジャーナル社,東京
10) 堀川聖三郎，西住篤泰，荒川大祐，他：透析液粉末溶解装置と供給装置の隔離による無菌状態での透析液作成の試み，透析会誌 2013;46：1095-1098
11) G.Cappelli M, Ballestri S, Perrone A, Ciuffreda P, et al：Biofilms invade Nephrology：Effects in Hemodialysis. Blood Purification 2000；18：224-230
12) 小野信行，松山和弘，友　雅司，他：過酢酸系洗浄消毒剤の検討. 腎と透析 2003；Vol.55 No.5：845-848
13) 松尾賢三，松山玲子，中本雅彦：熱水消毒によるバイオフィルムの抑制. 臨床透析 2007；vol.23 No.5：613-620
14) 深澤　篤，三浦　明：配管用消毒液・洗浄液. 臨床透析 2000；vol.16 no.8：1370-1374

5 粉末透析液製剤溶解装置

Point
- 粉末透析液製剤溶解装置の主な機能は溶解，送液である。
- 粉末透析液製剤溶解装置自体に原液濃度を制御する機能のあるものとないものとがある。
- 粉末透析液製剤溶解装置は医療機器ではないが，透析液供給装置などと同様の管理水準が求められる。

機能

溶解して透析液原液として使用されることを意図して作製された粉末透析液製剤を溶解して透析液原液を作製し，透析液供給装置に供給することが粉末透析液製剤溶解装置の主な機能である。粉末透析液製剤は2剤のものと3剤のものが市販されており，装置によって使用の可否が異なる。A原液を作製する装置と，B原液を作製する装置とがある。

ここがポイント
- 透析原液，特にA原液は濃度の高い液体である。塩化ナトリウムの溶解度はおよそ25％で，35倍希釈でナトリウム濃度が115mEq/LとなるA原液の塩化ナトリウム濃度は21％である。

溶解

粉末製剤を透析用水で溶解し規定の濃度の透析原液を作製する機能である。溶解することは粉末透析液製剤溶解装置の中心的な機能である。粉末製剤と透析用水とを溶解槽中で撹拌することによって溶解する。

Caution!
- 溶解工程のなかで人が操作する部分は何らかの間違いが起こると想定しなければならない。粉末透析液製剤溶解装置においては粉末透析液製剤の入れ間違いは最も容易に想定できるものの1つであろう。これに対し，製剤の置き場を区別する，手順の確立，ダブルチェックなどの間違いが起こらないようにする対策と，復旧手順の確立，複数系統の原液供給方法など間違いが起こったときに被害を最小にとどめる対策が望まれる。

溶解する粉末製剤の量を調整する機能をもつ装置と，この機能をもたない装置に大別することができる。

溶解する粉末製剤の量を調整する機能をもつ装置

ホッパの粉末製剤をその量を調整しながらフィーダで溶解槽へ送り出し，規定の濃度の原液を作製する。図1にこの方式のニプロ社製NPS-50Aの回路構成を示す。

図1 NPS-50A回路図

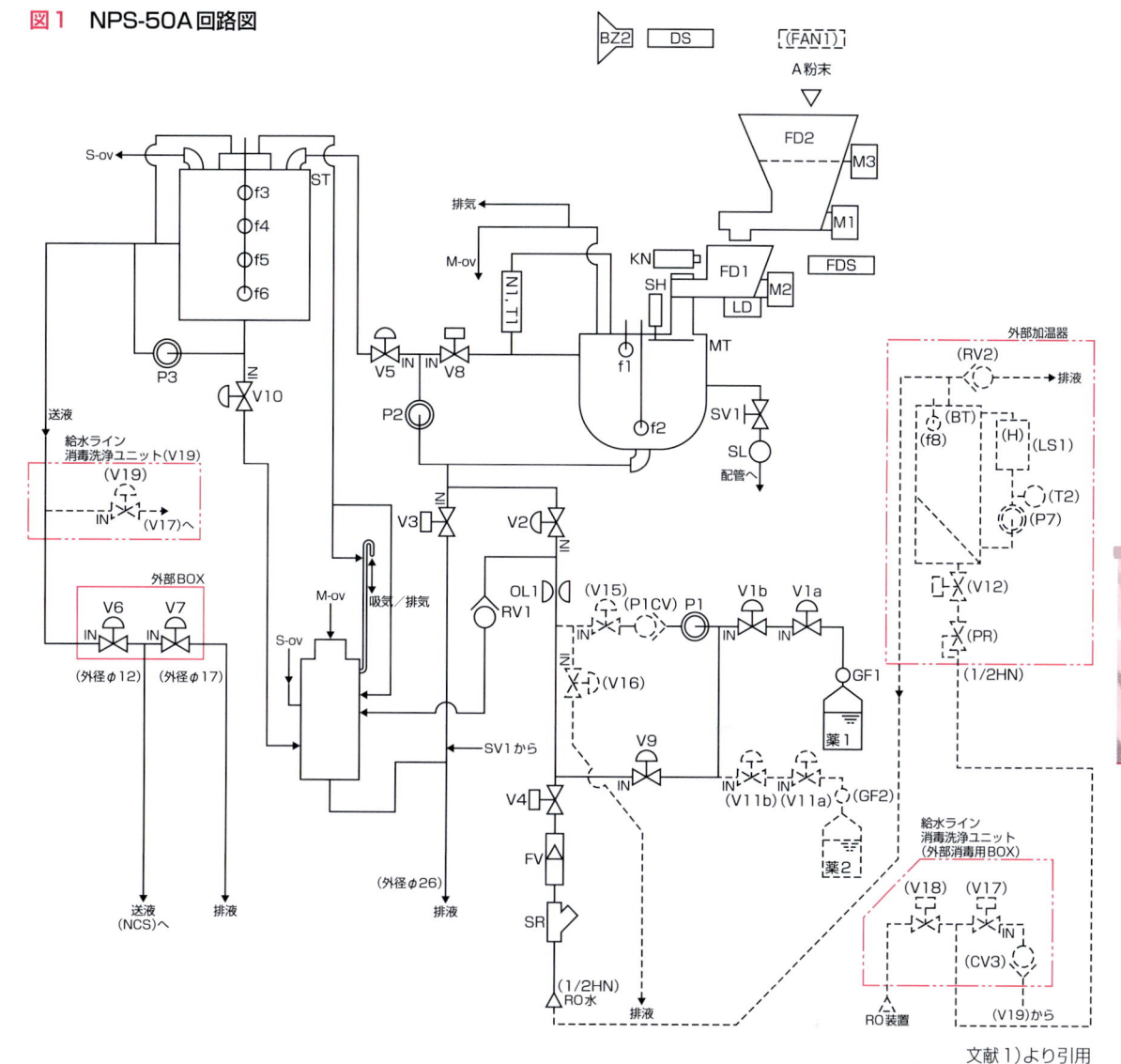

文献1）より引用

● **ホッパ**

　フィーダで溶解槽へ送るために透析原末を貯留しておくための容器である。ホッパへ透析原末を送るためのサブホッパを備える機種もある。**図2**に溶解機構の概念図を示す。

図2　溶解する粉末製剤の量を調節する機能をもつ装置の溶解機構

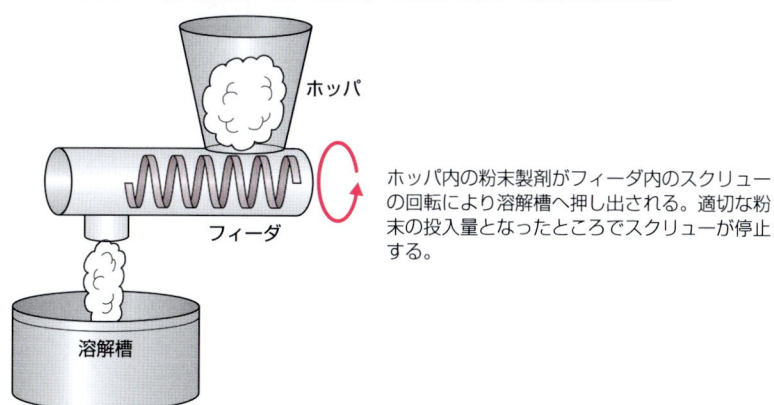

ホッパ内の粉末製剤がフィーダ内のスクリューの回転により溶解槽へ押し出される。適切な粉末の投入量となったところでスクリューが停止する。

●フィーダ
　フィーダの粉末製剤を溶解槽へ送り出すための装置で，円管内でらせん状の棒を回転させることにより粉末製剤を送り出す。

●溶解槽
　規定量の透析用水を貯留し，ホッパから送られてきた粉末製剤を攪拌することで溶解する。

・濃度制御
　溶解する粉末製剤の量を調整する機能をもつ装置は一定濃度の原液を作製する機能をもつ。透析用水と原液とを一定体積で混合する機能の透析液溶解装置では原液の濃度の変動がそのまま透析液濃度に影響するため，粉末透析液製剤溶解装置で作製される原液濃度には高い繰り返し再現性が求められる。

・重量制御
　ホッパから送り出す粉末透析液製剤の量を，その重量で制御する。粉末製剤の重量をホッパごとにロードセルで測定し，溶解槽へ送り出すことによって減少した重量を一定とするように動作する。

・電導度制御
　攪拌しながら溶解槽へ粉末製剤を送り出し，規定の電導度になったところで送り出しを停止する。A原末がブドウ糖とその他の電解質とに分かれている製剤では，まず電解質剤を溶解し，そのあとブドウ糖剤を溶解する。

溶解する粉末製剤の量を調整する機能をもたない装置

　製剤の包装単位数を基準としてそれに見合った量の透析用水を溶解槽へ貯留し溶解する装置と，原末が溶解槽に常に残った状態で飽和溶液に近い濃度の原液を作製する装置とがある。この，飽和溶液に近い濃度の原液を作製する方法はB原液の作製にしか用いられない。図3にこの方式の日機装社製DRY-11Aの回路構成を示す。

図3　DRY-11A回路図

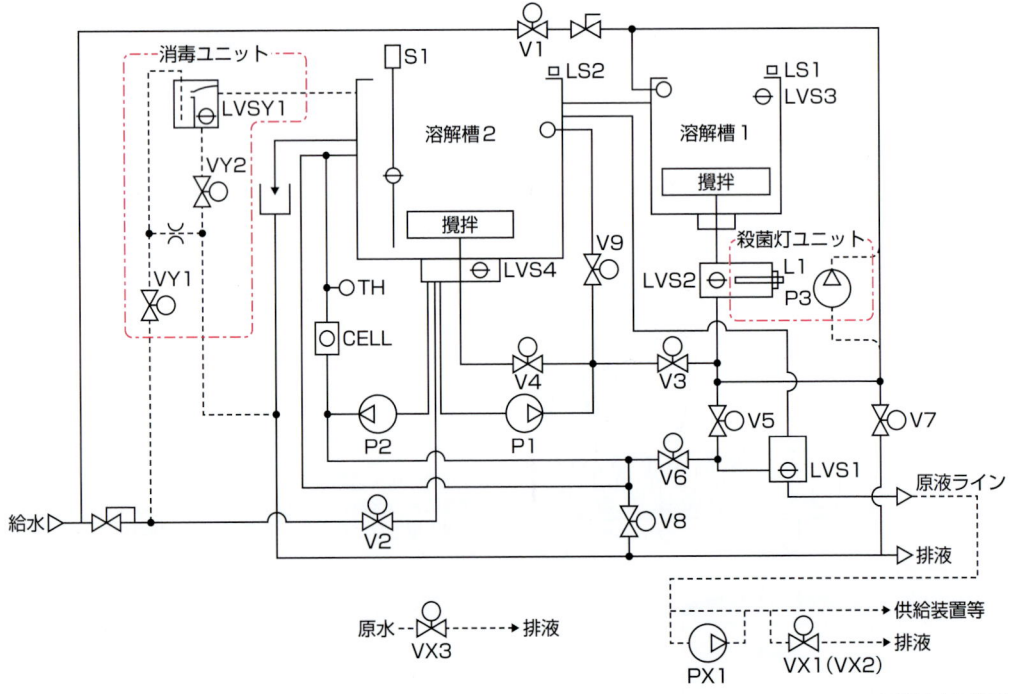

文献2）より引用

● **濃度制御**

　粉末製剤量の調整は，複数包装単位数ごとの溶解を行うことができる装置では，人が行う。この調整は規定量の粉末製剤を開封し粉末透析液製剤溶解装置へ投入することによって行う。図4に溶解の概念図を示す。

図4　溶解する粉末製剤の量を調節する機能をもたない装置の溶解機構

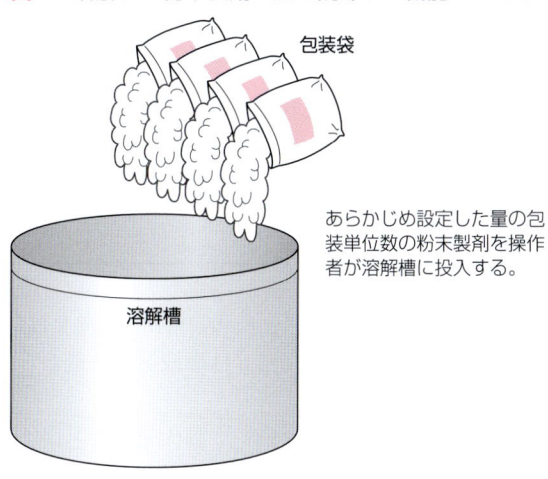

あらかじめ設定した量の包装単位数の粉末製剤を操作者が溶解槽に投入する。

　飽和溶液に近い濃度の原液を作製する装置では溶解槽中の原液量が減少すると給水しほぼ一定の水位を保つ動作を行う。溶解槽中の原末がなくなり，給水によって原液の伝導度が減少すると給水動作が停止する。

　1包装単位数ごとに装置が自動的に開封し溶解する装置もある。

ここがポイント

- 原液は透析液に比べ格段に濃度の高い溶液である。したがって，通常臨床で使用されるようなイオン選択性電極法による濃度の測定はできない。浸透圧計は，高濃度のレンジまで校正をすることによって測定が可能である。また適切な方法で希釈することによってイオン選択性電極法による測定も可能である。いずれにしても原液の測定に適した標準液が供給されることが求められる。

● **溶解槽**

　溶解槽の機能は粉末製剤を溶解することであるが，溶解後そのまま原液を貯留し，供給槽として使用することもできる。この場合には1回でまとめて1セッション分の原液を作製する。別に供給槽を設け，追加溶解が可能とするシステム構成も可能である。

・**透析用水量の調整**

　溶解に使用する透析用水の量はレベルセンサ，流量センサによって調整される。レベルセンサはフロートの動きにより溶解槽の水位を検出し水量を調整する。流量センサは，溶解槽へ注入する透析用水の流量を積算することによって注入量を調整する。任意の水量の設定ができる装置と，あらかじめ設定された包装単位数に対応した水量が選択できる装置とがある。

供給

　作製された原液を透析液供給装置へ送る機能である。溶解槽が供給槽を兼ねる装置もある。

洗浄・消毒

透析液が接する部分とは異なり，カルシウム，マグネシウムの炭酸水素塩ができやすい環境ではないので酸洗浄の必要は小さい。

水処理装置のRO[*1]膜の透過側より下流側で患者の上流側は生物学的汚染の管理がなされなければならない部分である。粉末製剤溶解装置，原液配管系統はいうまでもなくこの部分に属するため，十分な管理を行うことが求められる。B原液系統は少なくとも1週間に1回消毒が行われなければならない。A原液系統も計画的な消毒が行われることが望ましい。

> **Caution!**
> - 粉末製剤溶解装置はその名の通り粉末を扱う装置である。装置，周囲環境へ粉末の飛散，固着には定期的な清掃，洗浄などの対策が必要である。特にA原末は塩化カルシウム，酢酸ナトリウムなど潮解性のある物質や，水を含むことでべたつきが生じるブドウ糖を含むため特に注意が必要である。

粉末製剤溶解装置は，装置単体だけではなく原液の配管系統の洗浄・消毒を行う機能を担う。図5に原液関連の配管系統を示す。図5の赤線で示した部分は原液溶解装置から消毒すべき部分である。

透析液供給装置と溶解装置との間の配管はこれらが連動して動作することによって自動的に洗浄・消毒が可能である。

図5 原液関連配管系統図

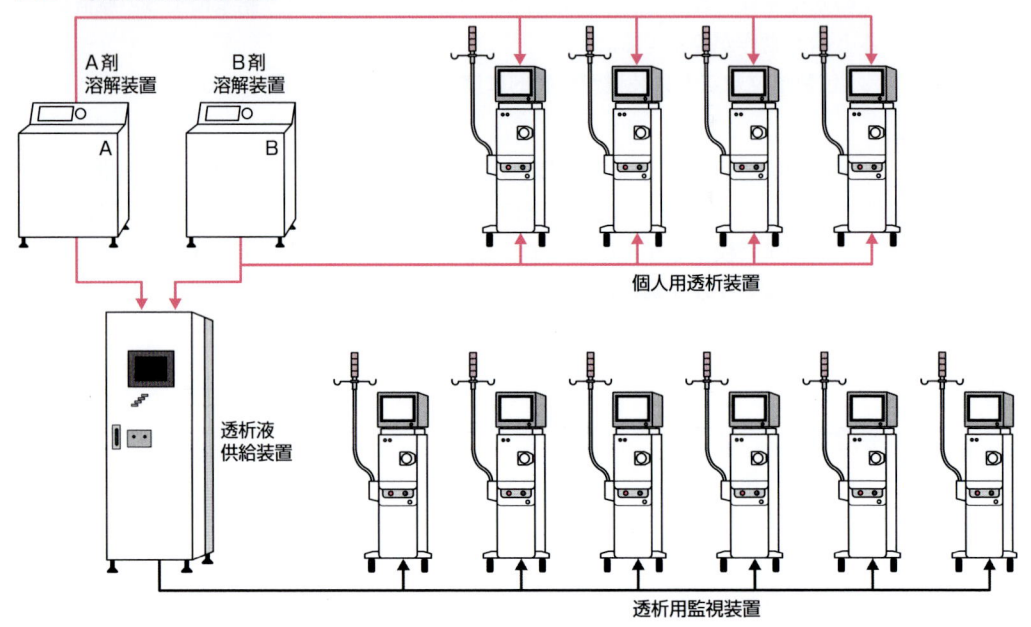

> **ここがポイント**
> - 個人用透析装置への原液集中配管システムの洗浄・消毒は装置と連動し，自動的に行われることが必要であるが，わが国において個人用透析装置の使用数が少ないこともありいまだ満足すべき水準に達しているとはいえない。今後，原液系統に対しても透析液と同様な清浄化管理法が確立されることも期待される。

用語
[*1] RO：reverse osmosis（逆浸透）

保守管理

　粉末透析液製剤溶解装置は医療機器ではないが透析液供給装置，透析装置などと組み合わされて使用される機器であり，さらに故障の影響が下流に位置する多数の透析用監視装置，個人用透析装置に及ぶ危険のある機器であるため，透析液供給装置と同等の高い信頼性が求められる。

日常点検

　日常の使用ごとに行う点検である。始業時点検，使用中点検，終業時点検がある。いずれも比較的容易に短時間で行うことのできる点検である。表1に点検項目例を示す。示した表は多くの装置に共通と思われるものである。粉末製剤を攪拌槽へ送り出す機構の清掃など個々の機種に対し，特徴的な重要な点検項目があるため各機種のマニュアルに従い適切な項目を定める必要がある。

表1　日常点検項目

始業時点検	電源コード，信号ケーブルなどにはずれ，損傷がない。
	給排液チューブに汚れ，損傷，折れがない。
	警報が発生していない。
	作製された原液濃度が正常である。
	消毒薬の残留がない。
	液漏れ，異臭，異音がない。
	警報設定値が適切である。
	粉末製剤and/or原液量が十分である。
使用中点検	警報が発生していない。
	作製された原液濃度が正常である。
	液漏れ，異臭，異音がない。
	粉末製剤and/or原液量が十分である。
終業時点検	消毒薬残留が十分である。
	液漏れ，異臭，異音がない。
	洗浄プログラムが正常である。
	次回運転のための粉末製剤の準備がなされている。
	動作に支障をきたす粉末製剤の固着，飛散がない。

●**始業時点検**
　使用開始前に行う点検である。外観，装置の基本的機能の点検を行う。
●**使用中点検**
　装置使用中に行う点検である。正常動作の確認を行う。
●**終業時点検**
　機器使用中に発生した問題を確認し次回動作に支障がないようにする点検である。

定期点検

日常点検より詳しく点検を行い，必要ならば消耗品の交換，調整を行い機能の維持を図る目的で行われる。表2に点検項目例を示す。

表2 定期点検項目

外観	電源コード，信号ケーブルなどにはずれ，損傷がない。
	給排液チューブに汚れ，損傷，折れがない。
	安全標識のはずれ，汚損がない。
	ファンフィルタ清掃。
	各部位清掃。
	液漏れ，異臭，異音がない。
給水部	給水流量/時間が正常である。
	給水弁に液漏れ，動作異常，劣化がない。
作製部	レベルセンサ動作が正常である。
	撹拌ポンプに液漏れ，動作異常，劣化がない。
	濃度センサが正常である。
	温度センサが正常である。
	作製された原液濃度が正常である。
送液部	レベルセンサ動作が正常である。
	送液ポンプに液漏れ，動作異常，劣化がない。
消毒部	消毒薬遮断弁に液漏れ，動作異常，劣化がない。
	消毒薬ポンプに液漏れ，動作異常，劣化がない。
監視部	異常状態で各警報を検出する。

◎引用参考文献
1) ニプロ：NPS-50A取扱説明書
2) 日機装：DRY-11A取扱説明書

6 透析液供給装置

> **Point**
> - 透析液の供給方法はCCDS[*1]とCDDS[*2]がある。
> - 複数の混合方式がある。

透析液供給装置は，透析液A，B原液と透析用水を混合・希釈し，透析液を作製して供給する装置であり，多数の透析用監視装置に同一組成の透析液を供給する多人数用透析液供給装置と，透析液の作製から治療の監視までを行う個人用透析装置に内蔵された透析液供給装置に分けられる。

透析液の供給方法

海外では透析用水を各個人用装置に供給し透析液を作製・治療する方式（CCDS）が普及しているのに対して，わが国では透析液供給装置で作製した透析液を各透析用監視装置に供給し治療する方式（CDDS）が普及している（図1）。

CDDSは同一の濃度の透析液を作製・供給するため，CCDSに比して透析液濃度管理の煩雑さが少ない。また，各ベッドサイドモニタのメンテナンスも透析液供給装置が内蔵されていないため，個人用透析装置に比して構造が簡素であり簡便である。しかし，ブドウ糖を配合した透析液を配管により配分するため，細菌繁殖のリスクが高くなり清浄化の配慮がより必要なことや，個々の状態に合わせた透析液の変更ができないなどの課題もある。

図1 CCDS（上図）とCDDS（下図）

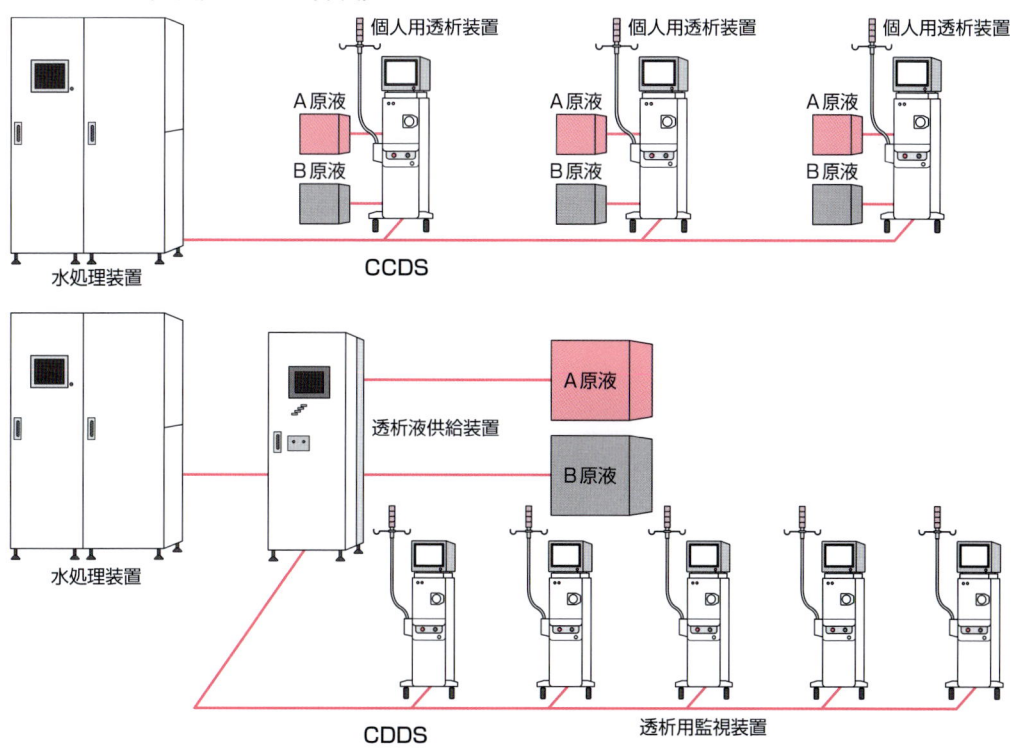

用語
- *1 **CCDS**：central concentrate delivery system
- *2 **CDDS**：central dialysis fluid delivery system

透析液の混合方法

　透析用A原液，透析用B原液，透析用水を一定の混合比率（1：1.26：32.4など）で定量・混合・希釈して透析液を作製する。

　混合方法は大別すると，最初に透析用水とB原液を混合してその後A原液を混合する方法（図2上）と，透析用水，A原液，B原液を同時に混合する方法（図2下）があり，前者は透析液のほかに透析用水とB原液の混合液を採取・確認できる特徴がある。その他に透析用水に直接A，B粉末を溶解し供給する装置も考案されているが現在は販売されていない。現在，多人数用透析液供給装置，個人用透析装置ともに4社から販売されている。以下に各社の混合方式を記した。

図2　混合方法の種類

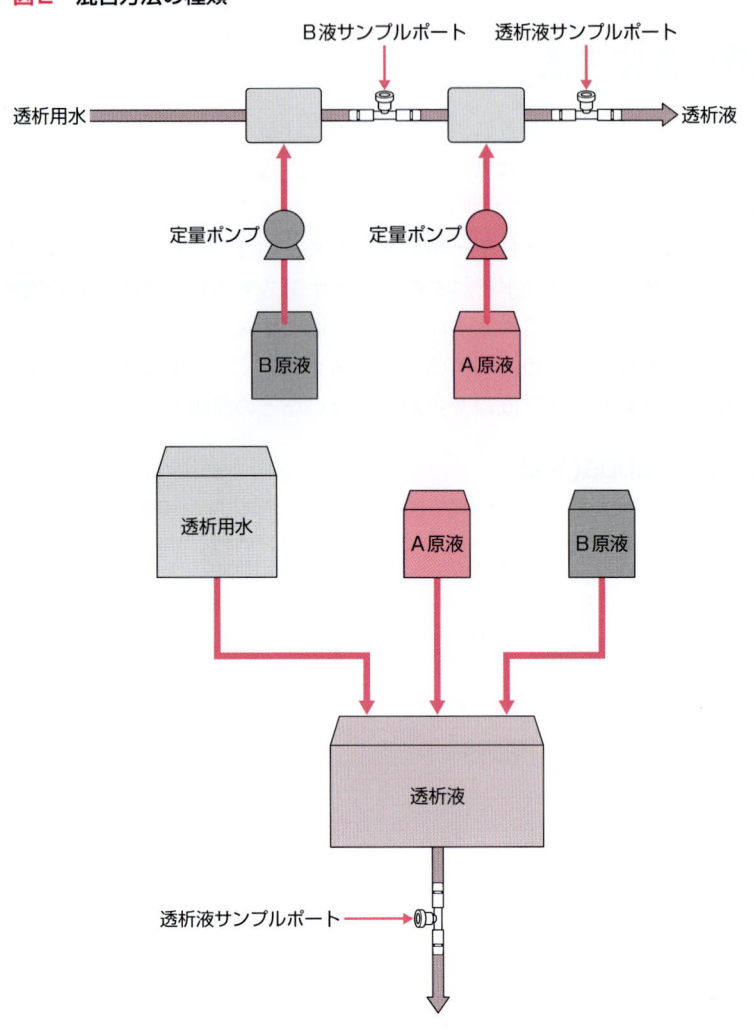

> **ここがポイント**
> - A原液にはNa，K，Ca，Mg，酢酸，ブドウ糖などが入っており，B原液には重炭酸ナトリウムが入っている。透析液の濃度確認には，A原液，B原液，透析用水の混合比率を確認する必要があるため，サンプルポートが透析液のみの装置の場合は浸透圧の測定だけでは不十分で，重炭酸濃度が測定できる電解質測定装置を用いる必要がある。B液と透析液の2カ所をサンプルできる装置は浸透圧の測定で混合比率を確認できる。

連続比例希釈方式(DAB(多人数用),DBB(個人用):日機装)

　透析用水は，水圧により駆動される水計量シリンダ(DAB)や電動式の複式ポンプ(DBB)にて定量・送液する。原液はA・B原液それぞれの定量ポンプ(複式ポンプ(DAB)，プランジャポンプ(DBB))にて注入し，最初に透析用水とB原液を混合・希釈し，その後A原液を混合・希釈する(図3)。

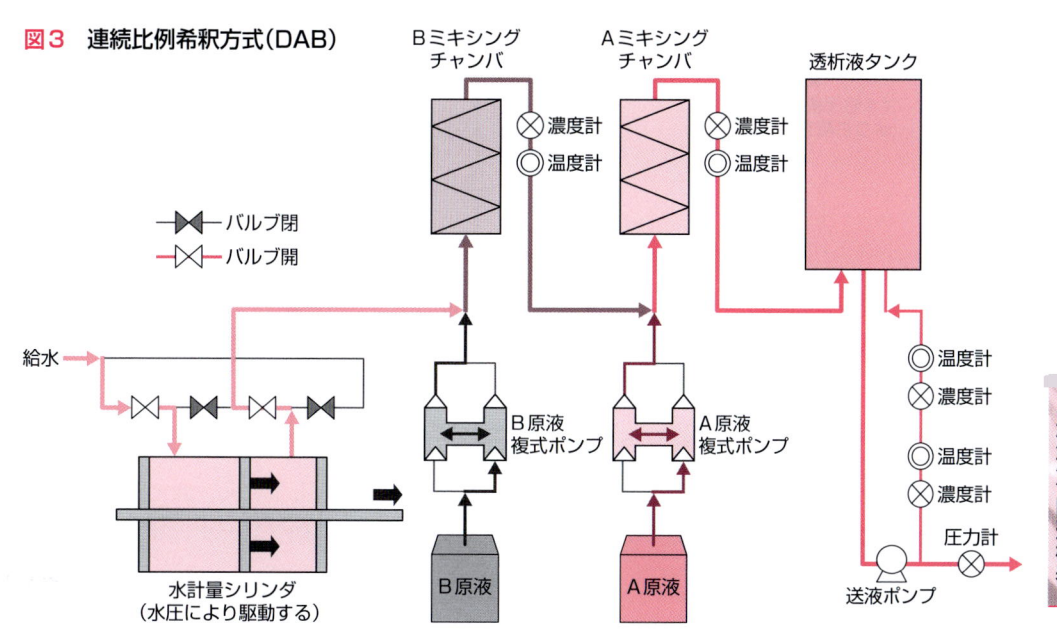

図3　連続比例希釈方式(DAB)

連続比率混合方式(多人数用)(TC-HI：東レ・メディカル)

　透析用水の給水は，ポンプを使用せず水処理装置の給水圧力を利用し，給水流量を流量計にて計量する。流量に合わせてA・B原液を定量ポンプ(バルブレス式セラミックプランジャポンプ)にて注入する。最初に透析用水とB原液を混合・希釈し，その後A原液を混合・希釈する(図4・5)。

図4　バルブレス式セラミックプランジャポンプ

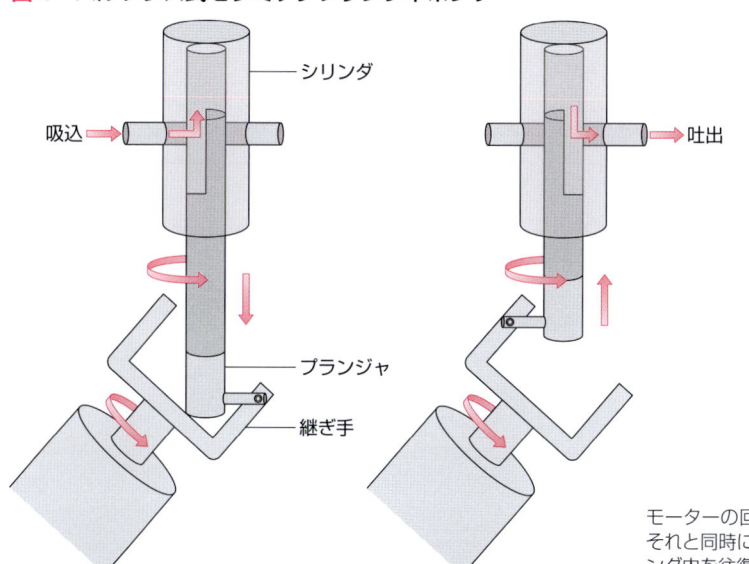

モーターの回転とともに継ぎ手が回転する。それと同時にプランジャが回転しながらシリンダ内を往復して，吸引，吐出を行う。

図5 連続比率混合方式

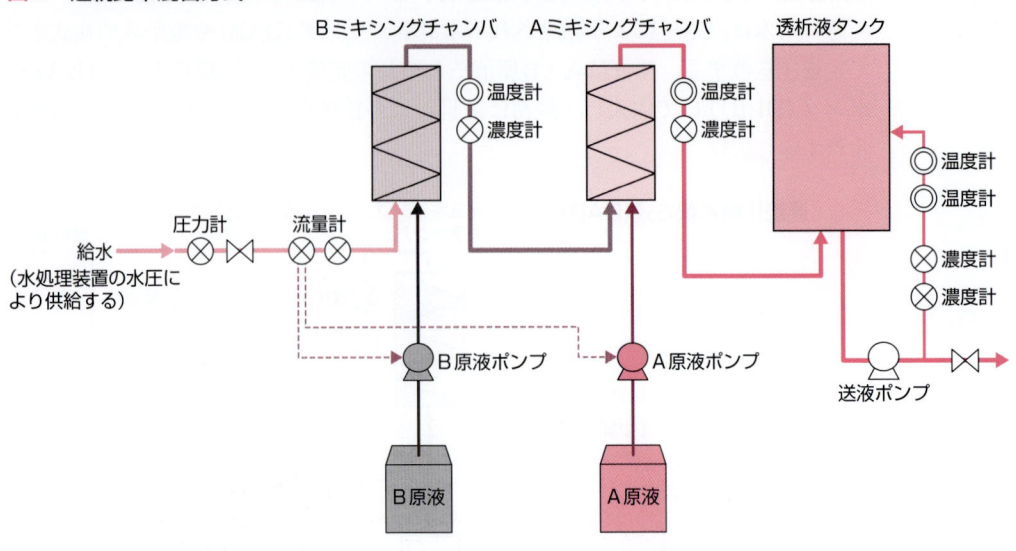

バッチ式連続比例混合方式(多人数用)(NCS-V：ニプロ)

透析用水を給水ポンプにてミキシングタンクに注入しながら，A・B原液を定量ポンプにて定量・注入する。透析用水の量はミキシングタンク内のフロートで制御し混合・希釈する（図6）。

図6 バッチ式連続比例混合方式

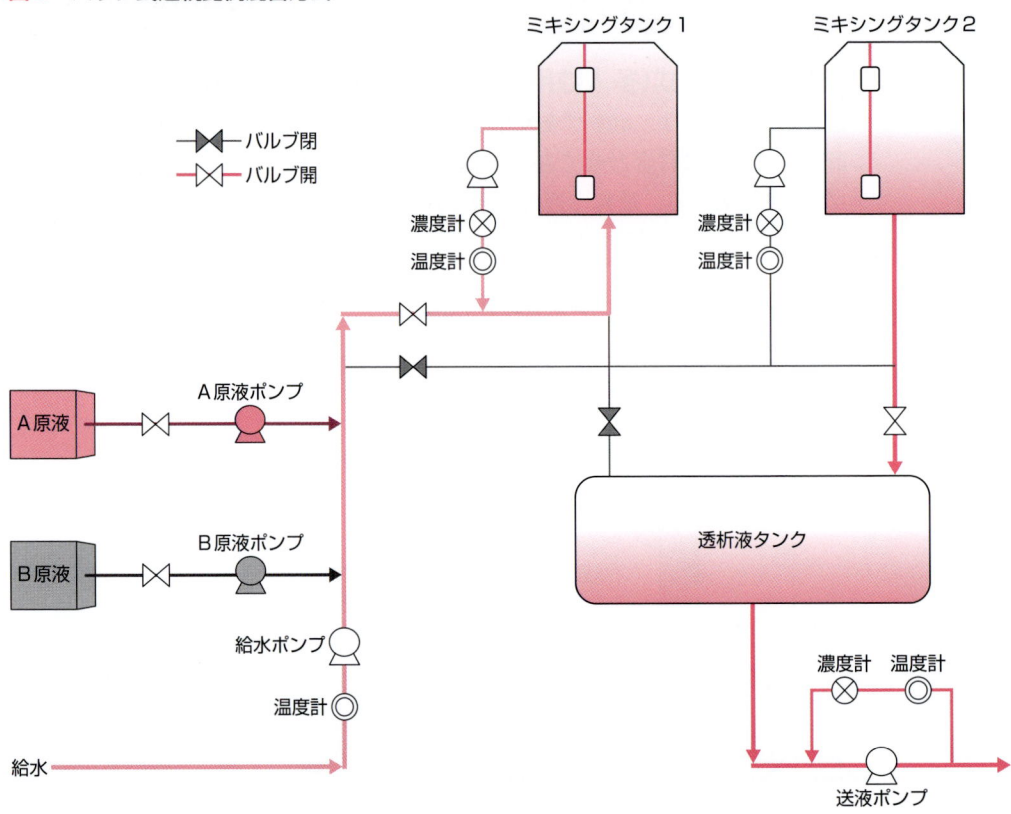

重力落下方式（多人数用）（BC-ピュアラー：JMS）

本方式はベルヌーイの定理を用いて制御を行う方式である。ベルヌーイの定理は，一様な重力のもとで非粘性・非圧縮流体[*3]の定常流[*4]に対してエネルギー保存の法則が成り立つことを表す定理で，次式で表される。

$$1/2 v^2 + zg + p/\rho = 一定$$
v：流体の速さ，z：高さ，g：重力加速度，p：圧力，ρ：密度

この定理から，透析用水，A・B原液の各々のタンクの水位を一定にすることにより，配管内にかかる水圧を制御し，落差による水量を一定に制御することができる。それぞれの液は混合器と混合槽にて混合・希釈する（図7）。

図7　重力落下方式

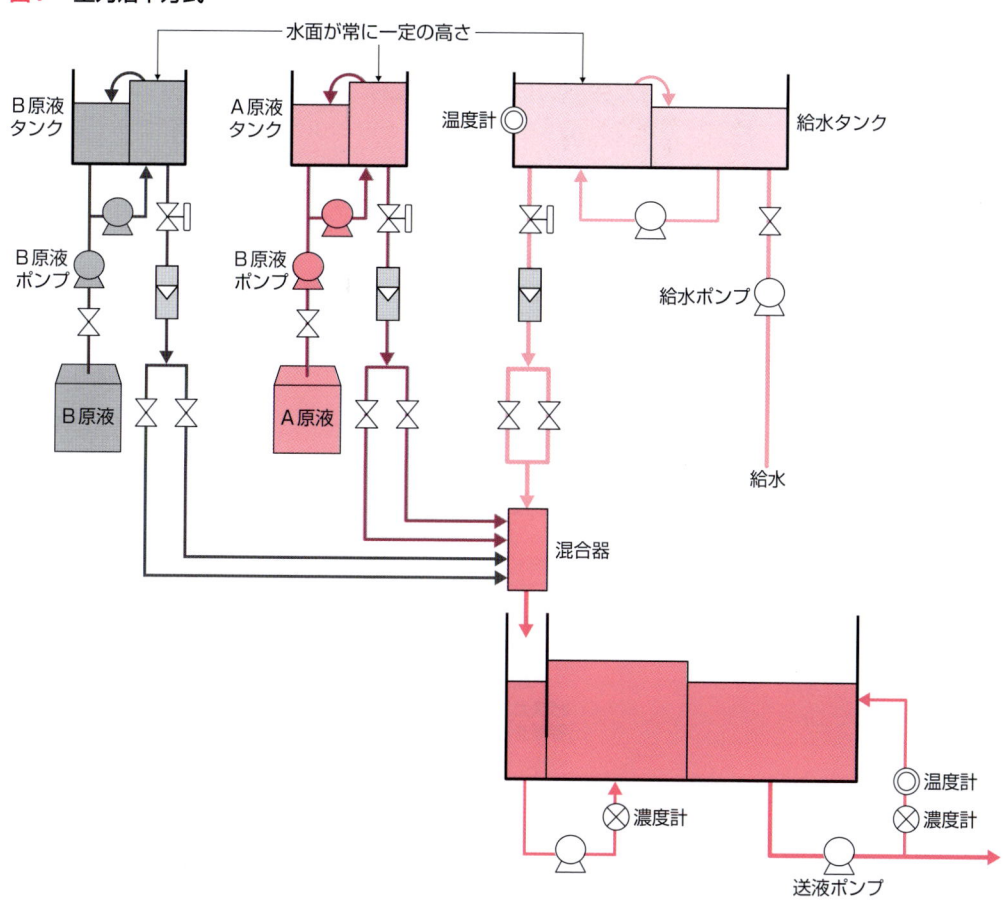

定量混合方式（個人用）（TR：東レ・メディカル，SD：JMS）

2つの定量チャンバと，原液ポンプ1台と給水ポンプ1台を用いる方法で，チャンバ内に透析用水を流入させると同時に，原液ポンプにてA・B原液を電磁弁にて切り替えて定量・注入する。各原液の注入量は原液ポンプの注入時間にて決定し，混合・希釈を行う（図8）。

用語

[*3] **非粘性流体・非圧縮流体**：粘性・圧縮性がない場合，または，非常に小さく考慮に入れる必要がない流体（水は非粘性流体・非圧縮流体として扱われる場合が多い）。

[*4] **定常流**：時間とともに変化しない流れ。

図8 定量混合方式（個人用）

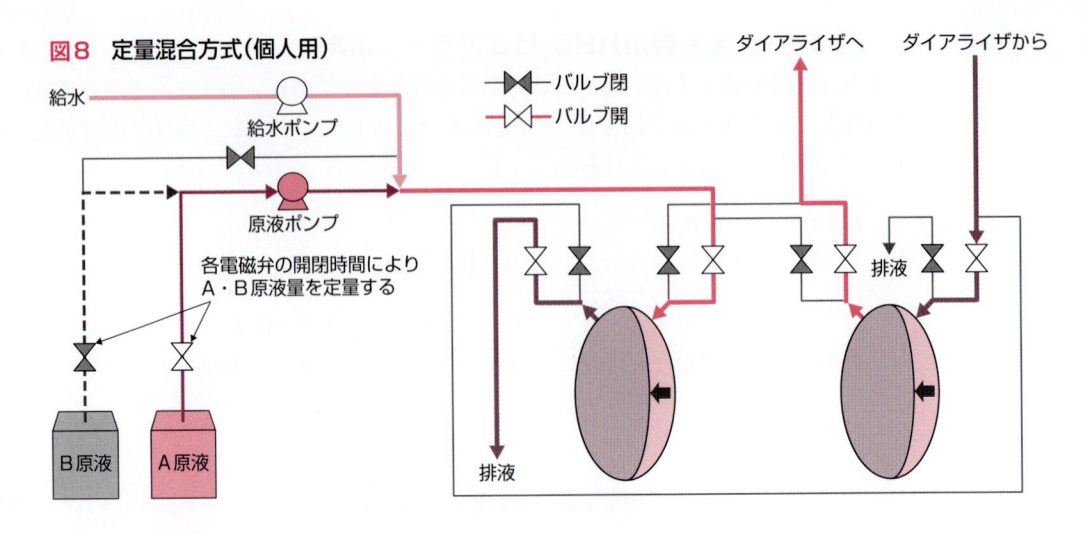

密封容量差方式（個人用）（NCU：ニプロ）

　チャンバ内が，液を流入出させる2室と，シリコンオイルが入っていて駆動部につながっているビスカス室の合計3室に分かれているビスカスコントロールシステムを使用して制御する方式である。ビスカスポンプによりA・B原液をチャンバ内に引き込み，透析用水は送水ポンプにてチャンバ内に注入し混合・希釈するため，A・B原液を注入する原液ポンプはない。この方式は駆動部が透析液に触れない構造が特徴となっている（図9，10）。

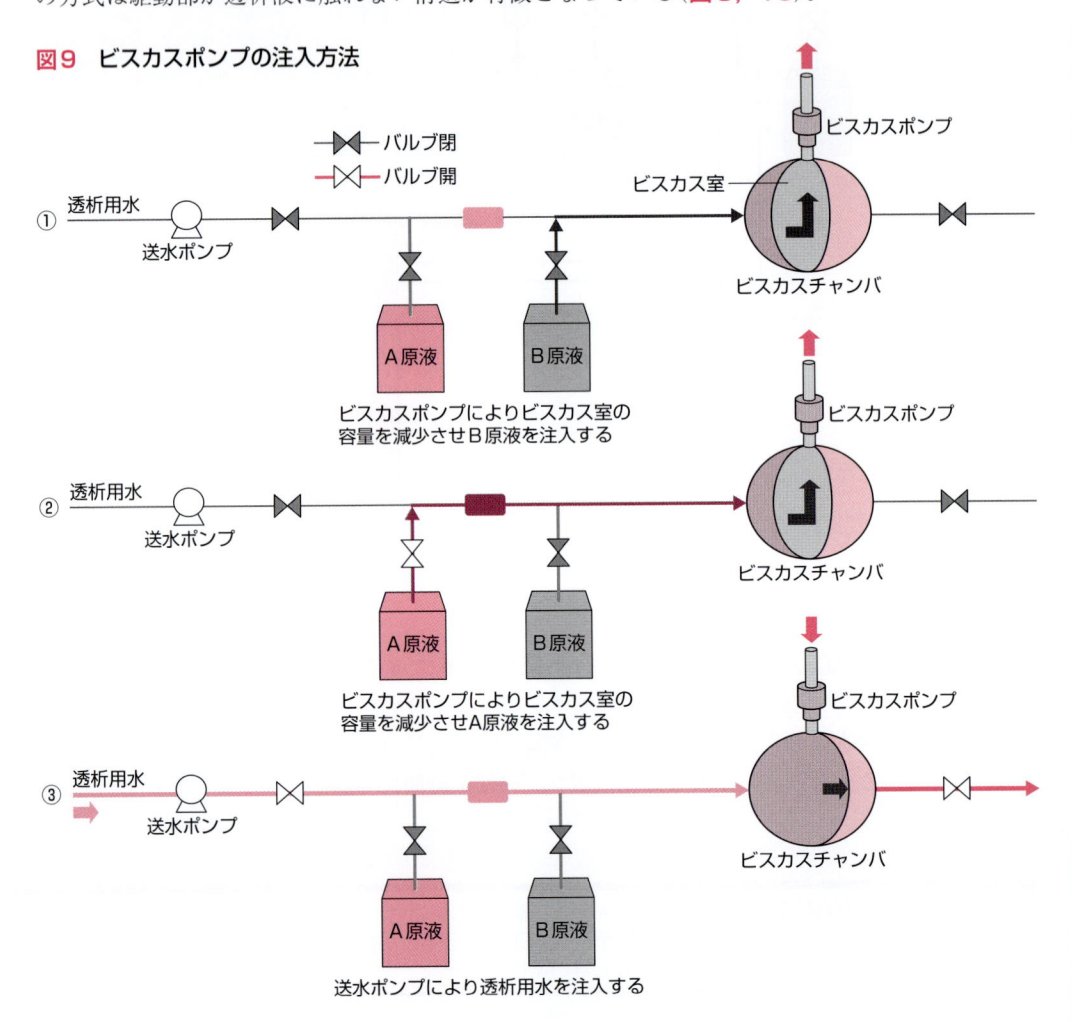

図9 ビスカスポンプの注入方法

図10 密封容量差方式(個人用)

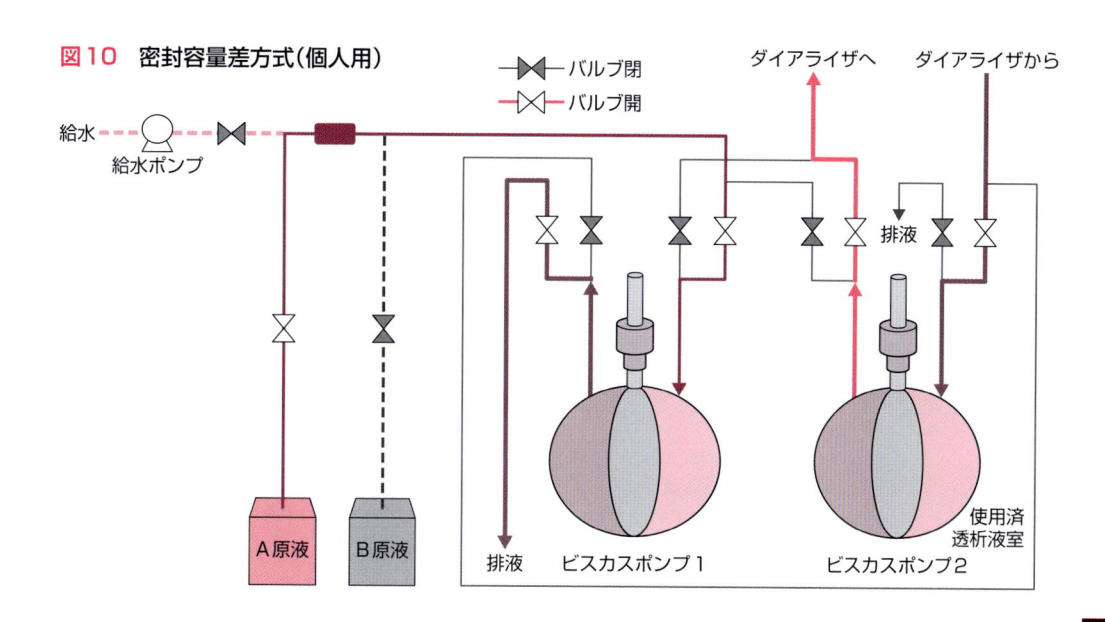

● 機能・装備

　透析液供給装置は，血液透析治療の根幹である透析液を作製・供給するため故障・誤操作による影響は大きく，多人数用透析液供給装置の場合には多数の患者に透析液を供給するため特に被害が拡大しやすい。そのため，視認性を考慮した大型の液晶表示ディスプレー，安全機能，監視機能を備えている。また，日々の業務の軽減のため自動制御機構を備えており，清浄化対策としての工夫もされている(表1)。

表1　多人数用供給装置の機能・装備

形式		DAB-NX	TC-HI	NCS-V	BC-ピュアラー02
販売元		日機装	東レ・メディカル	ニプロ	ジェイ・エム・エス
外形寸法		570W×640D×1680H (ヒータユニットなし) 570W×765D×1680H (ヒータユニットあり)	600W×700D×1760H (ヒータユニットなし) 600W×820D×1760H (ヒータユニットあり)	570W×595D×1675H (ヒータユニットなし) 570W×760D×1675H (ヒータユニットあり)	600W×640D×1850H (ヒータユニットなし) 600W×940D×1850H (ヒータユニットあり)
液晶画面サイズ		12.1インチ	10.4インチ	12.1インチ	10.4インチ
重量		約200kg	約120kg	約190kg	約250kg
電源	本体	単相100V　1.5kVA	単相100V±10%	単相100V±10% (ヒータユニットなし) 3相200V±10% (ヒータユニットあり)	単相100V±10% (ヒータユニットなし) 3相200V±10% (ヒータユニットあり)
最大消費電力	ヒータユニット： 10床用	単相または 3相3線200V　10kVA	単相100V　1kW 3相200V　16，24，32kW	1)1kVA (ヒータユニットなし) 2)13，23，33，43kVA (ヒータユニットあり)	1)2.5kVA (ヒータユニットなし) 2)2.7kVA (ヒータユニットあり) 3)3相200V　30kW (ヒータユニットあり)
	ヒータユニット： 20床用	3相3線200V　20kVA			
	ヒータユニット： 30床用	3相3線200V　30kVA			
	ヒータユニット： 40床用				
	ヒータユニット： 50床用				
給水水量(L/min)		7，12，17，22，27L/min	7，12，17，22，27L/min	6，11，17，22，26L/min	最大総液量の1.1倍
透析液送液量(L/min)		5，10，15，20，25L/min	5，10，15，20，25L/min	5，10，15，20，25L/min	2.5～25L/min
透析液調整方式		連続比例希釈方式	連続比率混合方式	バッチ式ダブルミキシング連続 比例混合方式	重力落下方式

(次ページに続く)

表1 多人数用供給装置の機能・装備（続き）

形式		DAB-NX	TC-HI	NCS-V	BC-ピュアラー02
標準装備	外部表示モニタ	○	○	○	○
	グラフ表示画面	○	○	○	○
	配管系統図による動作状態表示	○	○	○	○
	ウィークリータイマ	○	○	○	○
	薬液ごとの濃度調整機能	○	○	○	○
	複数の薬液の濃度洗浄機能				
	省電力（LCD画面消灯）	○	○	○	○
	警報・操作等のガイダンス	○	○	○	○
	透析液濃度変更（方式）	LCD画面への入力のみ	○	画面入力	ニードルバルブ調整
	各負荷手動操作スイッチ	○	LCD内手動SW有り	○	○
	コンソール動作モニタ画面	○	電気連動可	○	×
	人応答センサ	○	×	×	×
	透析装置との信号連動	○	○	○	○
安全機能	ツインマイコンシステム	○	トリプルCPU	○（表示用，制御用）	○（ディアルCPU）
	自己診断機能	○ 1)A，B原液ポンプ 2)薬液注入ポンプ 3)水計量シリンダ	○：標準	○	○
	マイコン以外での濃度監視	○	濃度計4カ所	○：オプション	×
	漏水検知	○：オプション	○	○：オプション	×：RO装置で監視
	外部出力警報モニタ	○：オプション	○：オプション	○：オプション	○：オプション
	逆流検知	○	○	○	×
監視機能	B液濃度警報	○	○	○	×
	透析液濃度警報	○	○	○	○
	濃度警報（マイコン以外）	○	○	○	○
	給水圧警報	○	○	○	○
	透析液温度警報	○	○	○	○
	監視装置バイパス警報	○	○（電気連動使用時）	○連動肺	オプション
	透析液送液圧力警報	○	○	○	○
	B原液ライン逆流警報	○	○	×	○
	A原液ライン逆流警報	○	○	×	○
	A，B原液電導度セル電極汚れ検知	○	×	×	×
	原液・薬液使用量表示機能	×	○	○	×
バックアップ機能	透析液作製部故障時	○ 水計量シリンダ→予備流量計	○ 流量計バックアップシステム	片肺運転が可能	×
	マイコン故障時	○ フルバックアップ	×	×	×
	供給装置間バックアップ	○：オプション	×	○	×
	電源部故障時	○ 電源入スイッチ用バッテリ／電源ユニット	○	×	×

（次ページに続く）

表1 多人数用供給装置の機能・装備(続き)

形式		DAB-NX	TC-HI	NCS-V	BC-ピュアラー02
清浄化対応	外気との接触	除菌エアーフィルタ介在	エアーフィルタ	エアーフィルタ	エアーフィルタ
	タンク内オーバーフロー洗浄	○	○	○	○
	タンク内薬液洗浄(操作性)	○	○	○	○
	ETRFユニット	○	○:オプション	○	○:オプション
	クリーンポート	×	○	×	×
	原液ライン洗浄電磁弁(原液ラインの連動消毒)	○:オプション	○:オプション	○	○:オプション(溶解装置側で制御)
	給水電磁弁	○:オプション		○	○
	熱水消毒	○:オプション	×	○	×
	クエン酸熱水消毒	○:オプション	×	○	×
	2段階薬液消毒(高濃度)消毒,低濃度封入	×	○:オプション	○	○
その他オプション	脱気ユニット	○:オプション	○:オプション		
	ナトリウム注入ユニット	○:オプション	×	×	×
	末端濃度計	○:オプション	×:各コンソールに標準装備	○	×:各コンソールに標準装備
	振動対策	免震装置(マグニクレードル)・振動対策(粘着ゲル:ゲルセーフ)選択可能	免震装置(マグニクレードル)	免震装置(マグニクレードル)	免震装置(マグニクレードル)・振動対策(粘着ゲル:ゲルセーフ)選択可能
	送液加圧ポンプ	○:オプション	○:オプション	○:オプション	○:オプション
各社固有機能		・熱水クエン酸消毒 ・マイコン故障時のハードバックアップ ・供給装置間バックアップシステム	・2段階薬液消毒機能 ・クリーンポート ・流量計ダブルシステム	・熱水消毒 ・補助運転切替機能(供給装置間バックアップ)	・履歴データはCFへデータ保存可能 ・表示画面は外部PCにて運転状況確認可 ・洗浄・消毒を14パターンより選択可能

構成

透析液供給装置はオプションを含めると次の7つで構成される。

●透析液原液・透析用水供給部

透析液には,酢酸透析液と重炭酸透析液があるが,わが国で使用されている透析液は後者である。重炭酸透析液は,Na,K,Ca,Mg,Cl,酢酸(クエン酸),ブドウ糖が入っているA原薬と,重炭酸ナトリウムが入ったB原薬の2剤からなり液体と粉末のタイプがある。この原液,または粉末を溶解し原液としたものを原液ポンプにて注入する。透析用水は,RO水や純水を使用しこれらの液体を内蔵されたポンプや水処理装置からの送水圧により供給する。

●混合・希釈部

透析液原液(A・B)と透析用水を各混合方式により決められた比率で混合・希釈する部分である。

●濃度制御・監視部

混合・希釈された透析液・重炭酸液(B液)の濃度を監視する部分である。作製された透析液の濃度に異常がある場合は排液させる。実測値を測定するためのサンプルポートが濃度センサ付近に装備されている。最近では,設定した濃度と作製された濃度にずれがある場合には自動的にポンプを制御して補正を行う機能をもった機種もある。

●温度制御・監視部

透析液の温度を監視する部分である。低温の場合には加温し,過温度の場合には排液させる。多人数用透析液供給装置では,加温用ヒータユニットはオプション設定となる。

●**透析液供給部**

適正に作製された透析液を透析用監視装置へ供給する部分である。送液ポンプ，送液圧センサ，圧力調整弁などで構成される。

●**脱気装置部**

気泡発生による定量ポンプの精度低下を防ぐために設置する。多人数用透析液供給装置ではオプション設定となる。

●**洗浄・消毒部**

治療後に，殺菌とスケール・炭酸カルシウムなどの除去を行う目的で，消毒・酸洗浄を実施するために消毒薬や酸を供給する部分である。また，熱消毒を実施できる機種もあり，この場合には多人数用供給装置に加温ヒータが標準装備される。

多人数用透析液供給装置の洗浄・消毒は，透析用監視装置も同時に実施する仕組みとなっている。

◎引用・参考文献
1) 日本医工学治療学会：透析液供給装置の構成と保守点検（多人数用，個人用）．クリニカルエンジニアリング別冊 血液浄化装置メインテナンスガイドブック，学研，2006．
2) 日機装：多人数用供給装置DAB-NX，取扱説明書．
3) 東レ・メディカル：多人数用供給装置TC-HI，取扱説明書．
4) ニプロ：多人数用供給装置NCS-V，取扱説明書．
5) JMS：多人数用供給装置BC-ピュアラー02，取扱説明書．

7　個人用透析装置

Point
- 個人用透析装置は個々の患者の病態や病状とその変化に応じた機動的な処方透析が可能である。
- 装置内に透析液調整機構を有するのが最大の特徴である。
- 透析液を作製するための希釈方式に容量制御方式とフィードバック方式の2種類がある。

● セントラル～個人用透析装置方式の違い

わが国における透析液の供給方法は多人数用の集中配管（セントラル）方式（図1a）が主流である。透析液組成や清浄度の管理上の簡便性と経済性から多人数用透析液供給装置（CDDS[*1]）が多く採用されている。逆に諸外国では個人用透析装置（図1b）が多く採用されている。

図1　透析液の供給方法

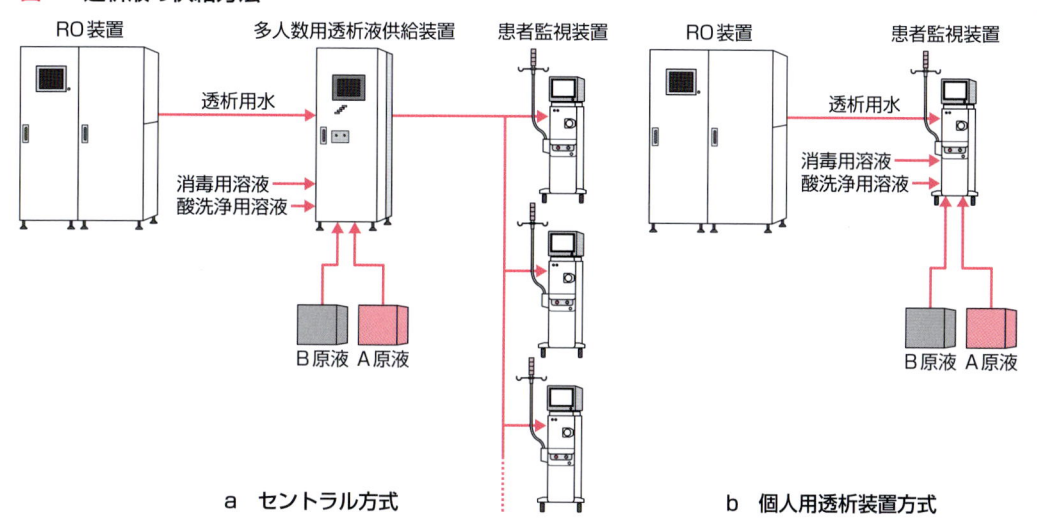

a　セントラル方式　　　　b　個人用透析装置方式

個人用透析装置は透析用監視装置と透析液調整機能が個々の機器内に搭載されているので電源，透析原液，供給水があれば，どこでも運転することが可能であり，個々の患者の病態と病状の変化に応じて機動的な透析処方が可能であることと，病室や集中治療室への出張透析のみならず在宅における透析治療も可能である。CDDSでは透析液供給装置にいったんトラブルを生じると同一機器から透析液の供給を受けるすべての患者に影響が及ぶのに対して，個人用透析装置ではそのようなリスクがないのが大きな利点である。

ここがポイント
- 現在わが国の透析医療は，世界的にみても最高水準であり生命予後が良いことから，長期間にわたり透析を受ける患者が増加しており，それに伴い高齢患者，また近年では糖尿病患者が増加の一途をたどるなど，必然的に種々の合併症を有する患者が増加している。従って，個々の患者の病状に応じた処方透析が要求されることも多くなっている。今後は在宅透析の普及も視野に入れ，個人用透析装置の需要が高まることも想定しておく必要がある。

用語　*1　**CDDS**：central dialysis fluid delivery system

個人用透析装置の基本構成（図2）

図2 個人用透析装置の基本構成

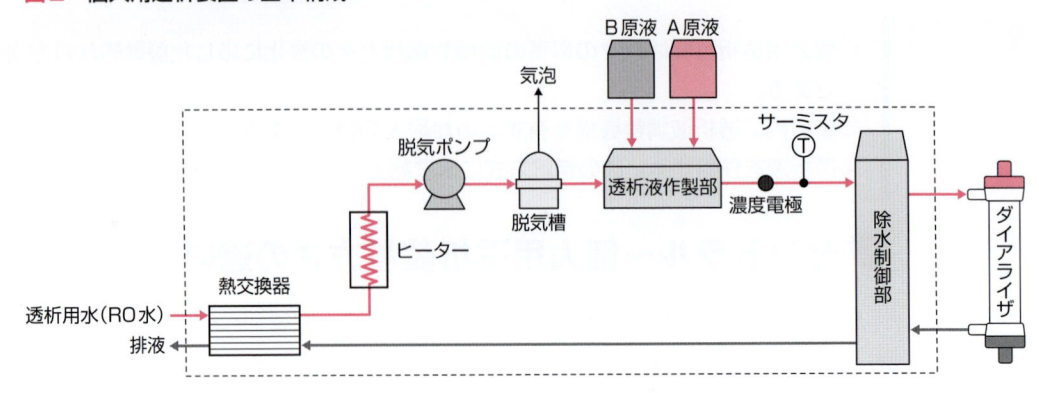

給水部

個人用透析装置にはRO[*2]処理された透析用水が供給されるが，供給される給水圧を減圧弁で低下させる必要があり，同時に給水圧が変動しても装置入口の圧力を一定に保つように設計されている。

加温部

供給された透析用水は適正な温度となるよう加熱する必要があるが，個人用透析装置ではヒータのみならず透析液排液の熱も利用する機構が内蔵されており，消費電力を抑え省エネ設計に対応している。もちろん加温制御の主力はヒータであるが，温度のモニタリングとヒータの制御はサーミスタ[*3]によって行われ，設定温度に対しての実測温度は±0.8℃以内の誤差に規定されている[1]。

脱気部

透析用水中には一定量の溶存空気が含まれているが，気泡の混入は伝導度計によるデータ管理に問題を生じるだけではなく，ダイアライザの膜表面に付着すると透析効率の低下，除水管理の悪化の要因となる。溶存空気の除去には脱気ポンプを用いるが，吸い込み側に絞りを設けて陰圧を発生させ透析用水中の空気を分離し，脱気槽から排液ラインへと気泡を導き除去される。

透析液作製部

加温，脱気された透析用水は透析液原液と混合され，透析液中の構成成分の濃度が設定された数値となるよう調整される。透析液中の各々の成分の濃度は電極によってリアルタイムで測定可能であり，常時モニタリングされている。

用語
- [*2] **RO**：reverse osmosis（逆浸透）
- [*3] **サーミスタ**：周囲温度により抵抗値が変化する半導体素子であり，抵抗値を測定することによりリアルタイムでの温度管理が可能となる。

透析液希釈方式

透析液の希釈方式には単純な機械的制御による容量制御方式と，電極によって各成分の濃度を測定したうえで希釈量を決定するフィードバック方式がある。容量制御方式には定量ポンプ方式と定容量混合方式とがある。

定量ポンプ方式

一定の圧力のもとに流量を制御された透析用水に，ピストン駆動の定容量注入ポンプを用いてB原液を加えてミキシングチャンバで混合し，この混合液にさらに別の注入ポンプでA原液を加えて次のミキシングチャンバで混合して最終的に使用する透析液を作製する。透析液濃度は注入ポンプのストローク数によって管理される（図3）。

図3 定量ポンプ方式

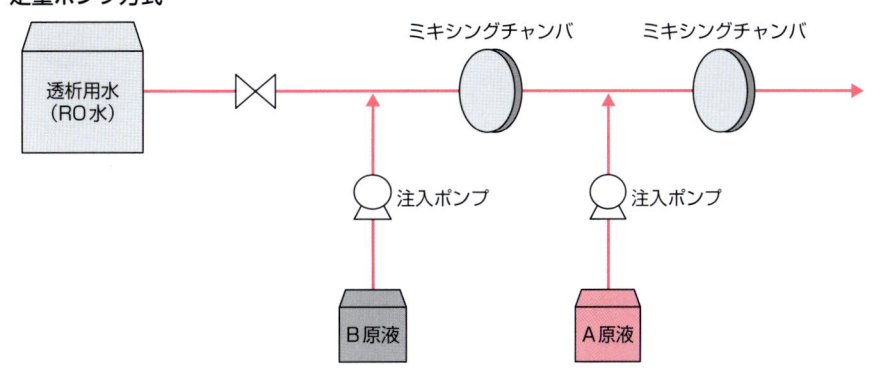

定容量混合方式

混合槽中でA，B原液と透析用水を一定比率で正確に混合して透析液を調整するが，濃度の精度を確保するために種々の機構が搭載されている。図4aに示す定容量混合方式①では，一定速度で動作する原液ポンプによってA，B原液が吸入されるが，その注入量は電磁弁のそれぞれの開閉時間の長さによって調整される。希釈する透析用水の量は混合槽（チャンバ）の残りの容量によって規定される。従って透析液濃度の変更はA，B原液吸入ラインの電磁弁の開閉時間によって注入量を増減して調整されることとなる。

また図4bに示す定容量混合方式②では，原液ポンプは設置されていないが，チャンバに付属したビスカスチャンバの内容量を変化させ，電磁弁の開閉のタイミングにより規定量の透析液原液と透析用水をチャンバ内へ供給することで設定どおりの組成成分濃度をもつ透析液が作製されるが，定容量方式によって濃度の安定性が確保されている。濃度の変更はビスカスオイルの増減と電磁弁の開閉時間によって調整されることとなる。

図4 定容量混合方式

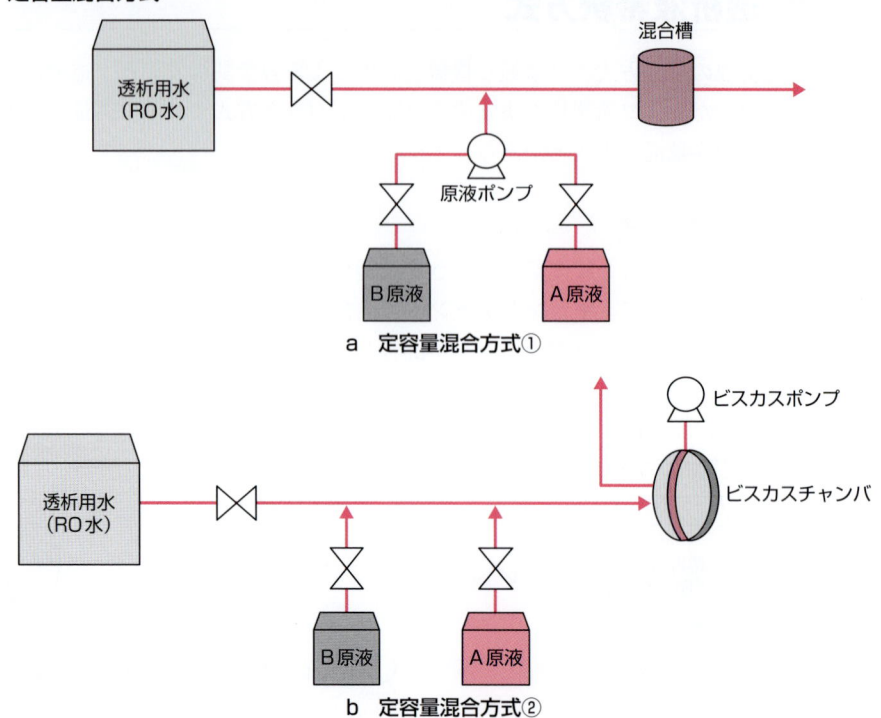

a 定容量混合方式①

b 定容量混合方式②

フィードバック方式

　一定流量で供給される透析用水にA，B原液を注入し同時に連続的に作製される透析液の伝導度を測定し，その数値から原液注入ポンプの速度をフィードバック制御することで，設定どおりの組成の透析液を安定的に供給する方法である。本方式では透析の組成成分濃度の変更が容易であり，混合槽を必要としないのが特徴である（図5）。

図5 フィードバック方式

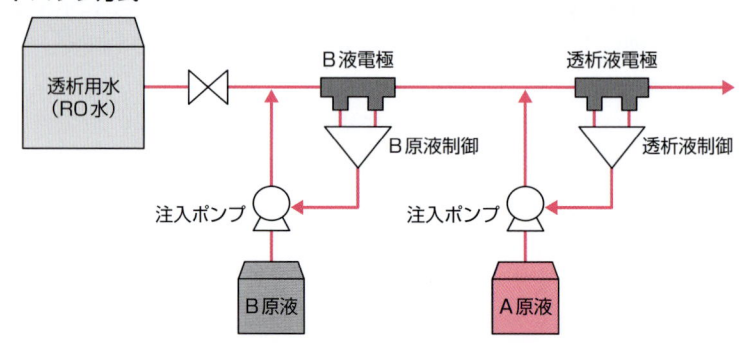

> **ここがポイント**
> ・A原液の電気伝導度[*3]はB原液に比べて高く，濃度をより正確に制御するためにまず低濃度組成のB原液を注入した後にA原液を加えるという方式が定量ポンプ方式・フィードバック方式では採用されている。

用語

*3 **電気伝導度（導電率）**：物質中の電流の流れやすさを表すが，抵抗値の逆数であり一般に単位はジーメンス/メートル（S/m）が用いられる。透析装置ではmS/cmが使用される。伝導度は温度によって変動することであるが，透析装置では温度補正がなされるように設定してある。

透析液供給方式

透析液供給方式にはシングルパス方式と再循環方式があるが，現在，わが国で使用されている個人用透析装置はシングルパス方式である。本方式では希釈，混合された透析液がダイアライザへ送られ，ダイアライザ通過後は熱交換器を経て，そのまま排液される。

NxStageについて

わが国では特に在宅における透析治療用として正式に承認された血液透析装置はなく，在宅透析においても医療機関で用いられる一般的機種が使用されている。

NxStage System One（NxStage Medical社）は米国製造，販売されている超小型の在宅専用透析装置である。実用性と簡便性追求の結果，水道水を必要とせず，血液回路とダイアライザも使い捨てのカートリッジタイプになっているばかりでなく，回路のプライミングや回路よりの返血も自動化されている。透析液は5Lのバッグ入りとなっており，加温器で加熱して温度の設定も可能である。また透析液は専用の透析液作製装置（Pure Flow SL）を用いると自分で調整することもできる。装置重量は34kg，大きさは高さ，横幅，奥行きが各々約40cm程度の箱型の形態で，専用のキャスターにより容易に移動ができる。現在，わが国では未認可であるが，今後世界中にこのような機器が普及，拡大して行く可能性も考慮しておくべきであろう（図6）。

図6 NxStage System One

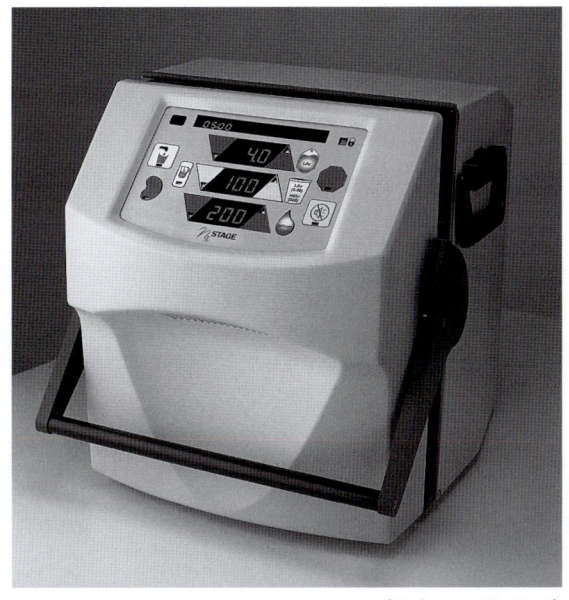

〔NxStage Medical〕

◎引用・参考文献
1）厚生省薬務局：透析型人工腎臓装置承認基準について．薬発494, 1983.

8 患者監視装置

> **Point**
> - 患者監視装置の安全機能は血液系および透析液系の2系統で構成される。
> - 透析液・除水制御機構は閉鎖式容量制御方式が採用されている。
> - 閉鎖式容量制御方式には複式ポンプ方式,ダブルチャンバ方式,ビスカスコントロール方式がある。

患者監視装置とは

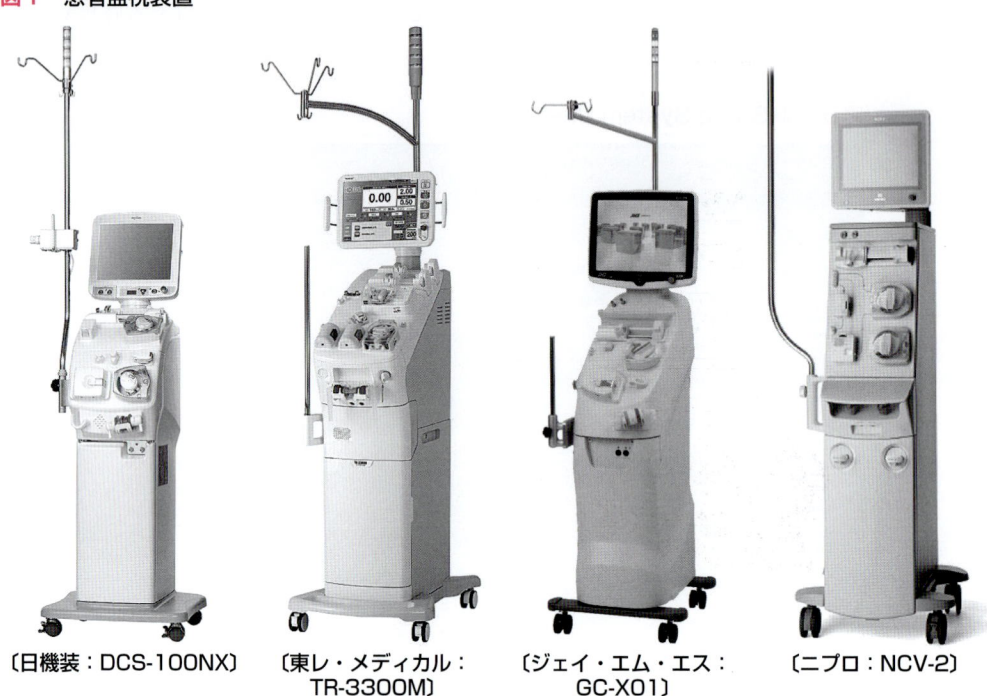

　患者監視装置は,多人数用透析液供給装置で作製された透析液の供給を受けて,治療に関する目標設定量と設定範囲の制御・監視を一元的に管理することを目的とした,安全に透析治療を施行するための機器である。主な機能として,血液系であるダイアライザと血液回路に対する監視,透析液系として設定除水量,静脈圧や透析液圧のモニタリング,気泡検出や漏血検知などの各種モニタや警報装置が装備されている[1]。近年では,プライミングなどの自動化機能やオンラインHDFに対応した装置もラインアップされている(図1)[2]。

図1 患者監視装置

〔日機装:DCS-100NX〕　〔東レ・メディカル:TR-3300M〕　〔ジェイ・エム・エス:GC-X01〕　〔ニプロ:NCV-2〕

(許可を得て掲載)

血液系の安全機能と構成(図2a)

●血液ポンプ

　バスキュラーアクセスから導出される血液をダイアライザへ送る装置で,ローラー型ポンプを使用している。血液流量はロータの回転数より算出表示され,またポンプカバーの閉め忘れや血液回路の巻き込みなどにより停止する安全機構が装備されている。

●抗凝固薬注入ポンプ

　ダイアライザと血液回路内の血液凝固を防止するための抗凝固薬を持続注入する装置で，シリンジをピストンで押し出すシリンジポンプを採用している．シリンジ販売メーカの設定変更が可能で，注入時に回路の折れや閉塞などによりポンプに負荷がかかると警報を出す安全機構が装備されている．

●静脈圧計

　静脈圧計は，ダイアライザ出口から静脈側留置針までの圧力を測定，監視する電気式の圧トランスデューサである．上限と下限警報があり，設定範囲をはずれた場合は警報音，表示灯の点灯，血液ポンプが停止される．

●気泡監視装置

　血液回路内の空気（気泡）が体内に入ることを防止するための装置で，超音波の伝搬の減衰を利用した超音波式を採用している．気泡を検知すると同時に警報を出し，連動する静脈側回路クランプによって回路を遮断する．

透析液系の安全機能と構成（図2b）

●透析液温度調節装置

　ダイアライザに供給された透析液の温度を調節するもので，サーミスタで透析液温度を検出する．41℃以上の高温になるとヒータを遮断し，透析液供給を停止する安全機構が装備されている．

●透析液・除水制御装置

　供給された透析液と排液された透析液を等容量でコントロールし，また体内に貯留した過剰な水分をダイアライザによって正確に体外に排泄する装置である．方式は各社によって異なるが，表示項目は共通で目標除水量，除水速度，除水経過，除水完了などを表示し，制御する．

図2　患者監視装置の安全機能と構成

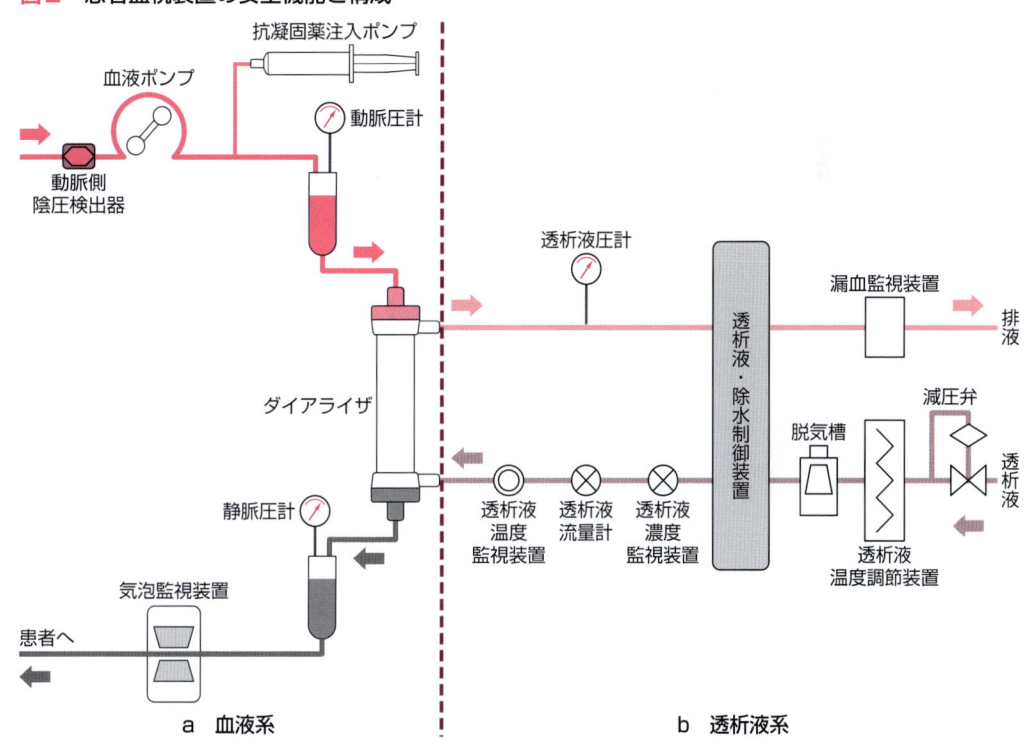

a　血液系
b　透析液系

- ●透析液濃度監視装置

  透析液濃度が適切に調整されているか監視する装置で，制御用と監視用濃度検出部で電解質の電気伝導度を計測し，濃度を表示する。

- ●透析液流量計

  ダイアライザに供給される透析液流量を表示し，フロート型とデジタル表示型がある。

- ●透析液圧計

  透析液圧計は，ダイアライザの透水性能，静脈圧，除水量により決定される圧力を測定，監視する電気式の圧トランスデューサである。透析液圧も静脈圧計と同様，上限と下限警報があり，透析中はほとんど静脈圧の変動と連動して変化し，設定範囲をはずれた場合は警報音と表示灯が点灯される。

- ●漏血監視装置

  ダイアライザの膜が破損して血液が透析液側に漏れたときに，透析液排液を発光素子と受光素子が受ける透過光量の差によって検知する装置である。

🔴 透析液・除水制御装置（閉鎖式容量制御方式）

透析液・除水の制御は，ダイアライザ側の血液系と透析液の供給される側（透析液系）を密閉状態にすることで，透析液量を等量に除水量を設定どおりに制御する閉鎖式容量制御方式が採用されている。各社で特徴性があり，国内では複式ポンプ方式，ダブルチャンバ方式，ビスカスコントロール方式の3種類がある。

複式ポンプ方式（日機装社製装置が採用）（図3a，b）

同容量のシリンダ内にあるプランジャをモータによって左右に移動させる。一方のシリンダ内にある透析液をダイアライザに送り，もう一方のシリンダにダイアライザから透析液と同容量の排液を吸い込み，透析液量と排液量のバランスを等量に制御する。複式ポンプ方式はこのプランジャの動作により，他の方式では発生しない脈波を発生するのが特徴である。除水の制御は，この密閉回路内から除水ポンプを用いて行う（図3c，d）。

図3 複式ポンプ方式

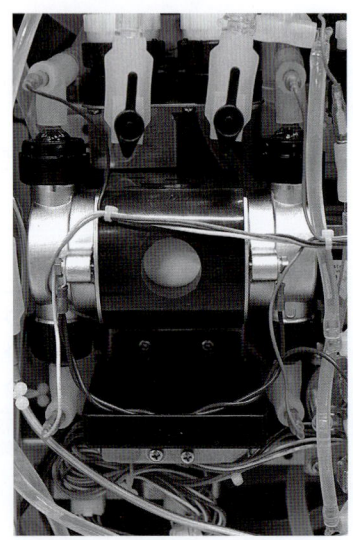

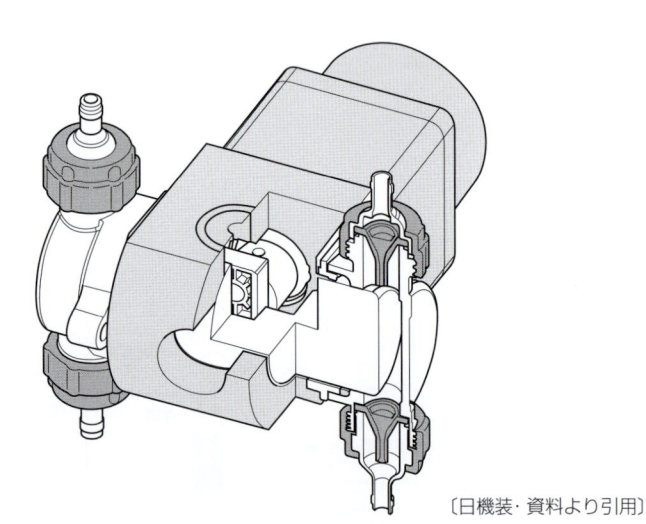

a 複式ポンプの概観　　b 複式ポンプの内部構造

〔日機装・資料より引用〕

図3 複式ポンプ方式（続き）

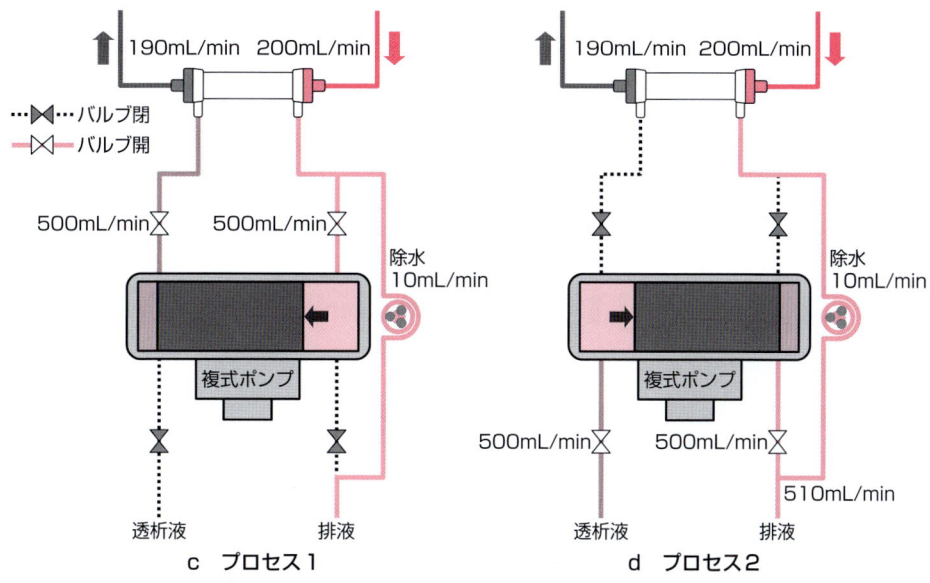

　　c　プロセス1
透析液：複式ポンプ→ダイアライザ
排液　：ダイアライザ→複式ポンプ
除水　：ダイアライザ→排液ライン

　　d　プロセス2
透析液：透析液供給装置→複式ポンプ
排液　：複式ポンプ→排液ライン
除水　：ダイアライザ→排液ライン

ダブルチャンバ方式（東レ・メディカル社製，ジェイ・エム・エス社製装置が採用）

1枚のダイアフラム（隔膜）でチャンバ内を透析液の供給室と排液室の2室に分けられている（図4a）。一方に透析液が入り，もう一方にダイアライザから同一容量の排液が入ることで，透析液と排液のバランスを制御する。除水の制御は，この密閉回路内から除水ポンプを用いて行う（図4b，c）。

図4　ダブルチャンバ方式

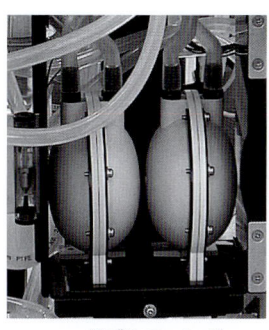

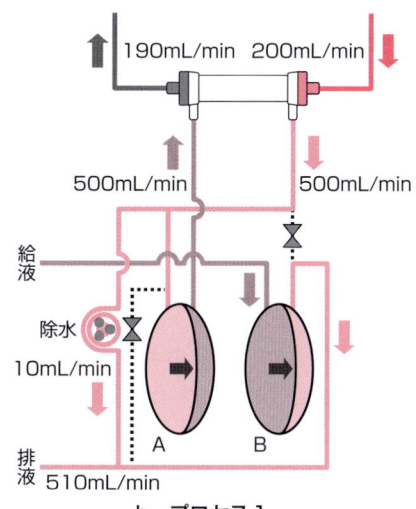

　a　ダブルチャンバ

　　b　プロセス1
[チャンバA]
透析液：供給室→ダイアライザ
排液　：ダイアライザ→排液室
[チャンバB]
透析液：透析液供給装置→供給室
排液　：排液室→排液ライン
[除水ポンプ]
除水　：ダイアライザ→排液ライン

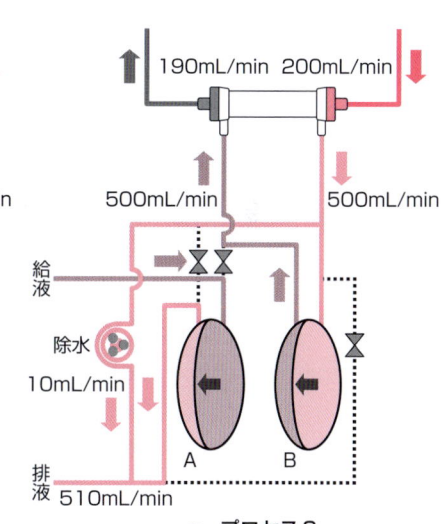

　　c　プロセス2
[チャンバA]
透析液：透析液供給装置→供給室
排液　：排液室→排液ライン
[チャンバB]
透析液：供給室→ダイアライザ
排液　：ダイアライザ→排液室
[除水ポンプ]
除水　：ダイアライザ→排液ライン

血液浄化関連機器

ビスカスコントロール方式（ニプロ社製装置が採用）

ビスカスチャンバ内を2枚のダイアフラムにより，供給室，ビスカス室，排液室の3層に分割される。中央のビスカス室にシリコンオイルが充填され，ビスカスポンプによってシリコンオイルをチャンバ内へ出し入れできる構造になっている（図5a）。供給室から出た透析液はダイアライザを通過した後，等量が排液室に戻り，密閉系が形成される。除水の制御は，密閉回路内の液圧ポンプにて透析液をダイアライザに送り，ビスカスポンプにてシリコンオイルをチャンバの外に引き出す（図5b，c）。

図5　ビスカスコントロール方式

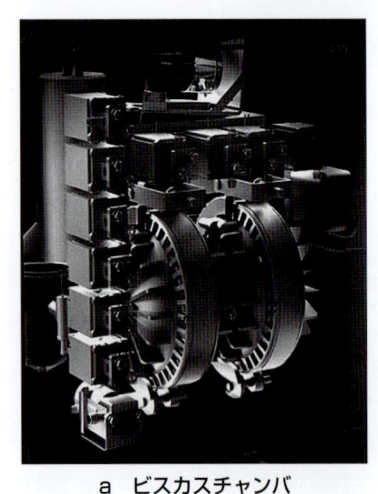

a　ビスカスチャンバ
〔ニプロ〕
（許可を得て掲載）

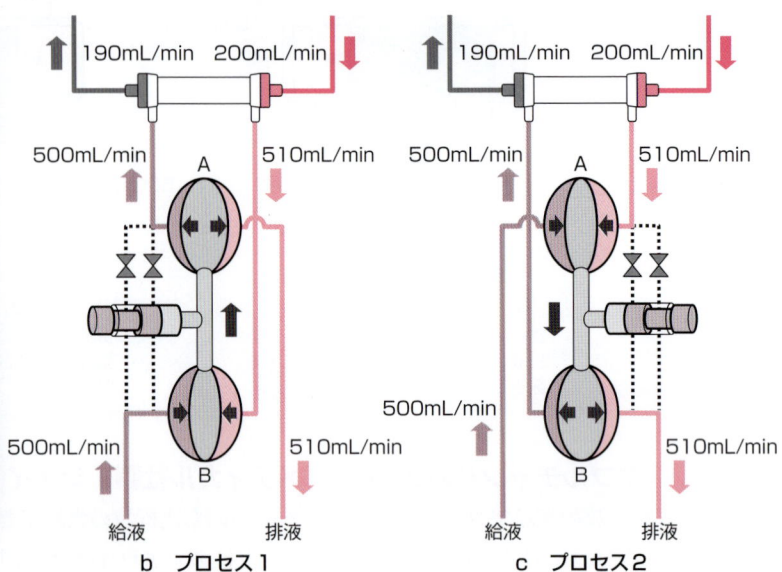

b　プロセス1
[ビスカスチャンバA]
透析液：供給室→ダイアライザ
排液　：排液室→排液ライン
[ビスカスチャンバB]
透析液：透析液供給装置→供給室
排液　：ダイアライザ→排液室
除水　：ダイアライザ→排液室

c　プロセス2
[ビスカスチャンバA]
透析液：透析液供給装置→供給室
排液　：ダイアライザ→排液室
除水　：ダイアライザ→排液室
[ビスカスチャンバB]
透析液：供給室→ダイアライザ
排液　：排液室→排液ライン

自動化（補助）機能

自動プライミング機能

オンラインHDFが可能な装置の場合，清浄化された透析液を用いてプライミングが可能となっている。そのプライミング方法は，ダイアライザを介した逆濾過透析液を用いる方法（東レ・メディカル社製，ジェイ・エム・エス社製の装置が採用）と装置補液ポート部からの直接透析液を用いる方法（日機装社製，ニプロ社製の装置が採用）がある。

自動脱血機能

動脈側，静脈側から設定された量を自動的に脱血する機能である。

自動返血機能

透析完了後，逆濾過透析液，または直接透析液を用いて回路内の血液を自動的に返血する機能である。

(緊急)補液機能
　補液を必要とした際，スイッチ操作のみで清浄化された透析液を用いて補液を行う機能である。

抜液機能
　返血操作が終了して穿刺針を抜針した後，血液回路内に残留した液を装置の内部ポンプを利用して排液する機能である。

● その他の機能

自己診断機能
　患者監視装置起動（工程移行）時に，各機構の動作確認，使用の可否を判定する機能である。血液系は血液ポンプ，補液ポンプ，各クランプやセンサを，透析液系は閉鎖式容量制御装置にかかわるポンプや電磁弁の動作確認を行う。

オンラインHDF機能
　オンラインHDFに使用される補液は透析液・除水制御装置が用いられ，閉鎖系から補液ポンプによって導き出し，血液側へ注入される。濾液はヘモダイアフィルタを介して移行され，密閉系であることから補液と同量が除去される。

I-HDF機能(ジェイ・エム・エス社製，東レ・メディカル社製で採用)
　I-HDF[*1]は，逆濾過透析液の注入量と注入間隔時間を設定することで間欠的な補液を行うHDF療法の1つとされる。

◎引用参考文献
1) 三浦　明：透析用監視装置．血液浄化装置メインテナンスハンドブック，クリニカルエンジニアリング別冊：68-72，2006．
2) 星野武俊：透析装置(コンソール)．臨牀透析，29(7)：803-811，2013．

用語　　*1　I-HDF：intermittent infusion HDF

9 透析液を用いた自動プライミング装置

Point
- 専用装置の存在はなく自動化された患者監視装置の機能の一部である。
- 透析液の清浄化は厳しく管理しなければならない。
- 装置機構の違いによりオンライン透析液方式[*1]と逆濾過透析液方式[*2]に分かれる。

使用目的

プライミング作業の労務負荷軽減と生理食塩液バッグの購入・廃棄コストの削減。

用語

[*1] **オンライン透析液方式**：補液チューブと補液ポンプを用いて透析液を血液回路に直接注ぎ込みプライミングを行う方式である。機械的にオンラインHDF療法が行えるシステムである。必要物品があり機構が複雑である。透析液を血液回路に直接入れるので，透析液の清浄化のみならず落下細菌や手指の細菌が血液回路内に混入しないように透析液抽出口周辺，接続時の清潔管理は厳しく行わなければならない（図1）。

図1　オンライン透析液方式の基本フロー図

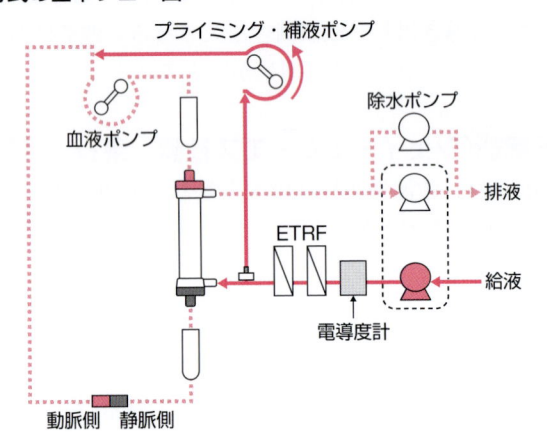

[*2] **逆濾過透析液方式**：ダイアライザの透析液側に圧力を掛けて，透析液側から血液側に逆濾過液が染み出るようにしてプライミング液を作る方式である。細菌汚染の面からダイアライザの膜が障壁となっているので細菌が直接血液側に入る心配は少ない。構造的に逆濾過できない積層型ダイアライザや透過性能UFR20mL/mmHg/Hrが得られない3型以下のダイアライザでは使用が困難である。しかしながら，わが国におけるダイアライザの使用状況は4型以上が主流であるのでほとんど問題とならない（図2）。

図2　逆濾過透析液方式の基本フロー図

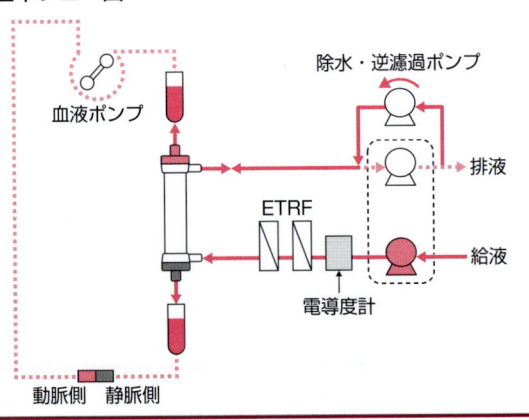

原理

透析液を清浄化してプライミング液として用いる。しかしながら，透析液の清浄度はきわめて高く保たなければならない。その清浄度は国内のいずれの企業もエンドトキシン（ET）活性は0.001 EU/mL未満（検出感度未満），細菌検査は0.1 CFU/mL未満と使用基準を定めている。

> **ここがポイント**
> ・「透析液を用いたプライミング」の基準であり，オンライン透析液方式を用いてプライミングの延長でオンラインHDFを行う場合は，日本透析医学会が示すET活性は検出感度以下，細菌検査は10^{-6} CFU/mL未満[1]を守らなければならない。

プライミング量は生理食塩液バッグを用いたときは1,000 mLが標準であるが，ダイアライザから出る溶質物を考えると不十分のようであり，透析液を用いて大量に使用できるプライミング法はダイアライザや血液回路の洗浄効果に期待がもてる。

> **ここがポイント**
> ・ダイアライザの種類によってはプライミングにより洗い出される溶質物は異なり，十分なプライミング量は2,000 mLとしたダイアライザの添付文書もある。

装置概要

わが国では血液透析装置は患者監視装置が主流である。透析液を用いた自動プライミング装置として，日機装社はDSC-100NX，ジェイ・エム・エス社はGC-110N，ニプロ社はNCV-2i，東レ・メディカル社はTR-3300Mが該当する（「患者監視装置」の項の図1（p.186）参照）。

プライミングで用いる血液回路は，最適なプライミングが行えるように専用血液回路を含めた装置プログラムが組み込まれているので，企業の指定以外はトラブルをまねくことがあり注意しなければならない。

機能分類

透析液を用いた自動プライミング方法としてオンライン透析液方式と逆濾過透析液方式の2つに分かれる。オンライン透析液方式は日機装社とニプロ社，逆濾過透析液方式は東レ・メディカル社とジェイ・エム・エス社が採用している。ただし，オンラインHDFが行える装置が付加されていれば，東レ・メディカル社TR-3300Mとジェイ・エム・エス社GC-110Nは両方法の選択が可能である。

各装置の特徴（表1）

表1 各装置の機能

機器名称		DCS-100NX	GC-110N	NCV-2i	TR-3300M
製造メーカ		日機装	ジェイ・エム・エス	ニプロ	東レ・メディカル
販売承認		2011年6月	2001年6月	2010年6月	2013年10月
プライミング工程	オンラインプライミング	○	×	○	○
	逆濾過プライミング	×	○	×	○
	プライミング量：mL（初期設定）	1000	4000	2000	2000
	プライミング量：mL（最大）	～5000	～10000	～9999	～8000
	プライミング時間：平均値	12分	15分	8分	8分
	プライミング補液ラインの有無	有	無	有	無
血液回路	容量(mL)	107～112	80～90	110～137	95～120
	血液ポンプチューブの径	細径・太径	細径	太径	細径
	脱血ピローの有無	有	無	有	無
	動脈チャンバの有無	有	無	有	有
	専用回路の種類	16種類	15種類	10種類	15種類

透析液の汚染対策や血液回路などについて各装置の特徴を示す。

DCS-100NX：日機装

オンライン透析液方式である。

オンライン透析液の抽出口は直接手で触れ難い汚染対策を施した構造である。治療中，開放となっている抽出口のカバーには熱線が配備され高温を維持することで防菌に役立っている。ダイアライザカプラはジョイント棒を排除し清浄化対策がされている。

GC-110N：ジェイ・エム・エス

逆濾過透析液方式である。

シンプルな設計であり，使用する血液回路が動脈チャンバを排除してプライミング容量は一番少ない。ダイアライザカプラは本体をシリコーンゴムの一体成型とした単純構造で，カプラジョイント棒を排除した清浄化に適した工夫がされている。

NCV-2i：ニプロ

オンライン透析液方式である。

装置のダイアライザカプラホルダに熱線が配備されダイアライザカプラの清浄化に役立っている。

TR-3300M：東レ・メディカル

逆濾過透析液方式である。

動脈圧のモニタを標準としているので，脱血不良や返血回収時の閉塞が早期に発見が可能である。

適切なプライミング法

溶質物の除去は量が大切であるが，空気と透析液が混じると分離が難しくなるのでプライミングの仕方は重要である。プライミング液を効率よくダイアライザと血液回路を洗浄するためにプライミング工程が細分化されている。

ここがポイント
- プライミングの目的は溶質物除去と微小空気の除去である。微小空気は血栓の原因になり，またダイアライザ内では中空糸を閉塞させ透析効率の低下をまねく。

プライミングの流れ

- ガスパージ工程：ダイアライザの透析液側の膜表面洗浄と空気除去のために透析液を流す。
- 静脈側工程　：ダイアライザから静脈チャンバまでのライン洗浄と空気除去を行う。
- 動脈側工程　：血液回路内の空気除去を主に行う。
- 両側工程　　：洗浄効果を考えプライミングの増量を行う。
- 循環工程　　：ダイアライザや血液回路の微小空気の除去を行う。

ここがポイント
- ガスパージ工程：ドライタイプのダイアライザは十分に空気を抜くこと。
- 静脈側工程　：ダイアライザ内の空気除去が大切になるのでプライミング流速は最大流速が望ましい。
- 動脈側工程　：洗浄容積は少ないが空気と透析液がまだらに混じるとプライミング後に残った空気がチャンバレベルを下げることになる。
- 両側工程　　：プライミング量を決定する工程であるので，ここで希望する量を決める。
- 循環工程　　：最大流速で循環させる。ただし，やり過ぎは透析液の炭酸ガスが析出しガスがチャンバレベルを下げる要因になるので連続は避ける。

オンライン透析液方式（図3a〜e）と逆濾過透析液方式（図4a〜e）は機構の違いから透析液の流れが異なる。また，装置や血液回路の違いがあり各社の工夫が加わり多少の工程の入れ替え，飛ばしがある。

図3 オンライン透析液方式のプライミング

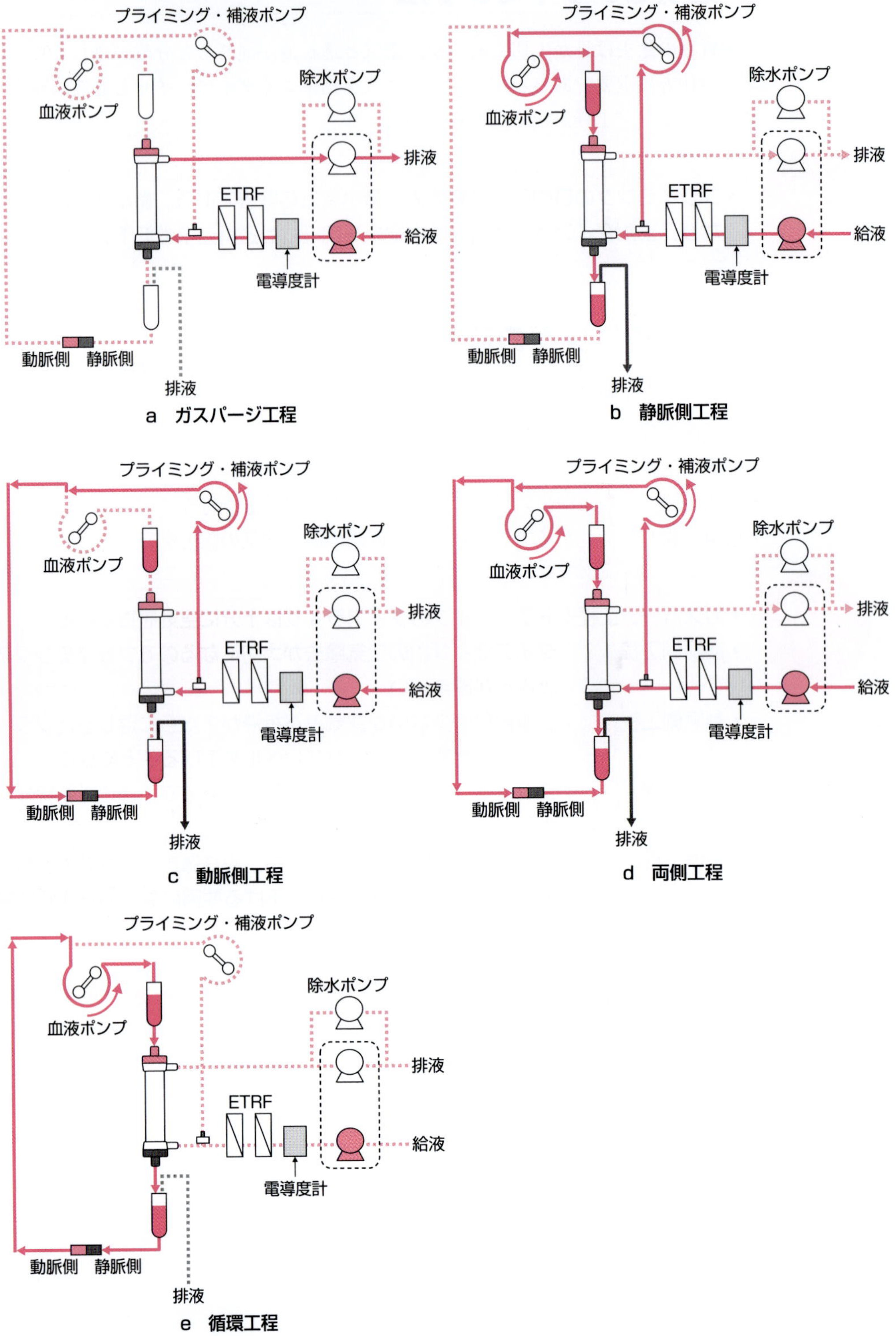

a　ガスパージ工程

b　静脈側工程

c　動脈側工程

d　両側工程

e　循環工程

図4 逆濾過透析液方式のプライミング

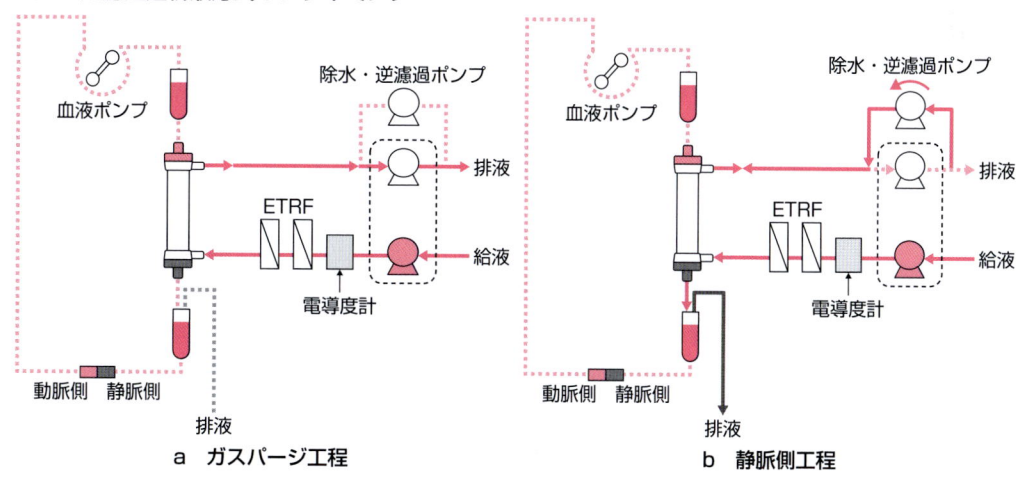

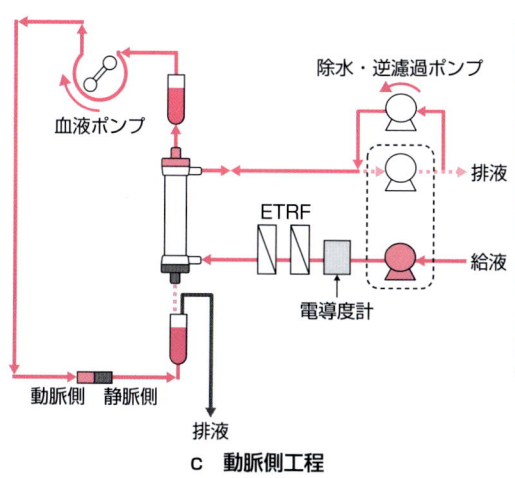

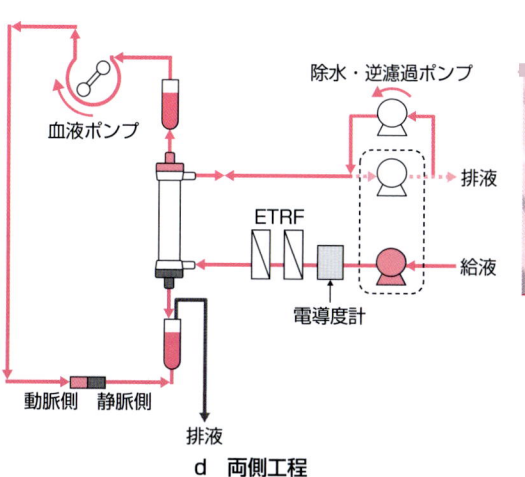

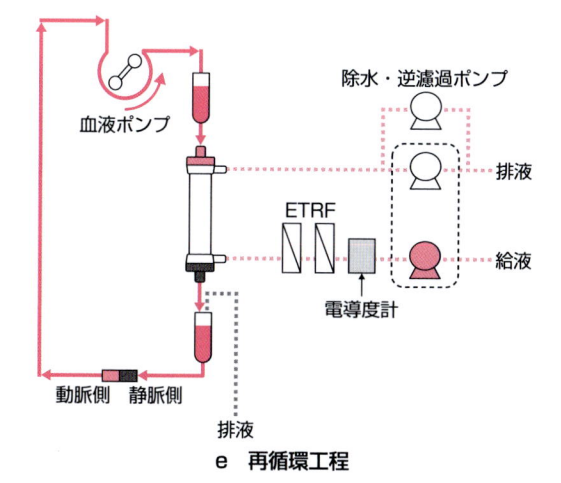

a　ガスパージ工程

b　静脈側工程

c　動脈側工程

d　両側工程

e　再循環工程

> **ここがポイント**
> ・施設の考えで工程プログラムは量，時間，工程飛ばしなど自由に設定変更可能である。
> ・再循環は溶質も循環させるので嫌う施設は工程飛ばしをしている。

> **Caution!**
>
> **異常な透析液で溶血！**
> - プライミング液は透析液である。朝のプライミング前は多人数用透析液供給装置の消毒液の残留チェックと透析液が適正濃度になっているか事前確認しなければならない。
> - 異常な透析液では溶血を起こすことがある。また，透析液濃度が正しくても消毒液の残留により患者生命に影響を及ぼすことも考えられる。
>
> **プライミング準備で感染！**
> - 透析液が清浄化されても準備作業が不潔操作となれば感染トラブルをまねくかもしれない。ダイアライザと血液回路の組み立て前は手洗いを厳守するとともに，特に「オンライン透析液方式」の装置は，透析液抽出口に不潔操作があれば，ばい菌が血液回路に入り込むので細心の注意を払わなければならない。正しい接続方法の例を示す（図5）。
>
> **透析液の液漏れが除水誤差！**
> - 治療中の装置からの液漏れは，液漏れした量が過除水につながることがある。「オンライン透析液方式」では従来の生理食塩液バッグの代替のように補液チューブがつながっている。従来の生理食塩液バッグ使用では液漏れは除水誤差にならなかったが，「オンライン透析液方式」では漏れた分が過除水となることがあるので回路接続は確実にしなければならない。

図5　正しい透析液抽出口の接続方法の例：ニプロ社NCV-2iの場合

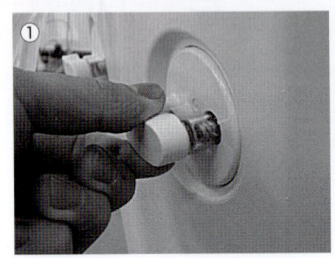

① 指が滑らないように保護カバーをしっかり持つ。

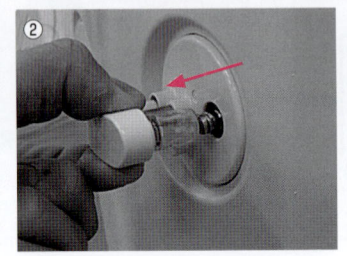

② 垂直にレバーを引き上げる。しっかり持たずレバーが滑り落ちると抽出口を汚染させることがある。

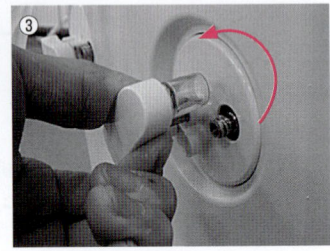

③ レバーを回転させるときに抽出口に触れると不潔になる。

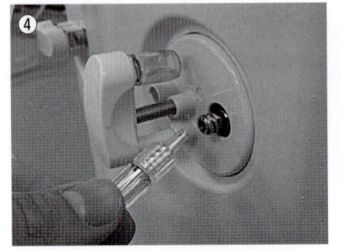

④ 補液回路の先端は透析液抽出口の中心に確実に入れ込む。もし，途中で先端が他に触れたら不潔と判断し新しいものと交換する。

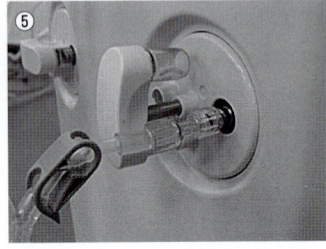

⑤ 接続したらルアーロックは確実に締め付ける。作業の曖昧さで接続部の脱落や液漏れのトラブルが起きている。

◎引用・参考文献
1) 秋葉　隆，ほか：透析液水質基準と血液浄化器性能評価基準2008．透析会誌41(3)：159-167, 2008.
2) 田岡正宏：自動プライミング装置：血液浄化器2013：臨床透析, 29(7)：79-83, 2013.

10 多用途血液処理用装置

Point
- 多用途血液処理用装置に分類される装置は数多く登録販売されている。血漿交換をはじめとするアフェレシス療法に用いられる装置や持続的血液透析濾過（CHDF[*1]）をはじめとする持続緩除式血液浄化療法に用いられる装置やその両治療に用いられる装置が該当する。簡単ではあるが，各装置の特徴について概説する。

● 血液浄化装置の名称および概要

　各種血液浄化装置は，血液浄化装置，血漿浄化装置，血漿交換装置，アフェレシス装置，血液吸着装置，持続緩除式血液浄化装置など，用途別，また，メーカごとにいろいろな名称によって販売され，用いられてきた。医療機器の名称については，薬事法によって4,000種類を超える一般的名称が定められており，一般的名称ごとに定義や不具合が起こった場合のリスクからクラス分けが行われている。これら詳しい分類については他誌に譲るが[1]，血液浄化装置は，内臓機能代用器という類別分類がなされ，さらに用途別に中分類名がつけられている。中分類名としては，持続緩除式血液浄化装置，吸着型血液浄化装置，腹水濾過濃縮用装置などの名称がつけられているが，2つ以上の機能を有する装置の場合は，本項目の題名でもある「多用途血液処理用装置」という名称が与えられる。現在販売されているアフェレシス関連装置や持続血液浄化関連装置は，いくつかの治療法を行うことを想定しているため，多用途血液処理用装置として登録販売されている。

　ここでは，各社の多用途血液処理用装置について紹介するとともに，他項において紹介されないであろう，吸着型血液浄化装置などのある治療法専用装置についても誌面の許す限り紹介したい。

● 各種装置の概要と特徴

　最近の装置の傾向として，1つの装置において，多種の治療法に対応することを目標としている場合と，1つの装置で1つの治療法を行う専用装置としている場合とに分かれる。さらに，多種の治療法に対応している装置でも，血漿交換をはじめとするいわゆるアフェレシス治療を中心に想定している装置と，持続緩除式血液浄化治療を想定している装置に分かれてきているようである。

Caution!
- 多用途血液処理用装置では，1つの装置においていろいろな治療法が実施できる。そのため，使用する血液浄化器や血漿分離器を取り違う可能性がある。実際に大学病院で起こった事例では，CHDFを施行する際に，持続濾過膜と血漿分離器とを取り間違えたため，患者が亡くなるという残念な事故が起こっている。治療法ごとに使用される装置，使用される血液浄化器，補充液の種類，操作条件などを熟知しておく必要がある。

　多用途を目的とした装置において対応する治療法の違いとしては，二重濾過血漿交換と血漿吸着に対応できるかどうかと，腹水濾過濃縮に対応できるかである。各装置の対応治療方法は**表1**を参照されたい。

用語　[*1]　**CHDF**：continuous hemodiafiltration

表1　各種多用途血液処理用装置

製品名		ACH-Σ	PlasautoiQ21	KM-9000	MA-03	TR-55X/JUN-55X	NDF-21	PlasautoLC	Adamonitor MM6-N
メーカ名		旭化成メディカル	旭化成メディカル	川澄化学工業	カネカメディックス	東レ・メディカル/JUNKEN MEDICAL	ニプロ	旭化成メディカル	JIMRO
寸法[mm] W×D×H		230×320×1345	574×644×1445	500×610×1555	440×345×1370	230×320×1345	280×550×1660	250×300×1030	191×335×358
重量(kg)		68	70	88	77	50	100	28	7.5
ポンプ制御範囲	血液ポンプ [mL/min]	1〜250	5〜250	1〜250	7〜200	1〜250	3〜500	10〜150	20〜150
	濾過ポンプ [mL/hr]	10〜6000	10〜12000	60〜15000	血漿ポンプ：4〜90mL/min	10〜6000	—	—	—
	置換液ポンプ [mL/hr]	10〜6000	10〜12000	10〜5000	4〜90mL/min	10〜3000	10〜8000	0〜100	—
	透析液ポンプ [mL/hr]	10〜6000	10〜10000	10〜10000	—	10〜4000	CHDFモード：6000〜18000	—	—
	シリンジポンプ [mL/hr]	0.1〜15	0.1〜15	0.1〜15	0.1〜10	0.1〜15	0.1〜9.9	(非搭載)	(非搭載)
対応シリンジサイズ[mL]		20, 30, 50	20, 30, 50	20, 30, 50	20	20, 30, 50	10, 20		
流量計量方式		バランス計量重量制御	重量制御フィードバック方式	ロードセル重量制御		チャンバ容量制御	ロードセル重量制御，ビスカスチャンバ方式		
対応治療法		CHDF, CHD, CHF, SCUF, HA, PE, PA, DFPP, LCAP, 腹水濾過濃縮	CHDF, CHD, CHF, ECUM, HA, PE, PA, DFPP, LCAP, 腹水濾過濃縮	CHDF, CHD, CHF, ECUM, HA, PE, PP, DFPP, DFT, DHP, 腹水濾過濃縮	PE, PA, PA(賦活方式), HA, DHP	CHDF, CHD, CHF, ECUM, PE, PA, DHP, マニュアル個別運転	CHDF, CHD, CHF, ECUM, DHP	LCAP, 腹水濾過濃縮	DHP
各種安全機構		圧力自動追随監視，エアフリー圧力チャンバ，シリンジサイズ検知，押し子セット検知，返血側気泡二重監視機能，キーロック機能，ガイダンス機能，始業点検機能，自動プライミング，回収機能，血漿回収機能，自動流量制御機能，漏血センサ，チャンバ液面調節機能	自動プライミング機能，LCDタッチパネル，マルチCPU，漏血検知器，血液検知器	圧力自動追随監視，漏血検知機能，返血ラインダブル気泡チェック機能，血液回路気密テスト機能，ローリングチューブ亀裂センサ，両面加温プレート式加温器，チャンバ液面調節機能，自動・手動操作切り替え，DFT機能	各種圧力監視，気泡センサ，プレート式加温器陰圧検知，ガイダンス機能，自動プライミング，自己診断機能，賦活方式PA対応	圧力監視，気泡センサ，ピロー式陰圧センサ，ポンプヘッドセンサ，液切れセンサ，シリンジ閉塞センサ，シリンジ押し子外センサ，漏血センサ，ウォーマーセンサ	気泡センサ，シリンジ閉塞検知，補液液切れセンサ，ビスカスチャンバ計量方式	圧力監視，気泡センサ，液切れセンサ，パネルヒーター，血液ポンプ比率運転	返血圧モニタ，気泡センサ，ピロー式陰圧センサ
バッテリ		標準装備：血液ポンプ，シリンジポンプ運転15分	オプション：血液ポンプ，シリングポンプ運転15分	オプション：血液ポンプ，シリングポンプ運転15分	—	オプション：血液ポンプ，シリングポンプ運転15分	オプション：血液ポンプ，シリングポンプ運転15分	—	—
専用回路・プライミングボリューム	成人用回路	CHDF-SG：63.5mL	CHDF-21：87.4mL	K-HP-90CF：76mL	LT-MA2Y：155mL	U-520SY：70mL	—	LC-3000N：136mL	G1-B22：80mL
	小児用回路	CHDF-SGB：43mL	CHDF-P21：44.7mL	K-HP-90CFP：60mL	LT-MA2Y-P：108.6mL	U-525MC：39mL	—	—	—

　どの装置も，安全機構の充実が図られている点が特徴といえる。装置が新しく更新されると，新たな安全機構が追加されており，メーカの技術革新がいかに安全面に対して重きをおいているかがわかる[2]。液晶タッチパネル方式のガイダンス機能付き自動プライミング装置が最近の傾向といえる。

　回路がシート一体型を採用しているメーカが多く，また準備段階で，回路接続や回路の緩みがないか判断する気密テストを実装しているメーカもある。一体型回路を採用することで，回路装着ミスを減らすようになっている点も特徴の1つといえる[2]。

　どのメーカも小児用回路として低容量血液回路をラインアップしており，小児治療への対応が可能となっている[3,4]。

　以下に各種装置の概要について紹介する。

ACH-Σ（旭化成メディカル）

　対応する治療モードは，持続緩除式血液濾過透析をはじめとする持続治療全般に加え，血漿交換，二重濾過血漿交換，血漿吸着，血液吸着に加え，腹水濾過濃縮にも対応する。

　特徴として，エアフリーチャンバという，従来のドリップチャンバではなく，血液とエア接触のない新しい方法の回路内圧測定機構を実装している点が挙げられる（図1）。持続治療において使用しているが，従来のドリップチャンバより回路継続時間の延長がみられる[2]。

　装置は液晶タッチパネル方式で回路はシート型回路を採用し，詳細なガイダンス機能のついた完全な自動プライミング法を取り入れている。漏血センサや自動返血機能が実装されている。

図1　ACH-Σエアフリーチャンバ

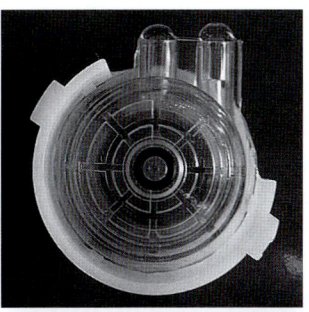

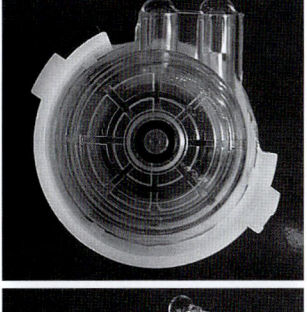

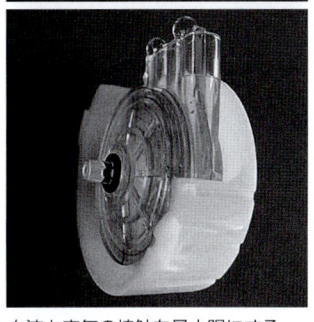

■特徴
①隔膜によって血液と空気の接触を遮断
②旋回流れによる血液滞留を解消
③低ボリューム（3mL）で圧力測定可能
④メンブレンフィルタではないため，フィルタ濡れの心配がない

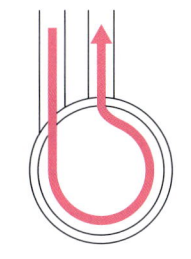

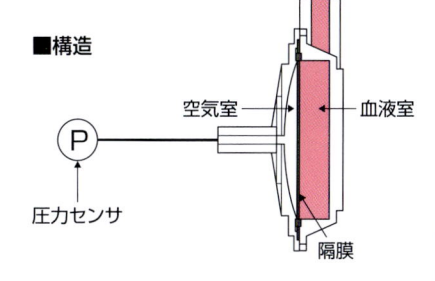

■構造
空気室　血液室
圧力センサ
隔膜

■測定原理
血液側の回路内圧に応じて隔膜が変形し，圧力が空気室に伝えられる

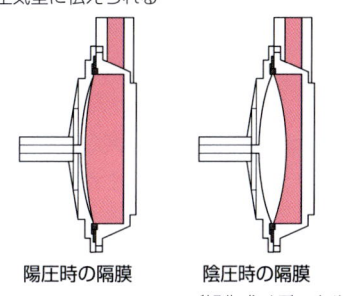

陽圧時の隔膜　　陰圧時の隔膜
〔旭化成メディカル〕

血液と空気の接触を最小限にする。

PlasautoIQ21（旭化成メディカル）

　対応する治療モードは，前述のACH-Σとほぼ同様である。LCDタッチパネル自動プライミング機能がある。こちらもガイダンスによる組立・プライミングの補助があるが，全体図と詳細図を使い分ける必要がある。

KM-9000（川澄化学工業）

　この装置も多用途を目的とした装置で，対応する治療モードは，持続治療全般，血漿交換全般，吸着治療全般に加え，当該メーカ独自のDFThermoモードを搭載しているのが最大の特徴といえる。二重濾過血漿交換法の変法で加温式リサーキュレーション法が可能となっている。血漿成分分画器内の濃縮血漿を加温し再循環する方法で，二次膜をアルブミンのふるい係数の高い分画器を用いることで，分画特性が増すことが確認されている[5]。

> **ここがポイント**
> ・DFThermoとは血漿成分分離器にアルブミン透過率の高い膜を用い，置換液が不要な治療法である。そして，血漿成分を加湿器を用いて一定温度に加温して分画分離操作を行うことから，血漿粘度の上昇がなく血漿処理量の増加と分画分離性能の向上を狙った治療法である。

MA-03(カネカメディックス)

　この装置も多用途を目的とした装置ではあるが，このメーカ独自のLDL[*2]吸着（賦活方式）専用装置といえる。カネカメディックスから販売されている賦活方式の血漿吸着カラムに対応しており，自動賦活ができるのは本装置唯一である。賦活をマニュアル操作で行うには非常に煩雑で現実的でないため，本装置を用いることで血漿処理量の設定をするだけで自動化された吸着-賦活の繰り返しによって血漿処理量を飛躍的に増加できる[6]。

　本装置，本メーカの賦活方法には5%NaCl溶液が用いられるが，吸着器内のNaCl溶液の排出確認を電導度測定によって行っている。また，MA-01などの初期の装置では，治療後に電導度計の洗浄を行い次の治療に備えていたが，本装置では，回路と同一のディスポーザブル化され取り扱いが改善されている。

> **ここがポイント**
> - この治療で用いられるデキストラン硫酸セルロースゲルの吸着カラムは，吸着されたLDLをNaCl溶液で還流することで吸着体から遊離することが知られている。この現象を利用してLDLが吸着したカラムにNaCl溶液を還流することで賦活操作を繰り返している。NaCl溶液濃度はLDLの遊離が多い5%が用いられている。

TR-55X/JUN-55X(東レ・メディカル/JUNKEN MEDICAL)

　この装置も多用途を目的とした装置であるが，血漿交換領域では二重濾過血漿交換と血漿吸着の対応はない。持続緩除式血液浄化に対応した装置といえる。同社の特徴として，PMX-01Rといった新生児用エンドトキシン吸着カラムの販売があることから小児領域での治療への対応が充実している。いくつかの小児用血液回路が用意されていることからもその姿勢がうかがえる。また，オートプライミング機能やシート型回路に対応していないことからマニュアル操作も可能となっている。

NDF-21(ニプロ)

　本装置は，個人用透析装置に相当するが，通常の血液透析濾過に加え，CHDFモードという，持続血液透析濾過に対応したモードを実装しているため，本稿に加えた。

　従来の血液透析を用いる場合の透析液流量は500 mL/min前後が一般的で，個人用透析装置ではおおむね300～600 mL/min程度である。しかし，本装置は，100 mL/minまで流量を落とすことが可能である。CHDFモードの場合，一般的なCHDFの場合の透析液流量が5～10 mL/min(300～600 mL/hr)に対して，100 mL/minでの治療となるため，いわゆるhigh-flow CHDFが可能となっている。

PlasautoLC(旭化成メディカル)

　本装置は一般名が多用途血液処理用装置に分類されており，直接吸着と腹水濾過濃縮に対応している装置である。しかし，同社の白血球除去用吸着カラムである，セルソーバシリーズを用いるための専用装置といえる。

　ガイダンス機能付きのタッチパネル方式とシート型血液回路の採用で簡単に組立・プライミングが可能となっている。本装置の特徴は血液吸着治療中において，カラム圧力損失が上昇してきた場合，自動的に血液ポンプ流量をコントロールする機能が実装されており，セルソーバシリーズを用いた場合の急激な圧力損失の上昇に対応可能となっている。

用語　　[*2]　LDL：low density lipoprotein(低比重リポ蛋白)

Adamonitor MM6-N(JIMRO)

本装置の一般名称は血球細胞除去装置であり，同社の白血球除去用カラムのアダカラムを用いた治療の専用装置である。

非常に簡便に作られており，血液浄化が専門でないスタッフに対しても安全に使用できるように作られていることがうかがえる。特徴として，パネル型回路の採用と，血液処理量の表示ではなく，治療時間表示がされる点である。

最後に

血液浄化療法が多様化するなか，治療装置についても上記のように多種，多様化している。持続緩除式血液浄化療法をはじめとする，集中治療室などの血液浄化療法を専門に行う部署でなくても血液浄化療法が施行されることから，装置の傾向としては，ガイダンス機能付きの液晶タッチパネル，自動プライミング，シート型一体回路が主流となってきている。しかし，装置取り扱いや組立・プライミングが簡便になったからといって安易に運用すべきではなく，治療原理や装置取り扱いに熟知したスタッフによって行われるべきで，安全面についての最大な配慮が望まれる。

> **ここがポイント**
> - 現状，血液浄化療法は，専門部署以外での施行が増えてきている。特に，集中治療室では，専任臨床工学技士が不在という病院が大多数であり，さらに，最近の装置の傾向は，ガイダンス機能付き，シート型一体回路というように簡単に治療の準備ができることから，血液浄化療法の入り口が非常に広くなっている。しかし，安全に治療を施行するためには，組立・プライミングができたからOKではなく，その治療法の原理，使用する装置，浄化器の特性や操作性，治療条件の熟知など必要とするスキルがたくさんある。是非とも後者をじっくり身に付けたうえで治療にあたっていただきたい。

◎引用・参考文献
1) 山家敏彦：血漿交換装置・血漿吸着装置．臨床透析，29(7)：869-873, 2013.
2) 相馬　泉，ほか：持続的血液浄化装置ACH-Σ の使用経験．日本急性血液浄化学会雑誌，1(1)：74-81, 2010.
3) 相馬　泉，ほか：小児透析関連機器(PDとHD)．腎と透析，70(臨時増刊号)：203-207, 2011.
4) 相馬　泉，服部元史：小児に対する体外循環．アフェレシスマニュアル，第3版(日本アフェレシス学会 編)，秀潤社，p.184-191, 2010.
5) 今野好恵，ほか：新しい二重濾過法(加温再循環法)の使用経験- 吸着型LDL アフェレシス療法との比較を踏まえて．日本アフェレシス学会誌，22：44-50, 2003.
6) 北野優里，ほか：連続的LDL吸着．臨床透析，5(1)：51-55, 1989.

11 モニタ類

Point
- 透析装置には，透析用監視装置などの周辺機器は必要不可欠である。
- 装置は，動作原理を理解することで上手に使いこなすことができる。
- モニタリング装置を上手に使うことで血液浄化はさらによいものへと変わる。

周辺機器位置付け

　血液浄化における周辺機器は，血液浄化を安全かつ効率的に施行するため透析用監視装置に付属するものである。特に，気泡検出器をはじめとする安全監視装置の役割は重要であり治療上必要不可欠なものである。本項では，安全監視装置を適正に扱うために必要な知識について述べるとともに，血液浄化をより安全かつ効率的に施行するためのモニタリング装置について紹介する。

透析装置に設置が義務付けられている安全監視装置

　日本工業規格に記載されている透析装置に内蔵された透析用監視装置のなかから代表的なものを紹介する。より詳細なものは，「患者監視装置」の項(p.186)を参照していただきたい。

気泡検出器

　血液回路内への空気誤入は，患者に致死的な影響を与える重大な事故につながるだけではなく，回路凝固や血液浄化器における効率低下をまねくおそれがある。気泡検出器は，血液回路内に混入した気泡の体内への誤入を防止するための安全装置であり，血液浄化を行ううえで不可欠な周辺機器の1つである。気泡検出器の設置は，通常，血液回路の返血側に設置されるが，補充液を必要とする治療（HF[*1]，HDF[*2]など）においては補充液注入ラインにも設置される（図1）。

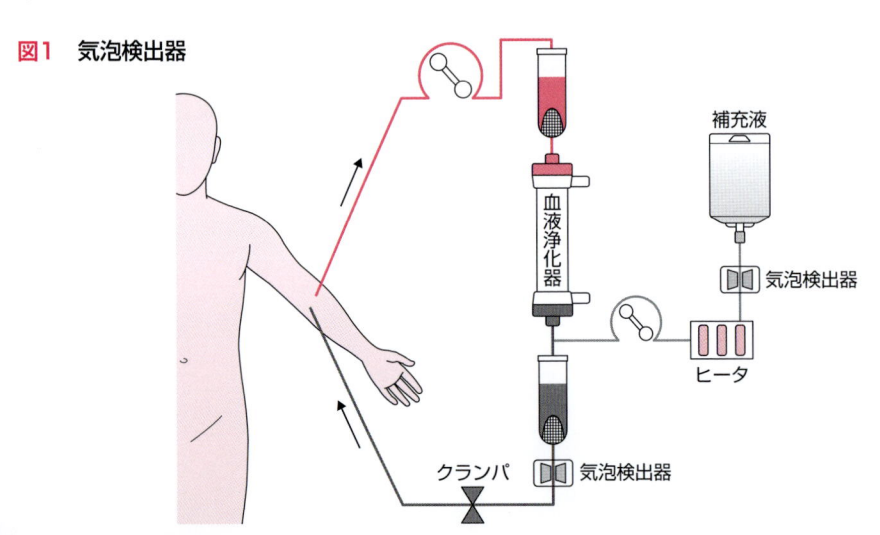

図1　気泡検出器

用語
[*1] HF：hemofiltration（血液濾過）
[*2] HDF：hemodiafiltration（血液透析濾過）

動作原理

　気泡の検出には，血液中の光の透過率を光電素子で検出する光透過式と超音波の伝搬の減衰を検出する超音波伝搬式の2種類がある．光を利用する方法では，生理食塩液などの液体中で反応して誤動作を起こすことがある．そのため，現在では，そのほとんどが超音波方式を採用している．超音波による検出方法は，音の伝搬速度が空気中と液体中で異なる原理を利用している．超音波振動素子と受信素子に挟み込まれた回路内に気泡が混入すると，超音波の伝搬は減衰し受信素子に伝えられ気泡を検出する．気泡検出時には，警報を発生すると同時に血液ポンプは停止し，クランパ部分で返血側血液回路を閉鎖させ体内に気泡が混入することを防止する機構となっている（図2）．

図2　気泡検出器の動作原理

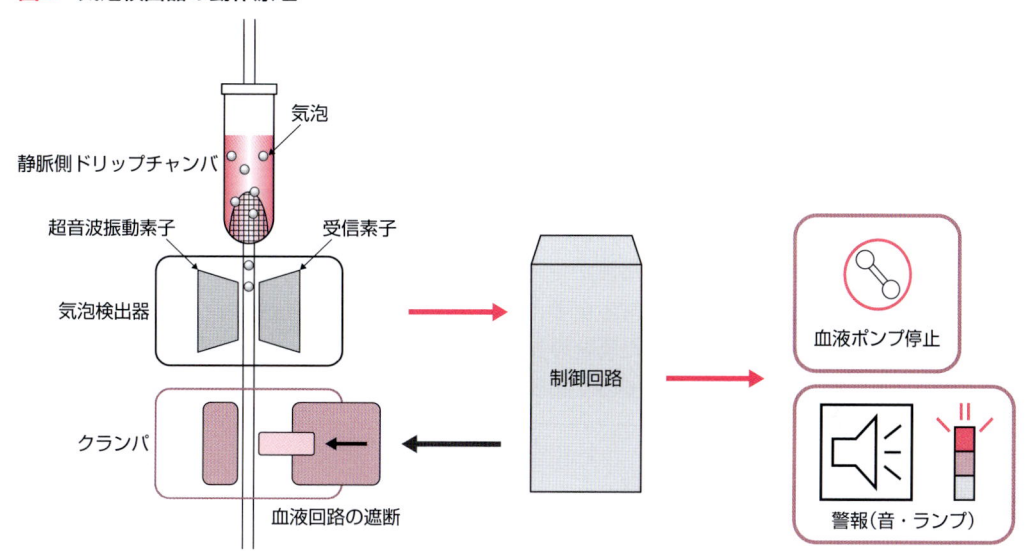

Caution!
- 装置仕様の多くは，10～50 μL以上の気泡を検出した場合，気泡検出器が作動するようになっているが，マイクロバブルのような細かい気泡においては気泡検出器では検出困難であるため注意を要する．

● 漏血検出器

　ダイアライザ中空糸内から透析液側に漏出した血液リークを監視する機器である．透析液中に漏出した血液は，肉眼で発見しにくいため透析装置内の透析液廃液側にて連続的に監視している．

動作原理

　透析液廃液中に漏出した血液を漏血検出器内で発光素子と受光素子間の光の減衰率で検出している．漏血が認められた場合には，警報を発生すると同時に血液ポンプを停止させ，透析液供給停止することで体内に透析液中の細菌やエンドトキシンが血液側へ流入することを防止する機構となっている（図3）．

図3 漏血検出器の動作原理

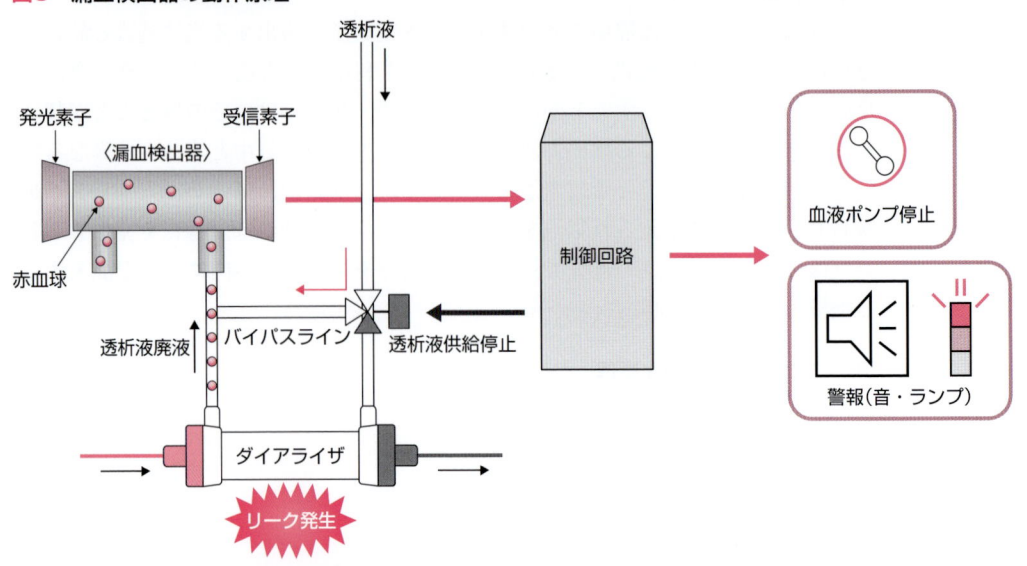

> **Caution!**
> - 漏血検出器内に透析液廃液中の老廃物の付着や気泡の混入により誤作動することがある。そのため，迅速かつ簡易的に客観的判断のできる尿潜血反応試験紙を利用するなど施設に応じた対応を考えておかなければならない。
> - 漏血が認められた場合の原因と対策については，あらかじめ施設ごとにマニュアル化するなど検討しておく必要がある。

● 透析液濃度計

　透析装置における透析液濃度測定には，電導度計を用いた連続測定を採用している。電導度計による測定では，透析液中に最も多く含まれているナトリウムなどの電解質におおむね比例した値を示すが，特定の電解質を測定しているものではない。そのため，透析中の連続的な電導度測定は，濃度監視としては有効ではあるが，実質的な濃度設定にはナトリウム・カリウム計や浸透圧計を用いて行う必要がある。また，透析装置の安全機構として，濃度異常発生時には，自動的にダイアライザへの透析液供給を停止する安全機構が内蔵されていなければならない。

● 透析液温度計

　透析装置における温度管理は，熱交換器，温度制御および温度監視サーミスタ，空焚き防止装置から構成されている。日常の管理では，透析液温度の設定と表示を確認する必要があるが，透析液作製時には，透析原液のおよそ33倍もの希釈水（RO[*3]水）を使用しているため，その管理も重要である。また，透析液温度異常時には，自動的にダイアライザへの透析液供給を停止する安全機構が内蔵されていなければならない。

用語　[*3] RO：reverse osmosis（逆浸透）

圧力計（静脈圧，透析液圧）

静脈圧

　静脈圧モニタは，静脈チャンバ部で回路内圧を監視することにより主に静脈チャンバ以降の回路内凝固やバスキュラーアクセスでの返血圧の変化をモニタリングしている。静脈圧の急激な上昇は，静脈側回路内およびバスキュラーアクセス部分での凝固やキンク，穿刺針などの返血部分での位置や方向によって起こる。また，圧の急激な下降は，脱血不良や静脈チャンバより上流側での回路凝固，血液回路接続部での回路の脱落，返血側穿刺針の抜針などによって発生する。静脈圧異常時には，血液ポンプが自動に停止する機構が備わっていなければならない。

> **Caution!**
> - 静脈圧警報の適切な設定が行われていないと，トラブルを発見できず重大な医療事故につながるおそれがある。そのため患者個々の状況に合わせて適宜調整を行う必要がある。

透析液圧

　近年の内部濾過促進型のダイアライザなどは，これまでの透水性に優れた性能に加え限外濾過率（UFRP[*4]）が高く膜間圧力差（TMP[*5]）がかかりにくい。そのため透析液圧は静脈圧の影響をより受けやすいため，トラブル時の警報の原因は，静脈圧異常時と同様なケースが多い。透析液圧の下降は，ダイアライザ内の目詰まり・凝固，除水設定間違いなどによる過除水，透析装置内の密閉系回路の異常などにより発生する。透析液圧に異常が発生した場合には，透析液の供給が自動的に停止する機構が備わっていなければならない。

各種循環血液量モニタ

　循環血液量モニタは，非侵襲的に体外循環中の患者循環血液量の変化率を連続的にモニタリングする装置である。近年では，循環血液量モニタリングに連動した除水制御法が普及するなど安全で効率的な治療を施行するうえで重要な役割を担っている。ここでは，現在販売されている2社（東レ・メディカル，日機装）の製品について紹介する。

用途

　血液浄化施行時には，除水やプライミング溶液による血液希釈の影響など血中膠質浸透圧の変化により血管外（組織間液側）から血管内へ血漿成分が移動する。この移動速度を血漿再充填速度（PRR[*6]）という（図4）。PRRは，患者個々で異なるだけではなく，同一患者においても炎症反応などにより血管透過性が亢進する場合には大きく変化する。循環血液量を経時的に監視することは，循環動態の把握につながるため血液浄化施行上優位であり，透析装置に内蔵されたものは除水制御が行えるため非常に有用である。

用語
- [*4] UFRP：ultrafiltration coefficient
- [*5] TMP：transmembrane pressure
- [*6] PRR：plasma refilling rate

図4 血液透析中の患者体液の動き

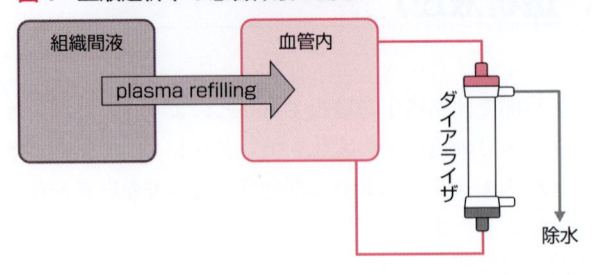

仕様・特徴

2社2種の仕様と特徴を**表1**に示す。

表1 仕様・特徴

メーカ	東レ・メディカル	日機装
名称	血液粘度変化率測定機能	ブラッドボリューム(BV)計
測定方式	差圧演算処理	近赤外光反射方式
測定範囲	動脈/PD圧：−200〜500mmHg 静脈圧　：−200〜400mmHg 差圧変化率：−999〜999%	Hct値　15〜50% (血流量　40〜600mL/min)
測定制度	動脈/PD圧：±2% 静脈圧　　：±2%	±2ΔBV
表示パラメータ	動脈/PD圧 静脈圧 動静脈差圧(差圧) 差圧変化率	ΔBV(%) ΔBV変化率(%/min) (リファレンスエリア) (PRR)

※動脈/PD圧：ダイアライザ入口圧

測定原理

● 血液粘度変化率測定機能[1](東レ・メディカル)

　血液回路内の動脈側圧力(Pa)と静脈側圧力(Pv)を測定し，差圧演算処理(差圧 $\Delta P = Pa - Pv$)を行い，血液透析中における差圧の変化をLCD画面上にトレンド表示し，リアルタイムにモニタリングする。

　また，測定を開始してから所定の時間経過後の差圧を初期差圧値とし，任意時間経過後の差圧測定値を初期差圧値に対する相対的な差圧変化率として，LCD画面上にトレンド表示される。

$$差圧変化率(\%) = [(\Delta P_t / \Delta P_0) - 1] \times 100$$

ΔP_0：初期差圧値
ΔP_t：t時間経過後の差圧値

● ブラッドボリューム計[2](日機装)

　測定モジュール内の発光部から血液の流れる血液回路に近赤外光を照射し，その反射光の光強度の変化からΔBVをモニタする。すなわち，ヘマトクリット値適応範囲において，血液の濃縮・希釈に応じて受光部が受ける反射光強度が変化する性質を利用し，測定開始時点から受光強度の変化を連続的に測定することによりΔBVを連続的にモニタしている。

　測定に影響する血液回路の内外面・肉厚などの状態は，治療中に変化しないものと見なせるため，受光部が受ける反射・散乱光の強度の変化は血液の状態の変化のみを反映しているものといえる。また，赤血球中のヘモグロビンの酸素飽和度により吸光特性がほとんど変化を受けない波長の光を使用することにより，測定に対する酸素飽和度の影響を排除している。

身体水分分析装置（MFBIA法）

多周波数生体電気インピーダンス法（MFBIA[*7]法）を用いた身体水分分析装置は，生体内の体内水分量や体脂肪量の変化を非侵襲的に測定する装置である．近年，携帯型で操作性に優れたMLT-50，MLT-550N（SKメディカル電子）が発売され血液浄化における水分管理の指標として数多く用いられている．ここでは，MLT-50およびMLT-550NにおけるMFBIA法について紹介する（図5）．

図5　MLT-550N（SKメディカル電子）

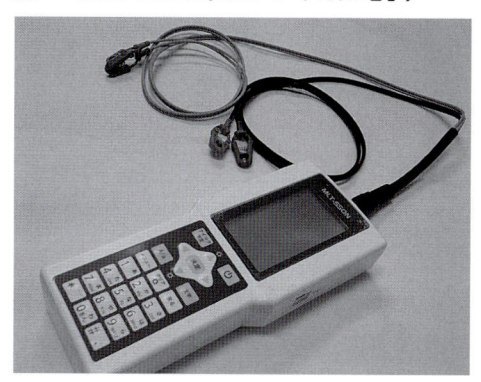

用途

透析療法を受ける場合，通常ドライウェイトの設定を行うが胸部X線写真による心胸郭比や心エコーによる下大静脈径の測定など透析前後の状態から設定されるため，透析中の状態をリアルタイムに反映できない．そのため循環血液量モニタ同様に透析中の体内水分量を定期的に計測し客観的評価を加えることによって，透析中の適正除水を含め透析患者の水分管理の重要な指標となりうるものである．

測定結果として，体内全水分量（TBW[*8]），細胞外液量（ECW[*9]），細胞内液量（ICW[*10]），除脂肪量（FFM[*11]），体脂肪量（FATkg），体脂肪率（FAT%），体格指数（BMI[*12]），体水分率（TBW/FFM），細胞外液率（ECW/FFM），細胞内液率（ICW/FFM），外液比（ECW/TBW），Cole-Coleの円が表示される．

測定原理

筋肉組織と脂肪組織の水分量の違いにより生体インピーダンスが異なることを利用し，身体に電流を流すことで体水分量や体脂肪量などの身体組成を推定する（図6）．また，体水分は，細胞内液と細胞外液に分けることができ，身体に電気を流すと低周波数電流は，細胞膜を通過せずに細胞外を流れ，高周波になるほど細胞内液にも流れるようになる．この性質を応用し多周波数（2.5kHz～350kHzの140点）の電流を身体に流したときの生体のインピーダンスは図7のような軌跡を描く（Cole-Coleの円）．このように生体に多周波数の電流を流すことで，細胞内液抵抗，細胞外液抵抗を理論的に求めている（図8）．

用語
- [*7] **MFBIA**：multiple frequency bioelectrical impedance analysis method
- [*8] **TBW**：total body water
- [*9] **ECW**：extracellular water
- [*10] **ICW**：intracellular water
- [*11] **FFM**：fat free mass
- [*12] **BMI**：body mass index

血液浄化関連機器

図6 生体電気インピーダンス(BIA*13)法の原理

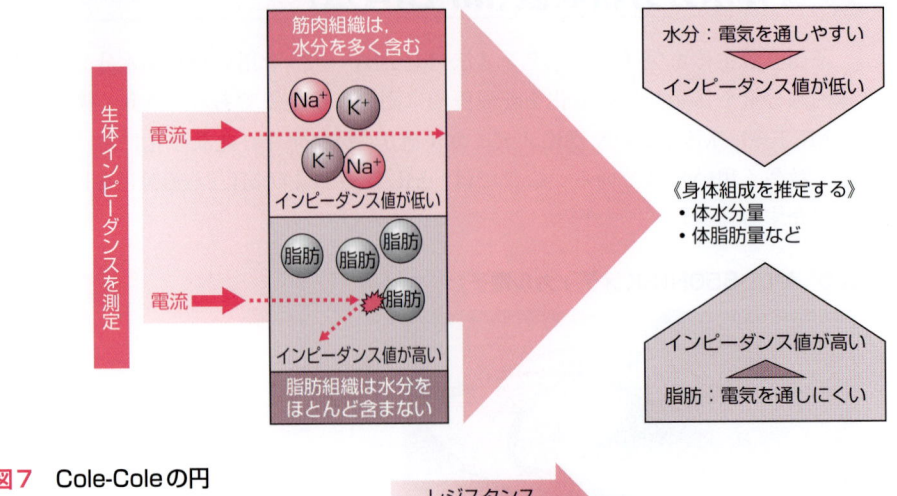

図7 Cole-Coleの円

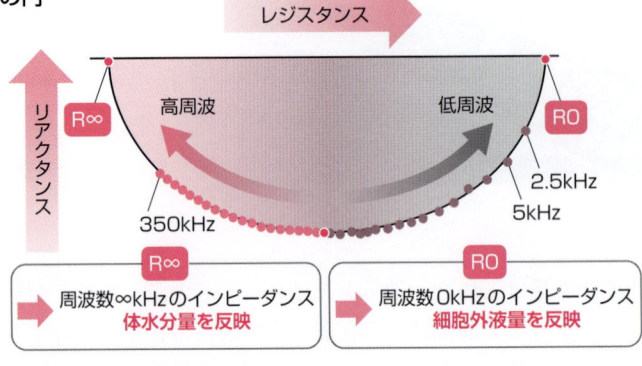

図8 多周波数生体電気インピーダンス(MFBIA)法の原理

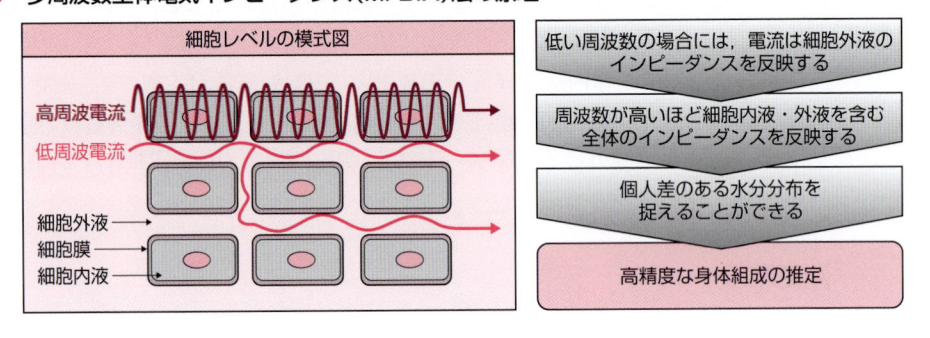

実血液流量測定装置

　血液浄化療法を行ううえで血液流量は，重要な要素の1つである。特にバスキュラーアクセス（VA*14）での再循環は，治療効率に大きくかかわる。また，患者のQOLや生命予後を考えると適切なアクセス流量や心拍出量の評価・管理が重要になる。一方，血液浄化装置に表示される血液流量は，血液ポンプの回転数を流量に換算したもので，脱血状態が反映されておらず実血液流量と異なることが多い。そのため，実血液流量や脱血圧をモニタリングし，数値化した客観的評価を加えVA管理を行うことは重要である。

用語
*13　BIA：bioelectrical impedance analysis
*14　VA：vascular access

ここでは，実血液流量測定装置のなかでも持ち運びが可能で透析医療特化して開発された，透析モニタHD02(Transonic社製)について紹介する(図9)。

図9 HD02(Transonic社製)

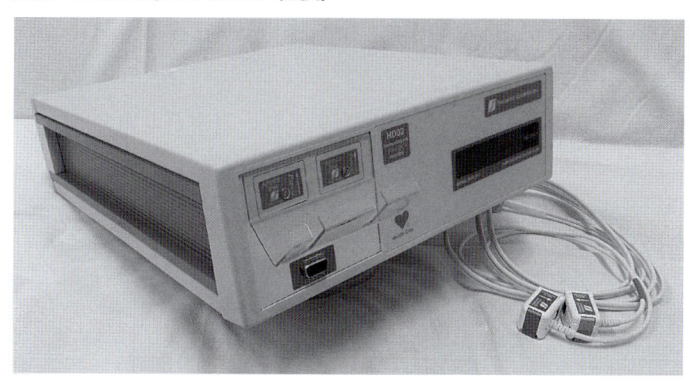

用途

HD02を用いた測定では，実血液流量(mL/min)，アクセス再循環率(％)，アクセス流量(mL/min)，心拍出量(L/min)の4つの項目を治療中リアルタイムに測定することができる。測定には，脱血側・送血側超音波センサが装着できる回路であれば，すべての血液浄化で使用可能であるが，実血液流量以外の項目を測定する場合には，ノートパソコンとの接続が必要である。測定結果については，理学的所見を十分に把握してから診断する必要があるが，定期的なモニタリング・サーベイランスによりVA管理を行うことで透析効率の維持だけではなく，VAのトラブルを早い段階で発見することが可能である。

動作原理

実血液流量には，超音波伝搬時間差法を用い，アクセス再循環率，アクセス流量，心拍出量の測定には超音波指示薬希釈法の原理が用いられている。

● 超音波伝搬時間差法

血液回路にクリップ留めした超音波センサから順流方向(送受信部A→B)，逆流方向(送受信部B→A)というように横切って超音波を受信し，その超音波伝搬時間の差により血液流量を算出している(図10)。

図10 超音波伝搬時間差法による血液流量の算出原理

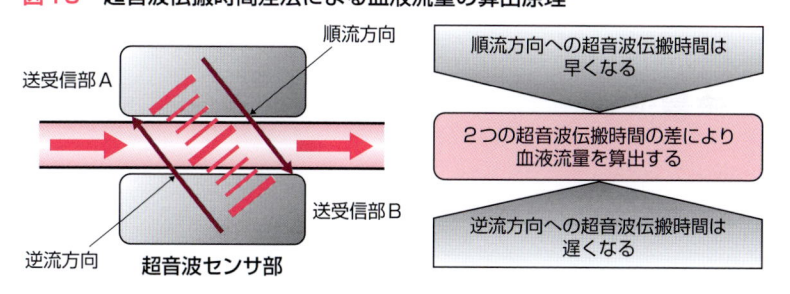

流速(V)，順流方向の伝搬時間(T_{AB})，逆流方向の伝搬時間(T_{BA})，伝搬路長(送受信部の距離(L)，流体の音速(C)，流路と超音波伝搬路のなす角(θ)とした場合，

$$T_{AB} = L/(C + V\cos\theta)$$
$$T_{BA} = L/(C - V\cos\theta)$$

ここから,流速を求めると

$$V = (L/2\cos\theta) \cdot (1/T_{AB} - 1/T_{BA})$$

となる。

　上式より,音速(C)の項が計算式から除かれているため,流体成分,温度,圧力などがふらついて音速が変化しても,流速演算に影響しないため安定した計測が可能である。また,このことは血液のみならず水などの流体でも実流量の測定が可能であることを示している。算出された流速に「流量補正係数」を乗じ,面の平均流速(V')に補正し,管の断面積(S)とすると流量(Q)は,以下の式で求められる。

$$Q = V' \cdot S$$

● 超音波指示薬希釈法

　血液中と生理食塩液中の超音波伝搬速度は,生理食塩液中のほうが遅いことが知られている。この現象を利用し,血液中に生理食塩液を注入すると超音波伝搬速度は減少することから,脱血側回路(A側)と送血側回路(V側)の両センサにて希釈率として読み取り希釈曲線を描く(図11)。この検出された曲線を基に,アクセス再循環率,アクセス流量,心拍出量の測定を行っている。

図11　超音波指示薬希釈法による算出原理

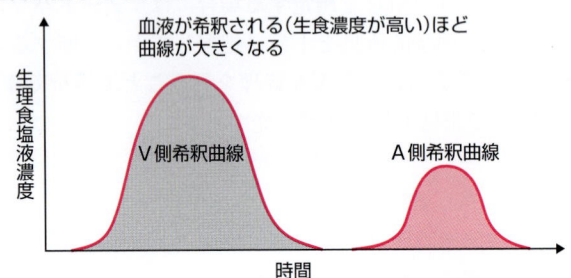

血液中の超音波伝搬速度は,1,565〜1,585(m/sec):(Hct値25〜45%,37℃の場合)
生理食塩液中の超音波伝搬速度は,1,533(m/sec):(37℃の場合)

◎引用・参考文献
1) 東レ・メディカル:血液粘度変化率機能取扱説明書.
2) 日機装:DBB-27操作マニュアル.

12 透析支援システム

Point
- 透析業務および関連業務を支援する。
- 施設の規模や業務内容によってシステムを選択。
- 標準的な用語セット・コードセットや国際的な標準規格への対応。
- 透析に対応したデータ交換規約。
- 電子カルテや既存のシステムとの接続運用。
- 危機管理。

透析支援システム

　透析療法の支援を行えるソフトやシステムが世に現れてから，20年以上が経過している。その間コンピュータの性能，通信技術など，まさにIT革命によって透析支援システムは大きく進化している。

　初期のパーソナルコンピュータが医療で利用され始めたとき，透析医療が反復による長期治療であることや定期的な検査の蓄積など，コンピュータによる情報管理技術を導入する利点が多い医療と考えられた。そのため，コンピュータを積極的に使用する情報管理方法が模索され，さまざまなアプリケーションやシステムが開発導入されるに至った。

　医療全体においてもコンピュータの進歩により，商品としてさまざまなアプリケーションが開発され，施設内の多くの場所にコンピュータを普及させた。透析医療では，施設単位で総合的に透析治療を管理・補助するアプリケーションの開発へと続き，透析装置や周辺機器のモニタリングやコントロールが可能な1つのシステムとして，透析医療に関連するすべての業務を支援できるようになっている。

透析支援システムの原理

　透析治療は，定期的に多人数の患者を同時に治療するため，治療経過記録などのデータ記録業務や整理作業が多く，また，透析治療に関する条件や治療スケジュール管理，個人情報管理を行っている。さらに，透析患者への定期処方や定期検査に加え，臨時での処方や検査，施設で使用する薬剤や物品の出納管理などのほか，通常の医事業務に加え，透析治療に特化した業務も多く行われている。透析施設においてこれらは日常的に行われる業務であり，多くの人と時間を要していた。透析支援システムでは，これらの業務をより簡便に管理運営するため，また，医療安全の確保のため開発されてきている。これにより，情報の共有化と，効率的な運営，操作手順を減じて業務効率の向上を実現し，また，システムによる確実な伝達でヒューマンエラーを低減させ，業務の安全性，省力化をともに向上させる。さらに透析関連情報をシステムにて管理することで，透析関連情報の有効活用も可能にする。

ここがポイント

透析支援システムの呼称
- 透析支援システム，透析管理システム，透析業務支援システム，透析通信システムなど，さまざまな呼び名で開発されてきた。その他，透析医療，透析業務，透析関連業務，支援，サポート，アプリケーション，ネットワーク，システムなどの単語を組み合わせてよばれることが多い。近年では，透析業務支援，透析支援とよばれるシステムに集約されている。ここでは広義のシステムとして，透析支援システムと呼称する。

血液浄化関連機器

透析支援システムの必要性

　これらのシステムは，患者の増加に伴う透析施設の増加と，透析施設が保有する透析装置の増加，医療経済による透析医療への締め付けなどにより，より安全で効率的な治療と，人件費削減や消費材料の効率化などのコスト削減と合致することで，透析施設への導入が進んでいる。常に安全でよい医療を提供し，かつ，効率的およびコスト削減を行わなければならない透析施設には必要なシステムであり，また，電子化の流れを継承するシステムとしても有用である。

透析支援システムの構成

　透析支援システムは商品によって，構成や機能は大きく異なる。コンピュータ1台での運用から，サーバを立てて，複数のクライアント，移動用PADやノートパソコン，透析装置との接続，透析液供給装置や水処理装置との接続，体重計やID読み取り装置との連携，多施設での情報共用，電子カルテやレセプトコンピュータとの接続，薬剤システムやオーダーリングコンピュータとの接続，検査や放射線の部門管理システムとの接続も可能なシステムまで存在する。透析支援システムは，透析施設に合わせて多彩な形態が可能である（図1）。

ここがポイント

パスワードの安全性

- 透析支援システムに限らず，操作者の認証にはIDとパスワードが多く用いられるが，安易なパスワードは使用しないようにする。一般的な英数字で構成するパスワードを4文字の設定で行うと62,742,241通りしかない。これだけでは数秒で解析が終了する。ある程度強固なパスワードにするには，8文字以上（3.93658×10^{15}通り）の設定は行いたい。今後電子情報を扱ううえで，コンピュータへの認証の機会は多くなる。安易なパスワードや同一なパスワードの使い回しなどはセキュリティを低下させ，当人およびシステムにデメリットしか与えない。

図1　透析支援システム構成例

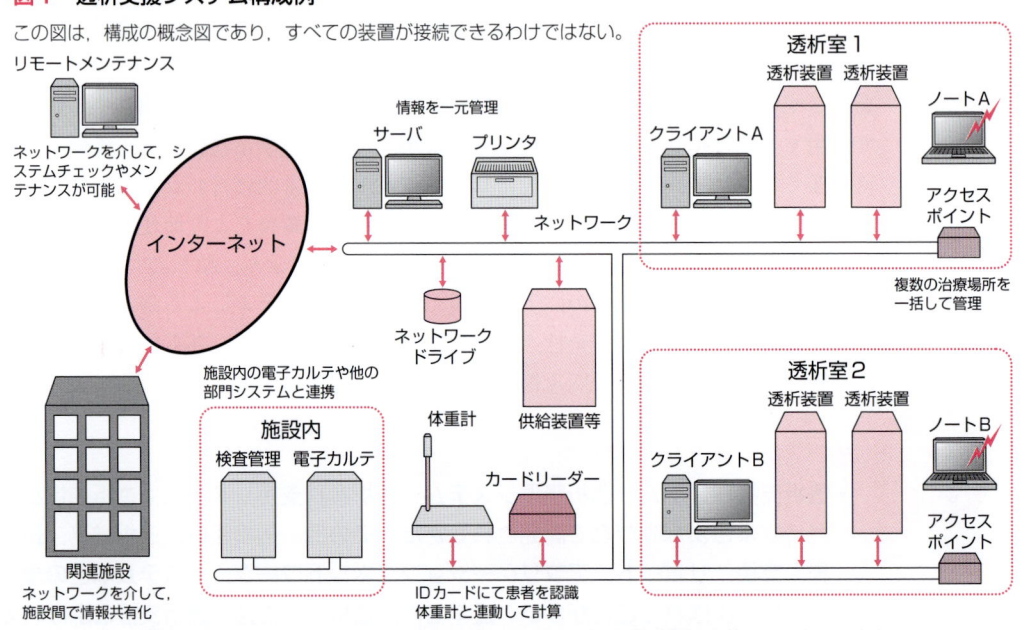

この図は，構成の概念図であり，すべての装置が接続できるわけではない。

透析支援システムは，ネットワークを利用して，さまざまな関連機器や他のネットワークと接続できる。システムの構成は，機能にもよるが自由に選択して構成できる。

🩸 透析治療の流れ

　透析治療を行うためには，患者を確認し，前体重を測定の後，治療ベッドに案内し，ドライウェイトからの差を計算，透析装置にその目標値を設定，その後透析開始とともに，決められた条件に合わせ除水も計算する。透析治療中の透析経過を経時的に記録するには，透析装置の情報の記録と，患者状態の記録のほか，行った処置の記録をする。終了時には後体重を計算することも必要である。これら透析治療の前段階として，患者に合わせた透析の物品を準備し，治療を行う場所の準備，定期的な検査や処方だけではなく，臨時にも対応し準備を行う。その他，治療を行うスケジュール，ベッド管理，処方，検査スケジュール，検査結果管理，物品管理，紹介状作成など，関連する業務も多岐に及ぶ。

　透析支援システムは，これらの透析業務や関連業務を支援するためのものであり，電子化した管理を推進させ，より効率的な運営が可能になる。構築するシステムによっては，業務をオプションで対応することも多いため，どこまでシステムに組み込むかを考えなくてはならない。

🩸 透析支援システムの主な機能

　透析支援システムは，開発会社によって分類や扱いは異なるが，透析支援を名目に組まれているシステムであるので，おおよその主な機能は類似している。透析にかかわるさまざまな業務を支援することが可能である。

患者関連の情報を管理する業務を支援する

　患者の基本的な情報を管理することを筆頭に，患者一覧，透析条件管理，ドライウエイト管理，注射予定管理，使用物品，依頼文書など，サマリー，診察歴管理などを行うことができる。

特に医師が行うべき業務の支援

　医師指示，診断・診察記録管理，診察情報文書作成・印刷，紹介文書作成，返信文書作成，病歴管理など，医師が行うべき業務の支援が可能である。

薬剤にかかわる管理の支援

　患者注射薬管理，処方箋作成・印刷など，薬剤にかかわる管理が可能である。

検査管理の支援

　検査スケジュール管理，検査結果閲覧，検査結果印刷，時系列検査結果印刷，項目グラフ作成，外部検査会社検査結果読み込みなど，検査にかかわる業務の支援が可能である。

装置関連管理の支援

　透析装置動作記録管理，保守記録管理，透析装置や透析液供給装置，水処理装置のメンテナンス情報管理など，治療に用いる装置の保守管理の支援が可能である。

ネットワークシステム

　サーバを立て，クライアントを複数もつことで，透析室内や医局，各ナースステーション，薬局，検査室などで，情報の確認や業務を同時に行える。また，インターネットや専用回線などにより，複数の施設間での情報共有やセンター管理も可能である。電子情報へのアクセスを行うための窓口となるクライアントは，ノートパソコンやPDAなども利用が可能になり，ど

こでも業務や閲覧・確認作業を行える。

他のネットワークとの接続

　施設内に既存する各種ネットワークやシステムである電子カルテとの相互接続，検査部門ソフトとの相互接続，画像管理ソフトとの接続，レセプトコンピュータとの接続が可能であり，電子情報を総合的に扱うことが可能である。

電子カルテなどへの接続

　すでに電子カルテなどが施設内に導入されている場合，電子カルテと接続し1つのシステムとして稼働することが必要となる。また，施設内に存在するほかの会計システムや検査管理システムなどとの接続も可能になるが，これらのシステムとの接続の可否は，透析支援システムによって異なる。事前検討のときには必ず確認する必要がある。電子化した透析関連の医療情報は，院内で共有されるべき情報である。電子カルテに接続統合され，整合性を保ちつつ，お互いに情報交換が可能なネットワークシステムとして構築することが必要である。

透析支援システムで特徴的な透析装置および関連装置のコントロール

　透析装置とシステムとの通信により情報の交換を行う。主な機能は，透析治療中の各種表示データを記録し，内蔵されている血圧計のデータを集める。そのデータは，透析経過として収集して記録する。また，接続された透析装置の透析治療中の動作や警報も随時記録する。透析液供給装置などの監視も含まれることもある。

　患者IDカードを使用して患者を認識し，システムと連動した体重計で測定した体重を，あらかじめ決められた条件を加え，使用する透析装置に転送することも可能になる。

　透析支援システムと透析装置を接続し運用するために用いられるプロトコルは，そのメーカが独自に設定しているため，透析装置の開発会社と透析業務支援システムの開発会社は同一なことが多い。しかし，透析医学会が取り決めた，通信共通プロトコルに対応することで，透析支援システム開発会社と，他社の透析装置との接続も可能になる。

通信共通プロトコル

　初期の透析支援システムでは，透析装置から治療の情報取得や，データ送信での装置設定変更など透析装置をコントロールするためには，同一会社の透析装置と透析支援システムでしかできなかった。そのため，他社の透析装置が混在した施設では，透析支援システムの透析装置制御が困難であった。そこで，日本透析医学会では，透析装置の通信プロトコルを共通化させ，複数会社の透析装置が混在する状態でも，透析支援システムですべての透析装置に利用できる通信共通プロトコルの策定を行った。

　透析医学会の共通プロトコル検討ワーキンググループが，1999年に通信共通プロトコルVer.1をリリースした。その後2013年にはVer.2として透析治療記録を作成するうえで必要な血圧などのバイタル情報，HDF関連情報を追加し，接続形式にもTCP/IPが追加された。リアルタイム性の向上も行い機能向上が進められた。

　現在ではVer.3になっており，透析支援システムから送信される個々の装置設定用透析条件などを受信する機能が追加された。接続された透析装置は，製造各社を問わず接続線を経由して透析支援システムからのリクエストに応じて，血圧や静脈圧などの透析装置で得られるデー

タを送信できるほか，透析治療前の患者属性や透析条件を透析装置から送受信できるようになっている（図2）。透析装置が透析支援システムから治療条件を受信することを可能にしたことがVer.3の特徴である（表1）。通信共通プロトコルにより，透析装置製造会社以外のソフトウェア開発会社が，この透析支援システムと透析装置と通信を構築できることになった。

> **ここがポイント**
>
> **通信共通プロトコル Ver.3**
> - このプロトコルを使用するためには，透析支援システムの対応だけではなく，透析装置においてもこのプロトコルに対応していなければならない。対応していない透析装置に場合は，バージョンアップなどで対応する必要がある。このプロトコルを使用する場合には，必ず透析装置が対応できるか確認することが必要である。

図2　通信共通プロトコル Ver.3

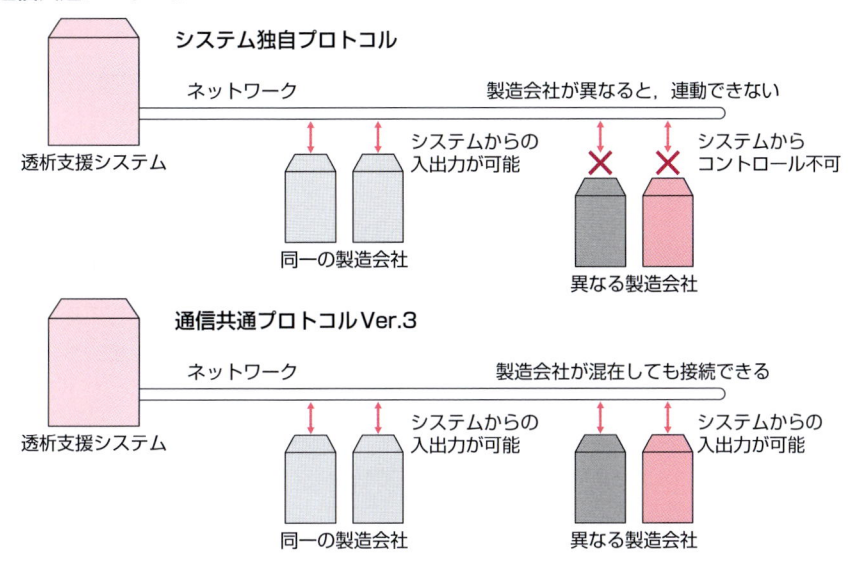

表1　通信共通プロトコル Ver.3

モニタ情報	装置データ（HDF含），血圧脈拍データ，警報データ
リアルタイム性	2秒/1回
コントロール情報	患者属性，治療条件，ただし，1回のみ送信
接続様式	RS-232C，RS-485，TCP/IP，絶縁型を明記

透析装置から透析支援システムに送信			透析支援システムから透析装置に送信	
装置データ項目	血圧脈拍データ項目	警報データ項目	患者項目	治療条件項目
目標除水量 総除水量 除水速度 血液流量 透析液流量 シリンジ流量 透析液温度，透析液濃度 静脈圧 透析液圧 TMP 治療経過時間 補液目標量 補液速度，補液温度 治療モード シリンジ積算量 フラグ	血圧測定時刻 最高血圧 最低血圧 脈拍	血圧警報 駆音警報 濃度警報 静脈圧警報 透析液圧警報 TMP警報 気泡検知警報 漏血警報 その他警報	患者ID 患者氏名	治療モード 透析時間 除水時間 目標除水量 除水速度 補液時間 目標補液量 補液速度 シリンジ速度 透析液温度 補液温度

血液浄化関連機器

透析医療の臨床情報交換フォーマット（HeMX）

2000年に日本透析医学会が「透析医療における診療情報を相互に交換するためのデータフォーマット：HeMX[*1]」を策定している。このHeMXは，血液透析治療で発生する診療経過記録を構造化し，交換可能なテキスト形式で記述するための規約である。HeMXを用いることで，血液透析診療に関する詳細なデータを，透析支援システムの開発会社に依存せず電子情報のまま移動することが可能になる。これにより他施設に血液透析診療情報や過去の血液透析治療情報を電子情報のまま移動できる。また，統一されたことで，情報の集積・分析が速やかに行え，透析医学会の統計情報や，多施設の情報処理など統計データを効率的に行うことも可能になる。ただし，透析支援システムがこの規格に対応していなければならない。また，扱える情報は血液透析の処置に関するものだけで，腹膜透析や，血漿交換など他の血液浄化には対応していない。一般的な入院・外来診療情報や，健康保険などの情報もこの規格に含まれない（図3）。

図3 HeMXでの患者情報伝達

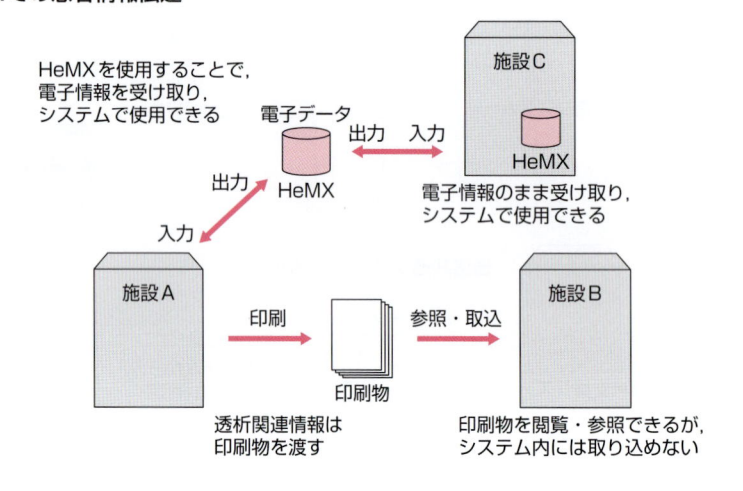

電子カルテ

1999年4月「診療録等の電子媒体による保存について」，2002年3月「診療録等の保存を行う場所について」が厚生省および厚生労働省より通知され，紙媒体やフィルムなどで保存されていた診療録などを電子化した場合の，保存および保管場所に関する要件が明確に示された。その後，2004年11月に成立した「民間事業者等が行う書面の保存等における情報通信の技術の利用に関する法律」によって，原則として法令などで作成または保存が義務付けられている書面は，電子的に取り扱うことが可能となった。つまり，要件さえそろえば，電子化した状態での運用や保存が可能になった。これにより，医療においての電子化が進み，さまざまな医療関連の管理ソフトや電子カルテの開発が行われ，現場への導入が進み始めた。

透析治療においては，コンピュータの利用が早くから進んでおり，すでに透析支援システムとして透析施設に導入が進んでいた実績があったため，これらの透析支援システムが電子カルテの要件を満たすことになり，透析支援システムは電子カルテとしての機能までももつこととなった。

用語

[*1] HeMX：Hemodialysis Medical Record Exchange Format（ヘム エックス）

> **ここがポイント**
>
> **電子保存・保存場所に関する要件**
> ①保存義務のある情報の真正性が確保されていること。
> - 故意または過失による虚偽入力，書換え，消去および混同を防止すること。作成の責任の所在を明確にすること。
>
> ②保存義務のある情報の見読性が確保されていること。
> - 情報の内容を必要に応じて肉眼で見読可能な状態に容易にできること。情報の内容を必要に応じて直ちに書面に表示できること。
>
> ③保存義務のある情報の保存性が確保されていること。
> - 法令に定める保存期間内，復元可能な状態で保存すること。

医療情報の標準化

　電子化した情報の共有や，医療安全，医療の質の向上に寄与するものとして，情報の標準化がある。さまざまな医療情報も電子化の仕様が異なれば，電子カルテシステム間での情報交換ができないばかりか，医療施設内や他の医療機関とも情報が統合できない。電子化した診療情報を長期間・複数の医療機関で利用を可能にし，他のシステムとの共有・使用可能な形式で保管するためには，標準的な用語・コードセットを利用することが求められる。透析支援システムでは，ほとんどの場合これらに準拠しているため，使用者は考える必要はないが，施設内の電子化を進めるにあたり，必要な知識として知っておきたい。

標準的な用語セット・コードセット・国際的な標準規格

　公開されている用語・コードセットマスターは多く，そのなかで日本での各分野における実質的な標準的用語コード集と考えられるものについては，診療情報の保存の際に利用することが求められる。仮に使用しない場合でも標準化した用語やコードに変更できることが必要である。標準的な用語集やコードセットとして，薬品名：医薬品HOTコードマスター，病名：ICD10対応標準病名マスター，臨床検査：臨床検査マスターのほか，医療機器，看護用語，症状所見，画像検査などの標準マスターが整備されている。

　また，HL7，DICOMなどは，国際的な標準や規格として提唱され，日本国内でも利用が進んできている。これらの国際標準を日本国内で利用可能なように定義した標準データ交換規約も多くある。電子情報の相互利用性のためにはこれらの規格や標準方式を積極的に使用することが必要であることも知っておきたい。

> **ここがポイント**
>
> **標準規格として認めるべき規格**
> - 厚生労働省が保健医療情報分野で進めている，医療情報にかかわる標準化の推進
> - HS001　医薬品HOTコードマスター
> - HS005　ICD10対応標準病名マスター
> - HS007　患者診療情報提供書及び電子診療データ提供書
> - HS008　診療情報提供書（電子紹介状）
> - HS009　IHE統合プロファイル「可搬型医用画像」およびその運用指針
> - HS010　保健医療情報-医療波形フォーマット
> - HS011　医療におけるデジタル画像と通信（DICOM）
> - HS012　JAHIS臨床検査データ交換規約

透析支援システム導入時の検討

　透析支援システムを導入する場合には，自施設の規模・今後の拡張などを加味し，予算や操作性・設置空間や配置場所などを考慮し，どのシステム構成で導入するかを検討する。施設規模や施設の特徴などにより，必要な機能は異なる。例えば，将来的に施設の治療床を拡張するならば，それに対応できるシステムを選択すべきである。また，施設内に既存の電子カルテや部門システムがあり，それらとの相互接続を行うならば，可能なシステムを選択しなければならない。しかし，あまりに遠い将来的な構想にシステムを合わせる必要はない。これらのシステムは，バージョンアップや更新などで内容の変更が行われる。現在の業務や流れを，透析支援システムで似せるか，透析支援システムに，現在の業務を対応させていくかを十分に検討し，施設に存在するそのほかのシステム，電子カルテやレセプトコンピュータなどへの接続，どの業務までシステムに組み入れるか，検討し導入していく。

導入後の問題点

　透析支援システム導入後にはさまざまな問題が発生する。今まで行っていた業務の流れがシステムによって変更されることが原因となる問題と，紙ベースで運用していた書類の閲覧性と記録性の低下による問題が多い。事前に十分検討したとしても，実務で戸惑うスタッフは多い。解決には柔軟な対応と厳格な規則を定める必要があるため，担当者を決めスタッフ間で十分な教育を行って理解を進め，運用手順を調整することが必要である。透析支援システムを使用していくことで，操作や扱いなどに順応し解決していく事例も多い。

非常時の対応と対策

　透析支援システムの最大の弱点は，扱う情報が電子情報であるという点である。一般的には，扱う電子情報のバックアップを考えなくてはならない。製品ではバックアップの安全性を確保できていることが多いが，バックアップ体制を確認し，必要ならば定期的なバックアップを手動で行う。また，透析支援システムが停止し稼働しない状態での運用方法を準備しておく。なんらかのシステム上の不具合やコンピュータの故障などで，透析支援システムが動かない可能性がある。透析支援システムが稼働しないと，個人情報や病歴，薬歴，検査歴などを見ることができないばかりか，透析装置の制御や自動記録も行われない。透析施設自体の運用に大きな障害が生じることになる。また，電子化した情報は，コンピュータが稼働しないと閲覧することができない。透析支援システムを使用しないでも透析治療が滞りなく提供できるように，透析支援システムが稼働しない・動作しないときを想定し，緊急運用のマニュアルや手順書を整備し，最低限必要な情報は定期的に印刷しておく。

> **Caution!**
>
> **情報の印刷，見読性の確保**
>
> - 透析支援システムが動作しないと，電子化された情報は見ることができなくなる。そこで，透析支援システムが動作しないときにも情報を閲覧できるよう，最低限の電子情報は印刷した状態で保管しておくことが必要になる。すべての情報を印刷する必要はないが，治療を行ううえで必要な情報を得られるだけの情報は印刷した状態で常備しておきたい。また，これらの印刷情報は定期的な交換も必要である。非常時や災害発生時にも有効である。

> **ここがポイント**
>
> **外部メモリの管理**
> - 職場で使用するUSBメモリやSDカードなどの外部メモリ管理を厳密にしなければならない。現在では安価で外部メモリを購入できるため，複数の外部メモリを使用していることが多い。また，過去使用していた外部メモリもそのままの状態で残っていたりする。しかし，これらを複数持つことによって管理が曖昧になり，紛失や盗難などに気が付かず，意図しないデータ流出が発生してしまう可能性がある。そのため，使用する外部メモリの管理をしっかりと行い，使用しない外部メモリは，内部を消去のうえ破壊するぐらいの処理が必要である。また，同様に使用しなくなったコンピュータのハードディスクにもデータは残っている。しっかりと消去のうえ破壊し，廃棄処分することが必要である。

非常電源に関すること

　非常時や災害発生時の対策では，透析支援システムを稼働するための電気容量確保を考えなくてはならない。非常用電源は，透析装置や関連装置を動かすだけではなく，透析支援システムを安定して動かせるだけの電気を確保しなければならない。災害対策や危機対策において，透析支援システムへの電源供給と状況に合わせた手順を組み込む。後から透析支援システムを導入したときに忘れやすい点であるので注意する。

透析支援システムの危機管理

　危機管理は，取り扱うスタッフの操作教育も含まれる。透析支援システムに対して危険な操作の防止や，取り扱い方の注意点などを教育する。データベース言語などに対応したシステムでは，間違った操作でデータの消去が発生する可能性がある。また，扱う情報が医療情報であり，安易にコピーや印刷を行うことで，情報流出の危険があることを十分に認知させる必要もある。医療情報の流出を防ぎ，また，同時にスタッフの医療情報を扱うことへのモラルも含めた教育を行うことが重要である。

> **ここがポイント**
>
> **SNS (social networking service)**
> - 人と人とのつながりを促進・サポートするコミュニティ型のサービスであり，趣味や嗜好，地域などの関係を通して新たな人間関係を構築する場を提供している。しかし，このサービスにおいて，医療従事者が職場にて見聞きした情報や，患者の情報を流してしまうことが問題となっている。スタッフ間で行われる会話と同じ感覚でSNSに載せてしまうことで，外に出てはならない情報が数多くの人達に伝わり，さらにそれを見た第三者から拡散されていく。SNSの拡散は高速で広範囲に及ぶ。医療従事者として立場をわきまえ，安易な発言や映像の公開などは行わない。医療従事者としての道徳や倫理観・価値観を身に付ける必要がある。

透析支援システムの今後

　医療情報電子化の流れは本流であり，医療施設への電子カルテや電子画像管理などの普及が進むことはほぼ確実だと思われる．医療情報の電子情報化が進んでいる現在，透析支援システムも同様に普及が進むことは間違いない．今後の透析医療は，医療安全性を向上させつつ，経済的には経費を削減することが重要であり，安全の向上と経費の削減が同時に可能になる透析支援システムが普及しない道理はない．現在問題となる導入コストも普及が進むにつれ下がってくると思われる．

　また，透析支援システムは常に進化している．透析にかかわる多くの業務を支援し，人の労力を減じ，エラーを減少させ，安全性は向上する．新たな業務や企画などにも柔軟に対応していく．透析治療を支援するため必要なシステムは，その施設の規模などによって異なるが，システムの構成だけではなく，コンピュータの性能，操作性の向上，施設に合ったカスタマイズ機能など，より扱いやすいシステムが主流になると思われる．

ここがポイント

電子化の責任
- 診療録などの電子化による責任は，電子化を行う場合に新たに加えられたことではなく，本来の診療録やフィルムによる記録を扱う場合と同様で，媒体にかかわらず，情報には証拠能力や証明力ともに，技術的対策と運用による対策も含めて医療機関などの責任で行わなければならない．つまり電子化は，使用者もしくは，医療機関においての自己責任で行われるものとなる．

◎引用参考文献
1) 鈴木　卓，川崎忠行：透析支援システム（電子カルテ，レセプト）．臨床透析，29(7)：121-132, 2013.
2) 東レ・メディカル：Miracle DIMCS UX資料．
3) ニプロ：DiaCom 2006資料．
4) 日機装：Future Net Web+資料．
5) 日本透析医学会：透析医療における診療情報を相互に交換するためのデータフォーマット：HeMX．
6) 日本透析医学会：通信共通プロトコル Ver.3

Ⅳ 透析液・補充液

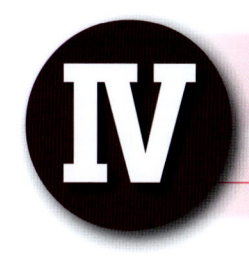

1 透析液

Point
- 透析液の組成を知っておくこと。
- 透析液濃度管理は複数の測定方法から多面的に評価する。
- CKD-MBD[*1]管理，高齢透析患者に合わせた透析液を選択する。

透析液の役割

透析液は透析膜を介して過剰な老廃物(水，電解質，尿毒素)を濃度差，圧較差，によって体外へ取り除く一方，欠乏した物質は透析液から体内へ補給する2つの役目を果たす。また，最終的に作製された透析液中に有害成分が存在してはならない。

剤形

透析液はA原液とB原液を混合・希釈して使用するよう高濃度に濃縮され供給される。透析液の開発には透析療法の時代背景や患者背景が反映されその形も変更されてきた。当初の原液は液体であったが最近ではA・B原液ともに液剤と粉剤が開発され施設内で液剤に溶解しこれを混合調整して透析液が作製されるようになった。また，その組み合わせにより液+液，液+粉，粉+粉の種類があり，患者の状態や施設の透析液溶解装置(多人数用透析液溶解装置，個人用透析監視装置)，機械室，保存環境，倉庫面積などにより使用剤形が選択される。また，A・B剤を自動溶解することで菌の繁殖を防ぎ透析液清浄化，エンドトキシン(ET[*2])対策にも効果を得ている(図1)。

図1 透析剤の剤形

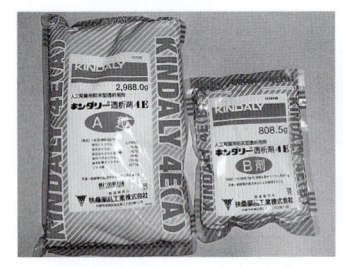

粉-粉2剤1セットタイプ　　液-粉タイプ　　液-液タイプ

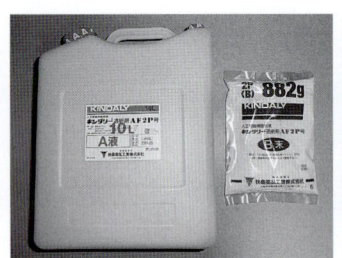

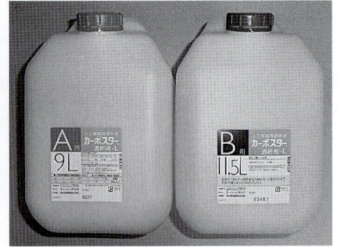

種類

透析液の種類は剤形による場合だけでなく，その組成によっても分けられる。現在は重炭酸透析液が主流である。各メーカの透析剤の種類と一覧を示す(表1)。

アセテートフリーバイオフィルトレーション(AFBF[*3])は高齢導入，合併症，糖尿病患者，長期透析患者の増加による透析困難症例が顕在化したため，酢酸を含まない透析液と重炭酸ナトリウムを補液剤とした方法でHDFの変法と考えられ，個人用HDF専用装置が必要である。

用語
- [*1] CKD-MBD：chronic kidney disease-mineral and bone disorder(慢性腎臓病に伴う骨・ミネラル代謝異常)
- [*2] ET：endotoxin
- [*3] AFBF：acetate free biofiltration

表1 各社の透析剤組成一覧表（2012年4月改定）

会社	商品名	剤形	規格	Na	K	Ca	Mg	Cl	HCO$_3^-$	Acet	Glu	容量
陽進堂	カーボスターL	液-液	6L	140	2	3	1	111	35	***	1.5	6
			9L									9
	カーボスターM	液-粉	10L									10
	カーボスターP	粉-粉	2剤1セット									
	AK-ソリタ・DP	液-粉		140	2	3	1	111*	25	10	1	9
	AK-ソリタ・DL	液-液										9
	AK-ソリタ・FP	液-粉		143	2	2.5	1	112*	27.5	9	1	9
	AK-ソリタ・FL	液-液										9
扶桑薬品工業	キンダリー液AF-1P号	液-粉		135	2.5	3.5	1.5	106.5	30	6**	1	10
	キンダリー液AF-1号	液-液										9
	キンダリー液AF-2P号	液-粉	10L	140	2	3	1	110	30	6**	1	10
	キンダリー液AF-2号	液-液	6L									6
	キンダリー液AF-2号	液-液	9L									9
	キンダリー液AF-3P号	液-粉	10L	140	2	2.5	1	112.5*	25	8	1.5	10
	キンダリー液AF-3号	液-液	6L									6
	キンダリー液AF-3号	液-液	9L									9
	キンダリー液AF-4P号	液-粉	10L	140	2	2.75	1	112.3*	27.5	8	1.25	10
	キンダリー液AF-4号	液-液	6L									6
	キンダリー2D号	粉末	3剤1セット	140	2	3	1	110	30	6**	1	10
	キンダリー2E号		2剤1セット									
	キドライムT-30		2剤1セット									
	キンダリー3D号		3剤1セット	140	2	2.5	1	114.5*	25	8	1.5	10
	キンダリー3E号		2剤1セット									
	キンダリー4D号		3剤1セット	140	2	2.75	1	112.3*	27.5	8	1.25	10
	キンダリー4E号		2剤1セット									
ニプロファーマ	リンパック1号	粉末	3剤	138	2	2.5	1	110	28	8	1	9
	リンパックTA1		2剤1セット									
	リンパック3号		3剤	140	2	3	1	113	25	10.2	1	9
	リンパックTA3		2剤1セット									
日機装	D-ドライ3.0S	粉末ボトル	2剤	140	2	3	1	113	25	8**	1	9
	D-ドライ2.5S		2剤	140	2	2.5	1	112.5	25	8**	1	9

電解質濃度：mEq/L, Glu：g/L
*　　 ：別にpH調整剤の塩酸2mEq/Lを含む
**　 ：別にpH調整剤の氷酢酸2mEq/Lを含む
*** ：pH調整にクエン酸2mEq/Lを含む

Caution!
- AFBFはアセテートが完全に含まれない透析液であるが使用方法は通常透析とは異なる。他の透析液のA・B剤を使用することはできない。AFBF治療中は血液ガス分析で確認するなど注意が必要である。

透析液の組成

透析液ナトリウム濃度

　限界濾過によるNa除去性能が向上したため現在の透析液Na濃度はほとんど140mEq/L程度の正Na濃度となっている。低血圧，低アルブミン血症，浮腫のある患者の透析を安定させる目的で透析時間4時間のなかで透析液Na濃度を変化させた高Na透析も行われた。Na濃度を高くし血漿浸透圧を上昇させて組織間液から細胞外液へ水分移動を促し循環血液量の維持と除水の安定を図った方法で，段階的に高い濃度から正Na濃度にもどす方法や，透析前半を高く，後半をもどすなど患者の血圧などの症状に合わせた調整がされた。このときのNa濃度は150〜160mEq/L程度までとされているが，150mEq/Lを超えた継続治療では口渇が強く水分コントロール不良に至る場合がみられた。最近では透析液清浄化の観点からNa注入装置の設定がないシステムに変更されこの治療法は実施できないことが多い(図2)。

図2　高Na透析

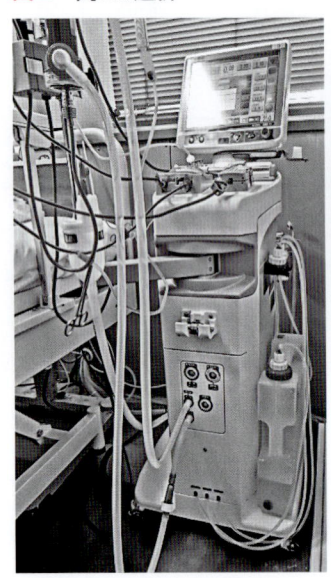

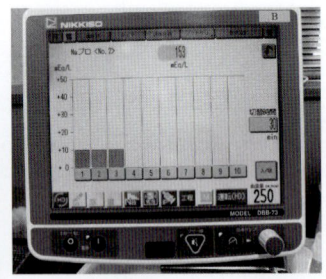

高Na透析のパターン設定

個人用透析装置と
10％Na水溶液タンク

透析液カリウム濃度

　透析液K濃度は2.0mEq/Lのものがほとんどである。高齢透析患者や，長時間透析では透析後に低K血症となることが指摘される。多様化する患者や透析方法に対し現在の透析液はその変化にまで対応できてはいない。

透析液カルシウム濃度

　透析液Ca濃度はその時代の患者の病態，ビタミンD製剤の開発，PTH[*4]検査法の進歩などの背景により3.5，3.0，2.5mEq/Lと下げられている。透析前後のCaバランスは，透析液Ca濃度3.0mEq/L以上では正のバランス，2.5mEq/L以下では負のバランスであり，2.75mEq/L付近の濃度でCaバランスはゼロになると考えられる。最近のCKD-MBDの管理のなかで血清P，Ca濃度が非常に重要であることが注目されている。わが国の多くの透析施設が多人数用透析液供給装置を使用しさまざまな患者を同時に管理する最大公約数的なCa濃度として2.75mEq/L

用語　*4　PTH：parathyroid hormone（副甲状腺ホルモン）

が選択されるとも考えられる。また，その他の使用方法では，血清Ca濃度が低い透析導入期には3.0 mEq/L，維持期では2.75 mEq/L，高Ca血症，低回転骨で高Ca血症などには2.5 mEq/Lを使用するなど骨代謝のモニタとコントロールに合わせた選択が必要となる。

透析液重炭酸濃度

　生体のpHは7.35から7.45という狭い範囲に酸塩基平衡が維持されているが透析患者ではおおむね代謝性アシドーシスに傾くため，透析液から重曹，酢酸，乳酸などのアルカリ化剤を供給し是正される。歴史から見ればアルカリ化剤の主体は酢酸から重炭酸へ移行し，現在は透析液のpH調整と予備のアルカリ化剤として6～10 mEq/Lの少量の酢酸などが含まれる。透析液の総アルカリ化剤としては34～38 mEq/Lとなっている。透析患者の適正透析前重炭酸濃度と死亡リスクについて多くの研究や報告，ガイドラインがあり透析前値を22 mEq/L程度に維持することが目標とされるが，そのための一定の透析液濃度は規定されていない。また，透析後の重炭酸濃度は24～28 mEq/L程度が推奨されている範囲になる。これを維持するための透析液重炭酸濃度は27～30 mEq/Lでの調整が求められる。一方，無酢酸透析剤（カーボスター）では30～35 mEq/Lが調整目標になる（図3）。

図3　カーボスター理論組成重炭酸濃度

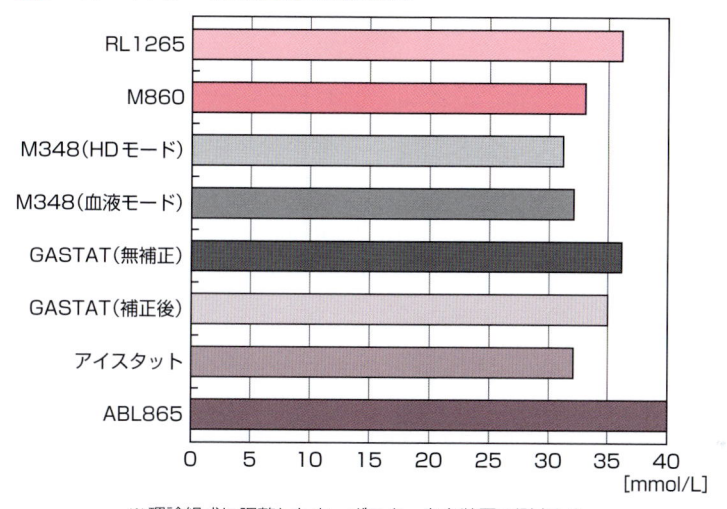

※理論組成に調整したカーボスターを各装置で測定した。
（第14回日本HDF研究会イブニングセミナー1 無酢酸透析液カーボスター使用上の注意と臨床評価より転載）
（東京腎泌尿器センター大和病院　菅野有造先生のご厚意による）

ブドウ糖濃度（透析液濃度100～150 mg/dL，正常値70～110 mg/dL（空腹時））

　酢酸透析液が主流の頃は200 mg/dLに設定されていたが，現在の重炭酸透析に替わった当初はブドウ糖の配合で細菌汚染の危険性を回避するため無糖の透析液も販売された。近年，糖尿病性腎症を原疾患とする透析患者の増加により透析中の低血糖を防ぐため100～150 mg/dLのブドウ糖が含まれている。

マグネシウム濃度（透析液濃度1.0～1.5 mEq/L，正常値1.8～2.6 mEq/L）

　生体内では細胞内や骨組織に存在し，心機能や神経系に作用している。緩下剤や制酸剤にMgが含有されている場合が多く現在は透析患者には禁忌である。正常値の3倍程度になると中枢神経系や反射の低下が出現する。低Mg血症は副甲状腺機能亢進症を増悪させるおそれがあるため透析液Mg濃度は1～1.5 mEq/Lに調整されているがMg代謝は不明な点も多い。

濃度管理

濃度管理の注意

透析液濃度管理は透析室の臨床工学技士の重要な業務であり，管理システムが求められるが，現状では作製透析液の濃度測定に関した適正な手技，測定法，管理法が確立されていない状況で施設の判断に委ねられているのが現状である。

透析液の組成の確認はNa, K, Cl測定装置，浸透圧計で行い，電導度計によるモニタリングが肝要である。透析液濃度管理で重炭酸濃度は正確に測定し難いのが現状である。重炭酸濃度は多くはガス分析装置によって測定されているが，この方法ではpHとP_{CO_2}電極による換算式から導き出された濃度であること，直接測定できないこと，各測定機器の測定電極および校正液の安定性による影響を受けやすいことなどで測定値が安定しない場合がみられる。また，透析液メーカの測定法が各施設とは異なるため同じ値は求められないと考えてよい（図4）。電解質測定計，浸透圧測定計，ガス分析装置，などを用い精度管理を行ったうえで透析液重炭酸濃度を推定管理することが重要である。また，透析患者の透析前後の血液ガス分析結果を評価し透析液重炭酸濃度を調整することも重要である（図5，6）。

図4 測定装置により測定項目の結果は異なる

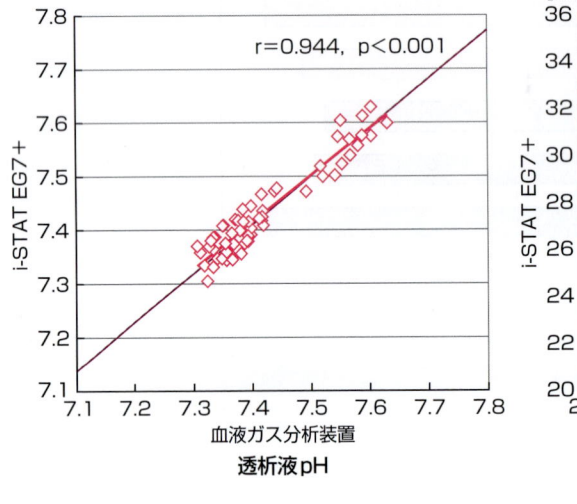

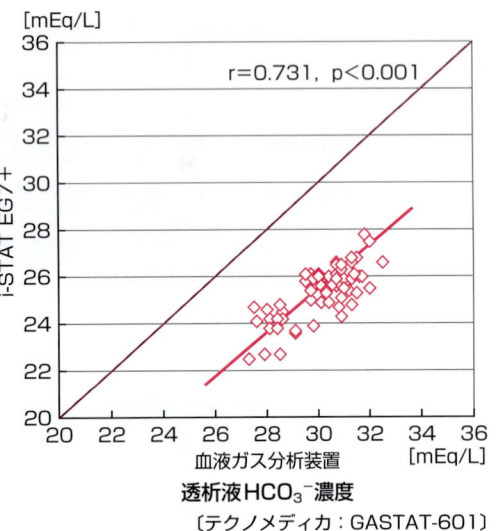

〔テクノメディカ：GASTAT-601〕
〔扶桑薬品工業：i-STAT 300F〕

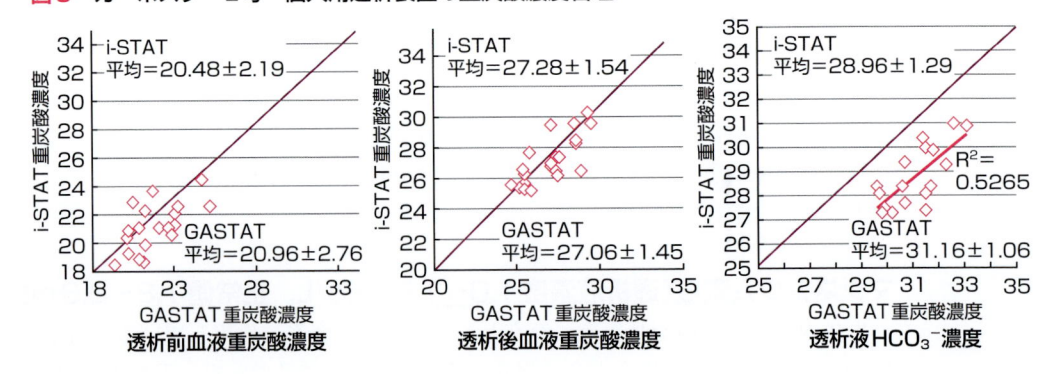

図5 カーボスターL号 個人用透析装置の重炭酸濃度管理

図6 キンダリー4E号 多人数用透析装置の重炭酸濃度管理

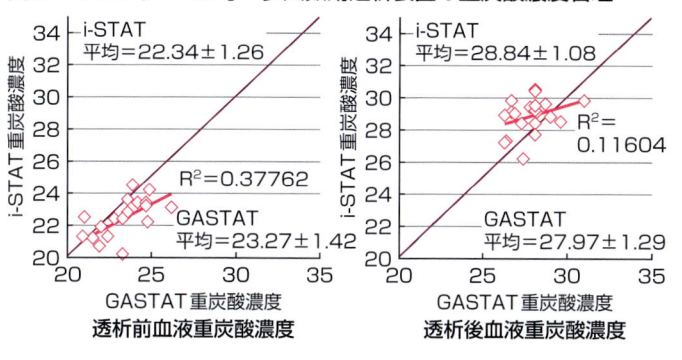

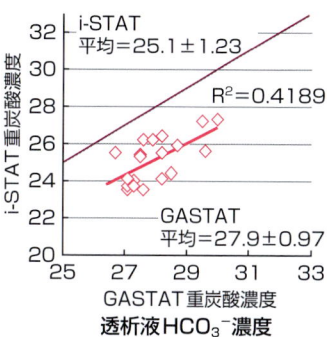

透析前血液重炭酸濃度　　透析後血液重炭酸濃度　　透析液HCO_3^-濃度

Caution!
- 正しい測定装置の取り扱いを熟知し，校正液のみならず既知の溶液（生理食塩水など）をサンプリングし測定装置の特性を把握することが重要。メンテナンス状況もこまめにチェックするべきである（図7）。実際に炎光光度計で理論組成に調整した透析液（カーボスター）のNa濃度を測定したところ各機種は異なる数値を表示した（図8，9）。

図7 透析液濃度管理機種

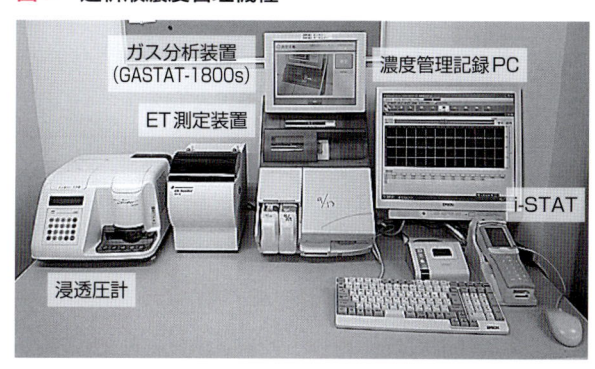

図8 炎光光度計と各社ガス分析装置

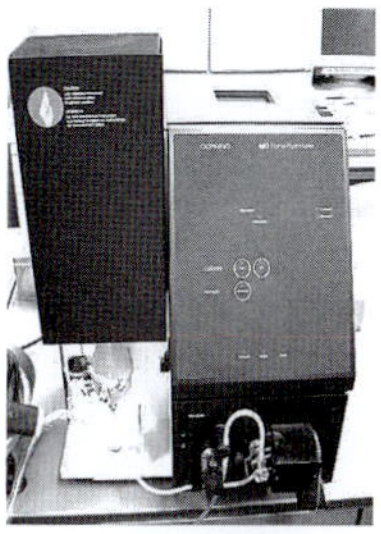

〔CORNING：炎光光度計480型〕 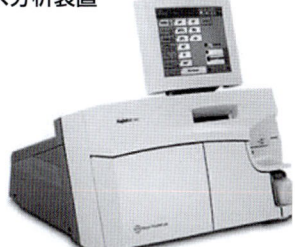　〔シーメンスヘルスケア・ダイアグノスティクス：RL1265〕 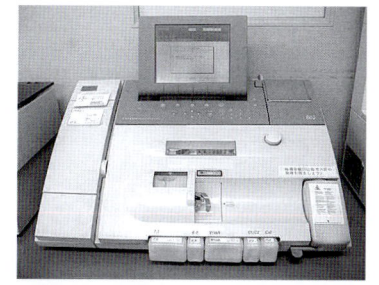　〔シーメンスヘルスケア・ダイアグノスティクス：RL860〕

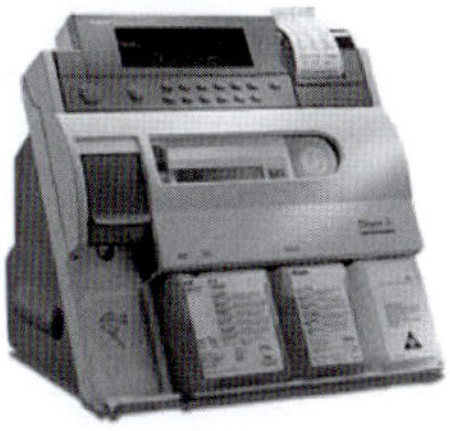

〔シーメンスヘルスケア・ダイアグノスティクス：RL348〕 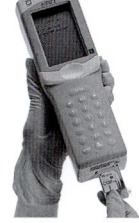　〔扶桑薬品工業：i-STAT 1〕 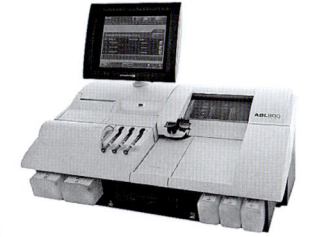　〔ラジオメーター：ABL835〕　〔テクノメディカ：GASTAT602i〕

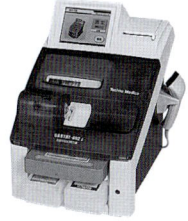

（許可を得て掲載）

図9 理論組成Na濃度の測定値

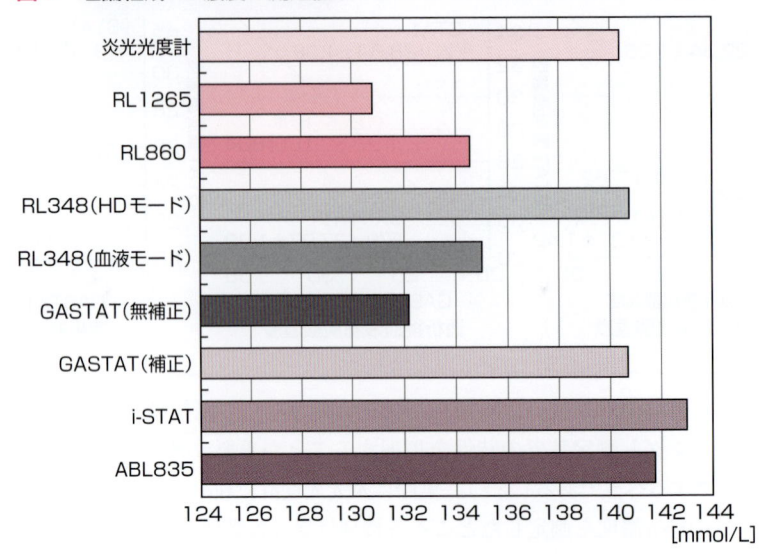

※理論組成に調整したカーボスターを各装置で測定した。
（東京腎泌尿器センター大和病院　菅野有造先生のご厚意による）

> **Caution!**
> ・透析液の濃度異常は透析患者に重大な影響を与える。多種類の測定装置を用いた濃度管理，濃度調整が「安全な透析治療の遂行」には絶対条件となる。

◎引用参考文献
1) 透析療法合同専門委員会 編：血液浄化療法ハンドブック，第3版，p.91-102，協同医書出版社，2004.
2) 衣笠えり子 編著：透析ケアマニュアル，p.42-48，照林社，2002.
3) 重松　隆，横山敬太郎，稲熊大城：CKD-MBD に対する透析治療戦略―様々な処方薬と透析液Ca濃度の使い分け―，座談会資料，扶桑薬品工業．
4) 森田猛，山本忠司：重炭酸透析を再考する，第22回日本臨床工学会共済学術セミナー11 記録集，扶桑薬品工業，2012.
5) 柴本　隆，ほか：無酢酸透析液が使用されて2年が経過し，わかってきた問題点と解決方法．NEO VOICE, Vol.3, メディカルレビュー，2010.
6) 長尾尋智：第3回無酢酸透析勉強会「カーボスター透析剤」の臨床効果をうまく引き出すには，カーボスター透析剤臨床使用経験，資料，味の素ファルマ．
7) 前田兼徳，ほか：HD療法の多様化：透析スケジュールの見直し (1) 長時間透析，特集透析modalityの多様化．臨床透析，29(5)，2013.

2 補充液

> **Point**
> - HF[*1]やHDF[*2]には補充液を用いる。
> - 急性血液浄化法に用いる持続的血液濾過(CHF[*3])や持続的血液透析濾過(CHDF[*4])も同様である。
> - 補充液はHFやHDF仕様であるため，CHFやCHDFの使用では注意が必要である。

補充液はどのように使うか？

　血液浄化法のなかには腎臓の代替え療法として，HD[*5]とHF，HDFがある。HFは補充液を用いて濾液と入れ替える方法である。HDFはHDとHFを組み合わせて使用する方法であり，別項で述べられるように小・中分子量物質の除去能に優れている。また，HDFの種類には透析液を直接，補充液として注入するオンラインHDFがある。それに対して注射用製剤である濾過型人工腎臓用補(充)液を注入する方法をオフラインHDFとよぶ。ここではオフラインHDFやHFに使用する補充液を論ずるが，わかりやすいようにHFのフロー図を見ながら解説する(図1)。

　血液濾過器(ヘモフィルタ)では限外濾過により大量の濾液(3〜4L/hr)を排出する。入れ替わりに補充液を同等注入するわけである。除水は濾液流量(Q_f)と補充液流量(Q_s)の差を用いる。例を挙げると，3,000mL/hrの濾液流量で補充液流量が2,500mL/hrであればその差500mL/hrが除水流量(Q_w)となる。補充液は急性血液浄化法であるCHFやCHDFにも同様に用いる。そして，持続的血液透析(CHD[*6])やCHDFを行う場合，透析液の流量が300〜800mL/hrと少流量のため多くの施設で透析液としても用いる。

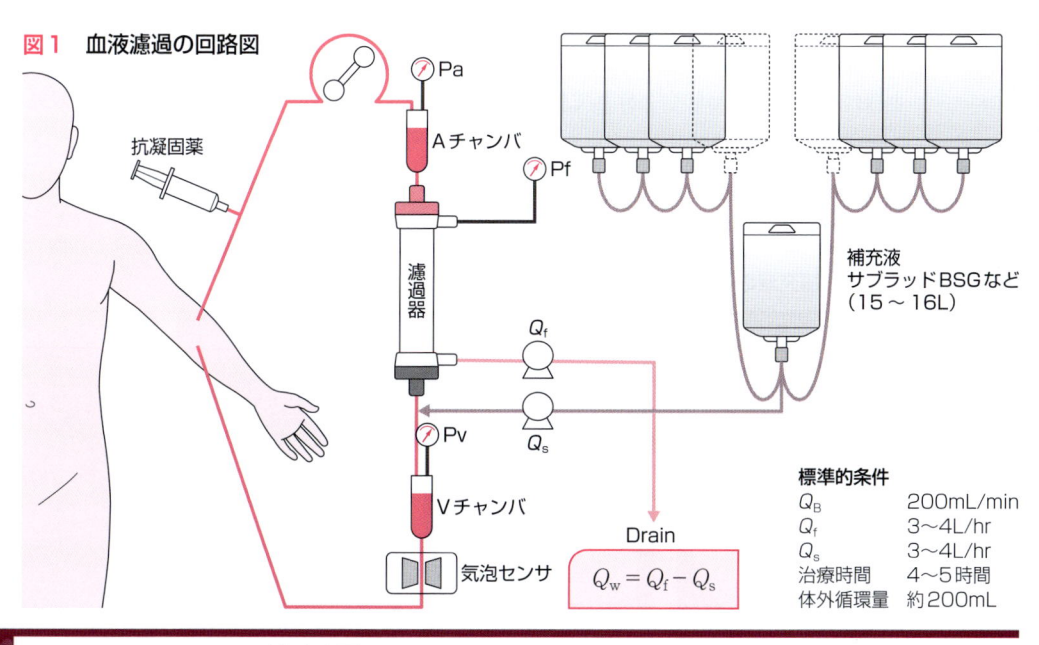

図1　血液濾過の回路図

標準的条件
- Q_B　200mL/min
- Q_f　3〜4L/hr
- Q_s　3〜4L/hr
- 治療時間　4〜5時間
- 体外循環量　約200mL

$Q_w = Q_f - Q_s$

補充液サブラッドBSGなど(15〜16L)

用語

- *1　HF：hemofiltration(血液濾過)
- *2　HDF：hemodiafiltration(血液透析濾過)
- *3　CHF：continuous hemofiltration
- *4　CHDF：continuous hemodiafiltration
- *5　HD：hemodialysis(血液透析)
- *6　CHD：continuous hemodialysis

補充液の組成の違いは？

補充液の特徴はもともと慢性腎不全の治療用として開発されたため，透析液と同様な組成となる。つまり，血液中の正常電解質濃度と比し，低K濃度，高Ca濃度液となっている。また，アルカリ化剤*7の種類により，以前は酢酸の補充液も存在したが，現在は2種類のみである。通常，HDFやHFでは使用頻度が高くないため，透析液の種類と比し，アルカリ化剤として重炭酸イオン(HCO_3^-)を含んだ液の組成は各社だいたい同じである(表1)。

表1 補充液の種類と組成

種類	会社名	電解質濃度(mEq/L)								ブドウ糖(mg/dl)
		Na^+	K^+	Ca^{2+}	Mg^{2+}	Cl^-	CH_3COO^-	HCO_3^-	L-Lactate$^-$	
HF-ソリタ®L	エイワイファーマ	138	2	3.8	1.5	107.3			38	
HF-ソリタ®BWキット	エイワイファーマ	140	2	3.5	1.0	111	3.5	35.0		100
サブパック®Bi	ニプロファーマ	140	2	3.5	1.0	113	0.5	35		100
サブラッド®BSG	扶桑薬品工業	140	2	3.5	1.0	111.5	0.5	35		100

補充液製剤の種類と使用方法は？

現在，補充液は濾過型人工腎臓用補(充)液として市販されており，3社4種類が存在する(図2)。また，4種類とも内容量により2Lバッグと1Lバッグに分かれる。HF-ソリタLはアルカリ化剤として乳酸が入っている。従って，肝障害のある患者には高乳酸血症となりやすいため慎重投与となっている。他の3製剤は重炭酸を用いており，ポリプロピレン製バッグに入っている。長期保管のために隔壁を用い，A液とB液の2室の構造となっている。使用時に隔壁を開通させ，よく混合してから使用しなければならない(図3)。また，外装(ガスバリアフィルム)は本体(ポリプロピレン製バッグ)から発する炭酸ガスを封じ込める機能をもつため，開封後は速やかに隔壁貫通して使用しなければならならい。外装を破って，長時間放置すると炭酸ガスが抜けて，pHが大きく上昇して使用できない場合がある(図4)。それはHDにおける作製後の重炭酸透析液を長時間放置するとpHが大きく変わり，炭酸カルシウムや炭酸マグネシウムといった結晶物を配管内に作ることと同じである。従って，補充液のA液とB液2室の隔壁を貫通したまま，長時間放置するとバッグ内で結晶物ができる可能性があるので注意したい。

図2 補充液の形状(外装除く)

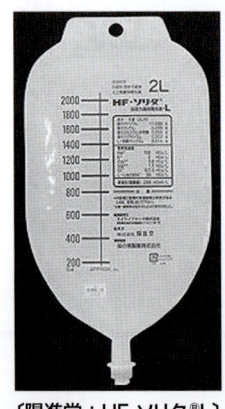

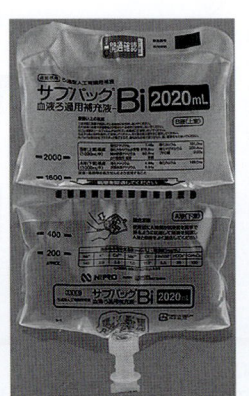

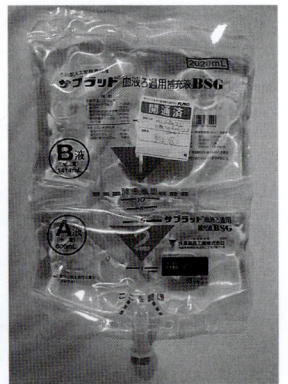

〔陽進堂：HF-ソリタ®L〕　〔陽進堂：HF-ソリタ®BWキット〕　〔ニプロ：サブパック®Bi〕　〔扶桑薬品工業：サブラッド®BSG〕

用語　*7 **アルカリ化剤**：酸性のものをアルカリ性に傾ける物質であり，血液浄化法に用いられるアルカリ化剤の種類は酢酸ナトリウム，乳酸ナトリウム，重炭酸ナトリウム，クエン酸ナトリウムなどがある。

図3 サブラッド®BSGの隔壁貫通方法(2カ所)

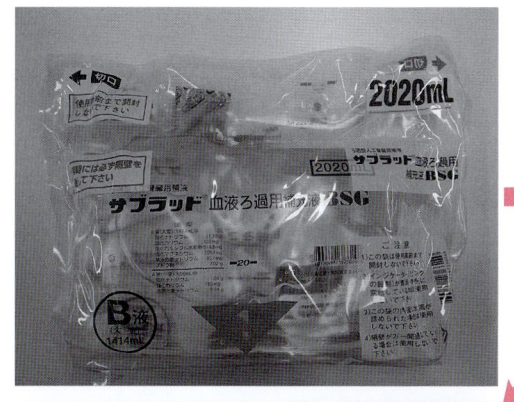

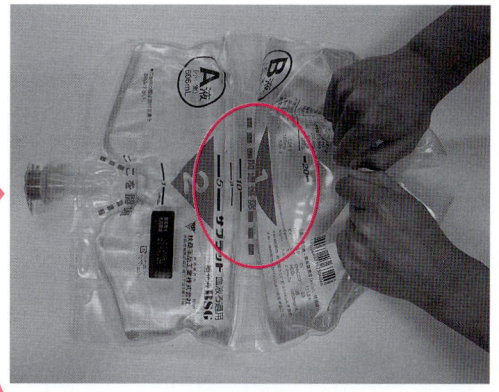

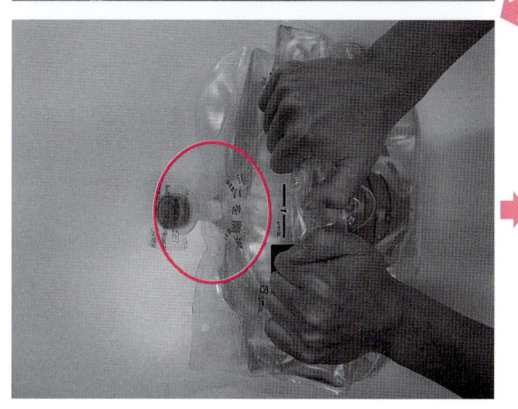

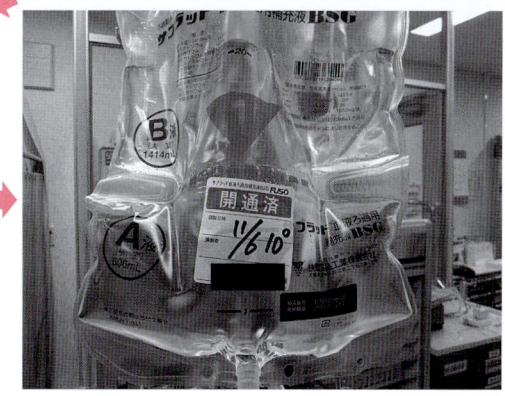

図4 サブラッド®BSGの外装の仕組み

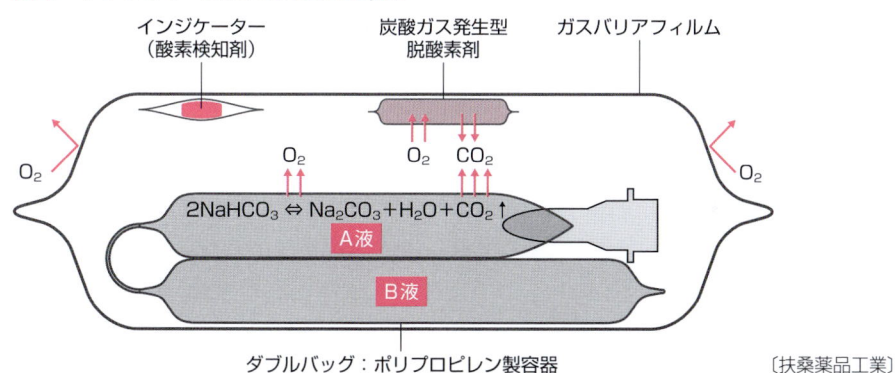

$$2NaHCO_3 \Leftrightarrow Na_2CO_3 + H_2O + CO_2\uparrow$$

ダブルバッグ:ポリプロピレン製容器　　　　〔扶桑薬品工業〕

持続療法として使用する際の問題点

　前述したように補充液の組成は,本来,HDと同様に間欠的治療を目的に開発された。具体的には浄化直後は血清電解質のなかでCaは高めに,K・Pは低めに,酸・塩基平衡はアルカローシスになる傾向がある。従って,CHFやCHDFなど持続療法を行う場合や低栄養状態にある患者や経中心静脈栄養法を選択している患者の血液浄化施行時は電解質のアンバランスを引き起こす可能性がある。つまり,高Ca血症,低K血症,低P血症となるため,施行中の電解質のモニタリングが重要となる。Caの補正は製剤的に無理であるが,低K血症や低P血症がみられる場合はKCLやNa_2PO_4などの注射用製剤を用いて補正を行うことが必要となる。持続療法にいたっては,専用の補充液が作製されるべきであり,現在,一部の製薬会社にて検討中である。

まとめ

HFまたはHDFに使用する補充液は透析液と同等の液組成となるが，種類は限定される．しかしながら，HFにいたっては透析液を必要としないため，透析室などの場所の限定なく，水の供給がない場所でも補充液を持参することでどこでも施行可能である．また，急性血液浄化法に用いる持続療法では電解質のアンバランスに注意し，安全に施行することを念頭に置く必要がある．

3 透析液関連検査機器(透析液濃度分析装置・生菌測定装置)

Point
- 透析液は使用時に希釈調整されるので現場での濃度確認が必要である。
- 透析液濃度確認には,電解質測定装置,血液ガス分析装置(電解質付き),浸透圧計などが用いられる。
- 透析液測定モードを備えた分析装置が有用である。
- 透析液の微生物汚染は生体に対して大きな影響を及ぼす。
- 生菌検査は適正な方法を選択する。
- 透析液清浄化管理は臨床工学技士が重責を担う。

透析液濃度分析装置(電解質測定装置・血液ガス分析装置)

透析液濃度測定の重要性

現在,透析液は各メーカよりそれぞれの施設に粉末や濃縮液として届けられ,各施設の設備にて溶解・希釈・混合され完成透析液[*1]として治療に用いられている。

そのため,作製される透析液の品質管理は,現場の臨床工学技士の責任のもとに行われることが多く,当然その管理は厳密に行われなければならず,非常に重要な業務である。

なかでも電解質濃度については,透析膜を介した拡散による移動はもとより,近年,承認されたオンラインHDFの普及により透析液が直接体内に負荷される事実を目の当たりにすると最重要管理項目に値する。

透析液濃度測定の指標となる成分

濃度測定の対象となる透析液は,施設の透析液供給装置にもよるが,完成透析液や希釈A液[*2],希釈B液[*3]である。

透析液に含まれる成分は,電解質としては主にNa^+,K^+,Cl^-,Ca^{2+},Mg^{2+},HCO_3^-があり,透析液の種類により酢酸イオン,クエン酸イオンが含まれる。他に電解質ではないがGluが含まれる(透析液の種類やその組成の詳細については「透析液」の項(p.224)を参照)。

これらの成分のなかで,完成透析液の濃度担保[*4]として有用な検査項目はNa^+,K^+,Cl^-である。

完成透析液の混合バランスを知るにはA液に含まれていてB液に含まれていないK^+もしくはCl^-が正確に測定できる必要がある。

希釈B液が採取可能であればNa^+より,完成透析液中でのB液の占める割合がわかる。

用語
- [*1] **完成透析液**:A原液,B原液が透析用水にて希釈・混合された調整済みの液であり,通常はこのまま治療に使用される透析液。単に「透析液」ともいう。
- [*2] **希釈A液**:完成透析液の作製途中でA原液と透析用水のみを混合した液。
- [*3] **希釈B液**:完成透析液の作製途中でB原液と透析用水のみを混合した液。
- [*4] **濃度担保**:調整された透析液が希望する濃度(A液とB液の混合比)となっているかの保証。

透析液濃度測定に使用される検査機器

　Na，Kや血液ガス項目は，透析患者管理において日常および緊急検査として重要であることより，これらの分析装置は透析施設では普及しており，透析液も同じ装置にて測定されることが多い。しかし臨床検査機器であり，全血，血清・血漿，尿などの体液成分を測定するための装置であるため，透析液中の成分濃度が正確に得られる保証はない。そのため，透析液モードを備えた装置が有用である[1]。

　1980年代までNa・Kは炎光光度法[*5]，Clは電量滴定法が用いられていたが，現在ではほとんどがイオン選択電極(ISE)[*6]法を測定原理とする装置により測定されており，間接ISE法(希釈ISE法)[*7]と直接ISE法(非希釈ISE法)[*8]がある。

●電解質測定装置

　直接法と間接法を用いた装置があり，間接法では測定対象となるすべての透析液が測定可能であるが，直接法は試料組成の影響を受けるため，透析液モードにてさまざまな透析液の測定に対応しているメーカがある。

　表1に電解質測定装置と測定項目を示す。

表1　電解質専用装置

装置名	原理	透析液モード	透析液試料			測定項目			
			A＋B	A	B	Na$^+$・K$^+$	Cl$^-$	Ca^{2+}	pH
EA07	間接	有	○			○	○		
STAX-3	直接	有		○	○	○	○		
EX-D	直接	有	○	○	○	○	○		
EX-Ca	直接	有	○	○	○	○		○	○
Roche9180	直接	有	○			○	○	○	

原理：間接(希釈ISE法)，直接(非希釈ISE法)
透析液試料：A＋B(完成透析液)，A(希釈A液)，B(希釈B液)

図1　電解質測定装置

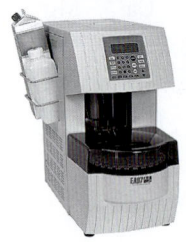

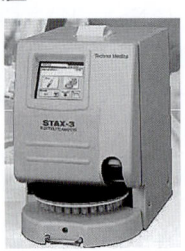

〔エイアンドティ：EA07〕　〔テクノメディカ：STAX-3〕　〔常光：EX-D〕　〔常光：EX-Ca〕　〔ロシュ・ダイアグノスティックス：Roche 9180〕（許可を得て掲載）

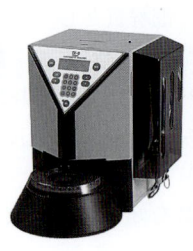

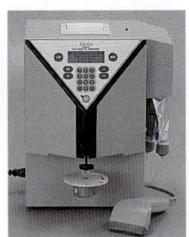

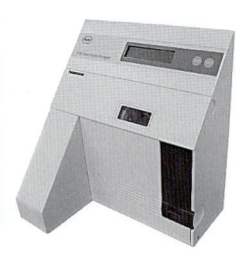

用語

- [*5] **炎光光度法**：Na・K濃度の標準測定法であり燃焼させることでイオン型，結合型を問わず全量の測定ができる。
- [*6] **イオン選択電極(ISE：ion selective electrode)**：目的とするイオンに対して特異的に感応する電極。
- [*7] **間接ISE法(希釈ISE法)**：検体を緩衝液で希釈して測定する方法。希釈液のイオン強度に依存するため，試料組成の違いの影響を受けにくい。
- [*8] **直接ISE法(非希釈ISE法)**：検体を希釈せず測定する方法。試料が直接電極に接するため試料組成の影響を受けやすい。

● 電解質付き血液ガス分析装置

定期的な自動校正により，いつでも測定でき結果も速く，Na^+・K^+以外にCa^{2+}，pH，P_{CO_2}，P_{O_2}，HCO_3^-などの値が得られる。

Na^+・K^+測定は直接法であるため，透析液モードにて対応している機種がある。測定対象は完成透析液のみとなる。

表2に血液ガス分析装置と測定項目を示す。

表2　電解質付き血液ガス分析装置（透析液試料は完成透析液のみ）

装置名	原理	透析液モード	測定項目						
			Na^+・K^+	Cl^-	Ca^{2+}	Glu	pH	P_{CO_2}	P_{O_2}
RL348-EX	直接	有	○	○	○		○	○	
GASTAT602i	直接	有	○	○	○		○	○	○
GASTAT1820	直接	有	○	○	○		○	○	○
cobas b 121	直接	有	○		○		○	○	○
pHOx plus C	直接	有	○	○	○	○	○	○	○
RP500	直接	有	○				○	○	○
ABL80	直接	無	○	○	○		○	○	○
GEM3500	直接	無	○	○	○	○	○	○	○

図2　個別電極型（透析液モードあり）

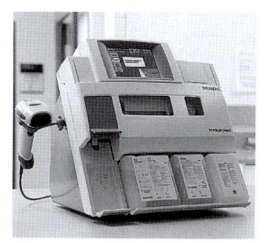

〔シーメンスヘルスケア・ダイアグノスティクス：ラピッドラボ348EX〕

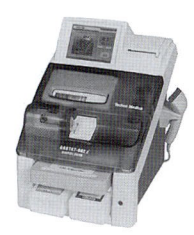

〔テクノメディカ：GASTAT 602i〕

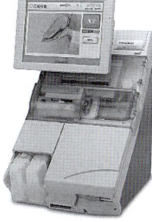

〔テクノメディカ：GASTAT 1820〕

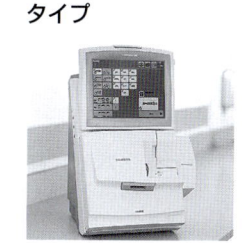

図3　電極一体型カートリッジタイプ

〔シーメンスヘルスケア・ダイアグノスティクス：ラピッドポイント500〕

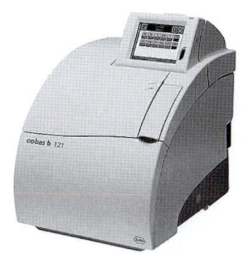

〔ロシュ・ダイアグノスティックス：cobas b 121〕

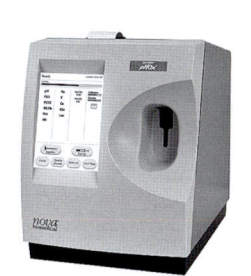

〔ノバ・バイオメディカル：スタットプロファイル フォックス plus C〕

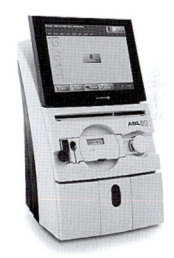

〔ラジオメーター：ABL 80 FLEX〕

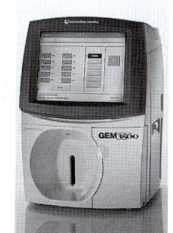

〔アイ・エル・ジャパン：GEM 3500〕

（図2，3：許可を得て掲載）

Caution!
- 透析液調整後から採取，測定までの間にpHは経時的に変化を生じ，さらにpHや溶液の温度によってCa^{2+}やHCO_3^-も変化する[2]。またHCO_3^-はpHとP_{CO_2}から求めた演算値であり，直接測定していない。そのためpH，Ca^{2+}，HCO_3^-は完成透析液の濃度担保にしてはならない。

測定装置の管理

　機器の性能を維持するためには，試薬や電極，内部流路系部品の交換などの保守と，日々のデータを保証するためのコントロール液測定などの精度管理が重要となる。

　最近，電解質付き血液ガス分析装置においては，電極一体型カートリッジ方式により，メンテナンス不要で精度管理も完全自動化された装置もある。

> **Caution!**
> ・正確に測定できる装置を使用しても，保守や精度管理を怠ると正しい結果が得られないことがある。

生菌測定装置

　透析液清浄化は1983年にL.W.Hendersonらが報告した「インターロイキン仮説」が原点で，その後，多方面で清浄化と臨床とのかかわりについての研究・検討がなされてきた。

　2010年の診療報酬改定で，待望の水質に関する診療報酬が新規収載され，2012年には清浄化された透析液を補充液として用いるオンラインHDFが認可されたことからも，さらに厳密な透析液清浄化管理がわれわれ臨床工学技士に要求されることがうかがえる。

　このような状況下で最も重要な検査項目である生菌検査は，用いる培地または手法により，正確かつ安定した結果を得ることが必須といえる。ここでは，実際に施設でよく用いられる種々の生菌培養検査法(装置)について概説する。

生菌培地と培養方法

　栄養源が乏しい水中に生息する菌は，その環境に適応した能力を有している。低栄養菌，いわゆる従属栄養細菌*9は，普通寒天培地*10などの高栄養な有機物存在下では，十分な増殖が認められない。

　透析用水または透析液などの生菌培養に用いる培地は，低栄養環境下で発育するR2A (Resoner's No.2 agar)寒天培地，およびTGEA (Tryptone Glucose Extract Agar)が最も適しており，わが国の多くの施設で用いられている。

　サンプル試料はこれまでの通常1mL程度から，清浄化された透析液を血液回路などの洗浄に用いる全自動装置やオンラインHDFの補充液として用いる場合，1mL程度の試料では計測できない感度が要求され，これらに見合った試料・検査法を用いて行わなければならない。

　日本臨床工学技士会が提示している透析液清浄化ガイドラインに，管理基準の項，患者監視装置／透析液生物学的汚染管理基準の中に生菌数の基準値が提示してある[3]。ここで示されているのは「透析用水の管理基準1mL中に1CFU未満」という記述と並んで「透析液の管理基準値0.1CFU/mL未満」，すなわち10mL中に1CFU，または100mL中に10CFU未満ということになる。これらをクリアするためには，10mLないし100mLのサンプル量が必要になる。

用語

*9　**従属栄養細菌**：有機栄養物を比較的低濃度に含む培地を用いて低温で長時間培養したとき，培地に集落を形成するすべての菌をいう。一般細菌検査で用いられる標準寒天のような高濃度の有機栄養を含む培地では増殖できないか，あるいは増殖できたとしても集落を形成するほどには増殖できないものが多い(上水試験方法2001年版，2001，日本水道協会抜粋)。

*10　**寒天培地**：寒天を用いた培地のことで，初期に用いられていた液体培地に比べ，雑菌の混入(コンタミネーション)に強い。

培養検査法（装置）

以下に現在透析液管理に用いられている培養検査法について代表的なものを示す。

●**塗抹平板培養法**[4]

・**シャーレを用いる方法**

シャーレを用いた固形培地で，微生物の分離や培養に最も広く用いられる培地の1つである。通常1mLの試料をシャーレ内の培地に均一に塗布し，蓋をして室温で7日ないし14日間静置保存し培養する。透析用水などの低栄養環境下に適したR2Aが一般的によく用いられている。図4に示したように，発育したコロニーの色および数を計測して判定する。

図4　菌種の違いによる色の違い

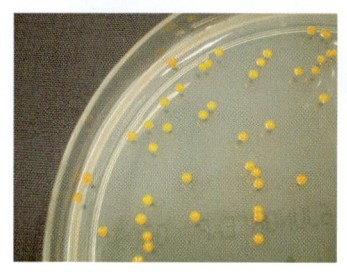

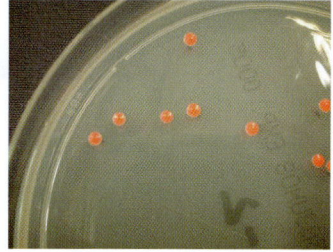

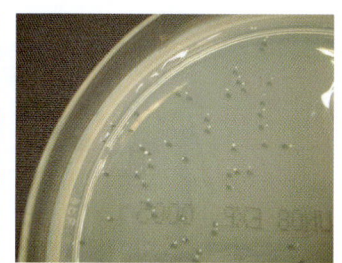

文献4)より引用

・**シート状培地を用いる方法（図5）**

培地成分を塗布してあるシート上に不織布を重ね，そこへ試料1mLを滴下して通気性フィルムをかぶせて密閉する方法で，寒天培地のような乾燥や吸収は不要である。

培地に用いられているTGEAは，R2A寒天培地とほぼ同じ栄養成分で作られた水環境中の生菌測定用培地である。測定範囲の目安は$10^0 \sim 10^2$CFU/mL程度で，透析用水の水質管理に適しているが，寒天培地に比べ平均反応日数・反応率・感度に劣る傾向がある。

図5　微生物検出用シート状培地：シートチェック（ニプロ社）

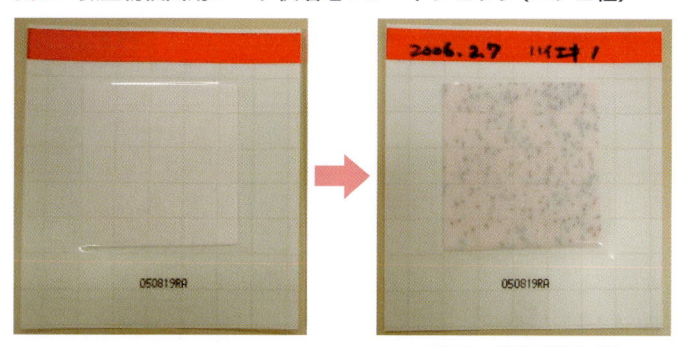

コロニーが青く着色する
文献4)より引用

●**メンブレンフィルタ**[*11]**法（MF法）**

メンブレンフィルタ法は，多量のサンプル試料を得ることによって生菌検出の感度を上げることを目的としている。

用語　*11　メンブレンフィルタ：膜状の濾過器のことで，微生物分析の分野では細菌の濾過濃縮などに用いる。

任意の量の試料をメンブレンフィルタで濾過し，フィルタ上に捕捉された細菌に培地をふりかけて，塗抹平板培養法と同様に一定期間静置保存した後の発育した生菌数を計測する（図6）。メンブレンフィルタ法に使用されるデバイスのなかには，試料を定量できる測定器も市販されている（図7）。

図6　37mmクオリティモニタ

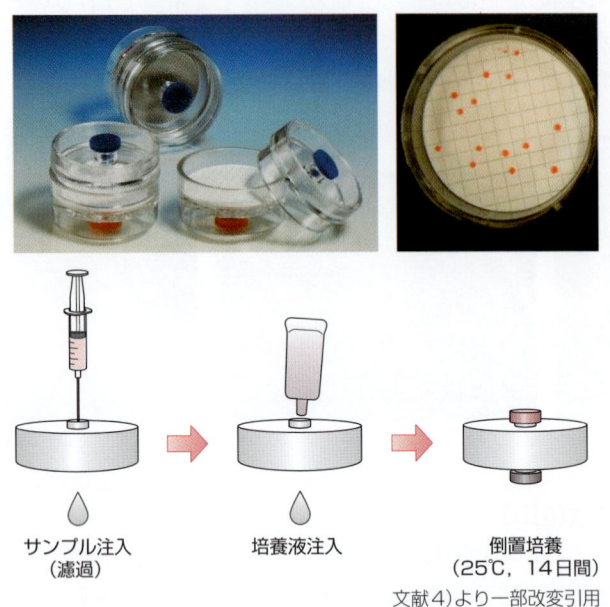

図7　生菌数試験システム

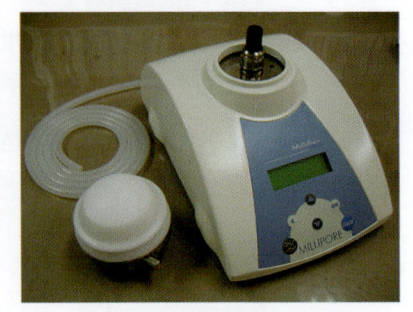

サンプル注入（濾過）　→　培養液注入　→　倒置培養（25℃，14日間）
文献4)より一部改変引用

〔MILLIPORE：Milliflex®〕

　MF法の問題点として適正な培養条件（時間・培地の種類・温度）が必要であることや，発育に培養日数を要することなどが挙げられるが，コストや測定感度の面からも汎用性が高く，透析用水や透析液の細菌検出には塗抹平板培養法と並んで最も多く用いられている方法である。

Caution!
- メンブレンフィルタ法を用いる場合，濾過するサンプル量を正確に計測しなければ真値が得られない。

● 蛍光染色法

　蛍光染色法は，核酸と特異的に反応する試薬を用いて細菌を蛍光染色し，生理活性をもつ細菌を迅速に計数する手法である[5, 6]。短時間で測定できるとともに，細菌数を single cell level で直接計測でき，培養困難な細菌でも検出可能である。測定原理は染色した細菌に紫外励起光を当て発色させるもので，2種の染色試薬で生菌と死菌をそれぞれ識別することができる。図8に示したのは微生物迅速検査装置（バイオプローラ）で，測定時間が約10分と，培地を用いて培養する方法に比べ，きわめて短時間で計測が可能である。

　また，細菌の呼吸活性や細菌細胞内に普遍的に存在するエステラーゼ活性などを指標とする蛍光活性染色法や，コロニー形成の初期段階であるマイクロコロニーを計数するマイクロコロニー法もある。

図8　蛍光染色法による微生物迅速検査装置

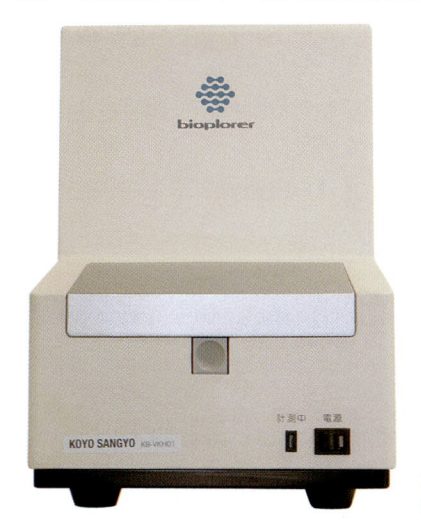

〔光洋産業：バイオプローラ〕
(許可を得て掲載)

●その他の細菌検出法（センシメディア法）[7]

センシメディア（MicroBio社）法は，円柱形の容器に試料を注入し，細菌の増殖に伴って変化する容器内の色調の変化（青→黄）から判定する方法で，基本的には定性的[*12]な試験方法である。本法は特に器具類や熟練した操作手技も必要とせず，より簡便に実施できるが，定量的[*12]な評価ができないので，検査の目的を絞った使用に限定される（図9）。

図9　センシメディア（MicroBio）

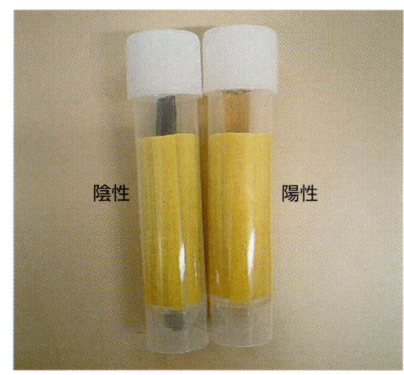

陰性　　陽性

青色(陰性)→黄色(陽性)
文献4)より引用

Caution!
- いずれの測定法も手技上のコンタミネーションに注意しなければ正確な結果が得られない。

透析液・補充液

用語

[*12] **定性的・定量的**：「定性的」とは，化学反応などを利用してどのような物質であるか，または存在の有無を判定することで，「定量的」とは化学的手段によって成分の量を決める。「質」と「量」の観点から事物を見ること。

今後の課題

　注射用水と同等の品質を得るためには，化学的汚染はもとより生物学的汚染にも厳密に対応しなければならない．特に透析液を補充液として用いる治療では，現場で管理するわれわれに細心の注意が要求される．これらの治療は長時間にわたるため，可能であればリアルタイムでのモニタリングが望ましいが，現時点では方法がない．
　今後はコストも踏まえた細菌計測のモニタリング技術の開発が望まれる．

◎引用・参考文献
1) 清水　康, ほか：血液ガス分析装置のNa測定に影響をおよぼす透析液成分の検討. 日本血液浄化技術学会誌, 17(1)：21-23, 2009.
2) 田中和弘, ほか：透析液採取後の安定性～ガス分析装置を用いた測定値の変化～. 日本血液浄化技術学会誌, 17(1)：109-112, 2009.
3) 日本臨床工学技士会透析液等安全委員会：透析液清浄化ガイドライン Ver.2.00, 2011.
4) 岩本ひとみ：透析用水と透析液の清浄化. 日本血液浄化技術学会第16回血液透析技術基礎セミナーテキスト：97-133, 2012.
5) 芝本　隆, 菅野有造：細菌測定関連機器. 臨牀透析, 23(7), 1017-1023, 2007.
6) 楢村友隆, ほか：蛍光染色法を用いたRO水製造工程中に存在する細菌の迅速評価. 透析会誌, 40(12)：1051-1056, 2007.
7) 小池直人：細菌検査方法. 透析液のバイ菌がよくわかる本, p.91-102, 東京医学社, 2008.

4 透析液・補充液の選択の実際 実践編

　透析液の種類は，「透析液」の項（p.224）において詳しく述べられているので簡単に紹介する程度にするが，透析液として3〜4社から十数種類市販されている。透析療法の歴史をみると，透析液のアルカリ化剤としてアセテートを使用した透析から始まり，バイカーボネート透析に移行してきた。また，ナトリウム濃度も130mEq/Lと低めの濃度から140mEq/Lと変遷してきた経緯がある。その他の電解質にも透析効率や薬剤の進歩により透析液組成も変わってきた。このように透析液組成の変化に伴い透析液を作製する装置，透析液を供給する多人数用透析液供給装置，透析装置も進歩，変化してきているのは明らかであり，透析液作製手順や注意点も変わってきた。このようなことを踏まえ透析液作製の実際面を述べる。

透析液選択

　現在臨床で使用可能な透析液組成は，それぞれの電解質濃度に差がある。そのなかでも大きく違うものとして，pHの安定剤として使用している酢酸が含有されているか否かである。また近年は，カルシウム濃度2.5，2.75，3.0mEq/Lの3種類があり，リン吸着剤の変化や活性型ビタミンの投与などによりカルシウム濃度も考えなくてはならない。さらに血液浄化療法の種類により透析液組成を検討しなければならない場合がある。その血液浄化療法の種類としては，HD[*1]，HF[*2]，HDF[*3]がある。またHDのなかには6時間から8時間行うような長時間透析，HDFのなかには，オンラインHDFや持続的血液透析濾過（CHDF[*4]）がある。これらは，使用するダイアライザや血液浄化を行うための条件，例えば血液流量や透析液流量，HF，HDFなどの前希釈か後希釈の違いにより透析液と補充液の組成の考え方には少し違いが生じる場合があり注意が必要になってくる。

　現在，多くの透析施設では，透析液の組成に重炭酸イオン（HCO_3^-）が含まれたバイカーボネート透析液が使用されている。このバイカーボネート透析液は，撹拌や温度上昇などにより炭酸カルシウムの塩を作り非常に不安定な液であり，pH調整として酢酸（CH_3COO^-）が7〜8mEq/L含まれている。透析液中に少量の酢酸が含まれていても酢酸不耐症や透析中の低血圧，透析後の倦怠感などが問題とされている。

　そこで酢酸をまったく含有しない無酢酸透析液としての透析液が販売され使用されることもある。この無酢酸透析は，バイオフィルトレーションとして古くから行われていたが，このバイオフィルトレーションは，重炭酸を除いた透析液で透析を行い血液回路の静脈チャンバから重炭酸溶液を注入する方法である。しかしこの方法は，ダイアライザで血液中の重炭酸イオンが拡散により除去されるため，その分を考慮し重炭酸の補充を血中に行うものである。これは，血液流量などによる透析効率に左右されるため，重炭酸補充の速度を厳密に調整する必要があった。このような煩雑さをなくすために近年では透析液としてアセテートフリー透析液が販売された。この液は，酢酸の代わりにクエン酸ナトリウムが含まれている。この透析液の長期使用の評価は，今後行われることになると思われる。

用語

[*1] HD：hemodialysis（血液透析）
[*2] HF：hemofiltration（血液濾過）
[*3] HDF：hemodiafiltration（血液透析濾過）
[*4] CHDF：continuous hemodiafiltration

血液透析において通常は週3回（1回4時間）の治療が行われているが，この透析で除去される尿毒素物質の量には限界がある。そのためオーバーナイト透析や長時間透析を行っている施設がある。このように透析時間を延ばし十分な透析が行えるようになることで，従来使用していた透析液の組成では問題が生じてくることもある。特に高齢者で食事量が少ない患者などにおいては，カリウムの値が2.0 mEq/Lでは，低すぎる可能性がある。食事のなかのカリウム制限をなくし，自由に食事を摂取することで対応できればよいが，食事の摂取困難な患者においては透析液カリウムを補正しなければならないこともありうる。透析液カリウム濃度を調整する方法は，後ほど記述する。

透析液作製の実際

透析液作製にあたっては，あくまでも医薬品であり医師の処方が必要であるため，透析液作製においても透析液添付文書に従った作製を行うことが大原則である。重炭酸透析液原液は，重炭酸ナトリウムとその他のイオンが別々に梱包されている。透析液原液のタイプとしてA剤およびB剤が液体のタイプ，A剤が液体，B剤が粉末のタイプ，A剤およびB剤とも粉末のタイプといろいろな種類があり，これによって使用機器や使用方法も違ってくる（図1）。

多人数用供給装置に透析液原液を供給するためには，透析液原液を液体タイプにするか，粉末タイプにするかは，同時透析可能人数や職員数などを考慮し決定することになる。例えば液体タイプは，A液，B液で重量約20Lであり，広い保管場所が必要である。それに比べ粉末タイプの場合は，スペース的には，非常にコンパクトに収まることや重量も軽いため取り扱いも楽である。都会のビル内で行われている透析施設においては，粉末タイプの透析液は重宝である。しかし粉末の場合は，A剤，B剤粉末溶解装置が必要になり，粉末溶解装置の管理を行わなくてはいけない点など注意が必要である。

図1 透析液原液から多人数用透析液供給装置までの供給方式

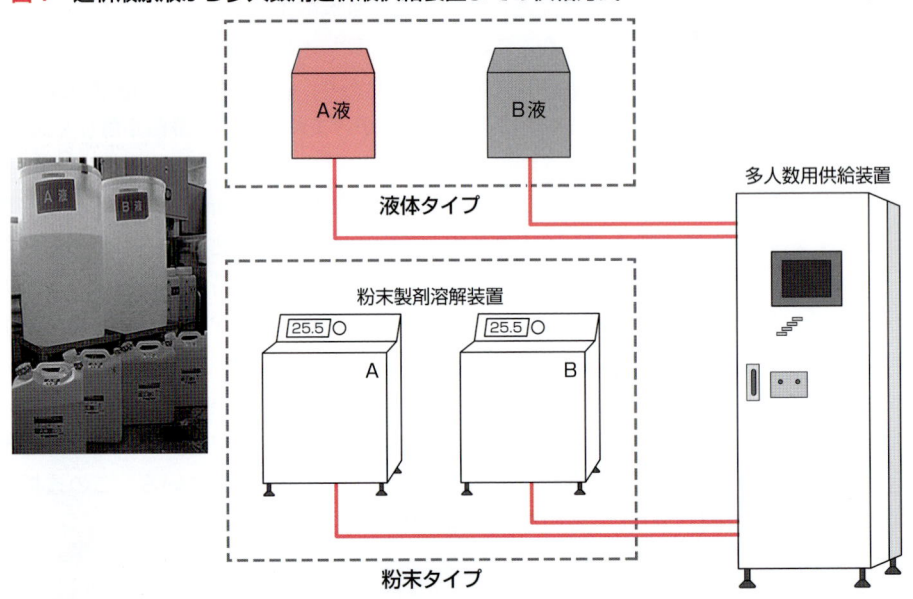

作製した透析液の保存は，細菌繁殖やpH変動などによる透析液組成の変化などから絶対に行ってはならない。透析液原液を多人数用透析液供給装置に導く液体タイプにおいては，1日に使用される透析液量を計算し，透析液の作製を行う必要がある。透析条件として透析液流量500 mL/min，4時間透析の場合，1人当たり使用する透析液は$0.5 \times 60 \times 4 = 120$Lである。ま

たプライミング時使用される透析液量も加味しなければならない。これは施設により違いがあるがダイアライザ添付文書に記載されている量は最低必要である。すなわち500mL/minを5分以上流すように記載されていれば$0.5 \times 5 = 2.5$Lが必要である。1人分の透析液使用量は，122.5Lであるが，これに透析液作製時，透析液配管内を透析液に置き換えるために使用される透析液量（液置換工程），例えば20分の液置換工程を思考している場合は，$0.5 \times 20 \times 10$（10床分）＝100Lが必要になり，また忘れがちなのが多人数用透析液供給装置内部に作製後の透析液を一時的に貯留するタンクの大きさなどにより数Lから数十Lが必要になる。

以上のことから1人の透析患者を治療する最低透析液量は，約150Lが必要と考え透析液原液量は，35倍希釈されているために$150 \div 35 = 4.29$Lである。実際に透析液を作製するには，透析液の1日使用量を考え，液体タイプの場合は，A液，B液を原液貯水タンクに移し，多人数用供給装置に送ることになる（図1）。また，途中で透析液原液が足りなくなった場合，原液タンクに透析液原液を追加することがあるが，その場合には必ず透析液濃度が正常範囲内に入っているかを検査しなければならない。

ここがポイント
- 透析液組成A液，B液に入っている各物質のグラム数から希釈後の電解質濃度，浸透圧を計算できるように。

透析液が粉末の場合は，A，B粉末製剤溶解装置内の粉末タンクに粉末を入れる（図2）。このとき，A粉末とB粉末の入れ間違いを起こさないことが大切であり，もし間違った場合は，簡単に粉末を除去することができないため，透析を中断せざるをえない（図3）。透析液粉末溶解装置を使用する場合は，透析液の使用量にはこだわらず透析液粉末が，少なくなりなくならないようにすることや，希釈のための配管などにつまりがないかなどを確認することが大切となる。また，透析液を作製する機械室の温度や湿度管理も行う必要がある。

透析液供給装置の電気伝導度は，透析中に透析液濃度をリアルタイムに把握する重要な測定計部品である。電気伝導度は，透析液温度による補正は行われているが，汚れなどにより表示値がずれる場合があるので日頃のメンテナンスを含め管理が重要となる。

Caution!
- 透析液濃度異常が起こった場合，透析液電気伝導度計の警報範囲を安易に広げない。まずは電解質計で測定を行う!!

図2　透析液A粉末投入風景

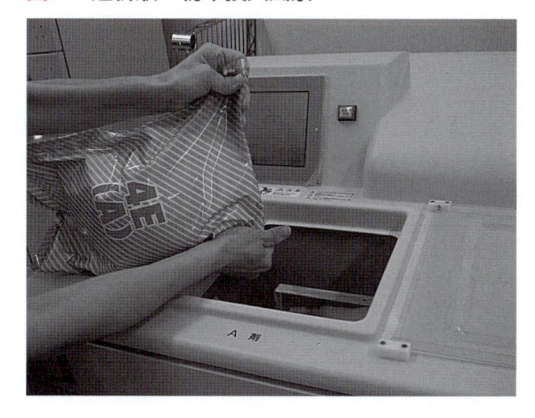

図3　A剤，B剤透析液粉末溶解装置

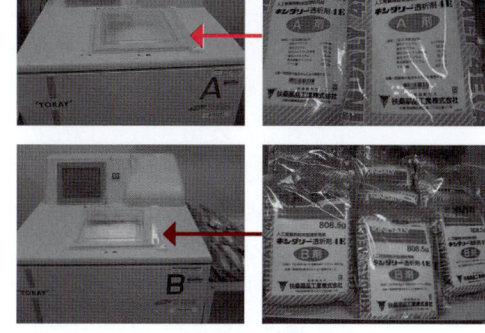

A，B粉末入れ間違い注意

透析液組成変更

透析液の種類は，電解質濃度の違いなどにより数種販売されているが，必ずしもすべての患者に満足いくものではない。透析液の歴史からみると透析液カルシウム濃度は，3.5 mEq/L と高めからはじまり，2.5 mEq/L へと変わってきた。さらに炭酸カルシウムの内服やリン吸着剤などの進歩により現在では 2.75 mEq/L にする施設も多くみられるようになった。そこでカルシウム濃度を 2.75 mEq/L に調整するために透析液カルシウム濃度が 2.5 mEq/L と 3.0 mEq/L の 2 種類の透析液原液を混ぜ合わせ 2.75 mEq/L に調整することがある。しかしこれは透析液用剤として医薬品許可が下りている製品とはまったく別の製品になるため行うべきではない。医療現場で臨床工学技士が透析液の組成変更を行うには，医師の明確な指示のもと厳重な管理を行う必要があり，また作製した透析液の濃度検査をしっかり行うことが大原則である。

> **ここがポイント**
>
> **透析で使用される化学**
> - 当量　：原子量を原子価で割ったもの。
>   　　　　Na の原子量は 23 で原子価 1 なので 23 が 1 当量
>   　　　　Ca の原子量は 40 で原子価 2 なので 20 が 1 当量
> - mEq/L：ミリエクイバレント パー リッターと読み 1L の溶液中に何ミリエクイバレント入っているかを表す。

> **Caution!**
> - 検査データは，数値のみでなく単位も重要。
> - 使用する機器・機材・薬剤の添付文書を必ず読み，手順を遵守。

ここで透析液組成を変更する必要がある場合としての一例を挙げる。急性腎不全の利尿期にみられる低カリウム血漿などの場合，透析液カリウム濃度が 2.0 mEq/L の透析液では低すぎるため透析液のカリウム濃度を少し上げたいことがある。また前述したように長時間透析などを行った場合は，低カリウム症などを引き起こすことがある。このような場合本来できることならば，経口でカリウムを多く含む食品を摂取させることがよいが，カリウム制限をなくした食事摂取でも調整がつかない場合は，透析液中のカリウムを調整するしかない。各社から市販されている透析液のカリウム濃度は，2.0 mEq/L しかなく，透析液に含まれるカリウム濃度を調整せざるをえないことになる。このような必要性により透析液カリウム濃度を 2.0 mEq/L から 3.0 mEq/L にする方法を述べる。

透析液のカリウムを上げるには，個人用透析装置の A 原液のなかに塩化カリウムを混注する方法が一番安全で確実な方法である。この調整を行うためには，上皿天秤（図 4）と塩化カリウム粉末（図 5）が必要である。カリウム濃度を 1 mEq/L 上昇させるためには，10 L の A 原液中に塩化カリウムを何グラム溶かせばよいかということになる。透析原液は，35 倍希釈され使用されるため $10 \times 35 = 350$ L の透析液ができることになる。350 L 中には 350 mEq のカリウムが入ればよいことになる。カリウム 1 mEq は 39.1 mg であるため $39.1 \times 350 = 13685$ mg のカリウムが必要になる。10 L に溶かす塩化カリウムの量を X g とすると $X \times 39.1/74.55 = 13.685$（塩化カリウムの分子量は 74.55 g（K = 39.1 g，Cl = 35.45 g））であり 26.0925 g を A 液 10 L に溶かせばよいことになる。このような調整を行った場合には，浸透圧や電気伝導度のみの確認ではなく，濃度調整を行ったカリウム濃度を測定し，計算通りに調整できたかを必ず確認することが大切である。

> **ここがポイント**
> **血液中，透析液中の単位表示**
> - mg/dL ：ブドウ糖濃度の表示
> - mEq/L ：電解質濃度を表すのに表示
> - mmol/L：モル濃度 イオン化カルシウムなどの濃度を表示
> - w/v％ ：輸液ボトルなどに書かれている重量百分率
> - mOsm ：浸透圧を表す単位

図4 上皿天秤

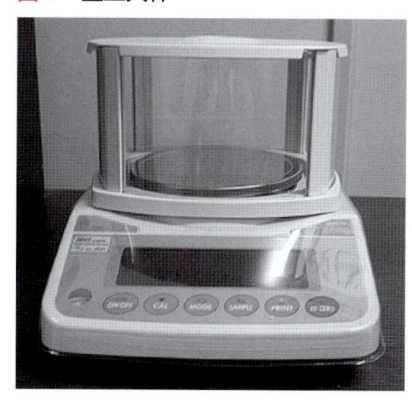

図5 塩化カリウム粉末

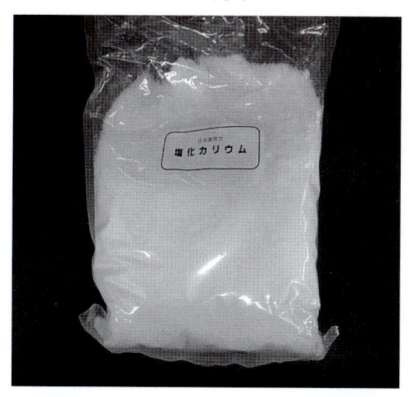

　次に最近では使用が少なくなったが，透析液ナトリウム濃度を調整する方法を述べる。現在市販されている透析液ナトリウム濃度は，135〜143mEq/Lである。透析中に低血圧がしばしば生じる患者において，細胞内や間質液からの水分移動を促し除水をスムースに行うために透析液ナトリウム濃度を約160mEq/L上げた高ナトリウム透析液を使用することがある。しかし，透析開始から終了までこのような高ナトリウム濃度にすると，口渇感が透析終了後も残り水分摂取量が増えることもあるため，透析後半からはナトリウム濃度を140mEq/Lにもどす方法もある。

　このように透析液ナトリウム濃度を変化させるためには，透析装置(コンソール)や個人用透析装置の供給透析液ラインにナトリウムを適切な量を注入する必要がある。透析液の送液が停止しているときに，ナトリウム溶液の注入のみが行われた場合，予定しているナトリウム濃度を大きく上回ることになるため，個人用透析装置や透析装置(コンソール)に連動することが必ず必要である(図6)。

　実際には，各社でナトリウム注入が行える装置をオプションで備えている(図7)。ナトリウム濃度を変更する場合，10％ナトリウム溶液を準備し，ナトリウム注入ラインからナトリウムを補充する。例えばA社のナトリウム注入装置では，ナトリウムの変化を30段階に変更可能で，1段階でナトリウム濃度を1mEq/L増加させることができ，30段階(30mEq/L)の注入量を設定できる。また注入速度は，透析時間を12分割しそれぞれの分割ごとに1〜30段階でナトリウム濃度を変更できる(図8)。この場合の注意として10％ナトリウム溶液を注入している間は，透析液原液が注入されていないため10％ナトリウム溶液注入分の透析液原液が少なくなることになる。透析液濃度を調整する場合は，計算上の濃度はもちろんのこと，実際に臨床で行う前に必ず試運転し各電解質の濃度や電気伝導度を実測して検証することが大切である。

図6 ナトリウム注入部のシェーマ

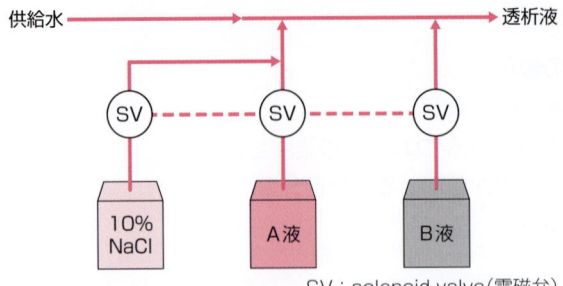

図7 個人用透析装置のナトリウム注入ライン

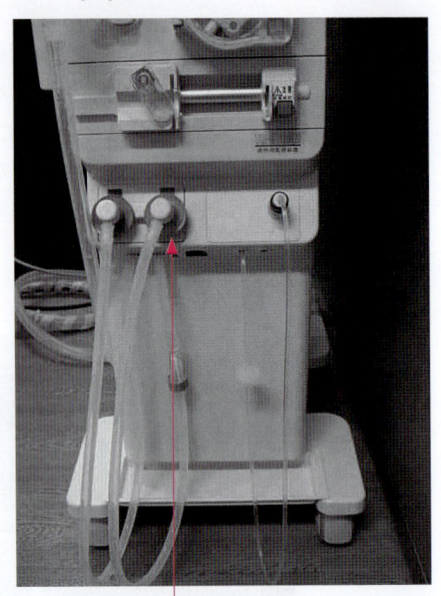

図8 ナトリウム注入プログラム

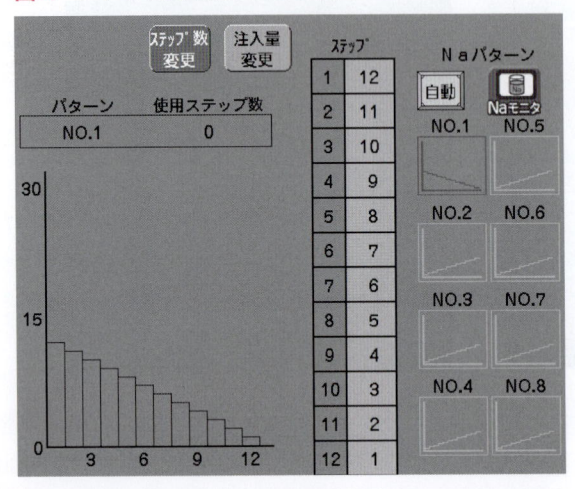

> **ここがポイント**
> - 透析液電気伝導度は，濃度計にあらず。浸透圧測定だけでも不十分である。
> - 電解質計で濃度チェックしなければならない。

補充液

　HDFに使用される補充液は，数社から市販されているが補充液の組成には，ほとんど差はない。しかし近年オンラインHDFが承認されたことにより透析液が補充液として使用されるようになってきた。基本的には，透析液と補充液の組成には違いがなく使用可能であるが，透析液を補充液として大量使用されるような条件であれば注意が必要になってくる。たとえばカルシウム濃度は，透析液では2.5～3.0mEq/Lが一般的であるが，補充液としてのカルシウム濃度は，3.5mEq/Lが多く使用されている。大量に透析液を補充液として使用する場合には，拡散で移動する考え方と濾過や補充液として是正する考え方では異なってくることから透析液組成の調整が必要になる場合があると考えられる。さらにHDFで使用される補充液は，血管内に直接点滴注入することを目的にした注射薬であるが，オンラインHDFに使用される補充液は，透析液でありこれはあくまでも注射薬ではないことを念頭に置くべきである。

補充液の準備

　補充液は，隔壁を境に2剤のA液（下室）とB液（上室）からなり使用する前に隔壁を開通しA液とB液を混合して初めて使用できる補充液となる（図9，10）。さらに安全のためにA液と

B液が混合されていなければ点滴できないような空室をもう1つ設けてある製品もある。またA液，B液の位置も点滴台につるした場合にA液が下になるようになっており，A液には炭酸水素ナトリウム，塩化カリウム，塩化ナトリウムが入っておりpH7.7〜8.0に調整されている（図11）。仮にA液，B液の混合がなされないまま使用しても即座に影響が出ないように調整され安全対策がなされている。しかしこのような2剤を混合して使用する液は，誤って混合せずに使用したインシデントを聞くことがあるので注意が必要である。

　A液，B液を混合した後は，重炭酸イオンとカルシウムイオンやマグネシウムイオンが混ざるため，非常に不安定な液となる。混合後は，できるだけ速やかに使用しなければならない。

図9　補充液　隔壁開通注意シール

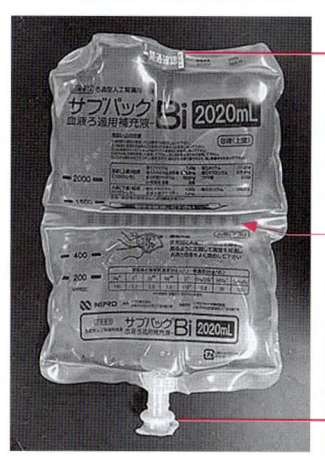

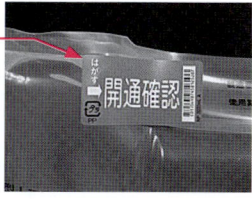

図10　隔壁開通操作

〔ニプロ：サブパック®Bi〕

図11　補充液の構造，組成

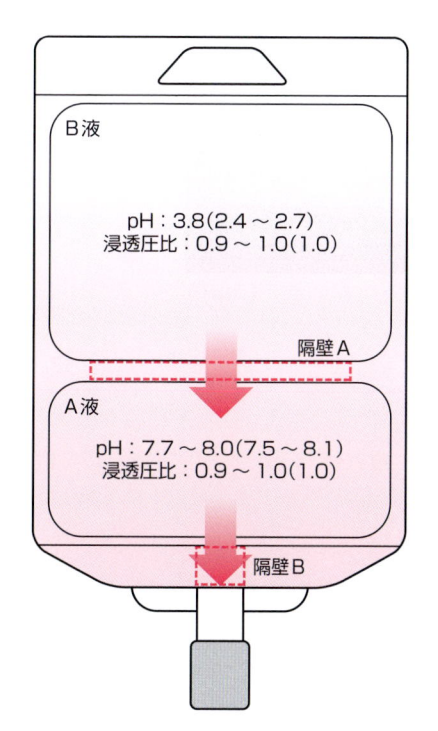

B液
pH：3.8（2.4〜2.7）
浸透圧比：0.9〜1.0（1.0）

隔壁A

A液
pH：7.7〜8.0（7.5〜8.1）
浸透圧比：0.9〜1.0（1.0）

隔壁B

Caution!
- 隔壁を破り，A，B液を混合する。混合後は速やかに使用する。
- 2剤を混合せず使用されたインシデントがある。

補充液の調整

　補充液の組成を見るとカリウム濃度2.0mEq/Lであり，リンが入っていない。これは腎不全の治療としてのHDF，HFに使用される補充液から始まっているためであり，肝不全やCHDFに使用される場合には，この補充液の組成では問題となることがある。例えばICUなどに入院している場合，食事が止められており栄養状態があまり良い状態ではない場合が多く，このような患者にリンの含有がない補充液を使用しCHDFなどを行うと，リンの低下が起こり，心不全など循環器系の合併症が問題となる。

　さらに補充液は，カリウム濃度が2.0mEq/Lと低いため，低カリウムによるジギタリス中毒などの合併症を引き起こすこともある。このような合併症を予防するためには，補充液のなかにリン酸カリウムを混注し補充液のなかのリンとカリウム濃度を調整する必要がある。筆者らが使用している薬剤としては，リン酸2カリウム注20mEqキットを使用している（図12）。この薬剤は，20mL中にカリウム20mEq，リン20mEqが入っているのでリンを1mEq/L上昇させるには，1mLを補充液1Lに混注すればよい。しかし補充液には，1L用と2L用があるので注意しなければならない。

　このリン酸2カリウムは，カリウム，リンともに調整する場合は重宝するが，リン濃度と同時にカリウムも上昇するため注意が必要である。このような場合には，薬剤としてリン酸ナトリウム補正液があるのでこちらの使用を考えるべきだと思われる。特に注射液としての補充液の調合を行うには，できる限り薬剤師に任せるべきであり，看護師，臨床工学技士の業務として行う場合は，調整後のリン，カリウムなどの濃度測定を必ず行い，慎重に取り扱わなければならない。

図12　リン酸2カリウム注射液

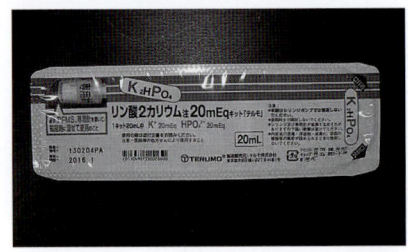

〔テルモ〕

V 抗凝固藥

1 ヘパリン

Point
- ヘパリンは血液中のアンチトロンビンⅢと結合することによって抗凝固作用を発揮する。
- ヘパリンの分子量は約5,000〜30,000、半減期は1.0〜1.5時間である。
- ヘパリンは抗トロンビン作用と抗Ⅹa作用により抗凝固作用を発揮する。
- ヘパリンの中和薬はプロタミンである。
- ヘパリンは出血および出血傾向のない患者に使用する。
- ヘパリン起因性血小板減少症（HIT[*1]）に注意する。

特徴

　ヘパリン（heparin：非分画ヘパリン）は、出血性合併症や出血傾向のない症例に用いられ、抗凝固薬のなかで最も多く使用されている。ヘパリンの構造はグルコサミンとウロン酸からなる多糖類を骨格としている硫酸ムコ多糖類であり、分子量は5,000〜30,000と広く分布している。抗凝固作用は、血液中のアンチトロンビンⅢ（ATⅢ）と複合体を形成し、凝固因子のⅩaとⅡa（トロンビン）の働きを阻害する作用機序によるものである。ヘパリンの半減期は、約1.0〜1.5時間である。血液の凝固因子を表1に凝固活性経路を図1に示す。

表1　血液凝固因子

　Ⅰ：フィブリノゲン　MW340,000
　Ⅱ：プロトロンビン　MW70,000
　Ⅲ：組織因子（トロンボプラスチン）　MW44,000
　Ⅳ：カルシウムイオン　MW40
　Ⅴ：（プロアクセレリン）　MW330,000
　Ⅵ：欠因
　Ⅶ：（プロコンバーチン）　MW48,000
　Ⅷ：（抗血友病因子）　MW330,000
　Ⅸ：（クリスマス因子）　MW55,000
　Ⅹ：（スチュアート・プラウアー因子）　MW59,000
　Ⅺ：（プラスマトロンプラスチン前駆物質）　MW160,000
　Ⅻ：（ヘージマン因子）　MW80,000
　ⅩⅢ：（フィブリン安定化因子）　MW320,000

図1　凝固活性経路（凝固カスケード）

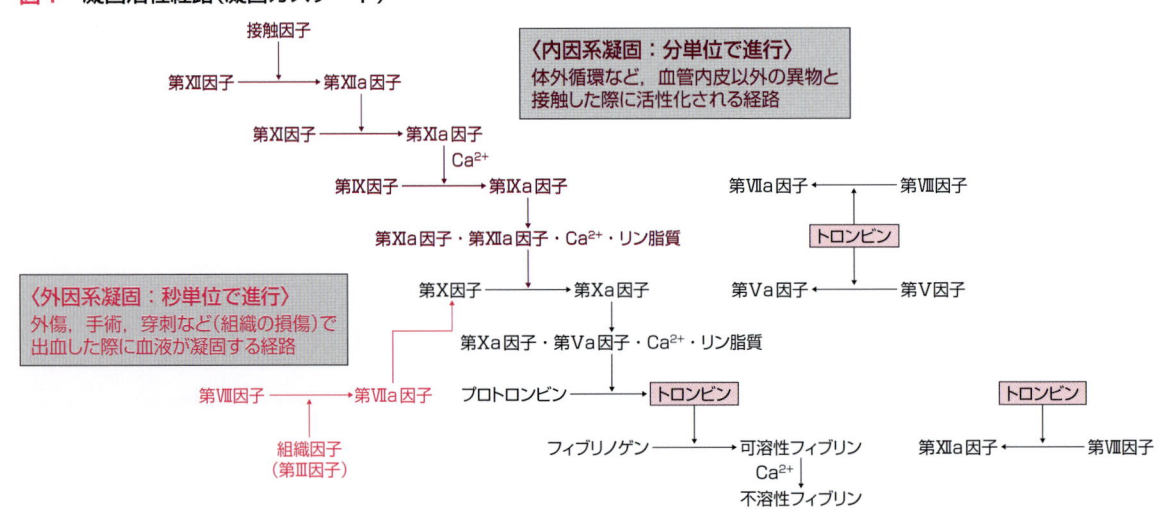

〈内因系凝固：分単位で進行〉
体外循環など、血管内皮以外の異物と接触した際に活性化される経路

接触因子
第Ⅻ因子 → 第Ⅻa因子
第Ⅺ因子 → 第Ⅺa因子
　　　　　Ca²⁺
第Ⅸ因子 → 第Ⅸa因子
第Ⅺa因子・第Ⅻa因子・Ca²⁺・リン脂質

〈外因系凝固：秒単位で進行〉
外傷、手術、穿刺など（組織の損傷）で出血した際に血液が凝固する経路

第Ⅷ因子 → 第Ⅶa因子
組織因子（第Ⅲ因子）

第Ⅹ因子 → 第Ⅹa因子
第Ⅶa因子 ← 第Ⅷ因子
　　　　　　トロンビン
第Ⅴa因子 ← 第Ⅴ因子

第Ⅹa因子・第Ⅴa因子・Ca²⁺・リン脂質
プロトロンビン → トロンビン
フィブリノゲン → 可溶性フィブリン
　　　　　　　　Ca²⁺ ↓
　　　　　　　　不溶性フィブリン

第ⅩⅢa因子 ← 第ⅩⅢ因子
　トロンビン

プロタミン

プロタミンは，ヘパリンと結合して作用を中和するヘパリンの中和薬であり，ヘパリン1,000単位に対してプロタミンを約10mg用いる。中和して数時間後にヘパリンと結合していたプロタミンが離れ，ヘパリンが再び作用することがある。これをリバウンド現象といい，注意を要する。プロタミンのみで投与すると抗凝固作用を示す。

凝固時間測定法

抗凝固の指標に用いられる凝固時間測定法には，全血凝固時間(Lee-White)法，ベッドサイドで測定可能な活性化凝固時間(ACT[*2])法，活性化部分トロンボプラスチン時間(APTT[*3])法などがあるがACT法が最も多く用いられている。透析中は，このACTを150～160秒程度に延長させるように昔からいわれているが，近年では透析膜などの生体適合性の向上から120～130秒(前値の1.1～1.3倍)程度で可能となっている。各種抗凝固モニタ(ACT)とその性能比較を表2に示す。

表2 各種抗凝固モニタとその性能比較

	ヘモクロン401	ヘモクロンJr. シグニチャー+	アクタライク MINI II	ソノクロット
装置外観				
測定項目	ACT	ACT	ACT	ACT，血小板機能，など
測定血液量(mL)	2(高・セライト)，0.4(低・ガラス粒子)	0.05(高・シリカ・カオリン・リン脂質)，0.05(低・セライト)	2	0.36
撹拌方法	手動撹拌	自動吸引	手動撹拌	自動撹拌
凝固測定メカニズム	回転式	流動式	回転式	電子振動式
凝固検知方式	電磁式	光センサー検知式	電磁式	電気機械式トランスデューサ
測定場所	ベッドサイド可	ベッドサイド可	ベッドサイド可	ベッドサイド可
寸法(cm)	18×23×12.5	19×10×5	16.5×12.7×21.6	10.8×14.6×12.1
重量(kg)	1.7	0.6	2.9	1.13

文献1)より一部改変引用

ヘパリン起因性血小板減少症

ヘパリンは血小板に対して刺激作用をもち，血小板凝集を亢進させ，白色血栓を形成し，血小板機能異常や体外循環路内の残血亢進をもたらして血小板を減少させる。これをヘパリン起因性血小板減少症(HIT)という。

用語

[*1] **HIT**：heparin-induced thrombocytopenia
[*2] **ACT**：activated coagulation time
[*3] **APTT**：activated partial thromboplastin time

使用方法

ヘパリンの投与方法

●**全身ヘパリン化法**
体外循環回路内と患者体内全身の凝固時間を延長させる方法。
- 開始時投与＋持続的投与法
- 持続的投与法
- 間欠的投与法

●**局所ヘパリン化法**
体外循環回路内のみ凝固時間を延長させる。血液が体内にもどる手前で，プロタミンを注入してヘパリンを中和させる方法。

●**最低ヘパリン化法(限界ヘパリン化法)**
透析が可能である最低限のヘパリン量にして行う，全身ヘパリン化法。

●**無ヘパリン化法**
ヘパリンを使用しないで行う透析法。

ヘパリンの投与量(全身ヘパリン化法)

●**開始時投与＋持続的投与法**
血液体外循環開始時に1,000～2,000単位(20～30単位/Kg)を投与し(開始時投与)，以後1時間に300～1,000単位(10～20単位/Kg)を脱血側血液回路より持続注入する方法。

●**持続的投与法**
開始時投与は行わず，開始時より1時間に500～1,000単位(10～20単位/kg)を脱血側血液回路より持続注入する方法。

●**間欠的投与法**
開始時より1時間ごとに500～1,000単位(10～20単位/kg)を脱血側血液回路より間欠注入する方法。

ヘパリンの長所と短所

長所
- 強力で安定した抗凝固作用
- 安全域が広く，中和薬(プロタミン)が存在する
- 即効性があり，半減期が比較的短い
- 安価である

短所
- 凝固時間の延長による出血の増悪
- アンチトロンビンⅢの欠乏
- 脂質分解作用
- 骨脱灰作用
- 血小板活性化作用
  ヘパリン起因性血小板減少症(HIT)
- 陽性荷電の膜や陰イオン交換樹脂への吸着

◎引用・参考文献
1) 山下芳久，塚本 功：抗凝固モニタ．臨牀透析29(7)：331-336, 2013.

2 低分子ヘパリン

Point
- 低分子ヘパリンはヘパリン同様に血液中のアンチトロンビンⅢと結合することによって抗凝固作用を発揮する。
- 低分子ヘパリンの分子量は約4,000～8,000，半減期は2.0～3.0時間である。
- 低分子ヘパリンは主に抗Ⅹa作用により抗凝固作用を発揮する。
- 低分子ヘパリンの中和薬はプロタミンである。
- 低分子ヘパリンは出血のない患者および軽度の出血傾向のある患者に使用する。

特徴

　低分子ヘパリン（LMWH[*1]）は，ヘパリンを分画して作られた分子量4,000～8,000の低分子量で構成され，ヘパリン同様にアンチトロンビンⅢを介して抗凝固作用を発揮する。しかし，トロンビンには阻害作用が弱く，Ⅹaに対して強い阻害作用をもち抗凝固作用を発揮する。ほぼ抗Ⅹa作用のみのため，抗凝固作用を強く保ちつつ凝固時間の延長は軽度に抑えることができる。低分子ヘパリンの半減期は，約2～3時間であり，ヘパリンより分子量は小さいが半減期は約2倍となっている。そのために開始時の単回投与のみでも使用が可能である。

　血液凝固反応は酵素反応であり，凝固機序の下流に行くほど増強する。このためトロンビンを阻害するよりも1つ上流に位置するⅩaを阻害するほうが効率的であり，Ⅹaをより選択的に阻害する低分子ヘパリンはヘパリンよりも少量で効果を発揮することができる。

　非分画ヘパリンは，一次止血に重要な役割を果たす血小板血栓の形成に対して抑制的に作用して出血を助長するが，低分子ヘパリンはその作用が弱い。

　低分子ヘパリンは，出血性合併症のない症例および軽度の出血傾向のある症例にも使用可能となる。

各種低分子ヘパリン

　ダルテパリンナトリウム，パルナパリンナトリウム，レビパリンナトリウムなど，各種低分子ヘパリンは分子量などが少し異なり，性質や作用も少し異なるため，それらを考慮して使用する必要がある。各種低分子ヘパリンはすべて同じではない。

凝固時間測定法

　低分子ヘパリンの場合，抗凝固の指標に用いられる凝固時間測定法には，抗Ⅹa活性測定が用いられていたが，さまざまな理由により現在この測定は困難となった。また，ヘパリンで用いられているベッドサイドで測定可能な活性化凝固時間（ACT[*2]）法，活性化部分トロンボプラスチン時間（APTT[*3]）法などがあるが，この方法も抗Ⅹa活性は体外循環回路内における凝血防止効果が高い一方で，凝固時間延長作用が弱いために抗凝固の指標に用いることができず，現在，低分子ヘパリンに適した凝固時間測定法はない。

用語
- [*1] LMWH：low molecular weight heparin
- [*2] ACT：activated coagulation time
- [*3] APTT：activated partial thromboplastin time

抗凝固薬

使用方法

低分子ヘパリンの投与量（全身ヘパリン化法）

● 開始時投与＋持続的投与法

　血液体外循環開始時に1,000～2,000単位（20～30単位/kg）を投与し（開始時投与），以後1時間に300～600単位（10～15単位/kg）を脱血側血液回路より持続注入する方法。

● 持続的投与法

　開始時投与は行わず，開始時より1時間に500～1,000単位（10～20単位/kg）を脱血側血液回路より持続注入する方法。

● 開始時単回投与法

　血液体外循環開始時のみに1,500～3,000単位（7～13単位/kg/hr）を投与し（開始時投与），以後は投与しない方法。

低分子ヘパリンの長所と短所

長所

- 強力で安定した抗凝固作用
- 非分画ヘパリンに比べて，抗Xa活性/抗トロンビン活性が大きい
- 非分画ヘパリンに比べて，少ない投与量で有効
- 開始時単回投与法が可能
- 脂質，血小板に対する影響が少ない

短所

- アンチトロンビンⅢの欠乏
- ヘパリンと比べて高価
- 各種低分子ヘパリンは作用が少し異なるため，それを考慮して使用する必要がある。

3 ナファモスタットメシル酸塩

> **Point**
> - ナファモスタットメシル酸塩は，蛋白分解酵素阻害薬であり，抗凝固作用ももっている。
> - ナファモスタットメシル酸塩は，分子量は540，半減期は5～8分である。
> - ナファモスタットメシル酸塩は，抗トロンビン作用，抗Ⅹa作用，抗ⅩⅡa作用などにより抗凝固作用を発揮する。
> - ナファモスタットメシル酸塩は，ほぼ血液体外循環回路内のみの凝固時間を延長させる。
> - 体外循環回路内の血液は回路の部位により凝固時間が異なる。
> - ナファモスタットメシル酸塩は，出血および出血傾向のある患者に使用する。

特徴

　ナファモスタットメシル酸塩（NM[*1]）は，蛋白分解酵素阻害薬であり，抗凝固作用としてはトロンビンをはじめとする血液凝固因子を多段階で抑制し，血小板凝集能も抑制する。薬理作用の半減期が約5～8分と短いため，また分子量が約540と小さく透析で除去されるため，主として血液体外循環回路で作用し，体内にわずかに入ったNMは速やかに失活する。ほぼ体外循環回路内のみに作用するため，理想的な抗凝固薬に近いといえる。

　ヘパリンにみられる脂質代謝や骨への影響がなく，体外循環に起因する血小板活性化の抑制，凝固系やプラスミン線溶系の活性化阻害，カリクレイン・キニン系，顆粒球系，補体系の活性化阻害などの作用がある。蛋白結合率は約67％で主にアルブミンと結合している。

　まれに，アナフィラキシーショックやアレルギー反応を生じる危険性があり，陰性荷電膜や活性炭に吸着されるため，これらを考慮し注意して使用する必要がある。

　NMは，手術後や出血性病変がある症例にも使用可能である。

凝固時間測定法

　抗凝固の指標に用いられる凝固時間測定法には，ベッドサイドで測定可能な活性化凝固時間（ACT[*2]）法，活性化部分トロンボプラスチン時間（APTT[*3]）法などがあるがACT法が最も多く用いられ，使用する活性化剤はセライトを用いる（カオリンには吸着されるため）。また，NMの使用では体外循環回路内の血液は回路の部位により凝固時間が異なるため，目的に合わせて血液採取部位を決め，ACTを測定して判断する必要がある。

使用方法

　薬理作用上で体外循環回路内のみ凝固時間を延長させる方法となる。

●持続的投与法

　開始時投与は行わず，開始時より1時間に20～40mgを脱血側血液回路より持続注入する。NMの溶解は5％ブドウ糖を用いる。

用語
- [*1] NM : nafamostat mesilate
- [*2] ACT : activated coagulation time
- [*3] APTT : activated partial thromboplastin time

抗凝固薬

NMの長所と短所

長所
- 強力で安定した抗凝固作用
- 半減期が約5～8分と短い
- ほぼ体外循環回路内のみに作用
- 脂質，骨に対する影響がない
- 体外循環に起因する酵素系の活性化阻害

短所
- 陰性荷電膜への吸着（AN69など）
- 活性炭への脱着
- アレルギー反応（アナフィラキシーショック）を起こす場合があるので初回投与時注意
- 高価である

4 アルガトロバン

> **Point**
> - アルガトロバンは単独で抗凝固作用を発揮する。
> - アルガトロバンの分子量は約527，半減期は15〜30分である。
> - アルガトロバンは直接抗トロンビンに作用する(アンチトロンビンⅢは介さない)。
> - アルガトロバンは，アンチトロンビンⅢ欠乏症例(70％以下)，ヘパリン起因性血小板減少症(HIT)の患者に適応される。

特徴

　アルガトロバン(argatroban：抗トロンビン薬)は，アンチトロンビンⅢを介さずに単独で抗トロンビン作用を有する抗トロンビン薬であり，血液体外循環時の抗凝固薬として用いられる。フィブリン形成，血小板凝集，血管収縮の作用を抑制する。分子量は約527と小さく，血液中ではアルブミンと結合し，半減期は15〜30分である。

　アルガトロバンは，アンチトロンビンⅢ欠乏症例(70％以下)に適応となり，ヘパリンの使用では血液体外循環回路内の凝固が改善しないと判断された症例に用いられる。また，ヘパリン起因性血小板減少症(HIT[*1])も適応となっている。各種抗凝固薬の特徴を**表1**に示す。

表1　各種抗凝固薬の特徴

	ヘパリン	低分子ヘパリン	ナファモスタットメシル酸塩	アルガトロバン
分子量	5,000〜30,000	4,000〜8,000	540	527
半減期	1〜1.5時間	2〜3時間	5〜8分	15〜30分
補助因子	必要(アンチトロンビンⅢ)	必要(アンチトロンビンⅢ)	不要	不要
阻害凝固因子	Ⅱa(トロンビン)，Xa	主にXa	Ⅱa(トロンビン)，Xa，XIIa	Ⅱa(トロンビン)
適応症例	出血性合併症のない症例	出血性合併症のない，または軽度出血傾向のある症例	ほとんどの症例	アンチトロンビンⅢ欠乏症例(70％以下)，HIT症例
凝固時間測定法	ACT，APTT	なし(抗Xa活性)	ACT，APTT	ACT，APTT
脂質代謝への影響	あり	少ない	なし	なし
骨代謝への影響	あり	少ない	なし	なし
血小板活性化作用	あり	少ない	なし	なし
価格	安価	やや高価	高価	高価

文献1)より一部改変引用

凝固時間測定法

　抗凝固の指標に用いられる凝固時間測定法には，ベッドサイドで測定可能な活性化凝固時間(ACT[*2])法，活性化部分トロンボプラスチン時間(APTT[*3])法などがあるがACT法が最も多く用いられる。

用語
- [*1] HIT：heparin-induced thrombocytopenia
- [*2] ACT：activated coagulation time
- [*3] APTT：activated partial thromboplastin time

使用方法

●開始時投与＋持続的投与法
　血液体外循環開始時に10 mgを投与し（開始時投与），以後1時間に15〜25 mgを脱血側血液回路より持続注入する。

●持続的投与法
　開始時投与は行わず，開始時より1時間に15〜25 mgを脱血側血液回路より持続注入する。

アルガトロバンの長所と短所

長所
- 強力で安定した抗凝固作用
- 半減期が約15〜30分
- HITに適応

短所
- トロンビン阻害のために出血リスクが高い
- 高価である

◎引用・参考文献
1) 山下芳久：血液浄化療法装置・抗凝固薬. 臨床工学技士 イエロー・ノート 臨床編, p.122-126, 2013.
2) 山下芳久, 塚本　功：抗凝固モニタ. 臨牀透析 29(7)：331-336, 2013.

VI 患者管理

1 透析で頻用する薬剤（作用と副作用）

Point
- 透析患者では禁忌とされた薬剤が多いので，必要性と副作用などを考慮したうえで，十分な情報提供と同意を得て投与を決定する．
- 透析患者へ薬物治療を行う場合，できるだけ腎排泄性の薬物は避ける．
- 腎排泄性の薬物を投与するときは，添付文献などを参照して1回投与量や投与間隔を調整する．
- 非ステロイド性抗炎症薬（NSAIDs[*1]）とアセトアミノフェンは残存腎機能への悪影響を考慮する必要がある．
- 鉄剤と赤血球造血刺激因子製剤（ESA[*2]）製剤は適応を十分検討したうえで最小限用いる．
- 高カリウム血症治療薬は，しっかりとした診断のもと，その緊急性を判断して最適の薬剤を用いる．

透析患者への薬物治療の注意

　透析患者では腎機能が廃絶ないしは低下しており，薬物代謝の低下が起きる．特に腎排泄により代謝される割合の大きな薬物（腎代謝性（排泄性）薬物）は，その結果，血中濃度が上昇し薬効が増強したり，副作用が出現する．従って，透析患者では腎排泄性薬物を避けるよう勧められている．

　やむなく選択せざるを得ない場合は，腎機能を体表面積（BSA[*3]）補正していない推算GFR[*4]（eGFR）mL/分で評価して，薬物の1回投与量の減量や投与間隔の延長を行う．尿毒症のため筋肉量が減少した病態（sarcopenia）では血清シスタチンC（Cys-C）に基づくGFR推算式で腎機能を評価する．実際の処方時には，薬剤師や腎臓専門医に相談したり，各製薬会社の添付文書など最新の情報に基づいて検討する．

　副作用の面からも透析患者では薬剤選択に配慮する．具体的には腎障害性の薬物は残存腎機能の低下をきたし，尿量の減少をもたらす．例えばNSAIDsなどは，症状の重篤度によって残腎機能低下を覚悟して用いる場合もありうる．

　GFR推算式の誤差に加え，患者個々における吸収や分布・代謝の個人差があるので，「腎機能に応じた薬物投与設計」を行っても必ずしも安心であるとはいえない．処方後も薬効や副作用などを注意深く観察し，血中濃度が測定できる薬物では，薬物血中濃度モニタリングにより適切な処方調整を行うことが重要である．特に急性腎障害（AKI[*5]）の原因として薬物が関連する場合も少なくないため，腎機能の急性増悪時にはその時点前後の薬物投与との関連を注意深く検討する．

　透析患者では複数の薬物を処方されることが少なくない．薬物相互作用に注意し，薬剤師に相談する必要がある場合も存在する．例えばリン吸着剤（炭酸カルシウム・炭酸ランタン）はニューキノロン系やテトラサイクリン系の抗菌薬と併用すると，キレートを形成することで吸収を抑制し，薬効が低下することが知られている．

用語
- [*1] NSAIDs : non-steroidal anti-inflammatory drugs
- [*2] ESA : erythropoiesis stimulating agent
- [*3] BSA : body surface area
- [*4] GFR : glomerular filtration rate（糸球体濾過量）
- [*5] AKI : acute kidney injury

NSAIDsとアセトアミノフェン

禁忌薬について

　透析患者ではNSAIDsは禁忌薬である。投与により，腎血流量の低下を起こし一過性の尿量の減少をきたす。また間質障害により不可逆的な腎機能の低下をきたす。このためできるだけ内服しないことが推奨される。症状が重く治療効果が副作用を上回って有用と考えるときは，十分な告知を行い，同意を得た後，最小限の量と期間で投与する。スリンダク（クリノリル®）はNSAIDsとしては副作用が少ないと喧伝されているが，腎障害が少ないという明確な根拠はない。なお，NSAIDsの局所投与は一般的に腎障害のリスクとはならないため，腰痛などでは，まず湿布薬などの局所療法を選択する。坐剤は内服と同様に腎障害のリスクとなる。

アセトアミノフェン投与の価値

　欧米では慢性腎臓病（CKD[*6]）患者への解熱鎮痛薬はアセトアミノフェンが推奨されている。アセトアミノフェンは中枢神経系でプロスタグランジン（PG[*7]）合成を阻害して解熱鎮痛作用をもたらすが，末梢のPG合成には影響がなく，消化性潰瘍や腎虚血，抗血小板作用がなく安全性が高い。米国ではCKD患者に対する解熱鎮痛薬としてアセトアミノフェンを推奨しているが，わが国ではアセトアミノフェンは高度腎障害の場合は禁忌とされている。実臨床では告知と同意のもと短期間少量での投与とする。非麻薬性鎮痛薬であるトラマドールとアセトアミノフェンの合剤（トラマドール塩酸塩37.5mg，アセトアミノフェン325mg配合錠：トラムセット®）は慢性疼痛と抜歯後疼痛で保険適用があり，重篤な腎障害のある患者では禁忌，腎障害では慎重投与となっている。腎障害患者では腎機能正常者の半分を目安に減量する。

鉄剤とESA

　透析患者は原疾患を多嚢胞腎とする患者を除いて，貧血は大なり小なりほぼ必発の合併症である。その原因としては，鉄不足とエリスロポエチン分泌低下，赤血球寿命短縮，栄養不足，透析不足などの多因子による。原因診断を行いつつ，週中日の透析前臥位採血でヘモグロビン濃度10〜12g/dLを目標に鉄補充とESA投与を行う。

鉄補充

　貧血を伴う透析患者では，明らかな鉄欠乏がなくとも，鉄剤投与により貧血が改善する可能性がある。ESA投与により急激な造血が起こると相対的な鉄不足となるため，ESA使用時には鉄欠乏対策が重要である。

　過剰な鉄剤投与によりヘモジデローシスを引き起こす危険があるため，その投与中は鉄指標検査（血清鉄，総鉄結合能，フェリチンなど）のモニタリングが必要である。ただし慢性肝障害を合併した患者における鉄剤投与は，肝障害を増悪し，肝癌合併を増加するので控える。

　ESA療法における鉄補充の開始基準は以下のとおりである。

> トランスフェリン飽和度（TSAT[*8]）20％以下，かつ，血清フェリチン値100ng/mL以下
> 　※TSAT＝Fe（血清鉄）/TIBC[*9]（総鉄結合能）

用語
- [*6] **CKD**：chronic kidney disease
- [*7] **PG**：prostaglandin
- [*8] **TSAT**：transferrin saturation
- [*9] **TIBC**：total iron binding capacity

鉄剤の投与は経口投与が推奨されている。経口鉄剤は，鉄として1日当たり100(105)～200(210)mgを投与する。最近発売されたリン低下薬クエン酸鉄製剤は，リン吸着薬としての常用量で鉄補充が得られると報告されている。

経口鉄剤の投与が副作用のため困難な場合や経口鉄剤だけでは鉄欠乏状態の十分な改善が認められない場合は，静注鉄剤への変更を検討する。鉄状態を確認しながら，毎透析終了時40mgをゆっくり静脈内投与し13回で終了，鉄状態をチェックする。血清フェリチン100ng/mLまたはTSAT20％以上となったら終了する。

ESA投与

鉄欠乏がない透析患者にはヘモグロビン濃度10g/dL以下でESA投与開始を考慮する。ヘモグロビンの治療目標値は10～12g/dLとして，ESAに対する反応から12g/dLを超えると予想されたら減量し，12g/dLを超えないよう配慮する。ESAを大量投与した群，ないしは大量投与したもののヘモグロビン改善が得られなかった群の生命予後が不良との二次解析の結果から，いたずらにESA投与量を増加しないことが勧められている。

高カリウム血症治療薬

週3回程度の血液透析患者ではカリウム(K)排泄の低下と代謝性アシドーシスの合併により血清K値は上昇する場合がある。血清K値5.5mEq/L以上を高カリウム血症といい，血清K値7mEq/L以上では心停止の危険がある。

薬剤性高カリウム血症

レニン・アンジオテンシン・アルドステロン系阻害薬の投与(アンジオテンシン変換酵素(ACE[*10])阻害薬，アンジオテンシンⅡ受容体拮抗薬(ARB[*11])，直接的レニン阻害薬(DRI[*12])，スピロノラクトン，エプレレノンなど)やK摂取過剰も血清K値上昇に関与する。β遮断薬，ジギタリス製剤，NSAIDs，ナファモスタットメシル酸塩，トリメトプリム，ペンタミジンでも高カリウム血症が起こることがある。これらの薬剤を投与する際は，少量から開始し，血清K濃度をモニタリングしながら増量する。高カリウム血症が発現すれば，原因となる薬物を中止する。

高カリウム血症の治療

高度の高カリウム血症をみたら，まず心電図をとり，異常所見(T波増高，PQ延長，P波消失，QRS拡大)の有無を確認する。高度の高カリウム血症でも，典型的な心電図異常を伴わない場合があるので慎重に対応する。

高カリウム対策の基本は，K摂取量の制限である。具体的には，以下のようにする。
- K含有量の多い食品を控える。
- 摂取する食品からKを減らす：いも類は小さく切ってゆでこぼす(3～5分)。野菜はゆでこぼしたり，水にさらす(1時間程度)。いもや野菜の煮物の汁は捨てる。
- 蛋白質制限により，肉類，魚類からのK摂取量が減ると，野菜，くだもの，いも類などの制限を緩和できる。

用語
- [*10] **ACE**：angiotensin-converting enzyme
- [*11] **ARB**：angiotensin Ⅱ receptor blocker
- [*12] **DRI**：direct renin inhibitor

高カリウム緊急症の場合の対応

- カルシウム静注糖尿病患者の不整脈抑制：グルコン酸カルシウム10 mLを5分で静注（ジギタリス服用患者では禁忌）
- アルカリ化薬静注（Kの細胞内移行を促進）：7％炭酸水素ナトリウム20 mLを5分で静注
- グルコース・インスリン療法（Kの細胞内移行を促進）：10％ブドウ糖500 mL＋インスリン10単位を60分以上かけて点滴静注（高血糖ではグルコースは不要）
- 血液透析（Kを体外へ除去）（すぐに施行できる環境なら最初に行ってもよい）

慢性の高カリウム血症

　陽イオン交換樹脂（便秘をきたしやすくなるので，少量より開始する．血清Kにより適宜増減する）には各種の製剤があるが，その製剤間の有効性の差は明確にされていない．味や食感が異なり患者個々の耐薬性が異なるので，「飲みやすい」製剤を選んであげることが重要である．

表1　陽イオン交換樹脂製剤の選択肢

薬剤名	1日投与量	用法
カリメート®	5〜15g	分1〜3
カリメートドライシロップ®	5.4〜16.2g	分1〜3
カリメート®経口液	25g　1〜3個	分1〜3
ケイキサレート®	5〜15g	分1〜3
ケイキサレートドライシロップ®	6.54〜19.62g	分1〜3内服
アーガメイトゼリー®	25g　1〜3個	分1〜3

　陽イオン交換樹脂使用時の便秘対策としては，ソルビトールの注腸・内服で腸穿孔の報告がある．また，酸化マグネシウムは吸着により効果が減弱し，高マグネシウム血症のリスクもある．そこで，センノシドなど刺激性の便秘薬が望ましい．

　最後に各施設の透析室に常備すべき透析患者に禁忌の薬剤の早見表の例を示す（表2）．

表2　透析患者に禁忌または原則禁忌の薬剤早見表の例（添付文書より引用）

採用区分	医薬品名（緊急薬も含む）	薬効分類	成分名	禁忌理由
○	アドソルビン®原末	消化管用吸着剤	天然ケイ酸アルミニウム	長期投与によりアルミニウム脳症，アルミニウム骨症が現れることがある
#	アルサルミン®細粒90%	胃炎・消化性潰瘍治療剤	スクラルファート水和物（ショ糖硫酸エステルアルミニウム塩）	長期投与によりアルミニウム脳症，アルミニウム骨症等が現れることがある
※	アルミゲル®細粒99%	制酸剤	乾燥水酸化アルミニウムゲル	長期投与によりアルミニウム脳症，アルミニウム骨症等が現れることがある
○	S・M配合散®	調剤用胃腸薬	メタケイ酸アルミン酸マグネシウム　等	長期投与によりアルミニウム脳症，アルミニウム骨症が現れることがある
○	エカード®配合錠HD	持続性アンジオテンシンⅡ受容体拮抗薬/利尿薬配合剤	カンデサルタン　シレキセチル/ヒドロクロロチアジド	ヒドロクロロチアジドの効果が期待できない
○	オルガラン®静注1250単位	血液凝固阻止剤	ダナパロイドナトリウム	【原則禁忌】排泄遅延により，出血を起こすおそれがある。また，投与中に血液透析が必要な状態に至った場合には速やかに投与を中止する
○	グリコラン®錠250mg	経口糖尿病用剤	メトホルミン塩酸塩	高い血中濃度が持続するおそれがある→乳酸アシドーシス，低血糖を起こしやすい
○	コディオ®配合錠EX	選択的AT1受容体ブロッカー/利尿薬合剤	バルサルタン/ヒドロクロロチアジド	本剤の成分であるヒドロクロロチアジドは無尿の患者，および透析患者に対して降圧効果が期待できないことから，これらの患者には投与しない
#	コディオ®配合錠MD			
○	シベノール®錠100mg	不整脈治療剤	シベンゾリンコハク酸塩	急激な血中濃度上昇により意識障害を伴う低血糖などの重篤な副作用を起こしやすい（本剤は透析ではほとんど除去されない）
#	シベノール®錠50mg			
※	シベノール®静注70mg			
#	ジャヌビア®錠25mg	選択的DPP-4阻害剤（糖尿病用剤）	シタグリプチンリン酸塩水和物	本剤の血中濃度が上昇する→低血糖を起こすおそれがある
○	ジャヌビア®錠50mg			
○	シンメトレル®細粒10%	精神活動改善剤　パーキンソン症候群治療剤　抗A型インフルエンザウイルス剤	アマンタジン塩酸塩	本剤は大部分が未変化体として尿中に排泄されるので，蓄積により，意識障害，精神症状，痙攣，ミオクロヌス等の副作用が発現することがある。また，血液透析によって少量しか除去されない
○	シンメトレル®錠50mg			
#	スターシス®錠30mg	速効型食後血糖降下剤	ナテグリニド	低血糖を起こすおそれがある
○	スターシス®錠90mg			
○	テイガスト®内服液®10%	胃炎・消化性潰瘍治療剤	スクラルファート水和物（ショ糖硫酸エステルアルミニウム塩）	長期投与によりアルミニウム脳症，アルミニウム骨症等が現れることがある
○	ドプス®カプセル100mg	ノルアドレナリン作動性神経機能改善剤	ドロキシドパ	【重篤な末梢血管病変（糖尿病性壊疽等）のある血液透析患者】症状が悪化するおそれがある
○	プレミネント®配合錠	持続性ARB/利尿薬合剤	ロサルタンカリウム/ヒドロクロロチアジド	本剤の成分であるヒドロクロロチアジドは無尿の患者，および透析患者に対して降圧効果が期待できないことから，これらの患者には投与しない
#	ベザトール®SR錠100mg	高脂血症治療剤	ベザフィブラート	横紋筋融解症が現れやすい
○	ベザトール®SR錠200mg			
○	マクサルト®RPD錠10mg	5-HT1B/1D受容体作動型片頭痛治療剤	リザトリプタン安息香酸塩	本剤の排泄の遅延とAUCの増加が報告されている
#	リスモダン®R錠150mg	徐放性不整脈治療剤	ジソピラミドリン酸塩	本剤は主に腎臓で排泄されるため，血中半減期が延長することがあるので，徐放性製剤の投与は適さない
#	レビトラ®錠5mg・10mg	勃起不全治療剤	バルデナフィル塩酸塩水和物	安全性が検討されていない

［採用区分　○：院内採用　※：院内緊急　＊：院外採用　#：院外緊急　各施設での採用状況を明示する。　文献6）より抜粋引用

◎引用・参考文献
1) 臨床透析編集委員会　編：透析患者への薬剤1991. 臨床透析, 7(7), 1991.
2) 平田純生，ほか編著：透析患者への投薬ガイドブック　慢性腎臓病（CKD）の薬物治療，第2版，じほう，2009.
3) 飯田喜俊，秋葉　隆　編：透析患者の薬の使い方．透析療法パーフェクトガイド，第4版，p.298-340, 2014.
4) 日本腎臓学会　編：付表：腎機能低下時の薬剤投与量．CKD診療ガイド2012, p.100-128, 東京医学社，2012.
5) 日本腎臓学会・日本医学放射線学会・日本循環器学会　編：腎障害患者におけるヨード造影剤使用に関するガイドライン2012, 東京医学社，2012.
6) 日本医療機能評価機構：透析患者に禁忌の経口血糖降下薬を処方した事例．第23回報告書，2010.
http://www.med-safe.jp/contents/report/analysis.html

2 患者の病態と看護

Point
- 対象となる透析患者の特徴を知る。
- 腎不全および透析に関連する合併症や症状を知り早期に対処する。
- 病態に対する適正な対処は安全で安楽な治療につながる。

（透析治療における）医療スタッフの役割

透析医療に従事する医療スタッフである看護師や臨床工学技士は患者と接する臨床の場でどのような役割を担うのであろうか。ここでは透析の医療現場で日常的に目にする患者の状態や症状と透析時の対応を中心に述べる。患者に透析を行ううえで以下のことが大切である。
- 透析患者の特徴を理解し治療を行う
- 合併症の予防
- 日常生活を知って治療に生かす

透析患者の特徴

日本の透析患者の現況を知る（図1）

日々私たちが治療やケアを提供する対象である透析患者の特徴を知り，そこから起こるさまざまな症状に対処し，安全で体に負担の少ない透析を行うと同時に，合併症予防と早期発見・治療につなげていくことが必要である。以下に透析患者の特徴をまとめる。
- 透析導入になる原疾患の約50％が「糖尿病性腎症」
- 透析導入年齢の高齢化
- 透析治療と合併症治療の医療技術進歩で長期透析患者が増加
- 年々患者が増加の一途をたどっている

図1 わが国の透析患者の特徴

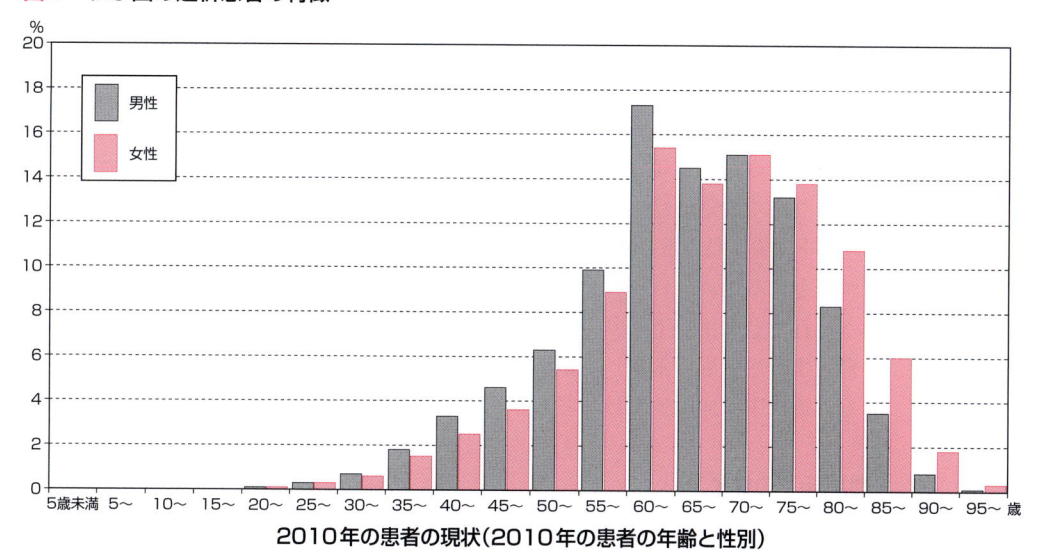

2010年の患者の現状（2010年の患者の年齢と性別）

文献1)より引用

図1　わが国の透析患者の特徴（続き）

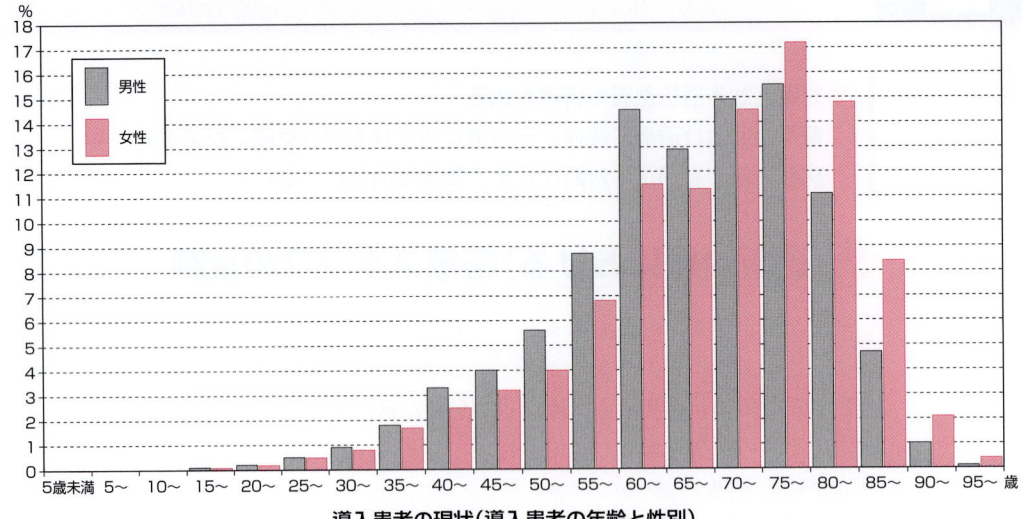

導入患者の現状（導入患者の年齢と性別）

文献1）より引用

病態と看護

①血圧異常

図2　dry weightと血圧の関連

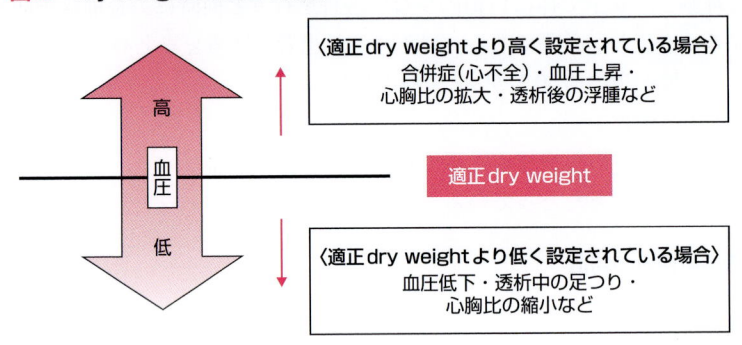

〈適正dry weightより高く設定されている場合〉
合併症（心不全）・血圧上昇・
心胸比の拡大・透析後の浮腫など

適正dry weight

〈適正dry weightより低く設定されている場合〉
血圧低下・透析中の足つり・
心胸比の縮小など

● 低血圧

　透析患者の血圧値は通常，除水経過に伴って緩徐に低下していく。しかし，dry weightが本来より低く設定されている場合，透析中に急激な血圧低下でショックを起こし，それに伴いシャント血流が低下し閉塞などを惹起することもある。透析中の血圧低下は主に除水過多によって誘発されるため，日々の患者の体重増加量や時間除水量などを十分に把握し，どれくらいの除水を行うと血圧が下がりやすいかなどを知っておくことが大切である。血圧低下を症状として自覚する患者もいるが，高齢者や低心機能患者は，気付くとショックを起こしていることもある。透析中は血圧値だけに頼らず，患者の顔色や動作の変化も合わせて観察する。

〈血圧低下のサイン〉
- 体が熱いと感じる
- 頭からすーっと血の気が引く感じ（降圧感）
- 頻回に欠伸（あくび）をする
- 顔色が悪く，冷や汗をかく

ショックを起こす前に対処すると，患者も透析がつらいものだと感じない。医療スタッフも安全に治療できる。体重増加が多く週初めからdry weightを目標にした除水が難しい場合は，週末までにdry weightに達するようにするとよいだろう。plasma refilling（血管外から血管内への水分の移行）が悪いと，急激な血圧値低下が起こりやすいので，血圧測定や患者の様子を頻回に観察する。特に高齢患者など血清アルブミン値が低い場合は要注意である。また血圧が低いと透析の大切な目的の1つである除水が十分できない。適宜，透析時低血圧治療剤の使用やアルブミンの補充を行うなどして安定して除水ができる工夫を行う。クリットラインなどを適宜利用すると効果的に除水できる。血液データが問題なければ，限外濾過で除水を中心に行うこともある。

〈血圧低下（ショック症状）時の対応〉
- 除水を停止するか量を下げて血流量（Q_B）を下げる。
- 足を挙上してショック体位をとる（図3）。
- 嘔吐に備えて側臥位にする。
- 緊急補液で一時的に循環血液量を増やす（100〜200 mL注入）。
- 医師の指示で酸素吸入を行う。
- 額や頸部を冷やす。

図3　Trendelenburg位

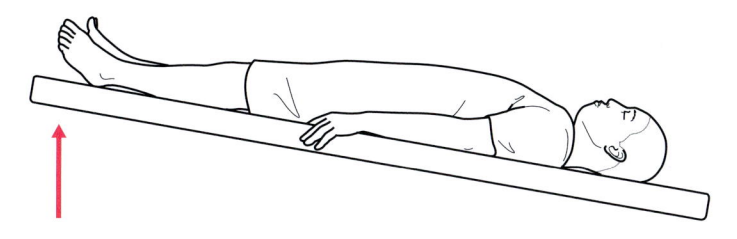

〈患者指導〉
- 日常生活では，体重増加が多い状況がたびたび続くようであれば患者から食事内容や量を聞き取りし，バランスが乱れている場合は食事指導を行う。
- 食事量は多くないのに体重が増える場合は，塩分摂取量に注目。特に高齢者は味覚障害や生活習慣上，味付けが濃く塩分摂取過多がある。香辛料を醤油や塩の代わりに使う。

● 起立性低血圧
　糖尿病透析患者は自律神経障害により起立性低血圧を有する場合が多く，透析終了時に血圧が高くてもベッドから起きたり立ったりするだけで血圧が下がる。

〈起立性低血圧への対応〉
- 急激に血圧低下すると転倒や転落のリスクが高い。返血後はしばらくベッドを起こして座位をとる。
- 座位で通常時の血圧になったら動いてもらう。
- なかなか血圧がもどらない場合は医師の指示で低血圧治療剤を服用する（起立性低血圧にも効果がある）。

〈患者指導〉
- 日常動作はゆっくりと行う(特に起き上がるとき)。
- ふらつきやめまいが起きたら，症状が治まるまで座る，またはしゃがむ。

●高血圧

　dry weightが本来より高く設定されている場合，透析中から終了まで通して血圧が高くなるほか，浮腫や透析間の呼吸困難感などが起こる。透析患者は一般的に血圧が高いので見逃しがちだが，普段からおおよその血圧値を把握し，急激に高くなっていないか，dry weightに達したときに血圧が高くないかなど観察する。透析患者は心・血管系合併症のリスクが高いので，高血圧の状態が続かないようにする。dry weightを下げても血圧が下がらなければ，医師に報告し降圧剤の検討をしてもらう。

> **ここがポイント**
> - 透析患者は一般的に血圧が正常値より高くなることが多い。
> - 透析に伴う血圧の低下や低血圧で透析困難が生じることもある。

②心不全

●うっ血性心不全

　透析が2日間空く週初めに起こることが多く急激に症状がでる。週末は交友や外出などで外食の機会が増え，通常より飲食が多くなりがちである。もともと中1日での体重増加が多い患者は特に注意が必要だ。またさまざまな理由で食事が食べられず急激に痩せたときなど，dry weightが適正でない場合もある。その場合は先行して透析時から終了後の血圧値が高い・浮腫が残るなどが起こるので，心胸比だけでなく日ごろの患者の状態を注意して観察しておく。

〈うっ血性心不全の症状〉
- 呼吸困難感(横になると悪化)。
- 血圧値の上昇。
- 浮腫。
- 重度になると肺水腫症状。泡沫状血痰(空気を含んで泡立ったピンク色の痰)。
- 臨床データとして，①酸素飽和度の低下，②胸部X線で心拡大・スリガラス状の肺野，③脳性ナトリウム利尿ペプチド(BNP[*1])値の上昇，が挙げられる。

〈うっ血性心不全時の対応〉
- 呼吸困難や血圧が高いなど症状が改善するまでは積極的に除水する。
- 安楽な体位の確保。Fowler(ファーラー)位など(図4)。
- 医師の指示で酸素を投与する。
- 血圧を頻回に測定し適宜除水調整する。
- 血圧維持が難しい場合は限外濾過と併用し効果的除水を行う。

用語　[*1] BNP：brain natriuretic peptide

図4　Fowler位

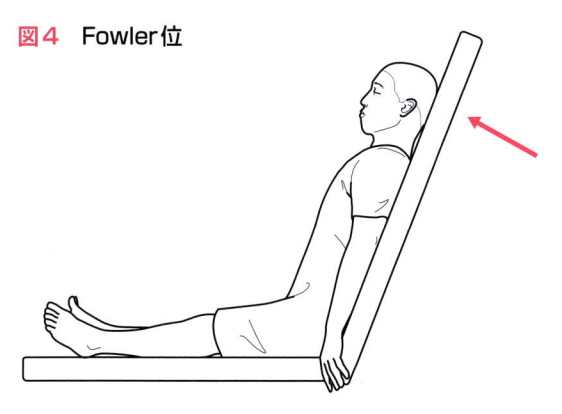

〈患者指導〉
- 飲食過多によるうっ血性心不全は同じ患者が繰り返すことも多いので，食事や塩分摂取の指導を行う。

ここがポイント
- 透析患者は健常人に比べ，尿が出ないことで体液の貯留が起こりやすく，過剰な水分や塩分摂取で容易に心不全を起こす。
- 透析患者の心不全はベースに虚血性心疾患や弁膜症・不整脈などを合併していることが多いので注意する（他書参照）。

③脳血管障害

●脳梗塞
病態は他書参照。

〈脳梗塞急性期の対応〉
- 血圧値の維持。医師が指示する収縮期血圧（一般的に収縮期血圧＞150mmHg）を下回らないように除水を調整。
- 脳浮腫が強い場合は高張グリセロールなどを点滴し血管内に水を移行させる。心不全予防のために適正な除水をする。
- 除水過多は梗塞を悪化させるので，クリットラインで血液濃縮度を確認。

　当院では血圧の安定と血液濃縮予防のため，急性期には血液透析濾過時に置換液をダイアライザより前に入れる前希釈法を行う。

●脳出血
病態は他書参照。

〈脳出血急性期の対応〉
- 透析条件の選択。血液透析より持続的血液濾過（CHF[*2]）または，間欠的血液濾過（HF[*3]）が推奨される。
- 抗凝固薬はヘパリンからナファモスタットメシル酸塩に変更する。

用語
- [*2] CHF：continuous hemofiltration
- [*3] HF：hemofiltration

- 脳出血時は血圧管理を厳重に行い，医師が指示する収縮期血圧（一般的に収縮期＜180mmHgまたは平均血圧＜130mmHg）を超えない。
- 除水のみでの血圧調整は困難，医師が指示した降圧剤を確実に投与して透析を行う。

> **ここがポイント**
> - 透析患者は循環血漿量の増減に伴う血圧値の変動，酸化ストレス・脂質代謝異常・P/Ca代謝異常や糖尿病透析患者の増加で，動脈硬化から全身の動脈系疾患のリスクが高い。
> - 日ごろの血圧管理や水分・塩分管理が重要。
> - 脳血管障害は体外循環中に病状が急変するリスクが高いので，透析中は血圧をはじめ呼吸状態や意識レベルも十分に観察し迅速に対応する。

④足病（潰瘍〜壊死〜切断）

図5　透析患者の足病変を起こすさまざまな因子

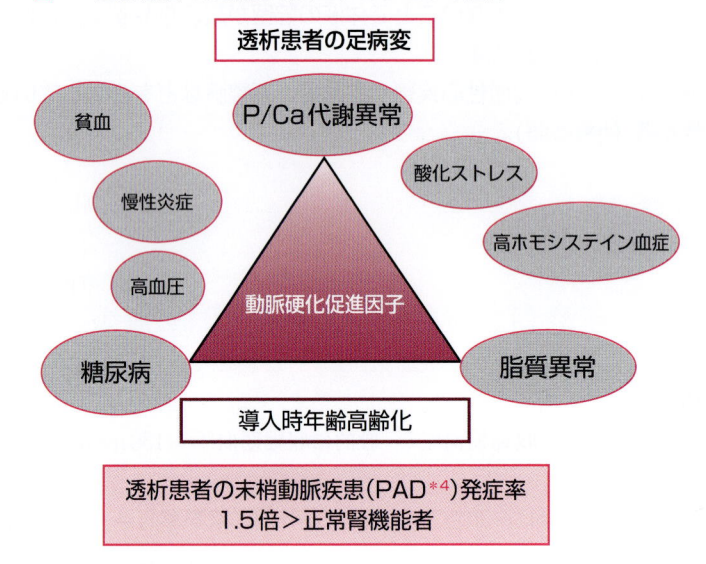

透析患者の足病変

動脈硬化促進因子：
- 貧血
- 慢性炎症
- 高血圧
- 糖尿病
- P/Ca代謝異常
- 酸化ストレス
- 高ホモシステイン血症
- 脂質異常

導入時年齢高齢化

透析患者の末梢動脈疾患（PAD[*4]）発症率
1.5倍＞正常腎機能者

●末梢動脈疾患（PAD）
下肢動脈が動脈硬化によって閉塞または狭窄する末梢循環不全。

〈PADの症状〉
- 間欠性跛行（歩行時の痛み（※無症状の場合もある））。
- 阻血による安静時の痛みや皮膚・下肢筋肉への血流障害による諸症状。
- 透析患者では除水経過に伴い，循環血漿量の低下や血液の粘性が上昇し，透析後半に閉塞・狭窄側の下肢痛が出現（重度の場合）。

〈PAD患者の透析中の対応〉
- 透析中の安静時疼痛は下肢を下垂すると症状が緩和するが自由に体位がとれないため安楽な体位を工夫する。また長時間座位でいると血圧が低下するので注意する。

用語　*4　PAD：peripheral arterial disease

- できるだけ症状が発現しない除水計画。
- 鎮痛剤を効果的に使用する。

透析中の痛みは患者にとってつらい症状である。症状を緩和するように透析治療やケアを行う。

透析PAD患者は血圧が変動しやすいが、一般的に血圧下降時に行う下肢挙上は、PAD患者ではさらに阻血を助長してしまうため安易な下肢挙上は注意が必要である。

●重症下肢虚血（CLI[*5]）

PADが進行し、下肢の循環不全から安静時疼痛と皮膚潰瘍や壊死を引き起こした状態。

〈CLIの特徴〉

- 潰瘍は足趾や踵など先端部にできやすい。
- 末梢循環不全のため小さな傷が治りにくい（難治性）。
- 重症化しやすい。

健常者であれば靴ずれができてもせいぜい2週間程度で治ってしまう。

しかし、透析PAD患者は小さな靴ずれが潰瘍に進行し、やがて壊死から感染・切断に至るケースがある。

透析患者の四肢切断率は2.6％（2005年日本透析医学会統計調査）で極端に高い数字ではないが、切断後の予後はがん患者より不良である。

一度傷ができてしまうと一般的な創傷治療だけでは治らず、EVT[*6]（末梢血管カテーテル治療）や外科的血行再建（バイパス手術）で血流を改善する必要がある（図6）。

それでも創傷が治らない場合は傷の大きさや組織欠損の程度、感染の程度によって壊死部位の切断（小切断）や関節単位の切断（大切断）になってしまう（図7, 8）。

図6　難治性足趾潰瘍例

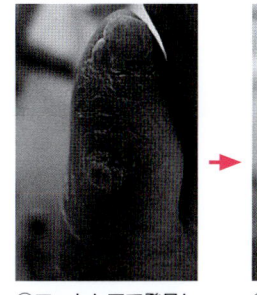

①フットケアで発見したウオノメ → ②皮膚科受診軟膏塗布（発症1カ月） → ③下肢血流エコーで閉塞確認 → ④傷の治りが遅延（発症2カ月後） → ⑤EVT＋創傷治療で治る

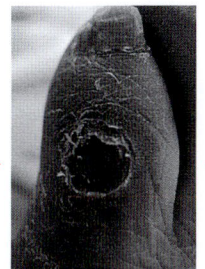

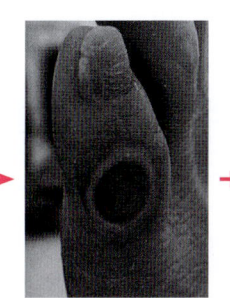

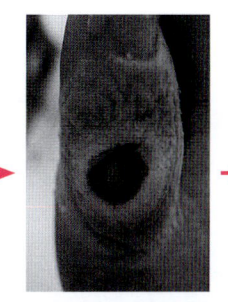

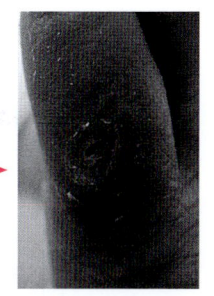

用語
- [*5] CLI：critical limb ischemia
- [*6] EVT：endovascular therapy

図7　壊死～小切断例

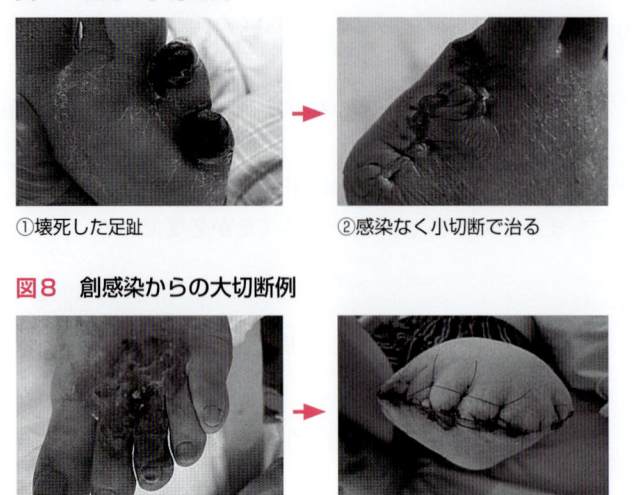

①壊死した足趾　　②感染なく小切断で治る

図8　創感染からの大切断例

①感染した傷　　②EVT後に膝上関節から大腿切断

〈足病を予防する〉

　ここで重要なのがフットケアになる。CLIは予防と早期発見・治療がカギである。近年は透析患者のフットケアに取り組む透析施設が増加している。透析医療に携わる多職種が連携したフットケアチームが活動することで，透析患者の足病の予防と重症化を防ぐ役割を行っている。当院でもフットケアチームを中心に観察やケアを定期的に行い，リスクが高い患者は早期に治療に連携するシステムを作っている（図9）。

図9　フットケアと治療の連携（当院のフットケアシステム）

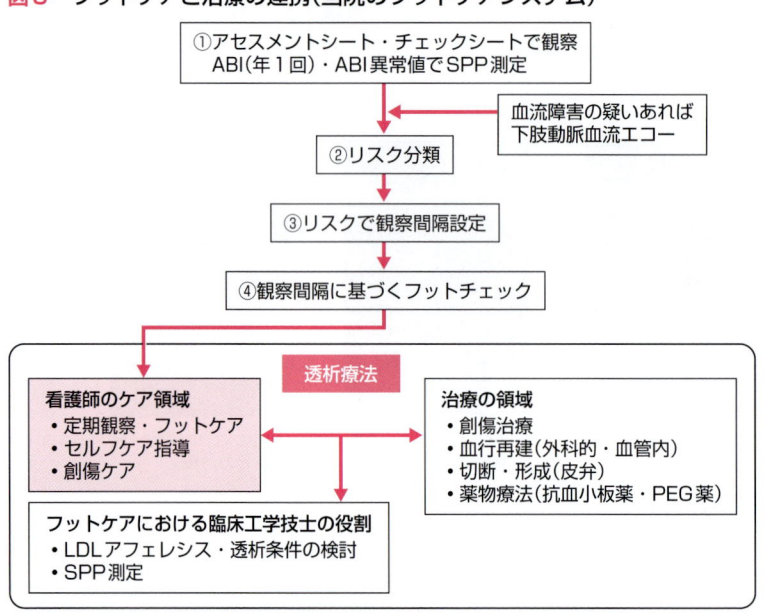

①アセスメントシート・チェックシートで観察
　ABI（年1回）・ABI異常値でSPP測定
　　↓　　←　血流障害の疑いあれば下肢動脈血流エコー
②リスク分類
　　↓
③リスクで観察間隔設定
　　↓
④観察間隔に基づくフットチェック

透析療法

看護師のケア領域
・定期観察・フットケア
・セルフケア指導
・創傷ケア

治療の領域
・創傷治療
・血行再建（外科的・血管内）
・切断・形成（皮弁）
・薬物療法（抗血小板薬・PEG薬）

フットケアにおける臨床工学技士の役割
・LDLアフェレシス・透析条件の検討
・SPP測定

ABI：ankle brachial index（足関節上腕血圧比）
SPP：skin perfusion pressure（皮膚灌流圧）
LDL：low density lipoprotein（低比重リポ蛋白）

　また足病治療は集学的治療が必要で，腎臓内科医（透析医）を核にして循環器内科医・血管外科医・形成外科医・整形外科医などの専門医が集結して足を守っている（救肢）。

〈CLI患者への対応〉
- 透析施設だけでCLIを完治することはできないが，看護師を中心としたフットケアで予防と早期発見を行う。
- 透析治療面ではLDLアフェレシスによる脂質除去。
- 除水による下肢血流低下を防止する，ダイアライザの選択や透析条件の検討など。

フットケア＝看護師のイメージだが，透析患者の足を守るためには臨床工学技士の参画も欠かせない。

アフェレシスは他項で詳しく述べられているが，当院では血行再建後や切断後に10回1クールのスケジュールで実施している。

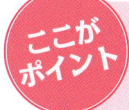

ここがポイント
- 透析患者の足病は糖尿病透析患者の増加・患者の高齢化により年々増加している。
- 全身の動脈硬化症の部分症の1つであり，心血管・脳血管疾患の合併率が高い。
- 潰瘍や壊死から下肢切断になった透析患者の5年生存率は40％未満で，足病の予防や早期発見・治療は透析患者の生命予後に大きくかかわる。

低栄養
MIA症候群（図10）
- 慢性炎症・動脈硬化・栄養障害が合わさって心血管に悪影響を及ぼし，生命予後不良に関連する。
- 3つの頭文字をとってMIA症候群とよばれ注目されている。
- 高齢化や脳血管疾患などの合併症から食事が十分とれない患者の増加に伴い，注目されている。

図10　MIA症候群

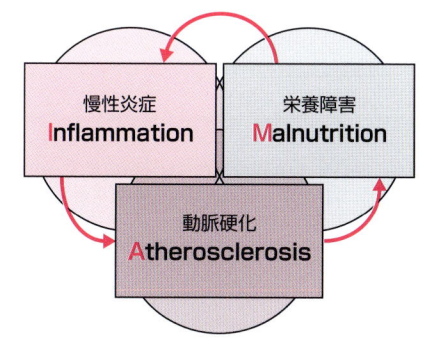

慢性炎症 Inflammation　栄養障害 Malnutrition　動脈硬化 Atherosclerosis

〈MIA症候群と透析患者〉
- 透析患者は元来慢性腎不全によりさまざまな動脈硬化促進因子をもつ。
- ダイアライザや血液回路など異物と血液の接触でC反応性蛋白（CRP）など炎症物質のサイトカインが高値になる。
- 透析液の水質との関連（別項参照）。

〈低栄養患者への対応〉
- 栄養状態の改善に対する食事指導が必要。
- 高齢患者や炎症所見があって食事が食べられなくなっている患者は単に尿素窒素が低値になっている（データが問題ない）ととらえず，栄養障害を1つの病態として治療の対象にする。

- 後希釈大量置換のオンラインHDFではそれ自体がアルブミンの損失になることがある。患者の食事摂取量や血液データ（アルブミン・尿素窒素・クレアチニン・コレステロール値など），体重増加量などによって置換量を検討する。
- 極端に栄養状態が悪い高齢者や合併症で食事摂取ができない患者には透析中にアルブミン補充を行う。

当院では1.5L/hrの少量後希釈法でアルブミンの損失を最小限にしている。
栄養障害に対する治療も他の疾患と同様に早期発見と治療が重要である。日ごろ患者と一番接する機会が多い，臨床工学技士や看護師が患者の変化に注意を払う。

〈患者指導〉
- 食事が十分とれない患者には少量でカロリーが摂取できる食品や経口栄養剤（エンシュア・リキッド®など）を勧める。
- 長期に透析を受けている患者は食事制限が習慣化していて，「食べてはいけない」と思っていることも多い。食事制限をなくす。
- 咀嚼や嚥下が原因になっているときは食事の形態を変える。

近年の医師の研究では栄養状態が良い患者，つまり，今まで「食べ過ぎ」で繰り返し食事制限を指導されてきた患者のほうが生命予後は良いといわれている。塩分やリン含有量が多い食品の過剰摂取は厳しく制限が必要であるが，今後は『しっかり食べ』て『しっかり動き』そして『十分な透析』を行うことが透析治療のポイントになるのではないだろうか。

> **ここがポイント**
> - 透析患者＝食べ過ぎ＝厳しい食事管理のイメージだが，透析患者の高齢化や長期化，合併症により必要量が食べられない患者が増えている。
> - 低栄養は生命予後に影響する因子でもある。

◎引用・参考文献
1) 日本透析医学会統計調査委員会：2011年 わが国の慢性透析医療の現況，2011.
2) 湯村和子，ほか：新 腎不全・透析患者指導ガイド，p.93-94，日本医事新報社，2012.
3) 日本脳卒中学会：脳卒中治療ガイドライン2009.
4) 平井優紀，ほか：MIA (malnutrition-inflammation-atherosclerosis) 症候群．臨牀透析，24(9)：23-31, 2008.
5) 佐藤敏子，ほか：腎不全医療における栄養管理の知識「MIA症候群」．臨牀透析，24(13)：105-108, 2008.

3 透析中のショックとその対処

Point
- 生命にかかわることを，まず除外する．
- 生命にかかわる可能性がある場合には，透析を早めに終了することを考慮する．
- 血圧が下がっている時間をできるだけ短くする．
- 血液量の回復と，末梢血管抵抗の維持が介入対象となる．
- 一般的には，血液量を回復させる手段である生理食塩水の輸注を行われることが多い．
- 原因（出血，心疾患，アナフィラキシー，敗血症）に対する治療も並行して行う．

なぜ血圧低下が重要か

なぜ，血圧低下が重要なのであろうか．頻度が高いこと，悪循環に陥る可能性があること，さらには臨床的に不良な予後と関連する可能性があるからである．

図1は，日本透析医学会が2005年末に調査した結果[1]であるが，透析開始時と，透析中最低下時の収縮期血圧をみている．開始時に収縮期血圧が100mmHg未満の患者も1.3％存在するが，透析中に最も血圧が低下したときに収縮期血圧が100mmHg未満となる患者は15％にものぼる．

血圧が低下すると，図2の模式図に示すように重要な臓器への血流が低下する．この状態をショックとよぶが，ショックの病態・原因は表1に示すように分類される[2]．血液透析患者では，心血管病を合併していることも多く，血流低下は容易に虚血症状を生じる可能性がある．その結果，意識消失，あるいは心機能の低下をきたし，悪循環に陥る．さらに，血圧低下は，下肢つり，胸痛・腹痛などさまざまな症状とも関連する．

図1　低血圧の頻度は多い

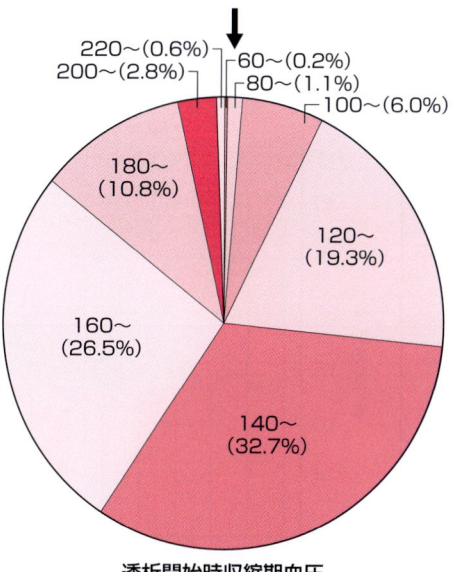

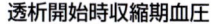

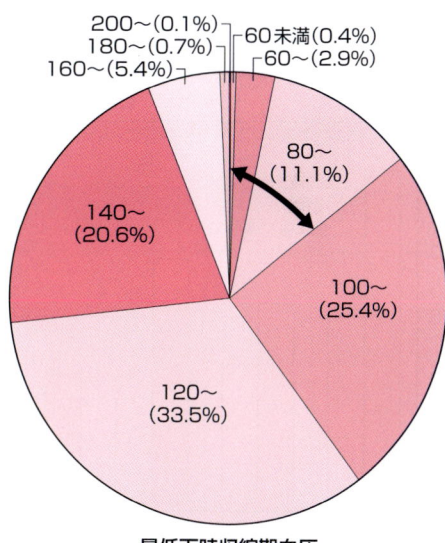

開始時収縮期血圧（SBP*1）＜100mmHgもみられるが（1.3％），透析中血圧が低下する患者（SBP＜100mmHg）は15％程度存在する．約6人に1人が透析中にSBP 100mmHg未満となっている．

文献1）より改変引用

用語　*1　SBP：systolic blood pressure（収縮期血圧）

図2 血圧の自動調節能とショック（模式図）

縦軸：臓器の血流
横軸：血圧 [mmHg]

- 血圧の自動調節能を超えて血圧が低下 → 重要な臓器への血流が低下する →「ショック」
- 通常の血圧変動の範囲内 → 重要な臓器への血流は一定

ショックの状態では，重要な臓器への血流が低下する。

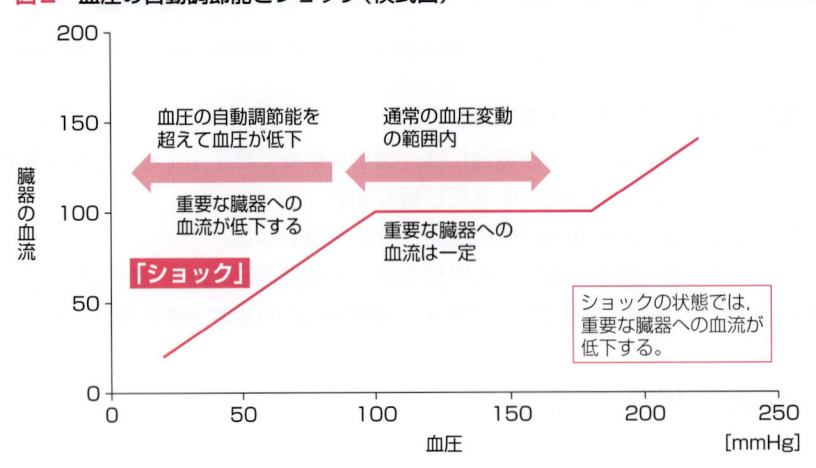

表1 ショックの新旧分類の比較

従来の分類（原因による分類）	新しい分類（循環動態による分類）
1. 低血流量性ショック（hypovolemic shock） 2. 心原性ショック（cardiogenic shock） 3. 敗血症性ショック（septic shock） 4. 神経原性ショック（neurogenic shock） 5. アナフィラキシーショック（anaphylactic shock）	1. 心原性ショック（cardiogenic shock） 2. 循環血液量減少性ショック（hypovolemic shock） 3. 心外性閉塞性ショック（extracardiac obstructive shock） 4. 血流量分布不均衡性ショック（distributive shock）

文献2）より引用

図3は，大阪で行われた中之島スタディの結果[3]を示すが，透析開始時の血圧と，透析中の血圧変動と2年予後をみたものである．透析中に血圧が低下すると，特に開始時にすでに血圧が低い患者で2年予後が悪化することがわかる．このように低血圧は予後と深い関連がある．

図3 透析中の血圧低下は予後と関連する

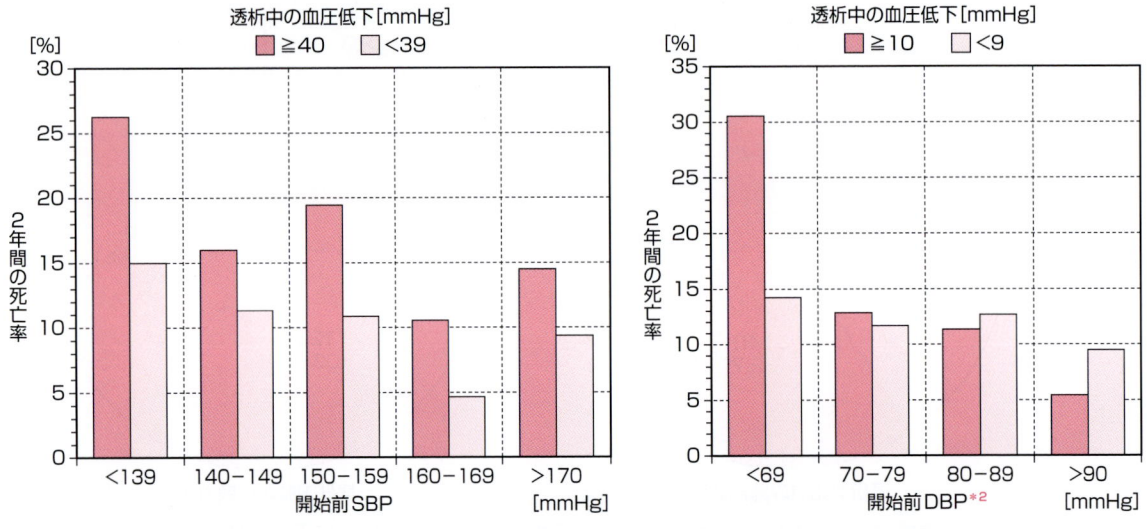

左グラフ：透析中の血圧低下 [mmHg]　■≧40　□<39
縦軸：2年間の死亡率 [%]　横軸：開始前SBP [mmHg]

開始前SBP	≧40	<39
<139	約26	約15
140–149	約16	約11
150–159	約19.5	約11
160–169	約10.5	約4.5
>170	約14.5	約9.5

右グラフ：透析中の血圧低下 [mmHg]　■≧10　□<9
縦軸：2年間の死亡率 [%]　横軸：開始前DBP[*2] [mmHg]

開始前DBP	≧10	<9
<69	約30.5	約14
70–79	約13	約12
80–89	約11.5	約12.5
>90	約5.5	約9.5

中之島スタディ（大阪）の結果，1,244人の透析患者において，透析中の血圧・血圧変動と，2年予後を検討した．透析中に血圧が低下すると，特に開始前にすでに血圧が低い患者で予後不良であった．

文献3）より改変引用

用語
*2 DBP：diastolic blood pressure（拡張期血圧）

血圧低下の原因

　最も重要なのは、致命的な血圧低下の原因を見逃さないことである。こうした致命的な血圧低下の原因として(消化管)出血、虚血性心疾患・不整脈の新規発症、アナフィラキシーがある。敗血症も亜急性にショックをきたす。これらは、血圧低下だけはなく、原因自体に対しても緊急の対応が必要であるため、特に注意が必要である。

　一般的に、血圧は図4に示すように、心拍出量と、末梢血管抵抗(後負荷)とに依存する。さらに、心拍出量は、血液量(前負荷)と心機能とが規定する[4]。出血は直接的に血液量の低下を、虚血性心疾患・不整脈の新規発症は心収縮力の低下を、アナフィラキシー、敗血症は末梢血管抵抗の低下をそれぞれきたす。

図4　血液透析患者における血圧低下の原因

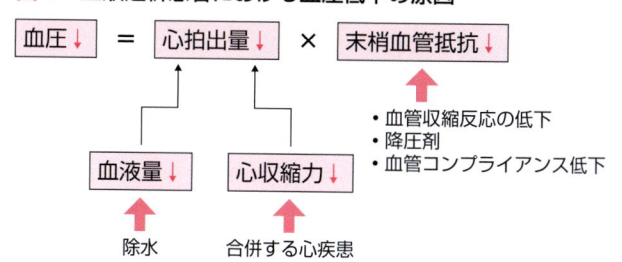

血圧↓ = 心拍出量↓ × 末梢血管抵抗↓

- 血管収縮反応の低下
- 降圧剤
- 血管コンプライアンス低下

心拍出量↓ ← 血液量↓(←除水)、心収縮力↓(←合併する心疾患)

透析患者では、さまざまな血圧を低下させる要因が存在する。

文献4)より改変引用

血液量の減少

　出血では、直接的に血液量の減少をきたすが、血液量の減少として最も多い原因は除水によるものである。

　血液透析では、血漿中からしか水を除けないが、実際には血管外にも水・ナトリウムは貯留しており、これらを除くためにはplasma refilling(血管外からの水の移動)による血管外からの移動が生じる必要がある。特に糖尿病・低アルブミン血症などplasma refillingが低下している場合や、除水速度が過剰で(日本透析医学会のガイドライン[5]では15 mL/kg/時を上限として挙げている)plasma refillingが除水速度に追いつかない場合には、血液量の減少をきたす。血液透析は間欠治療であり、透析が行われるのは一般的には週あたり12時間(半日)である。残りの6.5日の間に貯留した水・ナトリウムを比較的短時間で除水しなければならない[6](図5)。このことも、血液量の減少をきたしやすい理由である。

図5　血液透析は間欠治療である

血液透析は間欠治療 → 透析間にたまったものを透析中に短時間で除去

血液透析直前は水も溶質も多くなりやすい → **高血圧・心不全**、高リン・カリウム血症

体重増加のコントロールも重要

dry weightの設定が重要

血液透析直後(血液透析中)は水が少なくなりやすい → **血圧低下**

縦軸：体液量・溶質の量　横軸：時間

血液透析は間欠治療であり、透析直前には高血圧を、透析直後には血圧低下をきたしやすい。

文献6)より改変引用

患者管理

> **ここがポイント**
> ・除水のlag phenomenon：除水を行っても，血圧が実際に低下するまでには数日から数週間のタイムラグがある。これをlag phenomenonとよぶ[7]。このため，急速にドライウェイトを下げると，往々にして血圧が正常化した後，ショックに至るフェーズが存在する。ドライウェイトを低下させる際には，特に長期作用の降圧剤を早めに減量すること，またlag phenomenonの存在を認識することが重要である。

心収縮力の低下

新規発症の心血管イベントは急性の心収縮力の低下をきたし，ショックの原因となりうる。特に2日あきでは心血管イベントの発症が多い[8]とされている。それ以外においても，血液透析患者では，元々心収縮力が低下していて，心機能の予備力が低下している患者も多い。こうした患者では，除水による血液量の減少が，血圧低下をきたしやすい。

末梢血管抵抗の減弱

アナフィラキシー，敗血症では，末梢血管抵抗の低下を認める。さらに，糖尿病あるいはアミロイドーシスなどの自律神経障害を合併する疾患においては，血圧低下時，あるいは心拍出量が低下した場合に，末梢血管抵抗を維持することが困難な場合が多い。透析直前の降圧剤の内服，あるいは血管の石灰化に伴う血管コンプライアンスの低下もこうした末梢血管抵抗の相対的な低下につながる。

いずれにしても，図6に示すように，血液量の多寡・末梢血管抵抗の高低を検討することが重要である。ただし，末梢血管抵抗の正確な評価は困難であるため，血液の量を評価し，血液量が多い場合には，末梢血管抵抗が減弱していると考える。こうした評価は，より原因に即した対策につながるので大切なポイントである。

図6 血液量・末梢血管抵抗と血圧異常

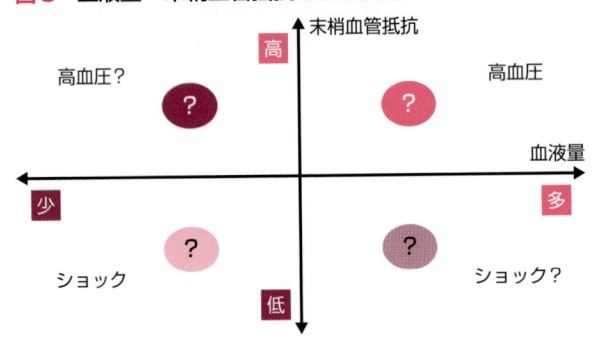

血圧異常を見たとき，目の前の患者が，2×2のマトリクスのどの場所にいるのかを考えることが重要である。

> **ここがポイント**
> ・「血液量」を評価することの重要性：血圧に関連するのは，「体液量」ではなく，「血管内容量・血液量」であることに注意が必要である。たとえば，術後，炎症・感染，腹水，イレウス，紅皮症などでは，体液量としては多くても，血液量は少ない（サードスペースへの体液の貯留）。このような血管外の水が増加した場合に，以前のドライウェイトまで除水すると，血液量が過小となり，ショックを生じることがある[9]。

血圧低下の対策

　血圧低下の対策について，低い血圧自体に対しての介入と，血圧が下がる原因となった病態への介入がある。

　表2には，血圧低下に対する対策として，血圧が低下したときの対策と，次回からの血圧低下を予防するための対策を示した。これらは主に，即効性か，あるいは効果発現まで時間がかかるのかによって分けられる。

表2　血圧低下への対策

作用発現時間 作用点	即効性 血圧低下時の対策	遅効性 血圧低下の予防
血液量↑	補液（生食） 下肢挙上 高張液投与	高Na透析 ECUM
末梢血管抵抗↑	静注昇圧薬	経口昇圧薬 低温透析
その他，機序不明	酸素投与	酸素投与

血圧低下の原因別，作用発現時間別に分類される。

文献4）より引用

　ショックの際，あるいは症状を伴う血圧低下を認める場合には，即効性がある対策がとられるが，血圧低下は繰り返すことも多く，次回の透析で血圧が低下しないようにする対策も重要である。

緊急性の評価

　血圧が低下した際に最も重要なのは，緊急を要するかどうかを鑑別することである。特に注意しなければならないのは，出血，心血管イベントの新規発症，アナフィラキシーである。これらの場合には，透析を継続することは危険であり，可能な限り透析の終了を検討する。出血の場合，出血の有無，便の性状を確認する。心血管イベントでは，胸部症状の有無，心電図異常が診断根拠となる。アナフィラキシーの場合，掻痒感，皮疹，眼球結膜の充血，喘鳴，酸素化の低下など他のアレルギー症状の有無を確認する。

　さらに，意識障害，胸痛・腹痛など，虚血に伴う臓器症状がみられている場合にも，早急な対応が必要となる。ショックの状況が遷延すると，心機能のさらなる抑制から，血圧が低下し[10]，悪循環になってしまう。いかに早くショックを脱却するかが重要な点である。このためにも，ショックの前兆となる，欠伸，体熱感など血圧低下に比較的特徴的な症状を見逃さず，血圧を測定することが重要である。

　なお，Bezold-Jarisch reflexという，高度の除水による血液量の減少が，左心室のから打ちを生じ，迷走神経反射と同様な，血圧と脈拍の双方の低下をきたす反応を見ることがある[11]。こうした場合には，脈拍が血圧低下前の値にもどるまで，生食200mL程度を急速に輸注し，一刻も早く血液量を回復させることが肝要である。

低下時の対策

　血圧低下時の対策としては，即効性のある対策がとられる。血液透析では除水が行われているため，血液量が減少していることが多く，心不全の場合を除き，血管内容量を回復する手段がとられる。特に，ショックを呈している場合には，早急な血圧の回復が必要である。

生理食塩水の輸注

　血圧低下時，特に緊急を要する場合に使用されるのが，生理食塩水の輸注である。血流ポン

患者管理

プの前に生理食塩水はあるため，クランプをはずし，鉗子をはずすだけで，回路から生理食塩水を投与することが可能であるためである。

通常は100mL程度を30秒から1分かけて投与する。血圧低下が改善しない場合には，さらに100mLずつ生理食塩水を投与する。終了間際で生理食塩水を投与しなければならない場合には，そのまま返血を行うことも考慮し，補液ラインのA側で，鉗子により血液回路をクランプするとよいかもしれない。

下肢挙上

生理食塩水の輸注は，いったん行った除水に逆行するため，体重増加が多く，除水量が多いため血圧が低下した場合には適切ではない。一方，下肢挙上を行うことで，除水に影響することなく，下肢の血液を中心部にもどし血圧を維持することが可能である。300mL程度の血液が中心部に流入するという推算も行われている[12,13]。

ただし，下肢つりが認められやすい場合には，下肢つりを誘発する可能性があること，さらに末梢動脈疾患が存在する場合には，疼痛を誘発する可能性があるため，注意する必要がある。

除水速度の低下

血圧が低下傾向である場合には，除水の速度を低下させることにより血圧の改善が期待できる。plasma refillingによる血液量の増加を期待している。

静注昇圧剤

静注昇圧剤は，血液量が多く，末梢血管抵抗が減弱している場合に有効な手段である。心不全の際，あるいはアナフィラキシーショック，敗血症では末梢血管抵抗が減弱しているため，静注昇圧剤が使用される。

一般的には表3に示すような薬剤が使用されるが，各施設で使い慣れたものを使用するとよい。

表3　静注昇圧剤

	カテコラミン		その他昇圧剤	
	ノルアドレナリン	ドパミン	エチレフリン塩酸塩	フェニレフリン塩酸塩
作用点・作用機序	血管収縮	血管収縮	心拍出量↑	血管収縮
作用(発現)時間	直後	<5min	−	−
半減期	0.6〜2.6min	0.3〜12min	2hr	(皮下注射で60分間血圧上昇)
分子量	169.2	153.2	217.7	203.7
蛋白結合率	<50%	−	23%	−

緊急時には，静注昇圧剤が使用される。

例えばノルアドレナリンであれば，末梢血管抵抗を増加させ血圧を維持するが，β作用が少ないため，不整脈を誘発しにくいという特徴がある。しかし，半減期が短いため，持続投与が必要であり，シリンジポンプあるいは輸液ポンプが必須である。表4に示すような方法で投与される。

表4　ノルアドレナリンの使用法

シリンジポンプで投与する場合	・ノルアドレナリン 1mg + 生食 39mL ・2.0mL/hrから開始
輸液ポンプで投与する場合	・ノルアドレナリン 1mg + 生食 500mL ・25mL/hrから開始

一方，エチレフリン塩酸塩は，静注昇圧剤であるが，半減期が長いという特性があり，単回静注投与でも，効果が持続するため，帰宅が容易になるという利点が存在する。

原因に対する介入

出血の場合，状況が許せば透析を中止して，止血処置・輸血を行うことを検討する。一方，赤血球製剤で採血後長時間が経過しているものは，カリウムを多く含む。特に消化管出血の場合には，血液が吸収される過程で，カリウムが吸収され，高カリウム血症のリスクがあるため，輸血をする際には，透析中に行ったほうが安全である。

心血管イベントの発症であれば，原則的には返血を優先する。非透析患者ではよく使われるニトログリセリンは，さらに血圧を下げてしまうので，血圧低下に伴う胸部症状には使うべきではなく，返血後ショックの状態を脱してから，使用を検討する。返血後も症状・心電図の変化がみられない場合には，心筋梗塞も考慮し，緊急で心臓カテーテル検査を行う。

透析中に起こるアナフィラキシーは，ナファモスタットメシル酸塩によるものが多い。しかし，その他，さまざまな薬剤でアナフィラキシーを生じることがある。基本的に透析を中断する。ステロイドや，エピネフリンなどを使用する。

敗血症の場合には悪寒戦慄を伴う体温の上昇が通常認められる。静注昇圧剤を使用するが，血液培養と適切な抗生剤の使用も並行して行う。

なお，低アルブミン血症がみられる場合には，透析開始時を中心として血圧が低下することがある。この場合には透析中のアルブミン投与や，透析回路をアルブミンでプライミングすることも考慮される。また，出血・貧血がみられ血圧が低下する場合には，赤血球製剤の輸血を考慮する。

次回の透析中の血圧低下予防

血圧低下は繰り返すことが多く，次の透析からの血圧低下に対して予防の対策もとられる。血圧低下の予防で最も重要なのは，適正な血液量を維持するということであり，患者側での体重増加の抑制と，医療者側での適正なドライウェイトの設定の双方がとられる。

CVDガイドラインでも，安全に除水可能な速度は15mL/kg/hrとされているが，plasma refillingの速度，心機能によって除水可能な速度は異なる。体重増加が多い際，経口摂取を行っている場合には，食塩制限を再度確認すること，また輸液管理の場合にはできる限り輸液量を少なくすることで，透析時の除水を少なくすることを試みる。

ドライウェイトの適正な設定も重要であるが，他の章にゆずる（p.105の「ドライウェイトの評価と決め方」の項を参照）。

一方，その他の対策として，透析方法の変更，経口昇圧剤が投与される。

透析方法の変更では，血液量を維持する対策として高ナトリウム透析・体外限外濾過法（ECUM[*3]）が，末梢血管抵抗を維持する対策としては低温透析が手法としてとられる。いずれも，即効性には乏しいこと，さらに高ナトリウム透析・ECUMではそれぞれナトリウム負荷，透析が行われないという問題点がある。

用語　[*3]　ECUM：extracorponeal ultrafiltration method

内服昇圧剤として，表5に示すような薬剤が用いられるが[14]，いずれも最大血中濃度達成時間は比較的長く，血圧低下後に内服しても少なくとも即効性は乏しい。あらかじめ血圧が下がらないよう，透析前半に内服することが多い。

表5 内服昇圧剤

	ミドドリン塩酸塩（メトリジン®）	アメジニウムメチル硫酸塩（リズミック®）	ドロキシドパ（ドプス®）
作用点・作用機序	直接血管収縮	ノルアドレナリン分解抑制	ノルアドレナリン分解抑制
作用（発現）時間	短		長
最大血中濃度達成時間（時間）	1.5h	3.6h	5h
半減期（時間）	1.4h	19.2h	1.5h
分子量	290.8	313.3	213.2
蛋白結合率	27-28%	20.7%	―

効果発現までいずれも時間がかかるため，透析前半の内服が必要である。血圧が下がってからの内服は無効である。

文献14)より改変引用

その他，透析中の血圧低下がみられる際には，透析中の食事を避けること，透析前（透析日朝）の降圧剤の内服は避けること，また，内因性の血管拡張物質であるアデノシンの作用を抑えるカフェインの内服が行われることもある。一方，透析後の起立性低血圧が強い場合には，弾性包帯・弾性ストッキングを使用することも有効である。

ここがポイント

- 血圧の季節変化：血圧は，夏季には低下しやすく，冬季には上昇しやすい[15]。気温が上昇する過程では，降圧剤のタイムリーな減量が重要である。
- 透析の終了についての判断が必要となる。ショックに関して，①透析を中止する必要があるのか，②透析を中止できるのか，が重要なポイントとなる。
- 透析を中止する必要があるのは，出血，アナフィラキシー，心血管イベントがみられる場合である。
- 透析を中止できるかどうかについては，緊急透析の適応となる病態がないかどうかと同一である。高カリウム血症，溢水（心不全がないか）が特に重要である。こうした病態がある場合には，いったん返血を行い，状況を立て直した後，透析の再開を考慮する。それ以外の場合には，透析を継続するリスクのほうが大きいと判断し，透析を中止する。

Caution!
- 出血，アナフィラキシー，心血管イベントの除外を行うことが必要。

◎引用・参考文献

1) 中井　滋,ほか：わが国の慢性透析療法の現況(2005 年 12 月 31 日現在). 日本透析医学会雑誌, 40：1-30, 2007.
2) 平澤博之,ほか：ショック時の循環管理の新しい潮流　ショックの新しい定義・分類とショック時の循環管理の新しいエンドポイント. ICUとCCU, 32：3-12, 2008.
3) Shoji T, et al：Hemodialysis-associated hypotension as an independent risk factor for two year mortality in hemodialysis patients. Kidney Int, 66：1212-1220, 2004.
4) 花房規男：よくわかる透析療法「再」入門(number 10)　血液透析患者における血圧の異常：どのように考え, どのように対処するか. 内科, 112：2013.
5) 日本透析医学会：血液透析患者における心血管合併症の評価と治療に関するガイドライン, 日本透析医学会雑誌, 44：337-425, 2011.
6) 花房規男：：よくわかる透析療法「再」入門 スケジュール・手順からみた血液透析. 内科, 111：757-760, 2013.
7) Charra B, et al：Blood pressure control in dialysis patients：importance of the lag phenomenon. Am J Kidney Dis, 32：720-724, 1998.
8) Foley RN, et al：Long interdialytic interval and mortality among patients receiving hemodialysis. N Engl J Med, 365：1099-1107, 2011.
9) 花房規男：よくわかる透析療法「再」入門(number 08)　ドライウエイトはどのようにして決めるのか. 内科, 112：587-592, 2013.
10) Merx MW, Weber C：Sepsis and the heart. Circulation, 116：793-802, 2007.
11) Barnas MG, et al：Hemodynamic patterns and spectral analysis of heart rate variability during dialysis hypotension. J Am Soc Nephrol, 10：2577-2584, 1999.
12) Rutlen DL, et al：Radionuclide assessment of peripheral intravascular capacity：a technique to measure intravascular volume changes in the capacitance circulation in man. Circulation, 64：146-152, 1981.
13) Boulain T, et al：Changes in BP induced by passive leg raising predict response to fluid loading in critically ill patients. Chest, 121：1245-1252, 2002.
14) 花房規男：血液透析. 臨床腎臓病マニュアル(南学正臣 編), 南江堂, 2012.
15) Argiles A, Mourad G, Mion C：Seasonal changes in blood pressure in patients with end-stage renal disease treated with hemodialysis. N Engl J Med, 339：1364-1370, 1998.

VII 安全対策

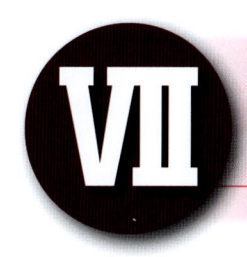

1 透析室の事故対策

Point
- 施設での医療事故・ニアミスはインシデントレポートで把握する。
- 患者への影響度によりインシデントとアクシデントに分けられる。
- ヒューマンエラーを防止するためには「確認・観察」が重要である。
- 医療事故の分析法には「再発防止」と「未然防止」がある。
- 安全を最優先に考える安全文化の醸成が必要である。

ハインリッヒの法則（1：29：300の法則）

　事故発生の考え方として1件の大きな事故・災害の裏には，29件の軽微な事故・災害があり，そして事故には至らなかったもののヒヤリとした，ハッとしたヒヤリ・ハット事例が300件ある[1]。また，無傷害事故の背後には，数千の不安全行動や不安全状態があるとされている（図1）。重大災害の防止のためには，事故や災害の発生が予測されたヒヤリ・ハットの段階で迅速，的確にその対応策を講ずることが必要であるとされている。

図1　ハインリッヒの法則

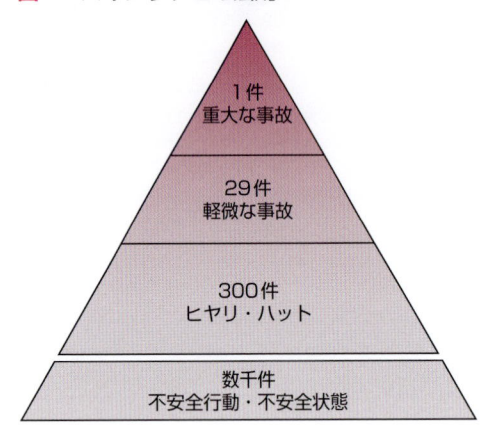

（ピラミッド図：上から「1件 重大な事故」「29件 軽微な事故」「300件 ヒヤリ・ハット」「数千件 不安全行動・不安全状態」）

スイスチーズモデル（事故発生の解説モデル）

　スイスチーズモデルは，事故の発生を説明したモデルであり，いくつかの要因が偶然に重なったときに起こるとされている（図2）。スイスチーズには，たくさんの穴が空いており，この穴を潜在的エラーによる穴と即発的エラーによる穴と仮定し，それをスライス状に切り数枚並べたものであると考える。チーズ1枚1枚を，作業者，設備機器，職場環境とし，また，各々を「人の注意」，「設備機器の使いにくさ」，「作業環境の悪さ」などを示すものとする。作業者の心理的状態や勤務状況などにより，同じ作業者でも穴の大きさ，位置がときどき刻々と変化するとし，設備機器や職場環境も同じように，機器の整備状況や自然環境が変化していくと考える。この数枚並べたチーズの穴が，すべて同一線上に重なったときに事故が起きるとしている。このチーズを多数並べること（防御策）で事故は低減することが可能になるが，穴が重なる確率が減るだけであり，なくすことはできない。必要なことは，1枚1枚のチーズの穴（危険要因）を塞ぐという基本的なヒューマンエラー防止対策などを行うことである[2]。

図2 Reasonのスイスチーズモデル

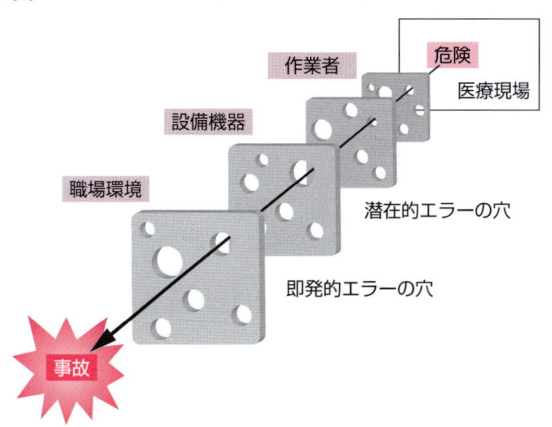

職場環境　設備機器　作業者　危険　医療現場

潜在的エラーの穴
即発的エラーの穴
事故

● インシデントの把握

　医療ミスをした場合に，患者に健康被害を与えるかもしれない事例や，医療事故が起こりそうな環境に事前に気づいた事例，実際に間違った処置を行ってしまったが，患者には変化がなかった事例をインシデントレポート（ただし，患者の自殺企図や暴力，クレームなどは除く）にて報告する。このインシデントレポートシステムがなければ，起こってはならない医療事故が繰り返し発生し，安全な医療提供ができなくなる。そのためには，医療事故を共有し，発生の原因を改善することで，安全で質の高い医療提供が行える。このレポートは，「何がどのようになぜ起きた」のかを当事者が医療安全管理者に報告することが原則である。

● インシデントのレベル分類

　報告されたインシデントレポートは，患者への影響度から**表1**に示すように「レベル0」から「レベル5」までの8つに分類される。分類方法は，患者に傷害が発生する可能性があった事例や患者に軽度な傷害が発生した事例を「レベル0」から「レベル3a」とし「インシデント」として分類される。また，医療者側に過失があり，患者に一定程度以上の傷害がある事例を「レベル3b」から「レベル5」とし「アクシデント」として分類され，過失と傷害に因果関係があるものを医療事故としている[3]。従って，インシデントレポートとして報告されたなかで，「レベル3b」以上の重大な事例が生じた場合に，その緊急性を判断し迅速に対策を講じることが求められる。なお，施設によっては，「レベル3a」以上をアクシデントとしている施設もあるので，施設の状況に合わせ対応し対策を立てることが必要である。

表1 インシデント・アクシデントのレベル分類

分類	影響レベル（報告時点）	傷害の継続性	傷害の程度	内容
インシデント	レベル0	—	—	エラーや医薬品・医療用具の不具合が見られたが，患者には実施されなかった
インシデント	レベル1	なし	—	患者への実害はなかった（何らかの影響を与えた可能性は否定できない）
インシデント	レベル2	一過性	軽度	処置や治療は行わなかった（患者観察の強化，バイタルサインの軽度変化，安全確認のための検査などの必要性は生じた）
インシデント	レベル3a	一過性	中等度	簡単な処置や治療を要した（消毒，湿布，皮膚の縫合，鎮痛剤の投与など）
アクシデント	レベル3b	一過性	高度	濃厚な処置や治療を要した（バイタルサインの高度変化，人工呼吸器の装着，手術，入院日数の延長，外来患者の入院，骨折など）
アクシデント	レベル4a	永続的	軽度〜中等度	永続的な障害や後遺症が残ったが，有意な機能障害や美容上の問題は伴わない
アクシデント	レベル4b	永続的	中等度〜高度	永続的な障害や後遺症が残り，有意な機能障害や美容上の問題を伴う
アクシデント	レベル5	死亡	—	死亡（原疾患の自然経過によるものを除く）

（国立大学病院医療安全管理協議会作成より引用，一部追加）

安全対策の基本

指差し呼称・ダブルチェック

　ヒューマンエラーによる事故を防止するための手法として，「指差し呼称」がある（図3）。操作などを安全に誤りなく実施するためには，実施行動の危険ポイントで自分が確認すべきことをしっかりと指差しを行い，はっきりとした声で確認することである。指差し呼称は，人なら誰でも起こす可能性のある「錯覚」・「不注意」による誤判断や誤操作，事故を未然に防ぐのに大きく役立つとされている。1994年に（財）鉄道総合技術研究所の実験結果[4]によると「何もしない場合」に比べて「指差し呼称をした場合」には誤りの発生率が6分の1以下に減少したとする結果から，医療機関でも医療安全確保の面から積極的に取り組むことが求められる。また，実施者の確認だけでは確認箇所が漏れることがあるので，必ず二人の目（ダブルチェック）で確認する習慣が大切である。

図3　確認作業における指差し呼称

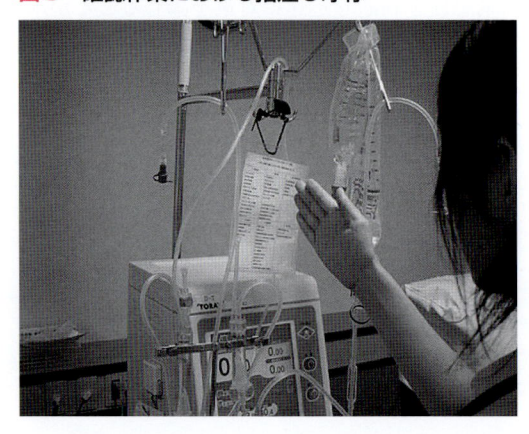

> **ここがポイント**
>
> **指差し呼称の基本**
> - 目は，確認すべき対象を，しっかりと見ること。
> - 指は，右手人差し指で対象を指すか，手のひらで対象を指す。
> - 口は，はっきりした声で「○○ヨシ！」などと唱える。
> - 耳は，自分の声を聞く。
> - 目・指・口・耳などを総動員して，自分の作業行動や対象物の状態の正確性・安全性を確認する。

医療事故に対する分析の考え方

　当事者から提出されたインシデントレポートに対し，対策を立て管理することが医療安全管理者の責務であるが，すべてのインシデントレポートに対し分析を行うことは不可能である。そのため，事例に対する分析は，医療安全管理者だけでなく，医療安全管理委員会や事例に関係したチームメンバーにより分析を行うことが必要である。事例分析では，「事例の根本原因が何であるか」を明確にして適切な再発防止策を立案していくことであり，レポートの内容だけで判断するのではなく事例分析手法を活用し「根本要因」を抽出することである。抽出された根本要因に対し，具体的な対策を立案し全職員に周知徹底することが大切なことである。

医療事故分析法

再発防止と未然防止

　医療事故の原因追求型分析手法には，原因を追究し「再発防止」するための分析法として，特性要因図，時系列分析，4M-4E，SHELL model，Medical Safer，RCA[*1]，FTA[*2]などの方法がある。一方，事前介入型分析法には，事故を「未然防止」するための分析方法として，FMEA[*3]，KYT（危険予知訓練），TBM[*4]などがあり，事前に考えられる問題点を抽出し対策を立てておくことで，注意喚起を促し事故防止につながることが期待される手法である[5]（図4）。いずれも施設状況に合わせた分析法で行うようにすることが重要である。

用語
- *1　RCA：root cause analysis
- *2　FTA：fault tree analysis
- *3　FMEA：failure mode effect analysis
- *4　TBM：tool box meeting

図4 医療事故の分析法

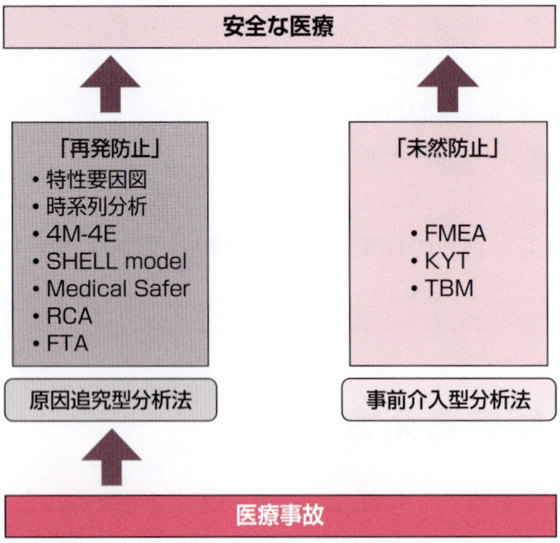

```
                    安全な医療
                    ↑          ↑
        ┌──────────────┐   ┌──────────────┐
        │「再発防止」      │   │「未然防止」     │
        │・特性要因図     │   │              │
        │・時系列分析     │   │・FMEA        │
        │・4M-4E        │   │・KYT         │
        │・SHELL model  │   │・TBM         │
        │・Medical Safer│   │              │
        │・RCA          │   │              │
        │・FTA          │   │              │
        └──────────────┘   └──────────────┘
         原因追究型分析法       事前介入型分析法
              ↑
           医療事故
```

Caution! ・事例分析にあたっては，インシデントレベルが低い事例であっても，複数の部門がかかわる事例や，影響度・発生頻度に応じて根本要因を抽出し，対策案を全職員へ徹底していくことが必要である。

再発防止対策

患者への確認・観察におけるヒューマンエラー対策例

透析療法における事故としては，穿刺針の抜針事故が多く発生しており，患者が重篤な状態に陥ることが報告されている（表2）。

表2 血液浄化療法の医療機器に関連した医療事故の発生状況 （単位：件）

	事故内容	HD	CHDF	PEx（吸着含む）	他の療法	合計
VA関連	穿刺時の部位違い	17	1	1	0	19
	意図しない抜針	12	0	0	1	13
	外套等残存	7	0	1	0	8
	カテーテル破損	6	0	0	0	6
血液回路フィルタ等	接続の緩み・外れ	4	0	0	0	4
	血液の漏れ・空気混入	3	1	0	0	4
	回路の閉塞及び開放	2	0	2	0	4
	誤ったフィルタ使用	0	2	0	0	2
装置関連	設定・操作の誤り	4	7	0	0	11
	装置の不具合	1	2	0	0	3
その他	その他内容	9	3	2	1	15
合計		65	16	6	2	89

文献6)より引用
期間：平成16年10月から平成25年3月31日
参加登録医療機関数：1353施設　2013年6月30日現在

事故を誘発した原因として穿刺針の固定に使用している絆創膏，血液回路の長さ，患者の状態など，さまざまな要因が関与している。これらの要因を分析し対策を立て実施することで，事故を低減することが可能となるが事故を完全に防止することは不可能である。事故を高い次元で防止するには，医療者側が常に患者や機器の状態を注意深く観察し，考案した対策が正し

く実施されているかを確認していくことである。しかしながら，これらの対策を立てても医療者が確認や観察を怠った場合には事故が誘発される。このヒューマンエラーに対して，安全装置や気泡センサーなどで事故を発見できるシステムなどが構築されているが，さらに抜針事故（血液の漏出）を迅速に検出し，透析用監視装置の血液ポンプと連動し停止する検出器[7]も開発されている（図5）。このように多重の安全対策を実施することでヒューマンエラーを補完することができる。

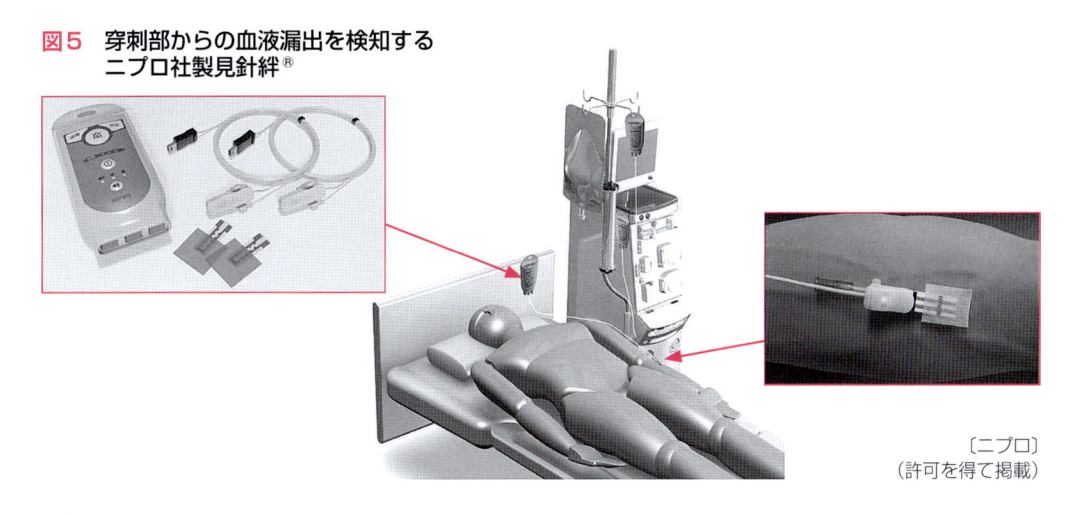

**図5 穿刺部からの血液漏出を検知する
ニプロ社製見針絆®**

〔ニプロ〕
（許可を得て掲載）

● 未然防止対策

透析用監視装置におけるヒューマンエラー対策例

事故を未然に防止する方法として，FMEA，KYTなどの手法が用いられる。日常の透析業務やインシデントの提出内容により危険を察知し対策を立てることが重要である。一例として多用途透析装置（以下：装置）は，透析，オンラインHDFなどの療法が行える。透析室で使用する装置がすべて同じ機種の場合は，透析で使用する装置とオンラインHDFで使用する装置が混在し，治療モードがわかりにくく事故を誘発することが考えられる。そのため，離れた場所からでも確認が容易にでき，視認性を確保する目的でパトロールランプの点灯方法を治療モード別（図6，7）に変更することで確認しやすくなる[8]。このように，事故を未然に防止する工夫によりヒューマンエラーの低減につながり安全性が高まる。

図6 透析モードでの1点灯

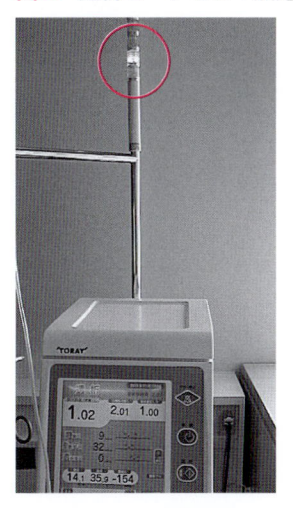

図7 オンラインHDFモードでの多点灯

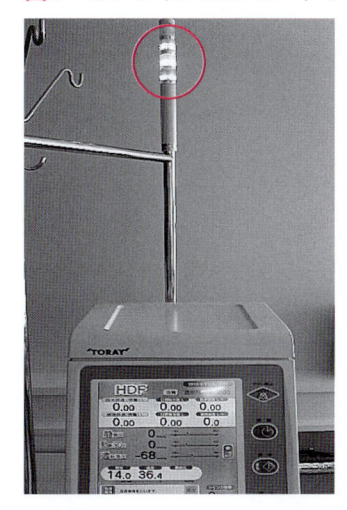

安全対策

安全文化の醸成

　安全文化は，個人の態度を表すものであると同時に組織的なもの，組織と個人の双方を含めて安全問題に関し適切に対処することを求めるものである。すなわち安全性追求を優先して業務を行う風土・慣習である。組織のなかでリーダーの見識が安全優先でないと組織全体がヒューマンエラーを起こしやすくなる。安全文化確立の必要条件として，安全管理システムの整備，公衆の安全確保，法令などの遵守，人間尊重・誠実・革新，職員の相談窓口を作り匿名性・機密性を確保，社会的責任などが必要と考えられる。これらが相互に作用しあうことによって安全文化[9]が醸成され，安全で質の高い医療が提供できる(図8)。

図8　安全文化の醸成

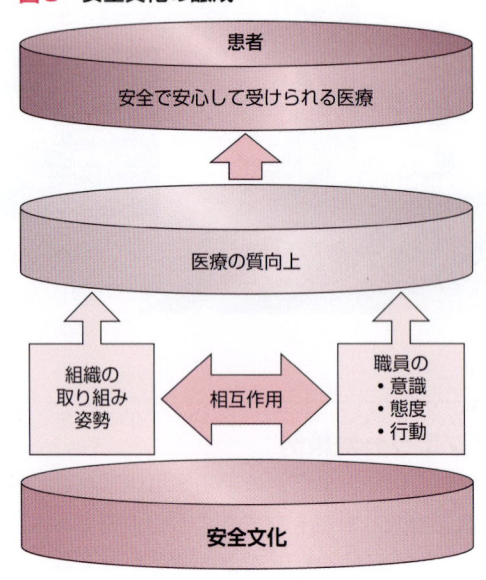

◎引用・参考文献
1) http://anzeninfo.mhlw.go.jp/yougo/yougo24_1.html
2) http://www.skybrary.aero/index.php/James_Reason_HF_Model
3) http://www.medsafe.net/contents/recent/35guideline.html
4) http://www.mhlw.go.jp/new-info/kobetu/roudou/gyousei/anzen/dl/1911-1_2e_0001.pdf
5) 本間　崇：安全管理・事故対策．専門臨床工学技士テキスト(血液浄化編)，p.60-62, 日本臨床工学技士会, 2013.
6) 日本医療機能評価機構：血液浄化療法の医療機器に関連した医療事故の発生状況．医療事故情報収集等事業第33回報告書, 2013.
7) 見針絆®：ニプロ社内技術資料．
8) パトロールランプ表示のカスタマイズ：東レ・メディカル社内技術資料．
9) 小池通崇：安全文化の確立(原則3)．安全確保の3原則, p.125-138, ナカニシヤ出版, 2007.

2 災害時とその対応

Point
- 災害対策は，自助，共助，公助。
- 自宅や施設の建物や立地を調べ，懸念の大きい災害を特定して対策を考える。
- 近隣地域で災害が発生した場合は，被災の有無にかかわらず情報伝達サイトへ自施設の情報を発信する。

透析治療の特殊性

　透析治療は，大量の物資，水，電力が不可欠である。血液透析では，週に2〜3回，1回3〜5時間の治療が行われ，患者1人当たり，1回の治療に対して，約2Lの生理食塩液，ダイアライザ，血液回路，抗凝固薬のほか，約5Lの透析液原液と約150Lの逆浸透処理水（水道水として300L）が必要である。さらに，逆浸透水処理装置，透析液供給装置，患者監視装置など多くの機器を動かすための電力も必要である。腹膜透析においても，約2Lの腹膜透析液を毎日4〜5回交換する必要がある。

　以上より，大災害によるライフラインの途絶はすなわち透析治療の不能を意味する。従って，施設単位の危機管理（自助），地域における透析医療施設の連携と関連組織の支援体制（共助），行政や報道機関の支援（公助），および迅速な情報収集と伝達・共有手段の整備が重要である。

　そして大規模災害時に共通して言えることは，①患者は自力で被災地を脱出し施設を探して透析を受けること，②受け入れ施設は万難を排して被災患者の透析を提供すること，が大原則である[1]。

災害の定義と対策・対応の基本事項

　表1に災害の定義と災害対策・対応の基本事項を示す。

表1　災害の定義と災害対策・対応の基本事項

災害の定義		わが国の災害対策基本法では，「暴風，豪雨，豪雪，洪水，高潮，地震，津波，噴火その他の異常な自然現象又は大規模な火事若しくは爆発その他その及ぼす被害の程度においてこれらに類する**政令で定める原因により生ずる被害***」をいい，WHOは「災害とは地域の救急医療が圧倒される数の傷病者が発生した事象」と定義づけている
災害対策	建物や設備	・免震　・耐震　・制震
	災害発生時	・安全確保　・指揮命令系統の確立　・通信連絡体制の確立　・事態の評価
	平時	・準備　・教育　・訓練
災害対応の基本		・普段使い慣れているものをそのまま使う ・災害時に特有のことは平時の方法を少し変更する程度にする

*政令で定める原因により生ずる被害：
　放射性物質の大量の放出，多数の者の遭難を伴う船舶の沈没その他の大規模な事故など

自助

安全確保

　災害対策の基本中の基本は，自らが，そして家族が無傷で生きていることである。そのためには，自宅や施設の耐震化や家具固定など，個々が可能な範囲で備えをすることがスタートラインとなる。

災害の特定

　災害対策を立てるためには，自分の施設がある地域はどのような災害が想定されているのかを調べることから始める。例えば，各都道府県のホームページには，地域ごとの防災関連ページが必ず存在するし，内閣府防災情報のホームページ（http://www.bousai.go.jp/）にも，南海トラフ巨大地震対策や首都直下地震対策などが掲載されている。これらの災害想定を参考に，地震，津波，洪水，土砂崩れ，火山など，重視する災害を特定する。自然災害以外にも，近隣に化学工場などがあり爆発や大規模火災，有毒ガスの発生が危惧される場合など，施設ごとに懸念の大きい災害を特定して対策を考える。

施設・設備を評価する

　建物やその立地条件が生命を左右する。自分の家や施設の建物が1981年の建築基準法改正（新耐震設計法）の基準を満たしていることを必ず確認する[2]。満たしていなければ，耐震診断を行う。この基準を満たしている，あるいはそれに準ずる耐震強度があれば倒壊のリスクは少ない。さらに，耐震構造か免震構造かも確認する。

災害被害軽減の検討

●透析室が受ける被害の想定

　これまで日本各地で起きた地震災害の経験から，表2に示すような地震強度と透析室の被害の関係が明らかになっている[3]。

表2　地震強度と透析室の被害の関係

震度5強以下	基本的に深刻な透析室被害は出ない
震度6弱	常に狭い地域で，1つないし2つ程度の透析室が短期間（2〜3日）透析不能になる可能性がある
震度6強	より広い範囲に存在する複数の透析室が，もっと長期に（1週間から2週間）透析不能になる可能性が高い
震度7	襲われた地域の大半は，施設建物が大きく被害を受け，崩壊してしまうケースもある。ライフラインの遮断も長期化するため，数十の施設で数千人のレベル，さらに長期の（最大1カ月から2カ月程度）透析不能機関となる可能性が高い

文献3)より引用

表3　透析室防災に重要な4つの対策

1. ベッドサイドコンソールのキャスターはロックしないでフリーにし，地震の揺れのままに透析室内を走らせる
2. 透析ベッドもキャスターガードなどで床面に固定したりしないで，キャスターのロックだけしておく（患者の乗り降りが危険なのでロックする）
3. 透析液供給装置，ROは床面にアンカーボルトなどで固定する。可能であれば免震台の上に載せる*
4. 透析液供給装置，ROと機械室壁面との接続部は，かならずフレキシブルチューブを使用する（壁面の配管は塩ビでよい。接続部のみ）

＊3.については，床面だけでなく壁面や天井吊り下げによる固定方法もある　　　文献3)より引用

> **ここがポイント**
> - 自分の施設がある地域はどのような災害が想定されているのかを知る。
> - 建物やその立地条件が生命を左右する。
> - 透析室内インフラの対策は震度6強に耐えることを目標にする。
> - 震度7については非被災施設で支援透析を受けることを最優先に対策を立てる。

● **透析室防災に重要な4つの対策**

2003年以降日本各地で起きた地震の経験から，表3に示す4つの対策を講じておけば，震度6強までの地震であれば透析室の設備は被災を免れることが明らかになっている[3]。本対策の重要な点は，多くの費用を必要とせず直ちに実行可能なことである。以上に加え，免震構造の施設を考慮した対策や，費用は発生するが追加対策として考えられることなどをまとめて図1に示す。

図1　透析施設・ME機器の震災対策

```
施設建物が1981年の建築基準法改正の基準を満たしているか？ ──NO──→ 施設建物の免震・耐震化
          │
         YES
          ↓
    施設建物は耐震？免震？ ──耐震──→ 【震度6以下の対策】
          │                        1. 透析ベッドはキャスターをロック
         免震                      2. 透析液供給装置，RO装置は床面にアンカーボルトなどで固定
          ↓                        3. 透析液供給装置，ROと機械室壁面との接続部は，フレキシブルチューブを使用する（壁面の配管は塩ビでよい。接続部のみ）
  透析室や医療機器に特別な           4. ベッドサイドコンソールのキャスターはロックしない
  対策は不要。各装置は，
  キャスターをロックしておく         【さらなる対策として考えられること（費用が必要）】
                                   ●フロアタイプの装置は，U字金具等でベッドと連結する（図2）。輸液ポンプやシリンジポンプ，人工呼吸器なども同様の対策をする
                                   ●供給装置や透析液溶解装置・原液タンク・薬液タンクには，免震台を使用する
```

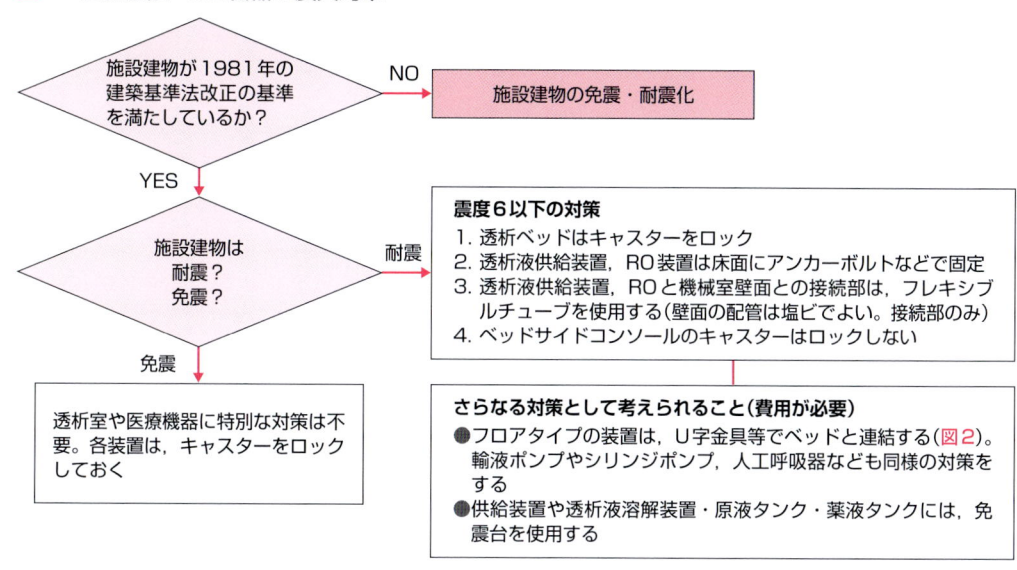

図2　U字金具の設置例

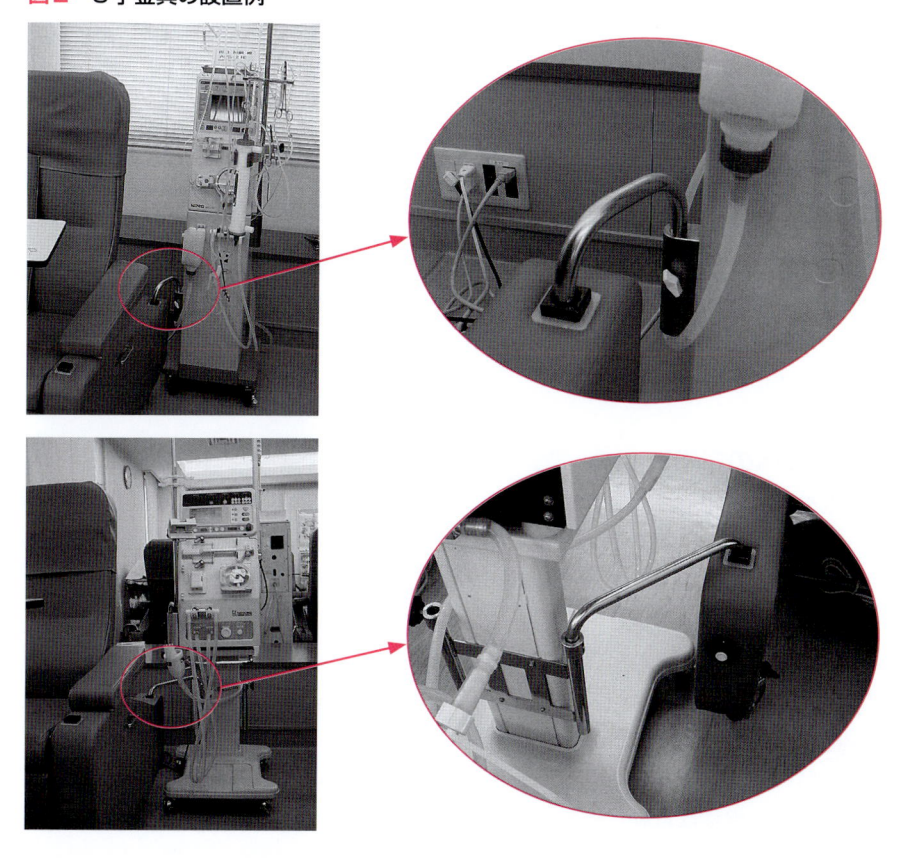

安全対策

● ライフライン設備の見直しと二次災害の防止

　電気・水道・ガスなどの供給停止は透析部門だけでなく，病院機能の維持運営に重大な影響を及ぼす。

- 電気設備・配線，自家発電装置，給排水設備，ガス，医療用ガス設備などについて各専門業者と担当者への連絡先を一覧表にして掲示する。
- 施設内の位置・配置，固定方法の把握，被災後の点検リストや復旧手順を掲示する。

ここがポイント
- 以上の掲示物は，常に見直して最新であること！

- 緊急用自家発電機が装備されている施設では，動作チェックや燃料の保管方法に留意する。
- 都市ガスは他のライフラインに比べて復旧に長い時間を要する。都市ガスによる透析液加温を採用している場合は，代替の電気ヒータも設置しておく。
- エレベータの停止は院内の患者移動効率を著しく低下させる。シーツや毛布などを使った搬送方法のほか，階段避難用器具を準備する。
- 浸水被害が予想される施設では，透析室および機械室が2階以上の階層に設置されることが望ましい。
- 受水槽の位置や容量，使用水量を把握しておき，給水支援を受ける際に的確な要請ができること。地下水を利用する設備や，トラック積載式簡易給水車などの装備も検討する。

Caution!
- 二次災害の防止の例として，次亜塩素酸と酢酸が混合すると塩素ガスが発生するので，各薬液タンクが隣接している場合は転倒して混合することがないようにする。

● 標準的透析用血液回路の使用

　標準的透析用血液回路の使用は，支援透析を実施するうえでも，そしてボランティア活動においても，より安全な治療を可能にする。

通信手段の確保

　災害対応には情報収集や連絡体制の手段が必須である。ラジオ・テレビ，情報伝達手段の確保として，インターネット，MCA無線，災害用伝言ダイヤル(171)，災害用伝言板(web171)，災害時優先電話・災害時優先携帯電話，公衆電話，アマチュア無線，衛星無線電話などのなかから複数確保する。

行政機関への対応

　停電や断水が発生した場合や患者搬送の依頼をする場合は，市区町村の災害対策本部と交渉する。大災害が発生すると災害対策基本法，災害救助法に則って市区町村がまず災害対策本部を立ち上げ，地区の保健所，市区町村立病院，医師会を通じて被災状況・患者受け入れ状況などの情報収集を行い都道府県の災害対策本部へ報告，応援要請を行う[4]からである。

マニュアル・チェックリストの作成

● 停電

　停電時の警報音の有無や，バッテリ運転の有無，バッテリ運転へは自動切り換えか，手動切り換えか，通電後は自動復帰の有無，通電時の注意点など，停電発生時の各装置の動作と復旧

後の操作方法・確認事項，業者(担当者)連絡先を図や一覧表などにまとめ，装置の近くに掲示しておく。

また，各装置の定期点検項目にバッテリのチェックを加え必ず保守点検がされるようにする(例えば，ポンプチューブを装着してQ_B100mL/minの設定でブレーカOFF後に10分以上動作すること，など)。万一バッテリで動作しない場合も想定されるため，各装置には血液ポンプ手動ハンドルも装備する。

●断水

断水や渇水により水道水の供給が困難になった場合は，受水槽や高置水槽の容量残量などをみながら，透析液流量やRO装置の廃棄水量を下げる，透析時間や消毒・洗浄時間の短縮などを行う。特に透析中の断水に関しては，水処理装置や透析液供給装置を停止して対応する。急遽透析液供給装置を停止する場合や供給装置の故障で送液が停止する場合などに備えて，患者監視装置はECUMモードへは自動で切り替わるのか，手動で切り替えるのかなど，停電時同様，動作と復旧後の操作方法・確認事項を掲示する。

●地震(透析中に地震が発生した場合)

- 地震の最中は各自が身の安全を確保する(揺れているときは動かない)とともに，患者に対して声をかけ不安を和らげるよう努める。
- その後の状況によっては患者監視装置の除水速度を解除し，血流量を100mL/min程度に設定するなど患者の安全を確保する。
- ここで停電が発生した場合は停電時操作を行う。
- 停電の状況，復旧の見込みなどの情報収集を行い，治療を継続するか中断するか医師の指示に従う。

> **ここがポイント**
> - 災害復旧で一番必要なのはマンパワーである。従って，自分自身をまず守る＝揺れているときは動かない。スタッフが負傷するということは，その後に必要な患者への対応ができないばかりか，対応しなければならない「患者」が増えることを意味する。

●その他の留意点

- 勤務中でなくても安全確保に努め，居住地に震度6以上の地震が発生した場合は可能な限り病院に集合する。
- 患者の安全を確保するため，ベッドや椅子より高い位置(特に患者監視装置の上)に重量物を置かない。

●透析の中断と避難

地震による天井の崩落，窓ガラスの粉砕および火災などにより，その場に留まることが著しく危険で緊急に室外へ避難の必要があると判断された場合にのみ，医師の指示により透析を中止し患者を避難させる。状況により日常行っている透析終了操作あるいは，止血ベルトや離脱用回路，キャップを用いる緊急離脱方法が推奨されている。その際は可能な限り透析室に職員を集合させて一致団結して避難にあたる。患者の避難順序は，原則として自力で離脱・避難できる方を優先して，その方の協力も得ながら担送・護送が必要な方の避難を行うことが効率的であると考えられる。また行政の防災対策を把握し，避難場所や経路の危険な場所などをチェックしておく。

●安否確認

患者の安否確認は最も困難を極める事項である。安否確認担当を専任して，災害時優先電話を用いるなど通信手段の確保の項で述べたあらゆる手段を用いて連絡をとる。また，患者から

も必ず病院に連絡を取るよう指導しておく。
●情報システムのバックアップと復旧
　医療情報管理の電子化や，透析支援システムを導入している施設では，これら電子情報のバックアップ体制とシステム復旧のためのマニュアル作成が必要である。

訓練の実施と患者・職員への周知
　作成したマニュアルの効果を正確に評価することは容易ではない。シナリオ・シミュレーションモデルを作成し，それに基づいた訓練実施による評価が必要である。また，災害発生時に対応について，日ごろから患者・職員へ周知しておく。

共助・公助

災害時情報の共有手段と支援活動
●情報発信と情報共有手段
　被災地外での施設情報が迅速に収集・集計できる手段があれば，被災施設の特定や支援透析の確保に対しても迅速な支援活動が可能になる。(公社)日本透析医会では，医師および臨床工学技士などで組織した災害情報ネットワークと，災害時情報伝達・集計専用ページ（http://www.saigai-touseki.net/）（以下情報伝達サイト），メーリングリスト，緊急地震速報を利用した一斉メール配信システムなどを運用している。
　これらは，震度5強以上の地震，国または地方公共団体が災害救助法を適用するような広範囲にわたる被害発生時に利用することになっている。ここで得られた情報は厚生労働省や都道府県へ報告され，被災都道府県・市区町村は，広報紙，報道機関などを通じて透析患者や患者団体などへ的確な情報を提供し，受療の確保を図ることや透析医療機関における水・医薬品などに必要な措置を講ずることになっている（図3）。

> **ここがポイント**
> ・近隣地域で災害が発生した場合は，被災の有無にかかわらず情報伝達サイトへ自施設の情報を発信する。

図3　災害時の対応と情報ネットワーク

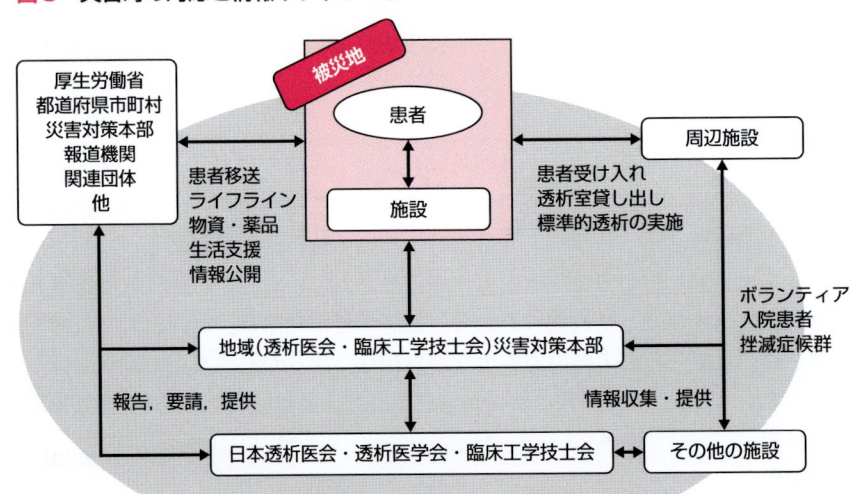

●支援活動

東日本大震災では，（公社）日本臨床工学技士会が中心となって，日本透析医会，日本血液浄化技術学会，日本腎不全看護学会などと連携して以下の活動を行った。
- 支援物資供給活動：支援物資供給センターを立ち上げ，物資の募集と仕分けを行い，大箱換算で1411個を岩手，宮城，福島の14施設へ配送[5]
- ボランティア派遣活動：看護師と臨床工学技士あわせて132名の登録者のなかから，31名を延べ245日間にわたり派遣[5]
- 日本透析医会災害時情報ネットワーク支援活動：ホームページの更新や情報表示の携帯電話対応，メーリングリストの更新・透析医コーディネーターメールアドレスの登録，CAPD情報への対応と情報配信など。

ここがポイント
- 支援活動の呼びかけは日本臨床工学技士会のホームページに掲載されるので，できることがあれば積極的に参加する。

透析依頼

近隣地域や全国の情報伝達サイトへ透析要請を表明して，安否確認や移送先の決定，移送先での透析に向けた準備を行う。依頼先施設へはスタッフの同行が望ましい。可能であれば器材の持ち込みを考慮する。状況に変化があった場合には，情報伝達サイトへ登録する。

患者情報の伝達

依頼先施設への最低限必要な患者情報として，氏名・生年月日・ドライウェイトが挙げられる。スタッフが同行する場合は前回透析経過表・病歴・感染症・血液型・内服薬と患者本人が首にかける名札などがあればよりスムースな対応が可能になる。

支援透析

近隣の地域が被災地である場合は，情報伝達サイトの情報を基に状況を推測し，自発的に支援情報を発信することが求められている。外来透析による支援を決定した施設は，クールを調整し，全透析ベッドを提供して被災施設側のスタッフ同行のもとに透析を行うことが望ましい。ただし支援が3日以上続くような場合は，スタッフの疲労も少なくないことからボランティア支援の要請を考慮する。支援透析でも同様に，状況に変化があった場合は必ず情報伝達サイトへ登録する。

人的支援

人的支援を要請する場合は，業務内容，要請職種，使用している患者監視装置のメーカ，期間，宿泊や食事の有無などの情報が必要である。一方，支援者として出向する場合は，基本的に自己完結であることが望まれる。すなわち，可能であれば職場から業務命令を受けること，交通，食事，宿泊などはすべて自前で用意する必要がある。

◎引用・参考文献
1) 山﨑親雄：(社)日本透析医会の危機管理，透析ケア，Vol.6 No.2 p.38-42, 2000.
2) 杉崎弘章：「Ⅰ透析医療と災害対策」臨牀透析, vol.22 no.11 p.7-15, 2006.
3) 赤塚東司雄：能登半島地震2007－適切な災害対策により防止された被害の記録－，日本透析医会雑誌，Vol.22 No.3 2007.
4) 杉崎弘章：「災害対策マニュアル」 腎と透析，Vol.63, No.3, 2007, p.385-389.
5) 森上辰哉，川崎忠行，山家敏彦，他：東日本大震災における透析関連医療施設への支援物資供給とボランティア派遣活動，東日本大震災と透析医療～透析医療者奮闘の記録，日本透析医会誌，p.127-135, 2012.

索引

あ

アクションレベル	162
悪性関節リウマチ	69
アセテートフリー透析液	243
アセテートフリーバイオフィルトレーション（AFBF）	224
アセトアミノフェン	263
圧力計	207
アナフィラキシー	280
──ショック	81
アフェレシス治療	71
アラートレベル	162
アルガトロバン	259
アルカリ化剤	232
アルブミン製剤の種類	75
アルブミン漏出量	35
──の設定	39
安全監視装置	204
イオン結合	66
イオン選択電極（ISE）	236
維持透析関連療法	30
医療事故分析法	291
インシデント	289
──のレベル分類	289
うっ血性心不全	270
エアフリーチャンバ	201
エアブロック	112
炎光光度法	236
遠心分離法（CF-LA）	83
塩素系消毒剤	146, 160
エンドトキシン吸着	61
エンドトキシン吸着カラム	123
エンドトキシン除去フィルタの仕様	147
オフラインHDF装置の回路構成	27
オンラインHDF	30, 38
──施行上の注意点	42
──装置の仕様	35, 36
──の治療条件	39
──の適応	32
──用補充液回路	38
オンラインHF	18
オンライン透析液方式のプライミング	192, 196
オンライン補充液	37

か

潰瘍性大腸炎	84
加温式リサーキュレーション法	201
化学物質の水質基準	132
拡散	6, 91
隔壁貫通方法	233
過酢酸系消毒剤	146, 160
カスケード構造	87
家族性高コレステロール血症	67
活性化凝固時間（ACT）	255, 257, 259
活性化部分トロンボプラスチン時間（APTT）	255, 257, 259
活性炭吸着	50, 57
──の原理	50
──の治療条件	51
活性炭濾過装置	135
カテーテル汚染時緊急対応方法	102
カテーテルケア	104
カテーテル挿入	91
カプラの汚染対策	159
顆粒球除去フィルタ	123
顆粒球除去療法（GCAP）	83
間欠補充型HDF（I-HDF）	45
看護	268
患者監視装置	186
──の安全機能	187
肝性昏睡	51
完成透析液	235
間接ISE法	236
関節リウマチ	84
感染防止対策	12
寒天培地	238
希釈A液	235
希釈B液	235
希釈ISE法	236
希釈方式	18
機能水	160
気泡検出器	204, 205
逆浸透	138
逆濾過透析液方式のプライミング	192, 197
急性呼吸窮迫症候群（ARDS）	48
急性腎障害（AKI）	262
急性腎不全	8
吸着カラム	122
──の仕様	85
吸着剤	122, 124
凝固カスケード	252
凝固時間測定法	253, 255, 259
凝固活性経路	252
ギラン・バレー症候群	69
起立性低血圧	269
禁忌薬	263
グラム陰性菌感染症	56
クリアランス（CL）	115, 125, 129
──曲線	30
クリーンブース	156
クローン病	84
蛍光染色フィルタ法	150
蛍光染色法	240
劇症肝炎	66
血圧異常	268
血圧低下	269, 277
──の原因	279
──の対策	281
血液回路	13
血液ガス分析装置	235
血液吸着器	50

血液凝固因子	252
血液浄化器	112
——の機能分類	116, 118, 120
——の性能評価	125
血液浄化療法	2
血液透析(HD)	6, 11
——の仕組み	7
——の準備	12
——の治療条件と適応	8
血液透析器	112
血液透析膜	113
血液透析濾過(HDF)	25
——の治療条件と適応	27
血液透析濾過器	26, 116
血液透析濾過用補充液	29
血液粘度変化率測定機能	208
血液リーク	81
血液流量基準クリアランス	126
血液濾過(HF)	18
——の治療条件	22
——の適応	24
血液濾過器	118, 231
血液濾過用補充液	20
結合塩素	135
血漿吸着(PA)	65
——の治療条件	70
血漿吸着器	66
血漿交換(PE)	71
——でのトラブル対応	78
血漿再充填速度(PRR)	207
血漿心房性Na利尿ペプチド(ANP)	109
血漿成分分画器	76, 81, 121
血漿分離器	72, 79, 120
血漿流量基準クリアランス	127
限外濾過	7
限外濾過率(UFRP)	73, 115
原水タンク	134
高カリウム血症	264
高カリウム血症治療薬	264
後希釈	25, 31
後希釈HDFの溶質除去特性	117
後希釈HF	19
——のクリアランス算出式	22
抗凝固モニタ	253
抗凝固薬	259
高血圧	270
交差汚染	155
膠質浸透圧	106
抗トロンビン薬	259
コードセット	219
個人用透析装置	181
——の管理	159

さ

サーミスタ	182
災害対策	295
細菌検査法	148
再発防止対策	292
細胞外液(ECF)	105
細胞内液(ICF)	105
残腎機能	95
サンプリング	129, 131
紫外線殺菌装置	140
事故対策	288
地震	299
地震強度と透析室の被害	296
持続的血液浄化(CBP)	48
持続的血液透析(CHD)	49
持続的血液透析濾過(CHDF)	49, 199
持続的血液濾過(CHF)	48
自動化機能	190
自動腹膜透析(APD)	94, 102
——のアラーム対応	104
自動プライミング装置	192
重症下肢虚血(CLI)	273, 275
従属栄養細菌	238
集中配管方式	181
重力落下方式	175
術後肝不全	66
循環血液量モニタ	207
循環動態安定化	32
静注昇圧剤	282
静脈圧	207
除水制御機構	10
ショック	278
シリカ	136
心胸郭比	108
新鮮凍結血漿(FFP)	74
——の使用上の注意	75
迅速測定法	150
身体水分分析装置	209
浸透	91, 138
浸透圧較差	75
浸透圧物質	93
心不全	270
心包炎	24
水質基準	132
スイスチーズモデル	288
スケール	134
生菌数の基準値	238
生菌測定装置	238
生菌培地	238
生体電気インピーダンス法	109, 210
静電結合	66
生物学的汚染基準	37
積層型ダイアライザ	112
赤血球造血刺激因子製剤(ESA)	263
セルロースビーズ	52
前希釈	25, 31
前希釈HDFの溶質除去特性	118
前希釈HFのクリアランス算出式	23
穿刺針の固定法	17
センシメディア法	241

洗浄消毒剤……………………145, 160
全身性エリテマトーデス（SLE）……69
全身性炎症反応症候群（SIRS）……55
セントラル方式…………………181
総括物質移動面積係数（KoA）……115
巣状糸球体硬化症…………………67
総体液量……………………………105
ゾーニング…………………………156
足病…………………………………272
阻止率（Rej）………………………73
疎水結合……………………………69

た

ダイアライザ………………………112
　──の選択方法………………114
体液量………………………………105
　──の評価……………………108
体外限外濾過法（ECUM）………283
対数減少値（LRV）…………147, 153
タイダル腹膜透析（TPD）…………94
多周波数生体電気インピーダンス法
　（MFBIA 法）……………………209
多人数用供給装置…………………177
多発性硬化症………………………69
ダブルチャンバ方式………………189
多用途血液処理用装置………199, 200
断水…………………………………299
蛋白結合性尿毒素の除去……………45
チェックフィルタ…………………136
置換液の作製方法……………………77
中間希釈……………………………31
中空糸………………………………112
中空糸型ダイアライザ……………112
中分子量物質………………………18
超音波指示薬希釈法………………212
超音波伝搬時間差法………………211
超純粋透析液………………………37
直接 ISE 法…………………………236
直接血液吸着（DHP）…………50, 57
通信共通プロトコル………………216
低栄養………………………………275
低血圧…………………………268, 277
定常流………………………………175
停電…………………………………298
低比重リポ蛋白（LDL）吸着………67
低分子ヘパリン（LMWH）………255
低分子量蛋白領域の除去……………32
定量混合方式………………………175
定量ポンプ方式……………………183
鉄剤…………………………………263
デッドレッグ………………………158
電解質測定装置………………235, 236
電気脱塩式純水装置（EDI）………141
電気伝導率…………………………184
電子カルテ……………………216, 218
電子保存……………………………219

透析液側基準クリアランス………127
透析アミロイド症…………24, 27, 52, 53
透析液………………………………224
　──の混合方法………………172
　──の作製……………………244
　──の清浄化…………………152
　──の選択……………………243
　──の組成……………………226
　──の組成変更………………246
透析液圧……………………………207
透析液温度計………………………206
透析液カリウム濃度………………226
透析液カルシウム濃度……………226
透析液関連検査機器………………235
透析液希釈方式……………………183
透析液供給工程……………………158
透析液供給システム………………153
　──の洗浄消毒工程…………160
透析液供給装置……………………171
透析液供給方式……………………185
透析液重炭酸濃度…………………227
透析液・除水制御装置……………188
透析液水質管理……………………154
透析液水質基準……………………36
透析液製造工程……………………152
　──のモニタリング…………162
透析液調製工程……………………155
透析液ナトリウム濃度……………226
透析液濃度管理……………………228
透析液濃度計………………………206
透析患者の特徴……………………267
透析間体重増加……………………109
透析機器の洗浄消毒………………145
透析原末製剤溶解装置の定期メンテナンス……157
透析効率……………………………95
透析困難症……………………………24, 27
透析剤組成一覧……………………225
透析支援システム…………………213
　──の危機管理………………221
　──の構成……………………214
透析装置用 ETRF…………………147
透析中のショック…………………277
透析膜………………………………114
透析用監視装置………………………8
透析用水……………………………37
　──の水質基準………………132
透析用水エリアの消毒……………155
導電率………………………………184
当量…………………………………246
塗抹平板培養法……………………239
ドライウェイト（DW）………105, 106
トランスフェリン飽和度（TSAT）…263

な

内服昇圧剤…………………………284
内部濾過………………………………7

ナトリウム注入······248
ナファモスタットメシル酸塩······257
軟水装置······134
二重濾過血漿交換(DFPP)······71
　──でのトラブル対応······78
尿毒症······8
熱水消毒······146, 154, 160
熱湯クエン酸消毒······146
脳血管障害······271
濃度管理······228
濃度担保······235
膿疱性乾癬······84
ノルアドレナリンの使用法······283

は

バイオフィルトレーション······243
バイオフィルム······146, 154, 158
バイカーボネート透析液······243
配管······143
敗血症······56, 280
敗血症性ショック······48
培地······149
培養検査法······239
培養法······149
ハインリッヒの法則······288
バッグ交換······95, 97
白血球吸着······87
白血球系細胞除去療法(LRT)······83
白血球除去フィルタ······123
白血球除去療法(LCAP)······83
バッチ式連続比例混合方式······174
パラレルシングルパス方式······144
バリデーション······152
半透膜······6
非圧縮流体······175
非希釈ISE法······236
非常電源······221
ビスカスコントロールシステム(方式)······28, 190
ビスカスポンプ······176
微生物学的汚染の水質基準······133
微生物迅速検査装置······241
非粘性流体······175
皮膚掻痒症······27
ヒューマンエラー対策······292
標準透析液······37
ビリルビン吸着······66
フィーダ······166
フィードバック方式······184
フェイルセーフ設計······152
複式ポンプ方式······188
腹膜透析(PD)······91, 97
　──と血液透析の違い······93
腹膜透析液······92
腹膜平衡試験(PET)······95
　──の標準曲線······96
物質収支······127

フットケア······274
ブドウ糖濃度······227
プライミング······15, 112, 195
ブラジキニン(BK)······67
ブラッドボリューム計······208
ふるい係数(SC)······23, 73, 130
プレフィルタ······134
プロタミン······253
粉末透析液製剤溶解装置······164
閉鎖式容量制御方式······188
閉塞性動脈硬化症······67
ヘパリン······252
ヘパリン起因性血小板減少症(HIT)······253
ヘモジデローシス······263
ヘモダイアフィルタ······116
　──の仕様······33
ヘモフィルタ······21, 118, 231
ベルヌーイの定理······175
返血操作······17
補充液······20, 231, 248
　──の種類と組成······232
　──の調整······250
補充液ポート······44
ホッパ······165
ポリスルホン······113

ま

前処理装置······134
膜間圧力差(TMP)······73
マグネシウム濃度······227
膜面積······40
末梢動脈疾患······272
慢性腎不全······8, 48
みかけのSCの算出式······130
水処理装置······132
　──の洗浄消毒······144
未然防止対策······293
密封容量差方式······176
無酢酸透析液······243
免疫吸着······68
メンブレンフィルタ法······149, 239
　──による細菌培養法······150
モニタリング装置······204

や

夜間腹膜透析(NPD)······94
薬剤早見表······266
薬物中毒······8, 51
薬物治療······262
指差し呼称······290
陽イオン交換樹脂製剤······265
溶血······73
用語セット······219
容量制御方式······183

307

ら

ラインクランプ	14
リガンド	66
リポ多糖体（LPS）	54
緑内障	24
ループ方式	144
冷却濾過法	78
連続携行式腹膜透析（CAPD）	94, 97
連続再循環運転	142
連続式ヘマトクリット（Ht）測定	109
連続周期的腹膜透析（CCPD）	94, 97
連続比率混合方式	173
連続比例希釈方式	173
漏血検出器	205
濾過	7
濾過係数	115

A

A原液	224
A-Vシャント	41
acetate free biofiltration（AFBF）	224
activated coagulation time（ACT）	255, 257, 259
activated partial thromboplastin time（APTT）	255, 257, 259
acute kidney injury（AKI）	262
acute respiratory distress syndrome（ARDS）	48
Ahrenholzらのモデル	117
argatroban	259
atrial natriuretic peptide（ANP）	109
automated peritoneal dialysis（APD）	94, 102
——のアラーム対応	104

B

B原液	224
Bezold-Jarisch reflex	281
bioelectrical impedance analysis（BIA）	210
bradykinin（BK）	67

C

cellulose triacetate（CTA）	113
central concentrate delivery system（CCDS）	171
central dialysis fluid delivery system（CDDS）	171, 181
centrifugal leukocytapheresis（CF-LA）	83
CFDA染色	150
clearance（CL）	125, 129
Cole-Coleの円	210
continuous ambulatory peritoneal dialysis（CAPD）	94, 97
continuous blood purification（CBP）	48
continuous cycling peritoneal dialysis（CCPD）	94, 97
continuous hemodiafiltration（CHDF）	49, 199
continuous hemodialysis（CHD）	49
continuous hemofiltration（CHF）	48
critical limb ischemia（CLI）	273

D

DAPI染色	150
DFPPの治療条件	76
DFサーモ（DFThermo）	78, 201
dialysis water	37
direct hemoperfusion（DHP）	50, 57
double filtration plasmapheresis（DFPP）	71
——でのトラブル対応	78
DPD法	136
dry weight（DW）	105

E

electrodeionization（EDI）	141
endotoxin retentive filter（ETRF）の仕様	147
endotoxin（ET）	54
endotoxin（ET）吸着	54
——の治療条件	55
erythropoiesis stimulating agent（ESA）	263
ethylene vinyl alcohol copolymer（EVAL）	113, 120
extracellular fluid（ECF）	105
extracorporeal ultrafiltration method（ECUM）	283

F・G

Fowler位	271
fresh frozen plasma（FFP）	74
granulocytapheresis（GCAP）	83
granulocyte and monocyte apheresis（GMA）	83

H

hemodiafiltration（HDF）	25
——の治療条件と適応	27
Hemodialysis Medical Record Exchange Format（HeMX）	218
hemodialysis（HD）	6, 11
——の仕組み	7
——の準備	12
——の治療条件と適応	8

hemofiltration（HF）··18
　　──装置···21
　　──の治療条件···22
　　──の適応··24
heparin···252
heparin-induced thrombocytopenia（HIT）·········253

I・K

intracellular fluid（ICF）···105
ion selective electrode（ISE）·······························236
KoA··115

L

lag phenomenon··280
leukocytapheresis（LCAP）······································83
leukocyte removal therapy（LRT）·························83
lipopolysaccharide（LPS）··54
log reduction value（LRV）························147, 153
low density lipoprotein（LDL）吸着······················67
low molecular weight heparin（LMWH）···········255

M

mass balance···127
membrane filter（MF）································149, 239
　　──法による細菌培養法································150
MIA症候群··275
mid-dilution··31
multiple frequency bioelectrical impedance
　　analysis method（MFBIA）·······························209

N

nafamostat mesilate（NM）····································257
NF膜処理··137
nightly peritoneal dialysis（NPD）·························94
non-steroidal anti-inflammatory drugs
　　（NSAIDs）··263
NxStage··185

O・P

online prepared substitution fluid·······················37
peripheral arterial disease（PAD）······················272
peritoneal dialysis（PD）································91, 97
peritoneal equilibration test（PET）·····················95
　　──の標準曲線··96
PI染色··150
plasma adsorption（PA）···65
　　──の治療条件··70
plasma exchange（PE）··71
　　──でのトラブル対応······································78
plasma refilling···107, 279
plasma refilling rate（PRR）··································207
polyacrylonitrile（PAN）···113

polyether sulfone（PES）··113
polymethyl methacrylate（PMMA）·····················113
polysulfone···113
polyvinylpyrrolidone（PVP）·································113
post-dilution··31
pre-dilution···31
PVDF配管···143

R

rejection（Rej）··73
ROモジュール···138
　　──のフラッシング······································142
　　──のロングノズル化··································142
RO処理水配管···145
RO処理水用ETRF··141
RO装置···138
RO膜··137, 139, 144

S

sepsis···56
sieving coefficient（SC）···························23, 73, 130
standard dialysis fluid···37
Starling力···106
systemic inflammatory response syndrome
　　（SIRS）···55
systemic lupus erythematosus（SLE）·················69

T

tidal peritoneal dialysis（TPD）·····························94
transferrin saturation（TSAT）···························263
transmembrane pressure（TMP）············42, 43, 73

U・V

UF膜処理···137
ultra-pure dialysis fluid··37
ultrafiltration coefficient（UFRP）···············73, 115
viscous control system（VCS）·····························28

その他

1プールモデル··23
β_2-MG吸着··52, 59
　　──の治療条件··53
　　──カラム···123

臨床工学技士のための血液浄化療法フルスペック

2014年9月30日　第1版第1刷発行
2023年3月10日　　　　第5刷発行

- ■監　修　秋葉　隆　あきば　たかし
- ■編　集　金子岩和　かねこ　いわかず
- ■発行者　吉田富生
- ■発行所　株式会社メジカルビュー社
  〒162-0845　東京都新宿区市谷本村町2-30
  電話　03(5228)2050(代表)
  ホームページ　https://www.medicalview.co.jp/

  営業部　FAX　03(5228)2059
  　　　　E-mail　eigyo@medicalview.co.jp

  編集部　FAX　03(5228)2062
  　　　　E-mail　ed@medicalview.co.jp

- ■印刷所　シナノ印刷株式会社

ISBN 978-4-7583-1487-9　C3047

©MEDICAL VIEW, 2014.　Printed in Japan

・本書に掲載された著作物の複写・複製・転載・翻訳・データベースへの取り込みおよび送信（送信可能化権を含む）・上映・譲渡に関する許諾権は，（株）メジカルビュー社が保有しています．

・JCOPY〈出版者著作権管理機構 委託出版物〉
本書の無断複製は著作権法上での例外を除き禁じられています．複製される場合は，そのつど事前に，出版者著作権管理機構（電話 03-5244-5088，FAX 03-5244-5089，e-mail：info@jcopy.or.jp）の許諾を得てください．

・本書をコピー，スキャン，デジタルデータ化するなどの複製を無許諾で行う行為は，著作権法上での限られた例外（「私的使用のための複製」など）を除き禁じられています．大学，病院，企業などにおいて，研究活動，診察を含む業務上使用する目的で上記の行為を行うことは私的使用には該当せず違法です．また私的使用のためであっても，代行業者等の第三者に依頼して上記の行為を行うことは違法となります．